T0132931

150 *Jahre*
Kohlhammer

Walter Hewer
Christine Thomas
Lutz M. Drach

Delir beim alten Menschen

Grundlagen – Diagnostik – Therapie –
Prävention

Verlag W. Kohlhammer

1. Auflage 2016

Alle Rechte vorbehalten
© W. Kohlhammer GmbH, Stuttgart
Gesamtherstellung: W. Kohlhammer GmbH, Stuttgart

Print:
ISBN 978-3-17-021617-4

E-Book-Formate:
pdf: ISBN 978-3-17-023855-8
epub: ISBN 978-3-17-032165-6
mobi: ISBN 978-3-17-032166-3

Für den Inhalt abgedruckter oder verlinkter Websites ist ausschließlich der jeweilige Betreiber verantwortlich. Die W. Kohlhammer GmbH hat keinen Einfluss auf die verknüpften Seiten und übernimmt hierfür keinerlei Haftung.

Inhalt

Vorwort

Das Delir stellt ein psychopathologisches Syndrom dar, das bereits im Altertum als solches wahrgenommen wurde. Der damals schon erkannte Zusammenhang mit körperlichen Faktoren wurde im deutschen Sprachraum maßgeblich von Karl Bonhoeffer am Anfang des 20. Jahrhunderts weiterentwickelt und in ein im Grundsatz bis heute geltendes Konzept gefasst.

Parallel zu der demografischen Entwicklung des 20. Jahrhunderts mit einem stetig wachsenden Anteil älterer und hochaltriger Menschen hat in den zurückliegenden Jahrzehnten das Interesse an psychischen Erkrankungen im Alter stark zugenommen. Dies betraf zunächst insbesondere die Demenzerkrankungen, aber dann in zunehmendem Maße auch das Delir im Alter. Dass das Delir vor allem in den letzten zehn bis fünfzehn Jahren verstärkte Aufmerksamkeit in verschiedenen medizinischen Fachgebieten und darüber hinaus erfuhr, ist im Wesentlichen seiner weiten Verbreitung geschuldet, verbunden mit dem Umstand, dass hohes Lebensalter und Vorliegen einer Demenzerkrankung (und ihrer Vorstufen) ebenso wie die mit dem Alter zunehmende Multimorbidität zu den wesentlichen Risikofaktoren gehören.

Vor diesem Hintergrund lag es nahe, für den deutschsprachigen Leserkreis ein an den Bedürfnissen der Praxis orientiertes Buch vorzulegen. Dabei war es uns wichtig, nach einem kurzen geschichtlichen Abriss die für das Verständnis des Krankheitsbildes erforderlichen Grundlagen zu erarbeiten, die neben der Psychopathologie und Epidemiologie die Ätiologie des Syndroms betreffen. Es folgen die aus klinischer Sicht besonders wichtigen Kapitel zur Diagnostik und Therapie des Delirs, ergänzt durch einen Beitrag über das Entzugsdelir, das auch im Alter ein sehr relevantes Thema darstellt. Da gerade auf dem Gebiet der Prävention in den letzten Jahren wesentliche neue Erkenntnisse gewonnen wurden, die eine verbesserte Prognose bei einem signifikanten Anteil der betroffenen Patienten erwarten lassen, war es uns wichtig, diesem Thema gebührenden Raum zu geben. Den Abschluss bilden Kapitel zu fachübergreifenden Aspekten mit einem Ausblick auf wichtige offene Fragen und sich abzeichnende künftige Entwicklungen. Zahlreiche Fallvignetten sind in die Kapitel einbezogen und sollen eine möglichst anschauliche Vermittlung der theoretischen Inhalte unterstützen.

Ausgangspunkt für dieses Buch war ein über Jahre von den Verfassern durchgeführter Workshop bei den Jahreskongressen der Deutschen Gesellschaft für Psychiatrie und Psychotherapie, Psychosomatik und Nervenheilkunde. Die Autorinnen und Autoren sind sämtlich fachärztlich in der Gerontopsychiatrie tätig, wobei sie auch zusätzliche Expertise in anderen Gebieten einbringen (Neurologie, Geriatrie, Innere Medizin). Der fachlichen Ausrichtung des Autorenteams entsprechend resultiert naturgemäß eine inhaltliche Ausrichtung an den aus gerontopsychiatrischer Sicht besonders relevanten Belangen. Gleichwohl wurde großer Wert darauf gelegt, über unsere Fachgrenzen hinaus das Syndrom Delir aus interdisziplinärer und multiprofessioneller Perspektive zu betrachten. Damit tragen wir dem Rechnung, dass für uns im klinischen Alltag bei der Versorgung deliranter Patienten die enge Zusammenarbeit mit anderen Fachgebieten (Innere Medizin, Geriatrie, Neurologie, Radiologie, operative Fächer etc.) ebenso wie mit anderen Professionen (Pflege, Ergo-/Physiotherapie, Sozialdienst etc.) unverzichtbar ist.

Dieses Buch fußt wesentlich auf der tagtäglichen Arbeit in unseren Kliniken. Deshalb ist es uns ein großes Bedürfnis, unseren (ehemaligen) Mitarbeiterinnen und Mitarbeitern in Göppingen, Stuttgart, Schwerin, Rottweil, Bielefeld, Münster, Wasserburg a. Inn, Haderslev/Aabenraa, Berlin, München für ihre stets qualifizierte und zuverlässige Unterstützung zu danken. Da der Dank sehr vielen Personen gelten muss, ist es uns leider nicht möglich, die vielen, die es betrifft, namentlich zu nennen. Dem Kohlhammer Verlag – Herrn Dr. Ruprecht Poensgen, Frau Daniela Bach und Frau Ulrike Döring – sind wir zu großem Dank verpflichtet für die Anregung des Projekts ebenso wie für seine hoch kompetente und geduldige Begleitung – über einen längeren Zeitraum als ursprünglich geplant. Schließlich und nicht zuletzt gilt der Dank auch unseren Familien, die damit einverstanden waren, dass wir zahlreiche Stunden am Abend und an Wochenenden für dieses Buch aufgewandt haben.

Es ist ein für uns äußerst bedrückender Umstand, dass einer der Herausgeber, Herr Dr. Lutz Michael Drach, das Erscheinen dieses Buches nicht mehr erleben durfte. Herr Dr. Drach, der am 24.12.2015 nach schwerer Krankheit viel zu früh verstarb, repräsentierte als Gerontopsychiater, Geriater und Neuropathologe die ganze Bandbreite unseres Faches. Ebenso umsichtig wie streitbar kämpfte er – mit großen Erfolgen – zeitlebens für eine moderne Versorgung von älteren Menschen mit psychischen Erkrankungen. Mit seiner Fähigkeit, Sachverhalte prägnant und didaktisch einprägsam zu vermitteln, hat er über die von ihm selbst geschriebenen Kapitel hinaus Entscheidendes sowohl zu unseren Workshops als auch zu diesem Buch beigetragen. Gemeinsam mit allen anderen Autorinnen und Autoren dieses Buches, von denen mehrere Dr. Lutz Michael Drach schon seit vielen Jahren persönlich in guter Freundschaft verbunden waren, möchten wir ihm in Anerkennung seiner großen Verdienste für die Gerontopsychiatrie das vorliegende Werk widmen.

Wir hoffen, dass dieses Buch bei einer breiten Leserschaft Anklang findet, und freuen uns über Rückmeldungen und Kritik.

Walter Hewer   Christine Thomas

1 Nichts Neues unter der Sonne? Geschichte des Begriffs »Delir«

Lutz M. Drach

Verwirrtheitszustände bei akuten schweren Erkrankungen sind seit Jahrtausenden immer wieder in der medizinischen Literatur beschrieben und als schlechtes prognostisches Zeichen gewertet worden. Viele immer noch gültige klinische Beobachtungen, pathophysiologische Vorstellungen und Behandlungsprinzipien sind bereits in der Antike formuliert worden.

Schon im »Corpus Hippocraticum«, einer dem *Hippokrates von Kos* (geb. ca. 460 v. Chr.) zugeschriebenen Sammlung antiker medizinischer Traktate verschiedener Autoren, werden die prognostisch ungünstigen Krankheitsbilder »Phrenitis« und »Lethargos« beschrieben. Dabei ist »Phrenitis« durch hohes Fieber und Verwirrtheit (Morb. I 30) und »Lethargos« durch Schläfrigkeit, Zittern, Schwitzen und Inkontinenz (Morb. II 65, Morb. III 5) gekennzeichnet. Es dürfte sich dabei um die ersten Beschreibungen des hyper- und hypoaktiven Delirs handeln.

Der Begriff »Delir« stammt von dem römischen Arzt und Enzyklopädisten *Aulus Cornelius Celsus* (ca. 25 v. Chr. bis 50 n. Chr.). Der Begriff »Delirium« leitet sich von »de lira ire« ab, was »aus der Furche« oder »aus der Spur gehen« bedeutet. Celsus beschrieb Delirien insbesondere im Zusammenhang mit hohem Fieber oder Kopfverletzungen. Im Übrigen war das psychiatrische Klassifikationssystem damals noch recht übersichtlich: die übrigen Entitäten waren »Mania«, »Hysteria« und »Melancholia«.

Der griechische Arzt *Galen von Pergamon (Claudius Aelius Galenus)* (129–199 n. Chr.) blieb bis zur Renaissance die führende medizinische Autorität des Abendlandes. Er unterschied Delirien ohne Fieber, die er »Paraphrosyne« nannte und die mit Halluzinationen, Denkstörungen, Verfolgungswahn und Verhaltensstörungen einhergingen, von Fieberdelirien, die er »Phrenitis« nannte und auf eine Vergiftung des Gehirnes durch die Toxine des Fiebers zurückführte. Bei letzterer Form des Delirs sah er die Behandlung des Fiebers als wichtigste therapeutische Maßnahme an.

Die arabischen Ärzte des Mittelalters, insbesondere *Avicenna* (980–1037), orientierten sich in ihrer Lehre über die psychischen Störungen, »Quwwat-e-nafsaniya«, an den antiken Autoren und beschrieben ebenfalls das Delirium, neben den übrigen psychischen Störungen Melancholia, Hysteria, Mania und Insomnia (Ghazala et al. 2009).

Antonio Guainerio betonte 1481 in seinem Hauptwerk »Opera medica« die Wichtigkeit einer sorgfältigen körperlichen Untersuchung des deliranten Patienten.

Giovanni Battista Morgagni (1682–1771) ersetzte 1761 den antiken Begriff »Phrenitis« durch »Fieberdelir« (delirium febrile).

Thomas Sutton (1767–1835) führte 1813 den Begriff »Delirium tremens« für die Form des Delirs ein, »die sich unter dem Aderlass verschlechtert, aber unter

Opium bessert«. Andere Autoren wie *Pierre Francois Olive Rayer* (1793–1867) erkannten schon kurz danach den Zusammenhang zwischen Delirium tremens und der Alkoholabhängigkeit.

Der Delirbegriff der klassischen deutschen Psychiatrie wurde maßgeblich von *Karl Ludwig Bonhoeffer* (1868–1948) geprägt (Neumärker 2001). Nach Vorarbeiten über »die akuten Geisteskrankheiten von Gewohnheitstrinkern« (1901) und die »symptomatischen Psychosen im Gefolge von akuten Infektionen und inneren Erkrankungen« (1910) erschien 1917 »Die akuten exogenen Reaktionstypen«. Hierin sieht Bonhoeffer die akuten, körperlich begründeten Psychosen als Epiphänomene einer fassbaren Körperkrankheit. Klinisches Leitsymptom ist eine Bewusstseinstrübung, die aber auch fehlen kann. Es wird eine Reihe von Zustandsbildern beschrieben, die einander auch im Verlauf der Erkrankung abwechseln können. Neben dem Delir sind vor allem Dämmerzustand, Halluzinose und die Amentia (Verwirrtheit) zu nennen. Auch organische katatone, paranoide und paranoid-halluzinatorische Bilder werden erwähnt. Nach dem »Gesetz der Unspezifität« sind die verschiedenartigen Zustände nicht an eine bestimmte Ätiologie gebunden. Eine kleine Zahl psychotischer Zustandsbilder kann somit von einer großen Zahl möglicher körperlicher Ursachen ausgelöst werden. Bonhoeffer nahm dabei an, dass die unterschiedlichen Reaktionstypen konstitutionell verankert seien.

Der von Nicht-Psychiatern häufig missverstandene Begriff »Durchgangssyndrom« geht auf eine Arbeit von *Hans Heinrich Wieck* (1918–1980) aus dem Jahr 1956 zurück. Er beschreibt damit ein eher leichteres Stadium von unspezifischer hirnorganischer Beeinträchtigung im Kontinuum der »Funktionspsychosen«. Bei Letzteren handelt es sich um »diejenigen körperlich begründeten Psychosen, die sich nach klinischer Erfahrung zurückbilden *können*« (aber nicht müssen!). Mit zunehmendem Schweregrad sind das: Durchgangssyndrom, Bewusstseinstrübung, Bewusstlosigkeit und Koma.

In einer bahnbrechenden Arbeit aus dem Jahr 1959 beschrieben *George Libman Engel* (1913–1999) und *John Romano* (1911–1994) erstmals den Zusammenhang von gestörter Stoffwechselaktivität, klinischer Symptomatik und den EEG-Veränderungen beim Delir.

Andere medizinische Fächer hatten, wohl auch weil die akuten organisch begründeten Psychosen schon länger nicht mehr im Fokus des Interesses der Psychiatrie stehen, unabhängig von psychiatrischer Expertise entdeckt, dass viele ihrer Patienten delirant sind. Da in Allgemeinkrankenhäusern ein erheblicher Teil der intensivmedizinisch behandelten Patienten betroffen ist, wurde in der anästhesiologischen Literatur seit den 1970er Jahren das »ICU-Syndrom« (»Intensive Care Unit Syndrome«) beschrieben (Holland et al. 1973). Hierbei handelt es sich aber um typische Delirien. Die neuere intensivmedizinische Literatur (z. B. Tonner et al. 2007) hat den Delirbegriff deshalb wieder aufgegriffen. In jüngerer Zeit wurde, ebenfalls von anästhesiologischer Seite, das Konzept der »postoperative cognitive dysfunction« (POCD) formuliert, das Überschneidungen mit dem Syndrom Delir aufweist, andererseits jedoch einen besonderen Fokus auf länger anhaltende Beeinträchtigungen setzt (Moller et al. 1998).

Nachhaltige Verwirrung zum Delir ist in den deutschsprachigen Ländern durch die deutsche Übersetzung der ICD-10, Kapitel V (F) Psychische Störungen, durch

Dilling et al. (1991) entstanden. Es wird hier beim »Delir, nicht durch Alkohol oder psychotrope Substanzen bedingt« zwischen F05.0 »Delir ohne Demenz« und F05.1 »Delir *bei* Demenz« unterschieden. Im üblichen medizinischen Sprachgebrauch wird aber »bei« als kausale Beziehung verstanden, etwa wie »obere gastrointestinale Blutung bei Ulcus ventriculi«. Das englische Original spricht von »delirium, not superimposed on dementia« und »delirium, superimposed on dementia«. Aus der deutschen Begriffserklärung wird zwar klar, dass auch die deutsche ICD-10 nur zwischen Delir ohne und bei vorbestehender Demenz unterscheidet, trotzdem induziert diese unglückliche Wortwahl immer wieder die falsche Vorstellung, das Delir sei durch die Demenz verursacht worden.

Dieser kurze medizingeschichtliche Abriss zeigt, dass das Thema Delir nichts von seiner Aktualität verloren hat. Das typische klinische Bild, die Verursachung durch körperliche Erkrankungen und die Verschlechterung von deren Prognose durch ein Delir sind schon seit der Antike bekannt (Adamis et al. 2007). Schon *Galen* betonte die zentrale Wichtigkeit der Behandlung der körperlichen Erkrankung und *Guainerio* die Wichtigkeit einer sorgfältigen körperlichen Untersuchung, beides wichtige Säulen im Management deliranter Patienten. Trotz einiger terminologischer Verwerfungen in letzter Zeit hat der Begriff des Delirs eine bemerkenswerte Beständigkeit gezeigt und wird neben dem DSM-5 sicherlich auch in der ICD-11 seinen Platz behaupten.

2 Symptomatologie und Epidemiologie

2.1 Symptome und Syndrome des Delirs[1]

Friedel M. Reischies

Die Krankheitszeichen, die im Zusammenhang mit dem Auftreten eines Delirs beobachtet werden, sind ausgesprochen vielfältig. Einige Patienten zeigen eine »bunte« Symptomatik mit Störungen in kognitiven Funktionen, in der Aufmerksamkeit und im Bewusstsein, aber auch in der Motorik, Wahrnehmung und Emotionalität – andere nur eine leichte Benommenheit und Aufmerksamkeitsstörungen. Die Symptome sollen in diesem Abschnitt einzeln beschrieben werden. Dabei wird der Versuch unternommen, sie in übersichtlichen Kategorien zu gliedern.

Die Spezifität der Symptomatik des Delirsyndroms liegt nicht in den Symptomen – es gibt keine delirspezifischen, keine pathognomonischen Symptome des Delirs. Jedes einzelne Symptom des Delirs kommt auch bei anderen neuropsychiatrischen Krankheitsbildern vor. Die Delirspezifität liegt im Muster der Symptome, dem Syndrom, und im Verlauf: 1. einem plötzlichen Auftreten der Symptome, 2. einem fluktuierenden Verlauf und 3. einem raschen Abflauen der Symptome (jedenfalls in der Regel, wenn die Ursache des Delirs behoben ist). Für den Diagnostiker ist also die Kenntnis der möglichen und häufigen Symptome des Delirs unverzichtbar, damit er darauf achten kann, denn nach einigen Stunden könnten sie schon nicht mehr erhebbar sein.

Damit erfüllt das Delir die Charakteristik einer psychiatrischen Krankheitseinheit, eine Zustands-Verlaufs-Einheit zu bilden. Erst die Gestalt der Veränderung der komplexen Symptomatik im Laufe der Zeit erlaubt, die Diagnose des Delirs mit Sicherheit zu stellen.

2.1.1 Gruppen von Symptomen – von verschiedenen kausalen Faktoren verursacht

Ein Delir ist ein neuropsychiatrisches Hirnschädigungssyndrom bzw. ein psychiatrisches Syndrom bei einer Hirnfunktionsstörung. Es gibt nicht nur neurologische,

---

1 Der Autor dankt Herrn PD Dr. med. A. Quante und den Herausgebern für die kritische Durchsicht des Manuskripts.

sondern auch psychiatrische Krankheitsbilder, die auf eine Schädigung spezifischer Anteile oder Subsysteme des Gehirns zurückzuführen sind. Im Delir entsteht die Symptomatik durch eine akute Störung von Hirnfunktionssystemen der Aufmerksamkeit, Wachheit, des Gedächtnisses etc. Der Leser sollte sich nicht verwirren lassen dadurch, dass bestimmte wohldefinierte Krankheitsbilder mit einer spezifischen Hirnfunktionsstörung, wie eine Transiente Globale Amnesie (TGA), eine temporäre Störung des episodischen Gedächtnisses verursachen, die aber nicht als Delir aufgefasst wird. Hier tritt keine Störung der Aufmerksamkeitsfunktionen auf, die zu den Kernsymptomen des Delirs gezählt wird (s. u.).

Das Delir ist ein Krankheitsbild, das durch viele sehr unterschiedliche Ursachen ausgelöst werden kann (▶ Kap. 4) und zwar in der Regel auf der Grundlage einer Risikokonstellation von z. B. hohem Lebensalter und vorbestehenden Krankheiten: Beispielsweise tritt ein Delir bei einem Demenzpatienten auf, der zusätzlich einen urogenitalen Infekt erleidet (▶ Kap. 3.2). Die Symptomatik ist daher zu gliedern in

1. *Symptome des Delirs:* beispielsweise Aufmerksamkeitsverminderung;
2. *Symptome der aktuell verursachenden Störung*, der ätiologisch verantwortlichen Krankheit: z. B. bei einem Schlaganfall mit Delir die neuropsychologische Beeinträchtigung durch die direkte Hirnschädigung, z. B. eine Wortfindungsstörung, oder beim Alkoholentzugsdelir Schwitzen und eine Kreislaufentgleisung;
3. und gegebenenfalls *Symptome einer weiteren Erkrankung*, die ein Risiko für eine Delirentstehung darstellt: wie z. B. eine vorbestehende Demenz mit einer Störung des episodischen Gedächtnisses.

Demnach muss in der Diagnostik die Erkennung des Delirs an sich unterschieden werden von der Erkennung der das Delir auslösenden Faktoren – bzw. den Risikofaktoren, welche die Delirentstehung begünstigt haben. Veranschaulichen kann man sich den Sachverhalt, wenn man von einem Bündel von kausalen Faktoren und einer »Delirschwelle« ausgeht (▶ Kap. 3.1). Ein einziger sehr starker ätiologischer Faktor kann das Delir allein verursachen, aber auch ein Bündel von mehr oder weniger schwächeren ätiologischen Faktoren und Delirrisiken. Hier wird es im Vordergrund um die Symptome des Delirsyndroms gehen.

2.1.2 Kernsymptome des Delirsyndroms

Die wichtigsten Bereiche in der Symptomatik des Delirs sind jene der Aufmerksamkeit, des Bewusstseins und der kognitiven Leistungen (Cole 2004, Reischies et al. 2007). Es soll hier daher mit der Störung der verschiedenen Aufmerksamkeitsbereiche begonnen werden. Im Vergleich der ICD-10-Klassifikation der WHO (auf diese wird in den Kapiteln 2.2 und 4 noch näher eingegangen) und der amerikanischen DSM-5-Klassifikation psychiatrischer Krankheitsbilder (▶ Kap. 2.2) fällt auf, dass die ICD-10 das Delir wesentlich komplexer fasst, d. h. die ICD-10 listet mehr Symptome auf, während die DSM-5-Klassifikation die Betonung auf eine Kernsymptomatik legt (American Psychiatric Association 2013). Im Folgenden werden also zuerst die Kernsymptome beschrieben:

- Aufmerksamkeitsstörungen
- Bewusstseinsstörungen
- Störungen kognitiver Leistungen

Aufmerksamkeit

Obwohl die Aufmerksamkeit im Alltag eine große Rolle spielt, bemerken wir sie kaum. Wir werden nur sehr selten auf sie selbst aufmerksam: Die Aufmerksamkeit ist ein Prototyp der unbewusst (implizit) ablaufenden Prozesse der Informationsverarbeitung des Gehirns.

Wie in einem Interview beobachten wir besonders in der psychiatrischen Diagnostik die Aufmerksamkeit und bilden uns (ebenfalls meist implizit) ein Bild über die Aufmerksamkeitsfunktionen des Gesprächspartners. Wir folgen seinen Aufmerksamkeitswendungen, beobachten seine Blicke und beachten die Abfolge seiner Gedanken, die er uns gegenüber äußert. Auch schaut man in der Regel gemeinsam auf bestimmte Objekte, beispielsweise wenn jemand in den Raum kommt (Konzept der »shared intentionality«). In der psychopathologischen Diagnostik müssen die Aufmerksamkeitsfunktionen dann explizit bewertet werden.

Das amerikanische Klassifikationssystem DSM-5 stellt die Aufmerksamkeitsstörung beim Delir ganz in den Vordergrund und spricht dabei von einer Störung der Aufmerksamkeit in vier Teilaspekten:

1. *Ausrichten und Leiten der Aufmerksamkeit:* Hiermit ist die Wendung der Aufmerksamkeit gemeint, beispielsweise die Ausrichtung auf den Untersucher, wenn er an das Bett tritt, oder auf einen eintretenden Besucher oder das Hinsehen dorthin, wo der Untersucher hinblickt. Beim Fokussieren der Aufmerksamkeit auf eine Aufgabe, wie beispielsweise »die Monate rückwärts aufsagen«, wird ebenfalls die Aufmerksamkeit ausgerichtet – ein Patient könnte beispielsweise die Aufgabe nicht beginnen, sondern immer wieder ablenkende freie Assoziationen äußern.
2. *Fokussieren der Aufmerksamkeit:* Hiermit ist die Intensität der Aufmerksamkeitsausrichtung auf eine Aufgabe gemeint, die auch kurzfristig (wie bei einem Golfschlag) erfolgen kann. Die Aufmerksamkeit wird z. B. auf die Aufgabe fokussiert, eine Zahlenfolge nachzusprechen.
3. *Aufrechterhalten der Aufmerksamkeit:* Bei längeren Aufgaben muss die Aufmerksamkeit auf die mentalen Operationen, die gefordert werden, fokussiert gehalten und ablenkende Einflüsse müssen ferngehalten werden. Hierbei ist beispielsweise das Sich-wehren-Können gegen Ablenkungen gemeint (vielfach wird der Begriff Konzentration für die Aufrechterhaltung und Fokussierung der Aufmerksamkeit gebraucht).
4. *Verändern/Lösen der Aufmerksamkeit:* Das Abwenden der Aufmerksamkeit von einem Fokus. In dissoziativen oder oneiroiden – traumartigen – Zuständen beispielsweise kann die Aufmerksamkeit nicht von einem Objekt gelöst werden.

Es gibt viele Typen der Aufmerksamkeit und viele Systeme des Gehirns, welche diese Aufmerksamkeitsfunktionen vermitteln (Reischies 2007b). Wir können uns die Aufmerksamkeitslenkung vorstellen als ein Mischpult des Tontechnikers beim Konzert eines Orchesters. Der Tontechniker kann am Pult die Gesamtlautstärke verändern, ein Soloinstrument hervorheben, Gruppen von Instrumenten – wie beispielsweise die Bläser – prägnant hervorheben oder umgekehrt in den Hintergrund verschieben. In diesem Sinne sind Menschen erstens insgesamt mehr oder weniger wach. Sie können zweitens auf einen Sinneskanal achten, wenn sie beispielsweise aufmerksam zuhören. Sie können aber auch drittens die Aufmerksamkeit auf ein Wort, einen Gedanken oder auf eine Bewegung fokussieren.

Unfokussierte Aufmerksamkeit

Die bisher genannten Aspekte gehören zur fokussierten Aufmerksamkeit, d. h. die Aufmerksamkeit in Relation zu einem Ziel, dem Aufmerksamkeitsobjekt. Die unfokussierte Aufmerksamkeit ist dem entgegenzustellen und offenbar beim Delir besonders wichtig. Sie meint das Aufmerksamkeitsniveau ohne dass diese sich jeweils auf ein bestimmtes Objekt richtet – beispielsweise die allgemeine Wachheit.

Eines der charakteristischen Merkmale eines Delirs ist eine Verringerung der unfokussierten Aufmerksamkeit, die dem geübten Diagnostiker auch dann auffällt, wenn nur eine geringe Einschränkung besteht. In der Regel bemerkt sie auch der Lebenspartner des Patienten, sodass in diesem Punkt eine Fremdanamnese besonders wertvoll ist. Den Partnern fällt auf, dass die Person »nicht ganz da« ist, »benommen« oder »wie müde« erscheint etc. Dem Untersucher scheint der Patient nicht vollständig »wach« zu sein.

Man hat auch von einer gestörten Alertness/Attentiveness gesprochen (zusätzlich existiert das Konzept der »Vigilanz«). Auch der Begriff Arousal wird gelegentlich in diesem Zusammenhang verwendet. Er bezeichnet als phasisches Arousal beispielsweise die Weckreaktion, die durch einen Schmerzreiz ausgelöst wird. In einem schweren Delir kann es zum *Übergang von Somnolenz über den Sopor zum Koma* kommen. In diesem Fall muss die Arousal-Reaktion auf Weckreize geprüft werden (▶ Abb. 9.2).

Die Vielzahl der Begriffe für diese psychopathologische Dimension entstammt experimentellen physiologischen Studien. Aber in der psychopathologischen Untersuchung des Einzelfalls, gerade des Delirs, sind diese Störungskonzepte nicht einfach zu diagnostizieren – es kann nicht gesagt werden, ob das Arousal, die Alertness, die Orientierungsreaktion etc. gestört ist, d. h. psychopathologisch können wir nicht sagen, welcher dieser Funktionsbereiche gestört ist. Pragmatisch kann nicht mehr als eine *Einschränkung der unfokussierten Aufmerksamkeit* konstatiert werden. Wichtig ist der Versuch, *das höchste erreichbare Aufmerksamkeitsniveau* des Delirpatienten durch Weckreize, ansprechende Fragen etc. zu erzielen, um die unfokussierte Aufmerksamkeit diagnostisch zu evaluieren. Wenn dem Untersucher auffällt, dass der Patient im Interview benommen wirkt, muss er den Versuch unternehmen, ihn auf irgendetwas aufmerksam werden zu lassen, was ihn interessieren könnte, oder beim Handschlag noch eine Arousal-Reaktion auszulösen.

Aktivierung der Aufmerksamkeit – Top-down- und Bottom-up-Prozesse

Am Beispiel des Arousals kann eine wichtige Unterscheidung in den Prozessabläufen der Aufmerksamkeitsaktivierung deutlich gemacht werden – sogenannte Top-down- und Bottom-up-Prozesse:

1. Ein plötzlicher Schmerz im Fuß aktiviert die Aufmerksamkeit. Man spricht von Bottom-up-Aktivierung (oder auch von der Peripherie her), gewissermaßen »von unten nach oben«.
2. Andererseits kann Erregung und Aufmerksamkeit auch »von oben nach unten« aktiviert werden (Top down): Wenn beispielsweise einer Person in einem Gesprächskreis im Nachhinein einfällt, dass die Äußerung eines Gesprächspartners als Beleidigung aufzufassen ist, wird plötzlich die Aufmerksamkeit auf die Person und die weiteren Äußerungen der Person gelenkt – d. h. in diesem Fall aktiviert die kognitive Verarbeitung die Aufmerksamkeit.

Beide Bereiche der Aufmerksamkeit, die fokussierte wie auch die unfokussierte, sind im Delir gestört. Bei ungestörter unfokussierter Aufmerksamkeit erscheint ein Patient wach, aber es kann die Fokussierung der Aufmerksamkeit z. B. auf eine Aufgabe (z. B. »100-7«) gestört sein – der Patient ist gegebenenfalls hyperaktiv und unkontrolliert. Bei gestörter unfokussierter Aufmerksamkeit wird z. B. der Versuch gelingen, den Patienten durch eine ihn interessierende Stimulation oder durch Hautreize anzuregen – zumindest vorübergehend. Bei einer Störung in beiden Aufmerksamkeitsdomänen wird der Patient weder durch ein ihn interessierendes Thema noch durch Hautreize auf ein höheres Aufmerksamkeitsniveau gelangen (▶ Tab. 2.1).

Tab. 2.1: Beziehung der Störung von fokussierter und unfokussierter Aufmerksamkeit im Delir

		Fokussierte Aufmerksamkeit	
		+	-
Unfokussierte Aufmerksamkeit	+	Gesund, z. B. Nachdenken über ein Problem	Testversagen, z. B. agitiert
	-	Wie gegen Müdigkeit ankämpfen	Hypoaktiv/apathisch, ungezielt unruhig

Bewusstsein

Seit Hughlings Jackson (Bhat und Rockwood 2007) und Bonhoeffer ist die Störung des Bewusstseins als charakteristisches Merkmal des Delirs bekannt, zumindest wenn sie plötzlich auftritt und reversibel ist. Bonhoeffers Konzept des exogenen Reaktionstyps Delir ist besonders wertvoll, weil er hervorhebt, dass das Gehirn bei einer Schädigung mit nur einer geringen Anzahl von psychiatrischen Krankheitsbildern, wie einem Delirsyndrom, antworten kann (neben einer differenzierten neuropsychologischen Symptomatik).

Das Bewusstsein ist jedoch noch nicht gut genug erforscht. Wir bezeichnen im Allgemeinen mit Bewusstsein das bewusste Wahrnehmen und Handeln und das bewusste Nachdenken, Planen und Entscheiden. Wir nehmen an, dass es einen psychischen Funktionsbereich der Ersten-Person-Perspektive gibt, der für alles, was mit dem »Ich« zu tun hat, zuständig ist.

Unter den *Bewusstseinsfunktionen* ist ein Monitoring für verschiedene Domänen zentral:

1. Bewusstes Wahrnehmen der Sinnesqualitäten (»ich sehe den Doktor«, »ich höre die Glocke«) unter sensomotorischer Kontrolle der Person (hinblicken, zeigen, anfassen etc.) und Monitoring der Wahrnehmungen der gesamten Umgebung als Grundlage für eine Orientierung
2. Monitoring der Gefühle (»ich habe Angst«), internen Zustände (»ich bin erschöpft«), oder
3. Monitoring der Anforderungen oder Probleme (»ich habe zu hohe Schulden«), Überzeugungen (»so darf man das aber nicht machen!«), Vorstellungen und Erwartungen etc. Das Monitoring von Empfindungen, internen Zuständen oder Problemen führt zur Aktivierung der Aufmerksamkeit auf bestimmte Vorstellungen und/oder führt zu Aktionen.

Ein wichtiges weiteres Merkmal der Bewusstseinsfunktionen ist, dass die Person in der Regel über diese subjektive Erfahrung berichten kann und sich später daran erinnert. Diese Fähigkeit ist bei Patienten im Delir gestört. In der Regel können Personen im Delir nicht gut auf sich verändernde Anforderungen der Umgebung oder die Bedürfnisse ihres Körpers reagieren. Deswegen müssen sie als hilflose Personen stationär aufgenommen und überwacht werden.

Neben der Intaktheit dieser Bewusstseinsfunktionen muss der Patient überhaupt wach sein, wobei es eine Einschränkung der Wachheit in Richtung Schlaf und eine Einschränkung in Richtung Somnolenz, Sopor und Koma gibt. Diese zweite Dimension wird in der Regel als quantitative Bewusstseinsstörung bezeichnet und geht mit zunehmender Beeinträchtigung der oben genannten Bewusstseinsfunktionen einher.

Die neue Klassifikation der amerikanischen Psychiatrie, das DSM-5, verzichtet auf die Störung des Bewusstseins als Kriterium für das Vorliegen eines Delirsyndroms. Es betont besonders die Störung der Aufmerksamkeit. Dies steht im krassen Gegensatz zur in Deutschland herrschenden Lehrmeinung. Im deutschen Sprachraum steht seit Bonhoeffer die Bewusstseinsstörung an zentraler Stelle der Definition des Delirs. Jedoch ist seit Langem klar, dass die Bewusstseinsstörung zwar eine sehr spezifische Symptomatik des Delirs darstellt, allerdings als Hauptsymptom zu wenig sensitiv ist. Mit anderen Worten, wenn bei einem Patienten eine plötzlich neu aufgetretene Bewusstseinsstörung bemerkt wird, dürfte es sich mit einiger Sicherheit um ein Delir handeln, aber es gibt sehr viele Delirien ohne Bewusstseinsstörungen, beispielsweise flüchtige Verwirrtheitssyndrome bei Exsikkose. Diese Situation hat zur Einführung von neuen Terminologien, z. B. des »Durchgangssyndroms« geführt (Wieck), einem Delirsyndrom ohne Bewusstseinsstörung.

Ein weiteres Problem ist hier nebenbei zu erwähnen: Im deutschen Sprachraum wird die Bewusstseinsstörung beim Delir als *qualitative und quantitative* Bewusstseinsstörung charakterisiert. International ist aber zur Grobcharakterisierung der Tiefe einer Bewusstseinsstörung die Glasgow Coma Scale (GCS) eingeführt, welche versucht, in dem Spektrum von Somnolenz zum Koma den Schweregrad einer Bewusstseinsstörung zu quantifizieren. Es wird also nur von einer einzigen, *quantitativ* abstufbaren Dimension »Bewusstsein« ausgegangen. Die internationale Psychiatrie geht bei der Bewusstseinseintrübung im Delir nicht mit Jaspers von einer qualitativen Bewusstseinsstörung aus. Jaspers hatte beispielsweise eine Fragmentierung der Bewusstseinsinhalte beschrieben, welche die Qualität des Erlebens beeinträchtigt – diese wäre z. B. mit der begleitenden Störung kognitiver Funktionen zu erklären. Das Hauptargument ist, dass die Diagnostik dieser Charakteristik der Bewusstseinsveränderung im Delir jedoch in der Regel schwer beeinträchtigt oder unmöglich ist – wir können einfach nicht wissen, wie das Erleben des Delirpatienten ist. Wir haben mithin die Situation, dass die amerikanische Psychiatrie die Bewusstseinsstörung nicht mehr zu den Kriterien des Delirs zählt und die internationale Psychiatrie die Diagnostizierbarkeit der qualitativen Veränderung des Bewusstseins nach Jaspers nicht nachvollzieht (▶ Abb. 9.2).

Unabhängig davon muss betont werden, dass jedoch qualitative Bewusstseinsstörungen für die Delirsyndrome wichtig sind: Eines der Syndrome, die in den neuen Klassifikationssystemen unter dem Delir subsumiert wurden, der Dämmerzustand, geht mit dem Vorherrschen einer qualitativen Bewusstseinsstörung einher (s. u.).

Als Zwischenlösung war das Merkmal der Bewusstheit der Umgebung eingeführt worden – der Patient ist sich seiner Umgebung nicht klar bewusst, d. h. seine Umweltorientierung und situative Orientierung sind gestört (disorder of awareness of the environment – in DSM-5 ausgeführt als »reduced orientation to the environment«).

In der deutschen Psychiatrie ist als Stufe zwischen dem klaren Wachbewusstsein und einer Bewusstseinseintrübung die »Benommenheit« beschrieben worden. Dieser Begriff ist für die Diagnostik des Delirs äußerst hilfreich, besonders für leichtere Formen. Patienten scheinen nicht voll wach, »nicht ganz anwesend«, »verhangen« etc.

Als Überleitung zu den Störungen kognitiver Leistungen soll hier beispielhaft die *Kernsymptomatik* prägnant herausgearbeitet werden: Ein Patient erscheint dem Untersucher

- erstens nicht ganz wach und zudem unaufmerksam. Auch nach Bemühungen, ihn zu aktivieren, klart er nicht vollständig auf und wird nicht attenter.
- Weiter weist er eine Beeinträchtigung kognitiver Leistungen auf, beispielsweise eine deutliche Störung der zeitlichen Orientierung, die vorher nicht vorgelegen hat.

Dieser Patient wird mit hoher Wahrscheinlichkeit an einem Delir leiden. Hierbei ist der Unterschied zu einem müden Menschen hervorzuheben: Wenn der schläfrige Mensch aufwacht, wird er z. B. die Orientierung sehr rasch wiedererlangen.

Störung kognitiver Leistungen

Neben der Störung der Aufmerksamkeit stellt die plötzlich auftretende Störung kognitiver Leistungen ein weiteres Kernmerkmal des Delirs dar. Die Störung der kognitiven Funktionen ist nicht spezifisch für das Delir. Im Gegenteil, bei einer Alzheimer-Demenz tritt eine in vielen Merkmalen ähnliche Störung kognitiver Leistungen auf – in der Mini-Mental-State-Examination (MMSE) finden sich vergleichbare Defizite (s. z. B. Morandi et al. 2012a). Aber die Störung kognitiver Leistungen entwickelt sich im Delir und in der Alzheimer-Demenz mit völlig verschiedenen Zeitverläufen. Aus Platzgründen können hier nicht die vielen neuropsychologischen Dimensionen, die jeweils differenziert bei einem Delir gestört gefunden werden, ausführlich besprochen werden. Auch wird im Kapitel 4 auf die für die Diagnostik wichtigen neuropsychologischen Funktionstests eingegangen.

Störung verschiedener *Gedächtnisfunktionen*

Das Gehirn verfügt über verschiedene Gedächtnisfunktionen, welche die alte Zweiteilung in Kurzzeit- und Langzeitgedächtnis überholt erscheinen lassen.

Episodisches Gedächtnis

Nachdem herausgefunden wurde, dass Menschen sich kürzlich geschehene Ereignisse als Episoden merken, spricht man von episodischem Gedächtnis. Über das Abrufen der Episode fallen der Person viele Details der erlebten Situation wieder ein.

Personen mit einem Delir haben Probleme, Ereignisse zu erinnern, die in letzter Zeit geschehen sind. Im Delir kann der Patient sich vor allem nicht mehr an die Details der letzten Tage erinnern, während gesunde Personen aus den letzten Tagen normalerweise die meisten Informationen abrufen können. Beispielsweise kann sich der Patient nicht an die Aufnahmemodalität im Krankenhaus erinnern, z. B. wie er in den Untersuchungsraum gekommen ist oder den Transport zum Krankenhaus. Die Personen können im Gegensatz dazu lange Zeit zurückliegende Ereignisse berichten und das autobiografische Gedächtnis ist nicht speziell betroffen.

Üblicherweise werden klinisch zur Untersuchung Merklistentests verwendet. Dabei werden in einer Einspeicher-Episode Wörter zum Merken genannt und der Patient wird zunächst gebeten, diese nachzusprechen oder vorzulesen. Nach einer Ablenkung durch andere Tests wird der Patient dann gebeten, die Wörter, die er sich in der Einspeicher-Episode gemerkt hat, wiederzugeben. Schwer delirante Patienten können sich gar nicht erinnern, kürzlich eine Liste von Wörtern gelernt zu haben (d. h. sie haben die Einspeicher-Episode vergessen).

Die sogenannte »Tiefe« der Einspeicherung einerseits und die Art der Hilfestellung bei der Abfrage aus dem Gedächtnis andererseits ist für die Erinnerungsleistung entscheidend – d. h. wie viele mentale Operationen wurden von dem Patienten beispielsweise mit dem Merkwort durchgeführt und werden bei der Wiedergabe Hinweise auf die Einspeicher-Situation, Oberbegriffe etc. als Hilfsmittel zum Abruf aus dem Gedächtnis angeboten. Die Wiedergabe ist schwerer, wenn der Patient beispielsweise das Wort, das erinnert werden soll, nur lesen musste – leichter ist die Wiedergabe, wenn sich der Patient das Bezeichnete vorstellen oder eine Geschichte damit verbinden musste, was in Gedächtnistrainings vermittelt wird. Für die Abfrage ist wichtig, ob der Patient gebeten wird, ohne Hilfe wiederzugeben, was zu merken war, oder ob Hinweisreize zur Unterstützung der Abfrage gegeben werden. Noch leichter fällt das Wiedererkennen der Merkwörter aus einer Auswahlliste.

Orientierung

Fehler in der zeitlichen und örtlichen Orientierung sind wichtige und einfach zu prüfende Symptome eines Delirs. Für die Beurteilung der Orientierung ist die Einspeicherung/Enkodierung zu beachten: Hat der Patient in den letzten Tagen bzw. Wochen Zugang zu einem Kalender gehabt, die Zeitung gelesen oder Radio gehört etc.?

In der klinischen Routine wird nach dem aktuellen Datum gefragt (Tag im Monat, Monat, Jahr und Wochentag/Uhrzeit). Finden sich Fehler im Monat und/ oder Jahr, dann weist dies mit einer Sensitivität von 95 % und einer Spezifität von 86,5 % auf eine Störung kognitiver Leistungen beim Delir (oder bei einer Demenz) hin (O'Keeffe et al. 2011). Nach unserer Erfahrung ist auch ein Verschätzen des aktuellen Tagesdatums um eine Woche oder mehr ein Indikator für eine Störung der zeitlichen Orientierung (Nano-Screening-Test, Reischies 2005, s. Kasten unten). Die Orientierung zum Ort ist ebenso häufig im Delir gestört.

Arbeitsgedächtnis

Die neuropsychologische Forschung hat herausgefunden, dass zum zwischenzeitlichen Speichern von Informationen, die später nicht mehr gebraucht werden, ein Arbeitsgedächtnis existiert, das vom episodischen Gedächtnis gesondert gestört sein kann. Dieses Arbeitsgedächtnis dient beispielsweise als Zwischenspeicher beim Rechnen (zum Speichern von Zwischenergebnissen). Es wird angenommen, dass Informationen für kurze Zeit im Gehirn aktiv aufrechterhalten werden und bei Ablenkung durch eine alternative Aktivität sofort verloren sind. Bei der Aufgabe der seriellen Subtraktion können speziell in diesem Bereich Fehler beobachtet werden (100-7, vom Ergebnis wieder 7 abziehen usw. – die Zahl 7 beispielsweise muss im Arbeitsgedächtnis gehalten werden).

Zum Arbeitsgedächtnis gehört z. B. auch das Nachsprechen einer Zahlensequenz (die sogenannte Zahlenspanne). Beim Delir kann die Zahlenspanne gestört sein. Der Befund kann differenzialdiagnostische Hinweise geben, denn bei eher fortgeschrittenen Demenzsyndromen ist die Zahlenspanne (vorwärts) vielfach noch ungestört.

Verlauf der Gedächtnisstörungen

Wie ist der Verlauf der Gedächtnisstörungen im Delir? Ein Delirpatient wird sich nicht an die Ereignisse der letzten Tage vor dem Ausbruch des Delirs erinnern.

Wenn das Delir abgeklungen ist, kann er sich jedoch zumindest an prägnante Ereignisse aus dieser Zeit erinnern. Das Wiedererinnern von während des Delirs nicht abrufbaren Informationen ist typisch für dieses Syndrom. Offenbar ist im Delir nicht vorwiegend der Speicher betroffen, sondern der Abruf aus dem Gedächtnis (Reischies 2007b).

Im typischen Fall kann für die Zeit des Delirs eine amnestische Lücke exploriert werden: Der wieder gesundete Patient erinnert sich an die Ereignisse vor dem Delir, jedoch nur partiell an Ereignisse während des Delirs. Dies hängt offenbar damit zusammen, dass die Einspeicherung von Informationen während des Delirs nicht nachhaltig und durchgehend gelingt.

Störung der Sprache und des Denkens

Wortfindung: Die klinisch neuropsychologische Untersuchung der Wortflüssigkeit (Fluency, bei der die Person möglichst viele Wörter sagen soll, beispielsweise zu einem semantischen Oberbegriff) fördert regelhaft Defizite zu Tage (Reischies et al. 2007). Es sollen z. B. so viele Kleidungsstücke, wie möglich, genannt werden. Nicht nur, dass Patienten mit einem Delir nur wenige Wörter abrufen können, es kommt zusätzlich zu der Nennung falscher Wörter und dem Vergessen der semantischen Kategorie.

Denken: Bei manchen Formen des Delirs fallen ausgeprägte formale Denkstörungen auf. Die Patienten wirken »verworren« (verworrenes/amentielles Delir, ► Kap. 2.1.6). Viele dieser Patienten können keinen klaren Gedankengang mehr darstellen, springen von einem Thema zum anderen, schweifen ab oder sind im Denken umständlich. Manche Patienten verlieren die Zielvorstellung aus den Augen, sie »verlieren den Faden«.

Visuell räumliche Störung und Störung der Wahrnehmung

Neuropsychologische Untersuchungsverfahren für visuell räumliche Störungen sind in Kapitel 2.2 aufgelistet. Das DSM-5 nennt visuell-räumliche Störungen und Störungen der Wahrnehmung explizit, sie werden jedoch in der Klinik seltener bei Delirpatienten untersucht.

Neuropsychologische Testung (s. a. Kap. 4)

Eine formale neuropsychologische Testung (CERAD-NP etc.) verbietet sich im Allgemeinen, weil die Testbarkeit im Delir deutlich eingeschränkt ist oder sogar nicht mehr besteht. Der Patient kann nicht die notwendige Aufmerksamkeit aufbringen, eine Untersuchung mittels einer langwierigen Testbatterie durchzustehen. Deshalb bewähren sich neuropsychologische Untersuchungsverfahren, die in der Regel nur für kurze Zeit die Aufmerksamkeit fordern und einzeln angewandt werden können. Sie werden z. T. an anderer Stelle erwähnt (► Tab. 4.4). Vorschläge für neuropsychologische Untersuchungsverfahren des DSM-5 zur Untersuchung neuropsychiatrischer Störungen finden sich in den Kapiteln 2.2 und 4.2 für die Bereiche, die im Delir betroffen sind. Für die fachärztliche Untersuchung, d. h. für trainierte Untersucher, wurde der Nano-Screening-Test entwickelt, der in wenigen Minuten einige zentrale neuropsychologische Untersuchungsverfahren zusammenträgt (Reischies 2005).

Die Aufgaben des Nano-Screening-Tests

- Tag im Monat: Der wievielte ist gerade?
- Wer ist gerade in der Position des Bundeskanzlers? Wer ist Bürgermeister?
- Können Sie so viele verschiedene Wörter wie möglich von einer Sorte sagen? Können Sie so viele Möbel wie möglich nennen? (1 bis 2 Min.)
- Eine Zahl nachsprechen (1 pro Sek.) »9 1 5 8 3 7«: Auswertung der richtig genannten Ziffern in richtiger Position
- Hand-Faust-Sequenz wiederholen (Untersucher macht vor): 1. Faust, 2. Handkante, 3. Flachhand (Sequenz notieren)
- Aufgaben erinnern: Welche Aufgaben für Konzentration und Gedächtnis habe ich Ihnen gerade gegeben?
- Zusatzaufgabe: Welches waren das 1. und 2. Möbelstück, das Sie genannt hatten?

Im Delir ungestörte neuropsychologische Funktionen

Sind im Delir alle neuropsychologischen Funktionen beeinträchtigt, d. h. sollte von einer globalen neuropsychologischen Störung gesprochen werden? Nein. Bereits die ersten neuropsychologischen Untersucher (Chedru und Geschwind 1972) haben beobachtet, dass viele neuropsychologischen Grundfunktionen ungestört sind. Vor allem fällt auf, dass die Routinefunktionen ungestört bleiben, wie elementare Sprachfunktionen und die Artikulation. Tritt eine Dysarthrie auf, gehört das Symptom nicht zum Delir, sondern kann Hinweise auf die Verursachung des Delirsyndroms geben – beispielsweise eine Intoxikation.

Die elementare Motorik ist ebenfalls ungestört, der Patient kann im Delir in der Regel ungestört gehen und Treppen steigen. Selbst die Grundrechenarten funktionieren, wenn sie in der Jugend gut trainiert worden sind. Das Erkennen von einfachen Formen ist dann ungestört, wenn der Patient nicht unter optischen Halluzinationen leidet. So kommt es in der Regel zu keinen Benennfehlern, es sei denn aufgrund von optischer Missidentifikation (Wallesch und Hundsalz 1994).

Die einfachen und automatisierten, mühelos zu leistenden Hirnfunktionen sind demnach in der Regel ungestört, nicht jedoch die Funktionen, die weniger oder gar nicht automatisiert sind und Aufmerksamkeit und Mühe erfordern. Eine Ausnahme von dieser Regel ist das Erinnern, das einem gesunden Menschen auch mühelos gelingt (vor allem in der Abfrageform des Wiedererkennens aus Alternativen). Dieses ist bei Delirpatienten ebenfalls gestört.

Delirdiagnostik bei vorbestehender Demenz

Werden bei einem kognitiv vorher gesunden Menschen unvermittelt Störungen kognitiver Leistungen beobachtet, besteht ein Delirverdacht. Bei einem jungen Menschen fallen akute Störungen kognitiver Leistungen sofort auf. Dasselbe gilt auch für einen vorher völlig unbeeinträchtigten Menschen im Alter von etwa 70 Jahren. Bei einer vorbestehenden Demenz allerdings ist dies nicht der Fall. Hier muss eine Verschlechterung der Gedächtnisfunktionen bemerkt werden, die eben vorher nicht ungestört waren. Ehepartner werden dies beobachten können, aber einem Psychiater, der die Erstdiagnostik durchführt, kann diese Verschlechterung nicht auffallen. Dies bestärkt die Notwendigkeit der (oben bereits erwähnten) Fremdanamnese.

Beim Vorliegen einer Demenz wird ein hinzutretendes Delir eher an der gestörten Wachheit bzw. Störung der unfokussierten Aufmerksamkeit diagnostizierbar sein – der Patient wirkt plötzlich »benommen«. Ein Patient mit einer mittelgradigen Alzheimer-Demenz wird evtl. eine Apathie aufweisen sowie die typischen neuropsychologischen Defizite, aber er ist wach. Beobachtet der Untersucher auch nur eine leichte Einschränkung der Wachheit und Störung der einfachen Lenkung der Aufmerksamkeit (Blickbewegungen etc.), muss der Verdacht eines Delirs bei Demenz abgeklärt werden. Dies gilt besonders wegen der potenziell lebensgefährlichen Ursachen des akuten Delirsyndroms, z. B. Pneumonie.

2.1.3 Verlauf der Symptomatik

Die Symptomatik des Delirs beginnt rasch und fluktuiert. Zur psychopathologischen Untersuchung des Delirs gehört die Beachtung des Zeitverlaufs der Symptomatik. In der Regel bildet sich die Symptomatik des Delirs rasch zurück – wenn die Ursache gefunden und behoben ist.

Akuität
Wenn zu erfahren ist, dass ein Patient, der bei der Untersuchung deutliche kognitive Beeinträchtigungen aufweist, vor einigen Tagen noch völlig unauffällig gewesen sei, muss der Verdacht auf das Vorliegen eines Delirs abgeklärt werden.

Fluktuation
Dazu kommen Fluktuationen der Symptomatik: Zum Zeitpunkt der Untersuchung können Patienten kaum Symptome zeigen – es ist deshalb unumgänglich, beispielsweise das Pflegepersonal oder Angehörige zu fragen, ob vor Stunden bereits eine stärker ausgeprägte Symptomatik vorgelegen hatte. Auch ergibt sich daraus die Notwendigkeit für ein Training des Pflegepersonals, auf die Kernsymptome des Delirs zu achten.

Tagesschläfrigkeit und Schlafstörungen
Die zirkadiane Rhythmik ist im Delir gestört. Besonders wichtig ist die nächtliche Agitiertheit von Patienten mit einem Delir. Sie machen die Nacht zum Tage, handeln nachts laut und distanzlos etc. Dies führt dazu, dass die Patienten auf

internistischen Stationen üblichen Zuschnitts häufig nicht geführt werden können. Veränderungen der Aufmerksamkeit und Wachheit können allein schon wegen der Veränderung bzw. der Umkehr des Tag-Nacht-Rhythmus auffallen – weil die Patienten am Tage bei der Untersuchung müde sind –, dann muss die Müdigkeit von einer Störung der Bewusstseinsfunktionen unterschieden werden.

Es kann auch vorkommen, dass der Patient zum Zeitpunkt der Untersuchung keine Symptomatik mehr bietet – das Delir ist bereits abgeklungen. Die Reversibilität der Störung kognitiver Leistungen und der Aufmerksamkeitsstörungen ist in den meisten Fällen ein weiterer Beleg, dass es sich bei der beobachteten Symptomatik um das Krankheitsbild eines Delirs gehandelt hat. Wichtige Ausnahmen sind Delirien bzw. Enzephalopathien, deren Ursache fortbesteht und die aus diesem Grund nicht remittieren.

Der Verlauf eines Delirs kann nach dem oben Dargestellten sehr unterschiedlich sein: die Fluktuation und Remission sind von Patient zu Patient sehr verschieden. Es ist noch unklar, ob es vorteilhaft ist, Verlaufstypen zu unterscheiden. Einer dieser Verlaufstypen könnte das rasch und komplikationslos abklingende Verwirrtheitssyndrom (z. B. bei Exsikkose) sein. Ein anderer Prototyp ist ein über längere Zeit fluktuierender Verlauf.

2.1.4 Hinweis auf die Art der schädigenden Einwirkung auf das ZNS

Die Diagnosesysteme fordern als Kriterium des Delirs einen Nachweis der organischen Verursachung. Dies ist eingeführt worden, um differenzialdiagnostisch beispielsweise eine akute Schizophrenie auszuschließen. Eine akut ausgebrochene schizophrene Psychose geht – wie ein Delir – mit Aufmerksamkeitsstörungen und Störungen kognitiver Leistungen einher. Wahn und Halluzinationen – also typische Symptome akuter schizophrener Exazerbationen – können auch beim Delir auftreten, gehören zu dessen akzessorischen Symptomen (▶ Kap. 2.1.5). Bei der Schizophrenie bestehen allerdings zusätzlich Ich-Störungen.

Man könnte jedoch auch einwenden: Stellt nicht das Delir einen typischen Zustands-/Verlaufstyp dar, der den Nachweis einer ZNS-Schädigung erübrigt? Gibt es Symptome des Delirs, die eine Hirnschädigung oder zumindest eine erhebliche Hirnfunktionsstörung belegen? Ist ein typisches Delir nicht der Prototyp eines akuten psychiatrischen Hirnschädigungssyndroms? Dies ist sicherlich der Fall, aber es gibt eine Reihe von untypisch verlaufenden Delirien, die differenzialdiagnostisch von beispielsweise einer schizophrenen Psychose unterschieden werden müssen.

In vielen Fällen ist der Nachweis einer Hirnschädigung, bzw. einer Hirnfunktionsstörung bei organischer Ursache nicht einfach zu erbringen und es müsste bei ungeklärter Ursache eines Delirs die Diagnose selbst infrage gestellt werden (s. hierzu auch Kap. 4.2 und 4.3).

2.1.5   Akzessorische Symptome

Dem Konzept des DSM-IV folgend bevorzugen wir die Vorstellung einer Kernsymptomatik des Delirs – mit potenziellen zusätzlich auftretenden, sog. akzessorischen Symptomen (▶ Kap. 4.2).

Von den akzessorischen Symptomen soll nur ein Teil hier dargestellt werden. Ein großer Teil der Patienten mit einem Delir ist hyperaktiv. Es handelt sich meist um eine motorische Unruhe mit eher ungeplanter Aktivität – eine Steigerung des gezielten Antriebs (wie man es bei einer Manie bei bipolarer affektiver Psychose beobachtet), ist in der Regel nicht zu finden.

Andere Patienten mit einem Delir sind dagegen hypoaktiv. Bei diesen Patienten ist meist auch eine Verminderung der Wachheit auffällig. Man spricht von einem hypoaktiv-hypovigilanten Delir (▶ Kap. 2.1.6). Dazu kommt, dass Patienten mit einem Delir verlangsamt sind, die Reaktionszeiten bzw. Latenzen von Reaktionen und Antworten sind erhöht (dies ist für die Verhinderung der Teilnahme am Straßenverkehr wichtig).

2.1.6   Subsyndrome

Ein unkompliziertes Verwirrtheitssyndrom ohne Bewusstseinstrübung – beispielsweise bei Exsikkose – ist von einem Vollbild eines Delirs mit halluzinatorischer Symptomatik – beispielsweise beim Delirium tremens – deutlich unterschieden. Die diagnostischen Klassifikationssysteme nennen keine Subsyndrome des Delirs (ICD-10), bzw. rücken diese nicht in den Vordergrund und unterscheiden nur das hyper- bzw. hypoaktive bzw. gemischte Delir (DSM-5). Gibt es also nur ein Delir oder viele Delirsyndrome? Handelt es sich nur um eine mehr oder weniger vielfältige Symptomatik – beispielsweise im Kontrast eines »bunten« Syndroms bei Delirium tremens und eines blanden Syndroms eines hypoaktiv-hypovigilanten Delirs z. B. bei Pneumonie? Die Diskussion um hypo- und hyperaktive Delirformen hat die Unterscheidung von noch mehr Subsyndromen oder Typen des Delirs eröffnet. Wir stellen hier die Charakteristik verschiedener Delirsyndrome für die klinische Diagnostik vor.

Hypoaktives Delir

Die Patienten sind inaktiv, sitzen »apathisch« herum oder liegen ruhig in ihrem Bett und melden sich nicht, wenn Probleme auftauchen. Bezüglich dieses Delirtyps wird davor gewarnt, dass diese Patienten vermeintlich unauffällig bleiben und nicht aktiv untersucht werden – sie klagen nicht über Veränderungen ihrer akuten Symptomatik, deswegen werden lebensgefährliche somatische Ursachen leichter übersehen. In vielen Fällen tritt die Hypoaktivität mit einer Störung der Wachheit (die auch als Hypovigilanz bezeichnet wird) zusammen auf, sodass vom hypoaktiv-hypovigilanten Delirtyp gesprochen werden kann.

Hyperaktives Delir

Diese Patienten sind motorisch unruhig, ungesteuert, z. T. agitiert. Handelt es sich um einfache motorische Unruhe, ist die Situation meist noch auf einer internistischen Station zu beherrschen. Aber es kann auch z. B. eine Enthemmung dazukommen: Die Patienten verhalten sich distanzlos und nicht eingrenzbar. Sie betreten beispielsweise die Zimmer anderer Patienten und können diese belästigen und evtl. gefährden.

Patienten im hyperaktiven Delir erregen die Aufmerksamkeit der Familie oder Pflegenden. Das Problem, dass man die lebensgefährliche Ursache des Delirs nicht erkennt, steht nicht im Vordergrund, sondern eine andere Gefahr: Das Problem ist, dass die hyperaktiven Delirpatienten häufig auf einer somatischen Station wegen ihres Verhaltens nicht zu führen sind – hinsichtlich ihrer auslösenden Grunderkrankung jedoch qualifiziert somatisch behandelt werden müssen. Sie werden auf eine psychiatrische Station verlegt, wo aber die somatisch-medizinische Versorgung nicht immer uneingeschränkt möglich ist.

Es wurde, wie oben bereits angedeutet, vorgeschlagen, von hypoaktiv-hypovigilanten und hyperaktiv-hypervigilanten Delirien zu sprechen. Eine fixe Assoziation von gestörtem Aktivitätsniveau und Vigilanzstörung ist jedoch nicht immer gegeben: Es kann auch sein, dass ein hyperaktiver Patient die Station mit seiner motorischen Unruhe bei deutlich erniedrigtem Vigilanzstatus beschäftigt.

Die Fluktuation der Symptomatik allerdings bringt es mit sich, dass viele der Patienten mit einem hypoaktiven Delir auch Phasen von Hyperaktivität zeigen. Damit erscheint es besser, von einer hypo- oder hyperaktiven Phase des Delirs zu sprechen (weitere Ausführungen zu dieser Thematik finden sich in Kapitel 4.2.1).

Andere Typen des Delirs

Verwirrtheitszustand

Als akuter Verwirrtheitszustand wird ein Syndrom bezeichnet, in dem unvermittelt die Gedächtnisfunktionen schwer beeinträchtigt sind. Die anderen Symptome des Delirs jedoch treten (weitgehend) in den Hintergrund – vor allem findet sich keine Störung des Bewusstseins. Der Patient kann sich nichts mehr merken und ist desorientiert, aber es fällt keine Störung des Bewusstseins auf und der Patient erscheint im Gespräch aufmerksam. Eine Störung der Aufmerksamkeitsfunktionen fällt nicht auf, wenn sie nicht gezielt getestet wird. Im angloamerikanischen Sprachgebrauch wird von »acute confusional syndrome« gesprochen. Typisch ist dieses Krankheitsbild beispielsweise für ein Exsikkose-Delir bei sonst gesunden älteren Menschen.

Verworrenes Delir

Wenn im Krankheitsbild vorwiegend formale Denkstörungen zu beobachten sind, kann man von einem verworrenen/amentiellen Delir sprechen. Dazu kommt eine mehr oder weniger ausgeprägte Gedächtnisstörung.

Akutes paranoid-halluzinatorisches Delirsyndrom

Patienten mit akut auftretender paranoid-halluzinatorischer Symptomatik können die Delirdiagnose erhalten: einerseits vom akuten Verlauf her, von der ätiologischen Assoziation mit einer somatischen Ursache und wegen der reversiblen begleitenden Störung kognitiver Leistungen wie der Orientierung sowie der prominenten Aufmerksamkeitsstörungen. Auch klingt in der Regel die paranoide Symptomatik mit den Störungen der kognitiven Funktionen ab. In einem derartigen Fall steht die paranoid-halluzinatorische Symptomatik klinisch im Vordergrund vor den Kernsymptomen des Delirs. Es muss dabei die differenzialdiagnostische Unterscheidung von

1. Demenz mit paranoid-halluzinatorischer Symptomatik und
2. Spätschizophrenie/Paraphrenie bei Personen mit ausgeprägten kognitiven Defiziten

geklärt werden.

Die »weißen Mäuse« beim Delirium tremens sind sprichwörtlich. Besonders beim Delirium tremens treten lebhafte Halluzinationen meist in der visuellen Modalität auf. Ein Patient kann vor sich seinen Arbeitsplatz sehen, beispielsweise eine Werkbank oder ein Stück Stoff für Handarbeiten. Dann kann es zu Handlungen in diesem speziellen Kontext kommen – man spricht von einem Beschäftigungsdelir. Häufig wird »Nesteln« beobachtet. Die Abgrenzung halluzinatorischer Symptomatik bei einem Delir von einer akuten organischen Halluzinose fällt zuweilen nicht leicht. Hierfür ist auf die weiteren Symptome eines Delirs, auf den Verlauf und die Begleitsymptomatik zu achten.

Neben Halluzinationen kommt es zu weiteren perzeptuellen Störungen. So treten beispielsweise Illusionen häufig auf. Hiermit hängt z. T. auch die Suggestibilität der Patienten zusammen: Ein Patient liest beispielsweise auf einem weißen Blatt einen Text, wenn er dazu aufgefordert wird.

Flüchtige Wahngedanken finden sich auch im Delir. Es ist davon auszugehen, dass sich dem Patienten in schwierigen Situationen bestimmte emotional geprägte Gedanken aufdrängen, während die kognitiven Funktionen beeinträchtigt sind und somit die »Realitätskontrolle« versagt, d. h. die kritische Erwägung, ob das Erlebte mit der Alltagserfahrung in Einklang zu bringen ist. Die Störung kognitiver Leistungen, besonders des formalen Denkens führt – unter anderem – dazu, dass der Patient die Unwahrheit eines Gedankens nicht überprüfen kann. Wahngedanken sind aus dem Grunde flüchtig, weil einerseits der Patient den Gedanken vergisst und andererseits die Rückbildung des Delirs die Realitätskontrolle wieder funktionsfähig werden lässt. Trotz dieser Unterschiede zwischen paranoid-halluzinatorischer Symptomatik im Delir und bei schizophrenen Patienten ist in einigen Fällen die Differenzialdiagnose – auch hinsichtlich einer neu aufgetretenen Spätschizophrenie und Paraphrenie nicht einfach zu klären.

31

Delir mit qualitativer Bewusstseinsstörung

Auf dem Boden einer Epilepsie kann ein Dämmerzustand auftreten. Handelt es sich um ein rein dissoziatives Syndrom, kann nach ICD-10 der organische dissoziative Zustand klassifiziert werden. Der Dämmerzustand war nach alter europäischer Tradition nicht unter die Delirien zu subsummieren, denn die Art der Bewusstseinsstörung (Bewusstseinseinengung bzw. -verschiebung) und die Ätiologie sowie der Verlauf unterscheiden sich vom typischen Delir. Differenzierendes Merkmal ist die pathologische Fixierung der Aufmerksamkeit auf etwas, das in der Regel dem Beobachter verschlossen bleibt – denn die Kommunikation mit dem Patienten gelingt nicht und es kommt zu unverständlichen Reaktionen. Differenzialdiagnostisch muss versucht werden, den Nachweis einer epileptischen Erkrankung zu erbringen.

Enthemmungssyndrom

Bei einem Teil der Delirpatienten fällt eine deutliche Enthemmung auf. Sie agieren distanzlos. Das sozial distanzlose Verhalten besteht in zu enger Annäherung an Mitmenschen, lautes Fluchen oder sexuelle Anzüglichkeiten. Die Patienten halten sich an keine Regeln. Besonders wichtig ist klinisch die aggressive Enthemmung.

Emotionales Delirsyndrom

Eine Veränderung der Emotionalität tritt häufig auf. Es kann z. B. zu Angst, Euphorie oder Aggressionen kommen. Die emotionalen Veränderungen können in einigen Fällen auf pathologische Erlebensweisen, wie z. B. Halluzinationen und Wahn, zurückgeführt werden. Angst kann auch unter dem Eindruck von Albträumen ausgelöst werden. Verzweifelte emotionale Befindlichkeit bis hin zu Suizidalität ist beobachtet worden. Aber auch eine ausgeprägt gehobene Stimmung kann bei Delirien auftreten, wahnhafte Feiersituationen werden berichtet. Auch gereizt-manische Bilder mit Größenideen sind möglich.

2.1.7 Zusammenfassung

Das klinische Erscheinungsbild des Delirs ist vielgestaltig. Ein prototypisches Delir ist definiert durch die Störung der Aufmerksamkeit und zwar sowohl einer Störung der unfokussierten Aufmerksamkeit (z. B. der Wachheit und der aufmerksamen Präsenz in der Situation) als auch der Störung der fokussierten Aufmerksamkeit (die sich darin ausdrückt, dass der Patient sich nicht auf das Gesprächsthema, eine Aufgabe konzentrieren kann). Ein typisches Delir zeigt einen charakteristischen Verlauf mit 1. akutem Beginn, 2. Fluktuationen des Schweregrads der Beeinträchtigung und 3. Reversibilität sowohl der kognitiven Beeinträchtigung als auch der Aufmerksamkeitsstörungen – wenn die Ursache für das Delir, eine somatische Störung/Erkrankung, abgeklungen ist.

2.2 Diagnostik und Klassifikation des Delirs[2]

Friedel M. Reischies

Die Symptomatik des Delirs ist seit sehr langer Zeit bekannt und der Vergleich der Beschreibungen zeigt eine überraschende Konstanz über 2.000 Jahre (Adamis et al. 2007). Im Gegensatz zu dieser Konstanz gibt es in den letzten Jahren erhebliche Veränderungen in der Klassifikation des Delirs. Selbst eine Einigung über die Hauptmerkmale des Krankheitsbilds Delir hat sich nicht ergeben – beispielsweise hat sich die Stellung des Symptoms Bewusstseinsstörungen beim Delir verändert.

2.2.1 Diagnostik

Zwei diagnostische Bereiche sind beim Verdacht auf ein Delir zu unterscheiden:

1. Die Diagnostik des *Delirsyndroms*. Wie kann gesichert werden, dass es sich tatsächlich um das Krankheitsbild des Delirs handelt? Welche Gefährdungen ergeben sich durch das Delirsyndrom?
2. Die Diagnostik der *Delirursache*. Was ist die Ursache des Delirs? Was muss getan werden, damit das Delir abklingen kann? Zusätzlich steht dabei die Frage an, ob es eine Gefährdung des Patienten durch eine schwerwiegende somatische Grunderkrankung gibt.

In diesem Abschnitt muss die Diagnostik des Delirsyndroms im Vordergrund stehen, denn die Diagnostik der somatischen Ursachen des Delirs ist fast so vielfältig wie die gesamte somatische Diagnostik (▶ Kap. 4) und die somatische Medizin ist für die spezifische Diagnostik der Ursachen zuständig, wenn auch die somatische Grunddiagnostik in der Regel in der psychiatrischen Klinik ablaufen wird.

Der diagnostische Prozess, der zur Sicherung der Delirdiagnose führt, hat zwei Stufen:

1. Verdacht auf ein Delir
2. Diagnostische Schritte zur Sicherung der Diagnose des Delirsyndroms

Verdacht auf ein Delir

Welche Merkmale sollten auf die Möglichkeit eines Delirs aufmerksam machen? In vielen Fällen kommen die Kliniker erst spät auf die Idee, dass es sich um ein Delir handeln könnte. Viele Delirien werden immer noch übersehen. Vor allem bei einem Demenzpatienten, der schon wegen seiner Grunderkrankung Störungen der kog-

---

2 Der Autor dankt Herrn PD Dr. med. A. Quante für die kritische Durchsicht dieses Kapitels.

nitiven Leistungen aufweist, wird vielfach verpasst, daran zu denken, dass eine Verschlechterung der Symptomatik durch ein Delir vorliegen könnte.

Jede akute Verschlechterung der kognitiven Leistung oder eine Störung der Wachheit eines älteren Menschen sollte Anlass sein, an die Möglichkeit eines Delirs zu denken. Da andere Patienten mit einem Delir vorwiegend unruhig werden und beispielsweise über Angst klagen, sollte ganz allgemein bei einer plötzlichen Veränderung im psychischen Befinden eines alten Menschen an ein Delir gedacht werden.

Diagnostische Schritte zur Sicherung der Diagnose des Delirsyndroms

Anamnese

Zunächst wird der Versuch unternommen, eine Anamnese zu erheben. Dies ist jedoch wegen der eingeschränkten Interviewfähigkeit der Patienten in einem ausgeprägten Delir nicht immer möglich. Weiterhin ist in vielen Fällen auch die Verlässlichkeit der Aussagen in Zweifel zu ziehen. Es kann zunächst versucht werden, Aspekte der biografischen Anamnese zu erfragen. Dies hat den Effekt, dass der Patient über Vertrautes sprechen kann und man eine frühe Dekompensation vermeidet – etwa bei Fragen über die vorangehenden Tage, von denen der Patient vieles vergessen hat.

Zudem kann der Untersucher anhand der Schilderung der biografischen Daten die Ungestörtheit des Langzeitgedächtnisses prüfen. Bei der Anamnese der letzten Jahre und Monate kann das Neugedächtnis beurteilt werden. Der erfahrene Diagnostiker wird dabei bemerken, ab welchem Lebensjahr die Angaben vage, das Zeitgitter gestört oder keine sinnvollen Angaben mehr gemacht werden – bei einem Patienten mit einer typisch verlaufenden Alzheimer-Demenz wird dies gegebenenfalls bereits für die letzten Jahrzehnte gelten oder, wenn die Erkrankung erst beginnt, für die letzten Jahre. Typisch für ein Delirsyndrom ist im Gegenteil, dass zwar allgemein die Abfrage von Erinnerungen beeinträchtigt ist, aber wesentliche Lebensereignisse auch aus der Zeit unmittelbar vor dem Beginn des Delirs nicht vergessen sind.

Wegen des im Delir gestörten episodischen Gedächtnisses muss die Exploration der letzten Stunden und Tage ausführlich erfolgen. Überprüfbare Daten aus den letzten Stunden liegen meist über den Transport in die Klinik (oder die Praxis) vor. Zusätzlich kann der überprüfbare Kontakt mit Personen (Arzt, Pflegekraft, Polizeibericht etc.) befragt werden. Diese Antworten des Patienten können für die Prüfung des episodischen Gedächtnisses herangezogen werden. Wenn weitere Daten über die Ereignisse der letzten Tage, die von Begleitpersonen, der Familie, Nachbarn etc. bestätigt werden können, erfragt werden, können ergänzende, valide Informationen über das Gedächtnis erlangt werden.

Liegen jedoch keine fremdanamnestisch bestätigten Daten vor, geben zumindest die nachlassende Detailliertheit der Schilderung der unmittelbar zurückliegenden Ereignisse, nur noch ungenaue oder stereotype Angaben über die letzten Stunden und Inkonsistenzen, die im Gespräch auffallen, Hinweise auf eine wahrscheinlich vorliegende Schädigung des episodischen Gedächtnisses. Die Prüfung der Orientierung (vorwiegend zu Zeit und Ort, weniger zur Person) wird bei Patienten mit einem Delir Defizite aufdecken.

Zusammenfassend sind folgende neuropsychologisch-psychopathologische Befunde typisch für ein Delirsyndrom (Saxena et al. 2009):

1. Das autobiografische Gedächtnis der länger zurückliegenden Zeit sollte ungestört sein.
2. Das episodische Gedächtnis der Zeit nach Beginn des Delirs ist gestört.
3. Die Orientierung zu Zeit und Ort und
4. das Zeitgitter sollten Defizite aufweisen.

Wenn möglich, sollen bei der Anamnese besonders Hinweise auf die prämorbide Intelligenz ermittelt werden, damit die klinisch neuropsychologischen Untersuchungen angemessen eingeschätzt werden können: Darunter zählen Schulbildung, Ausbildung, das höchste Berufsniveau, die Art der Hobbys oder Lieblingsbücher bzw. Lieblingssendungen. Wenn Testaufgaben wie Rückwärtsrechnen oder die Wortflüssigkeit geprüft werden, sollten die Ergebnisse unter Berücksichtigung des Bildungsniveaus beurteilt werden.

Wegen der Diagnostik der möglichen somatischen Ursache eines Delirsyndroms muss der Patient hinsichtlich somatischer Beschwerden und z. B. zu Süchten ausführlich befragt werden (▶ Kap. 4).

Fremdanamnese

Eine Fremdanamnese ist unerlässlich, denn einerseits wird der Patient wegen der fast immer fehlenden Einsicht in die Defizite und Verhaltensstörungen wenige kritisch verwertbare Äußerungen machen. Er wird in den meisten Fällen nicht über Fehlhandlungen berichten. Andererseits werden, wie oben geschildert, verlässliche Daten aus der letzten Zeit zur Validierung der vom Patienten geäußerten Erinnerungen benötigt.

Leider ist die Fremdanamnese in einigen Fällen – besonders bei älteren alleinlebenden Menschen – nicht zu erheben. Es muss versucht werden, die Familie, aber auch die Nachbarschaft zu befragen, dazu den Krankentransport, gegebenenfalls die Polizei, bzw. Feuerwehr, welche den Patienten begleitet haben. Die Fragen gelten jeglichen Auffälligkeiten in folgenden Bereichen:

- Veränderungen in der Aufmerksamkeit, Wachheit
- Auftreten von Desinteresse an der Umgebung, Desinteresse am Transport (wohin werde ich gebracht etc.?)
- Erinnerungen zum Ablauf des Transports (wie kamen die Helfer in die Wohnung, wer war anwesend etc.?)
- Dazu allgemeine Fragen über die letzte Zeit
- Verschlechterung in kognitiven Fähigkeiten wie Orientierung, oder Beobachtung von Fehlern im Alltagsverhalten

- Veränderung des Schlafverhaltens, nächtliche Überaktivität etc.
- Neu aufgetretene wahnhafte Überzeugungen, Fehlwahrnehmungen oder emotionale Auffälligkeiten

Psychopathologische Untersuchung

Bei der Erhebung der Anamnese, im Interview, ergibt sich bereits eine Fülle von psychopathologisch relevanten Beobachtungen – so z. B. über Sprachproduktion, Sprachniveau, Sprachverständnis und formale Denkstörungen.

Auf einige Merkmale muss besonders geachtet werden. Erfahrungsgemäß ergeben sich große Schwierigkeiten in der Beurteilung der Aufmerksamkeitsstörungen (▶ Kap. 2.1). Bei einem schweren Delir wird eine Somnolenz kaum übersehen. Es gibt jedoch Delirien, die nur mit dezenter Einschränkung der Aufmerksamkeit einhergehen: Unter anderem aus der Beobachtung der Augenbewegungen und der Art der Kommunikation mit dem Patienten hat der Interviewer den Eindruck, der Patient wirke benommen oder »verhangen«. Der Untersucher beobachtet, dass der Patient im Gespräch nicht ausreichend angeregt wird und die Aufmerksamkeit nicht vollständig dem Gespräch oder den Aufgaben des Untersuchers widmen kann. Er diagnostiziert, dass kein klares Wachbewusstsein vorliegt.

Da es eine hohe interindividuelle Variation der Aufmerksamkeitsfunktionen gibt (mehr oder weniger »aufgeweckte« Personen), ist es wichtig, Angehörige zu fragen, ob der Patient ihnen nicht ganz wach oder benommen vorkommt. Manchmal berichten die Angehörigen dies nicht von selbst, da sie meinen, dass dieser Umstand auch dem Untersucher auffallen müsse.

Beurteilt werden:

- Wachheit (auch an Augen- und Lidbewegungen zu erkennen), Weckbarkeit
- Unfokussierte Aufmerksamkeit: das Aufmerksamkeitsniveau
- Wie weit die Person an ihrer Umgebung teilnimmt, Präsenz in einer sozialen Situation
- Benommenheit
- Bewusstheit der Umgebung, d. h. in wieweit bekommt der Patient mit und behält, was in seiner Umgebung abläuft, z. B. dass jemand den Raum betreten oder verlassen hat
- Fokussierte Aufmerksamkeit
  - Art des Blickkontakts
  - Art der Blickfolgen, z. B. gemeinsames Blicken auf ein Objekt, Hinsehen, wenn jemand hinzu kommt
  - Prompte Vergegenwärtigung eines neuen Gesprächsthemas, d. h. Fragen müssen beispielsweise vom Untersucher wiederholt werden
  - Perseveration, weil die Aufmerksamkeit nicht von etwas weggewendet werden kann
  - Abgelenktheit durch äußere Einflüsse ist auffällig

Wenn der Verdacht auf eine Aufmerksamkeitsstörung vorliegt, sollte die Aufmerksamkeit in jedem Fall angeregt werden und es soll registriert werden, ob ein normales Aufmerksamkeitsniveau dadurch erreicht wird und gehalten werden kann.

Im DSM-5 wird die Auffassung vertreten, dass die Aufmerksamkeitsstörungen im Delir auf einem Kontinuum zu beschreiben sind zwischen

1. normaler Aufmerksamkeit und normalem Arousal,
2. den Aufmerksamkeitsstörungen des Delirs und
3. schweren Aufmerksamkeitsstörungen wie im Sopor und im Koma.

Sowohl leichteste Aufmerksamkeitsstörungen als auch schwere präkomatöse Zustände (Somnolenz und Sopor) sind im Delir beobachtbar (▸ Abb. 9.2).

Untersuchung der Störung kognitiver Leistungen

Bei Patienten, die unter einem Delir leiden, finden sich immer Störungen kognitiver Leistungen. Störungen im episodischen Gedächtnis oder in der Orientierung unterscheiden beispielsweise eine Vigilanzstörung bei langem Schlafdefizit von einer Aufmerksamkeitsstörung beim Delir (Cole 2004).

Besonders betroffen ist das störungsanfällige System des episodischen Gedächtnisses. Der Begriff episodisches Gedächtnis ist dem des Kurzzeitgedächtnisses vorzuziehen. Beispielsweise wird der Patient mit Delirverdacht gefragt, wie er ins Krankenhaus/in die Praxis gekommen ist. Patienten mit einem schweren Delir wissen nicht, ob sie mit Taxi oder Krankenwagen gekommen sind. Sie haben die Transport-Episode vergessen.

Das Wort Kurzzeitgedächtnis ist unpräzise. So handelt es sich beispielsweise, wenn ein Patient sich zu merkende Wörter über längere Zeit innerlich aufsagt, nicht um eine Leistung des »Kurzzeitgedächtnisses«. Außerdem gibt es im Gehirn Gedächtnisphänomene für kurze Zeit wie Nachbilder, Echophänomene und das Arbeitsgedächtnis (▸ Kap. 2.1), die andere Arten von Störungen aufweisen.

Nicht die Zeit ist die kritische Dimension für das episodische Gedächtnis, sondern die Ablenkung – das heißt, wenn eine Episode über eine Ablenkung hinweg wieder abgerufen werden kann, dann handelt es sich um eine Leistung des episodischen Gedächtnisses. Wenn jedoch aus einer Episode nach Ablenkung entscheidende Inhalte vergessen wurden, ist dies Ausdruck einer Störung des episodischen Gedächtnisses. Die Prüfung erfolgt z. B. durch Merkwörter, die meist nachgesprochen werden, damit sicher ist, dass der Patient sie verstanden hat. Dann sollte eine Ablenkung erfolgen, deren Dauer einen vergleichsweise geringen Einfluss hat, beispielsweise eine Minute. Nach der Ablenkung wird an die Einspeicher-Episode erinnert und gefragt, welche Wörter der Patient nachgesprochen und sich gemerkt hat.

Eine Störung in der Sprache bzw. im Denken fällt bei vielen Patienten auf (Inouye 2006). Einige Patienten haben Probleme im Sprachverständnis. Sie verstehen einfache Fragen nicht. Dabei muss allerdings jeweils berücksichtigt werden, ob der Patient aufmerksam genug war und ob er überhaupt zugehört hat. Weiterhin fallen Fehler in der Ordnung der vorgetragenen Gedanken auf, die Gedanken werden weniger zielgerichtet, weniger zusammenhängend vorgetragen – die Organisation der Gedanken an einem Denkziel gelingt vielfach nicht. Patienten erklären etwas umständlich, sie lassen sich durch Assoziationen oder von außen ablenken; sie können im Denken auch sprunghaft wirken etc. Um Hinweise auf formale Denkstörungen zu sichern, ist die klinisch neuropsychologische Prüfung »Sprichwörter erklären« hilfreich. Sie ermöglicht die Beurteilung nicht-floskelhafter, Aussagen-machender Sprache. Zudem wird das Auffassungsvermögen geprüft.

Die Interpretierbarkeit formaler Testbatterien ist im Delir nur höchst eingeschränkt gegeben, weil beispielsweise die Aufmerksamkeitsstörung den Vergleich mit Normwerten verbietet: Die Testbarkeit der Patienten ist meist nicht gegeben. Aus diesem Grund kommen kurze klinisch neuropsychologische Untersuchungsverfahren zum Einsatz, die sich in der klinischen Praxis als robust erwiesen haben und deren Aussagekraft jeder Psychiater durch vielfältige eigene Erfahrung einschätzen lernt. Aus der klinischen Erfahrung mit den neuropsychologischen Untersuchungsverfahren gelangt man zumindest zu einer Einschätzung des Funktionsniveaus (Reischies et al. 2007). Die klinisch neuropsychologischen Testverfahren, welche bei der Untersuchung eines Patienten mit einem Delir angewandt werden können, sind in Tabelle 2.2 aufgeführt nach den Vorschlägen, die DSM-5 für die Untersuchung neurokognitiver Störungen auflistet – hier speziell die Verfahren, die für die Diagnostik des Delirs angezeigt sind.

Tab. 2.2: Vorschläge für die klinische Untersuchung neurokognitiver Störungen, die für das Delir relevant sind – aus dem DSM-5, ergänzt um weitere Tests

Funktion		Beispiel
Gedächtnis-funktionen	Arbeitsgedächtnis/ Immediatgedächtnis	Wiederholen von Merkwörtern
	Episodisches Gedächtnis	Wiedergabe von Merkwörtern (oder einer Geschichte), am besten nach einer kurzen Ablenkung
	Zeitliche Orientierung	Angeben von Wochentag und Tag im Monat
Sprachfunktionen	Benennen	Uhr, Tisch, Schuh, Becher etc.
	Wortflüssigkeit	So viele Wörter wie möglich nennen, z. B. aus der semantischen Kategorie »Kleidungsstücke«
	Sprachverständnis	Verstehen von Interviewfragen; ggf. auf Wortebene, z. B.: »Zeigen Sie mir bitte das Fenster.«
	Grammatik und Syntax	Beobachtete Sprachfehler im Interview (s. a. »Sprichwörter erklären«)

Tab. 2.2: Vorschläge für die klinische Untersuchung neurokognitiver Störungen, die für das Delir relevant sind – aus dem DSM-5, ergänzt um weitere Tests – Fortsetzung

Funktion		Beispiel
Visuell-räumliche Funktionen	Visuelle Wahrnehmung	Gesichter erkennen
	Visuell-konstruktiv	Ziffernblatt einer Uhr, Drahtwürfel, ... zeichnen lassen
	Perzeptuell-motorisch	Geschicklichkeit beim Auf- und Zuknöpfen von Kleidung
	Praxie	Automatisierte Bewegungen, wie Winken oder einen Hammer benutzen

Weitere psychopathologische Symptome

DSM-5 fasst unter die perzeptuellen Störungen auch Illusionen und *Halluzinationen*, welche typischerweise, aber nicht ausschließlich, in der visuellen Modalität auftreten.

ICD-10 listet weiterhin *psychomotorische Störungen* auf: Viele Patienten sind motorisch unruhig. Mit motorischer Unruhe ist nicht eine Antriebssteigerung im Sinne von gezieltem Antrieb gemeint, sondern unkontrollierte, meist ziellose Aktivität. Motorische Unruhe und Rastlosigkeit finden sich besonders bei hyperaktiven Verlaufsformen (hyperaktiv-hypervigilantes Delir). Die Motorik des Patienten im Delir ist in der Regel verlangsamt – die Reaktionszeiten sind verlängert. Dies ist selbst dann der Fall, wenn es zu motorischer Unruhe, einer Hyperaktivität kommt.

Erwähnt werden soll, dass Patienten im Delir in vielen Fällen *falsche Überzeugungen* äußern. Sie können deren Wahrheitsgehalt aufgrund der Störung kognitiver Leistungen nicht überprüfen. Eine lange bekannte Besonderheit sollte erwähnt werden: Es kommt zu reduplikativen Paramnesien, sozusagen dem Wahn einer Verdopplung, meist von örtlichen Verhältnissen. Damit ist gemeint, dass eine Person z. B. Teile ihres Hauses und Personen in der neuen Umgebung wähnt – im Krankenhaus oder Heim –, so beispielsweise den (längst verstorbenen) Gatten im Keller, wobei die Patientin überzeugt ist, der Keller ihres Hauses sei im Keller des Krankenhauses.

ICD-10 erwähnt eine gestörte *Emotionalität*: Selten kommt es zu deprimiert suizidalen oder maniform erregten, von Enthemmung gekennzeichneten Krankheitsbildern. Es ist besonders auf die häufig zu beobachtende Ängstlichkeit zu achten, die einerseits in einer ratlos-staunenden Stimmungslage eingebettet sein kann. Der Patient weiß nicht, was mit ihm geschieht, und gerät in Angst. Andererseits gibt es ängstlich paranoide Krankheitsbilder, in denen – z. T. durch die Halluzinationen angeregt – irrationale Angst vorherrscht. Die Forschungskriterien des ICD-10 erwähnen ferner eine erhöhte Schreckhaftigkeit.

Dokumentation

Die Ergebnisse der Anamnese, Fremdanamnese und der psychopathologischen Untersuchung mit den klinisch neuropsychologischen Untersuchungsverfahren werden in üblicher Weise dokumentiert und können darüber hinaus bei der Einschätzung gemäß der in Kapitel 4.2 besprochenen Skalen verwendet werden.

Somatische Untersuchung

Die somatische internistisch-neurologische Untersuchung kann Hinweise auf die Ursache des Delirsyndroms zutage fördern und ist so sorgfältig wie möglich durchzuführen. Dazu gehört auch eine laborchemische und apparative Untersuchung (EKG, Röntgen, Ultraschall etc.) möglicher allgemeinmedizinischer Krankheiten (Lorenzl et al. 2012). Die somatische Diagnostik des Delirs wird in Kapitel 4 ausführlicher erörtert.

Diagnostik der vitalen Gefährdung im Delir

Ein Delirsyndrom hat eine beträchtliche Letalität. Die Erstdiagnose eines Delirsyndroms muss deswegen mit einer Gefährdungsabschätzung einhergehen, die die Art der weiteren Therapie leitet. Eine vitale Gefährdung besteht bei vielen Delirsyndromen aus verschiedenen Gründen:

1. *Gefährdung durch das Delirsyndrom*
   Die Patienten im Delir sind meist hilflos, dürfen also nicht allein beispielsweise auf die Straße gelassen werden (sie stürzen oder werden von einem Auto überfahren) und müssen deswegen in eine stationäre Behandlung.
   In einigen Fällen müssen sie gegen ihren Willen behandelt werden, auch wenn keine »unmittelbare« Selbst- oder Fremdgefährdung besteht. Der Psychiater diagnostiziert, dass der Patient die Verantwortung für seine Handlungen nicht mehr übernehmen kann. Fehlhandlungen drohen aber meist nicht »unmittelbar« – sie ereignen sich jeweils unerwartet, es gibt nur eine erhöhte Wahrscheinlichkeit für Fehlhandlungen, die dann aber auch mit erheblicher Gefährdung einhergehen können. In dieser Sachlage kommt es immer wieder zu Spannungen zwischen der ärztlichen Verantwortung für den Patienten und einer nicht an die Gefährdungspotenziale aufgrund von Delirien angepassten Rechtslage (▶ Kap. 8.3).
   Die Patienten sind im Delir nicht ausreichend in ihren Aktionen gesteuert und die Reagibilität auf Umweltreize ist vermindert, was ebenfalls den Ausschluss aus dem Straßenverkehr erfordert. Ernstzunehmende Suizidalität ist in seltenen Fällen beobachtet worden.
2. *Gefährdung durch die ätiologisch zugrunde liegende Erkrankung, die Delirursache*
   Soll der Patient auf einer internistischen (Intensiv-)Station überwacht werden oder kann er auf einer gerontopsychiatrischen Station, mit u.U. geringerer

allgemeinärztlicher Kompetenz, verbleiben? Eine vitale Gefährdung kann durch die Grunderkrankung(en) vorliegen. Patienten versterben z. B. an einer Pneumonie, an den Folgen eines Herzinfarkts, ... (▶ Kap. 4.1). Man kann wegen des Warnsignal-Charakters eines akuten Delirs vom »Fiebersyndrom der Psychiatrie« sprechen.

2.2.2 Klassifikation

Anfangs wurde auf die Konstanz in der Beschreibung des Krankheitsbildes Delir hingewiesen, die Klassifikationskriterien sind jedoch in den letzten Jahrzehnten deutlich verändert worden und unterscheiden sich erheblich zwischen dem WHO- und dem US-amerikanischen Klassifikationssystem. Dies hat Auswirkungen auf die klinische Diagnose (Kriteriumsvarianz). Da es keinen »Goldstandard« gibt, bleibt unklar, welche Kriterien zu bevorzugen sind.

Diagnostische Kriterien der Klassifikationssysteme führen notwendigerweise nicht das ganze Spektrum der Symptomatik auf. Die Kriterien stellen die Zuspitzung auf die wenigen differenzialdiagnostisch entscheidenden Merkmale dar. Dies ist auch der Grund dafür, dass Skalen, die auf den Kriterien der Klassifikationssysteme beruhen, für die psychopathologische Dokumentation eines psychiatrischen Krankheitsbilds nicht geeignet sind. Die Klassifikationsmerkmale lassen seltenere Symptome aus, aber auch häufige, die nicht differenzialdiagnostisch entscheidend sind (z. B. Angst, die in fast allen Krankheitsbildern vorkommt, aber nur bei den Angsterkrankungen erwähnt wird).

In den meisten Fällen ist das Delir äußerst charakteristisch und kaum zu verkennen, wie die Kasuistik 2.1 illustriert.

Kasuistik 2.1: Typischer Fall eines Delirs bei einer älteren Patientin

Eine 73-jährige Witwe, die ihren Haushalt immer perfekt in Ordnung hielt, wurde von der Feuerwehr aus ihrer Wohnung gerettet, als Rauch aus den – im Sommer offenen – Fenstern stieg. Sie hatte die Kartoffeln auf dem Herd verkohlen lassen. Die Nachbarin, die beim Feuerwehreinsatz vor ihre Tür trat, berichtete: Die Patientin war immer geistig fit gewesen, hatte vielfältige Aktivitäten wie beispielsweise Teilnahme am Seniorenkreis der Gemeinde, Theaterbesuche – auch noch in den letzten Tagen. Die Patientin wirkte in der Notaufnahme des Krankenhauses im Allgemeinzustand nicht reduziert. Die somatische Untersuchung war unauffällig. Jedoch fiel psychopathologisch auf, dass sie desorientiert war. Sie hielt normalen Blickkontakt aufrecht und verhielt sich auf der Aufnahmestation unauffällig. Es fiel allerdings auf, dass sie viel sprach – ohne dass der Aufnahmearzt alles verstand, was sie ausführte. Die fokussierte Aufmerksamkeit war gestört: Sie konnte sich noch nicht einmal auf eine einfache Aufgabe konzentrieren, wie die Monate rückwärts zu nennen. Der Hautturgor und die Laboruntersuchung des Blutes bestätigten, dass sie in der Sommerhitze zu wenig getrunken hatte. Sie konnte nach rehydrierenden Infusionen am folgenden Tag gesund nach Hause entlassen werden.

41

Welches sind die Unterschiede zwischen den beiden Klassifikationssystemen, dem der WHO (ICD-10) und dem der US-amerikanischen Psychiatriegesellschaft (DSM-5) hinsichtlich der Delirkriterien? Wir beginnen mit der amerikanischen DSM-Klassifikation, die in der Regel mehr den aktuellen Forschungsresultaten folgt.

Diagnostische Kriterien für Delir nach DSM-5

Kriterium A
Eine Störung der Aufmerksamkeit (d. h. verminderte Fähigkeit, die Aufmerksamkeit zu lenken/auf etwas auszurichten, zu fokussieren, aufrechtzuerhalten oder zu verlagern) oder der Bewusstheit (d. h. reduzierte Ausrichtung zur Umwelt) – im Englischen: »a disturbance in awareness (reduced orientation to the environment)« (► Kap. 2.1).

Kriterium B
Das Störungsbild entwickelt sich innerhalb einer kurzen Zeitspanne (gewöhnlich innerhalb von Stunden bis zu wenigen Tagen). Es stellt eine Veränderung von dem prämorbiden Niveau der Aufmerksamkeit und Bewusstheit der Umgebung dar und es tendiert dazu, über den Tagesverlauf im Schweregrad zu fluktuieren.

Kriterium C
Eine zusätzliche Störung in den kognitiven Leistungen liegt vor (z. B. ein Defizit im Gedächtnis, in der Orientierung, der Sprache, der visuell-räumlichen Fähigkeiten oder der Wahrnehmung).

Kriterium D
Die Störungen in Kriterien A und C sind nicht besser erklärt durch andere vorliegende oder sich entwickelnde neurokognitive Störungen und treten nicht im Kontext eines schwer reduzierten Niveaus des Arousals auf wie beim Koma.

Kriterium E
Es gibt Hinweise aus der Anamnese, der körperlichen Untersuchung oder den Laborbefunden, dass das Störungsbild durch die direkten physiologischen Folgeerscheinungen eines anderen medizinischen Krankheitsfaktors, einer Substanzintoxikation oder eines Substanzentzugs (d. h. aufgrund einer Drogen-/Alkoholabhängigkeit oder einer Medikation) verursacht ist, durch ein Toxin oder aufgrund multipler Ätiologien (American Psychiatric Association 2013).

Bei den DSM-5-Kriterien des Delirs meint die Störung der Bewusstheit (awareness of the environment) nunmehr nur noch die Störung der Ausrichtung des Patienten auf die Umgebung, die häufig im Delir vermindert oder aufgehoben ist (der Patient ist seiner Umgebung nicht zugewandt).

Der Schritt des Aufgebens des Kriteriums Bewusstseinsstörungen hat sich schon beim DSM-IV angekündigt. Die Argumentation ist vor allem, dass das Konzept von Bewusstsein zu unklar ist, um eine Störung desselben definieren zu können (► Kap. 2.1). Auch hat sich herausgestellt, dass die Störung der Aufmerksamkeitsfunktionen das differenzialdiagnostische Kernmerkmal ist. Die Störung des Bewusstseins fehlt in vielen Fällen von Delirsyndromen (mangelnde Sensitivität des Symptoms).

Bei der Störung der Wahrnehmung sind auch Illusionen und Halluzinationen eingeschlossen.

Der Ausschluss schwerer Arousalstörungen mit Sopor oder Koma meint, dass es wenig sinnvoll ist, bei allen komatösen oder fast komatösen Patienten einer Intensivstation ein delirantes Krankheitsbild zu diagnostizieren.

Diagnostische Kriterien für Delir nach ICD-10

Das ICD-10 beschreibt ein komplexeres Syndrom, bei dem die Kernsymptomatik des DSM-5 und zusätzlich eine akzessorische Symptomatik erwähnt werden (▶ Tab. 2.3, Kap. 4).

Diagnostische Kriterien sollten einerseits »hinreichend« und andererseits »notwendig« sein, d. h. die Merkmale sollen ausreichen, ein Delir differenzialdiagnostisch zu charakterisieren, und sie sollen notwendig vorliegen, damit man sicher ist, dass es tatsächlich ein Delir ist – kein Symptom soll für die Diagnose entbehrlich sein, sodass es weggelassen werden könnte.

Bei den heutigen Klassifikationskriterien ist kein einzelnes Symptom zu 100 % »spezifisch« und zu 100 % »sensitiv«, d. h. nur Delirpatienten haben dieses Symptom und alle Delirpatienten haben es. Wir haben schon gesehen, dass die Bewusstseinsstörung zwar sehr spezifisch, aber nicht ausreichend sensitiv ist – weil es Verwirrtheitssyndrome gibt, die keine Bewusstseinstrübung aufweisen (früher auch als »Durchgangssyndrom« bezeichnet). Die Frage ist, wie viele und welche Kombinationen von Merkmalen für eine hinreichende und notwendige Definition des Delirs herangezogen werden müssen. ICD-10 beschreibt einige Merkmalsbereiche, die zwar auch häufig beim Delir auftreten, aber wenig zur differenzialdiagnostischen Charakterisierung beitragen. Denn emotionale, psychomotorische und Schlaf-Wach-Rhythmusstörungen sind ausgesprochen unspezifische psychiatrische Symptome. Studien bestätigen dementsprechend, dass die Anwendung der vielfältigeren Kriterien des ICD-10 zu einer eher geringeren Rate an diagnostizierten Delirien führt (Laurila et al. 2004).

Tab. 2.3: Merkmale der diagnostischen Klassifikationssysteme im Vergleich – die Merkmale Akuität, Fluktuation und organische Verursachung werden in allen Kriterien genannt

ICD-10	DSM-5	ICD-10 Forschungskriterien
	Störung in den Domänen	
Bewusstsein		Bewusstsein
Aufmerksamkeit	Aufmerksamkeit und Ausrichtung auf die Umwelt	Aufmerksamkeit
Wahrnehmung	Wahrnehmung und visuell-räumliche Funktionen	

Tab. 2.3: Merkmale der diagnostischen Klassifikationssysteme im Vergleich – die Merkmale Akuität, Fluktuation und organische Verursachung werden in allen Kriterien genannt – Fortsetzung

ICD-10	DSM-5	ICD-10 Forschungskriterien
	Störung in den Domänen	
Denken	Sprache	
Gedächtnis	Gedächtnis und Orientierung	Immediatgedächtnis und Kurzzeitgedächtnis gestört, Langzeitgedächtnis relativ erhalten Orientierungsstörung
Psychomotorik	Psychomotorik (nicht als Diagnosekriterium, aber als »Specifier«)	Reaktionszeit erhöht, rascher Wechsel zwischen hypo- und hyperaktiven Zuständen
		Vermehrter Redefluss
Emotionalität		Schreckhaftigkeit
Schlaf-Wach-Rhythmus		Schlaf-Wach-Rhythmus

Obwohl eine deutliche Kriteriumsvarianz zu beklagen ist, kann doch der Tenor der Diagnosekriterien als übereinstimmend bezeichnet werden (►Tab. 2.3). Die Kernstörungen betreffen

1. Aufmerksamkeit und Ausrichtung der Aufmerksamkeit auf die Umwelt,
2. Wahrnehmung und visuell-räumliche Funktionen,
3. Sprache,
4. Gedächtnis und Orientierung.

In der somatischen Medizin gibt es eine Tendenz, ein Delir nach einem Grenzwert einer Skala diagnostizieren zu wollen, beispielsweise der CAM (►Kap. 4.2). Wenn dann noch eine Skala durch geübtes Pflegepersonal ausgefüllt werden könnte, wäre ein großer Fortschritt erreicht. Das Rating durch Pflegekräfte könnte im Rahmen multiprofessioneller Zusammenarbeit mit Ärzten den Behandlungsprozess bei Alterspatienten wesentlich ergänzen und würde Raum schaffen dafür, dass Psychiater sich beispielsweise im Konsiliar- und Liaisondienst auf schwierige diagnostische und therapeutische Fragestellungen konzentrieren könnten. Dies setzt aber intensives Training der Pflegekräfte voraus, da die Untersucher z. B. das Konzept der Aufmerksamkeitsstörungen beim Delir beherrschen müssen. Man wird die Forschung der nächsten Jahre abwarten müssen, um einschätzen zu können, wie weit man damit gelangt (s. dazu auch Kap. 8). Im Übrigen ist die Diagnose des Delirs bei Patienten mit vorbekannten psychischen Alterserkrankungen vielfach umstritten und mitunter nur sehr schwer abschließend zu klären, u. a. auch, aber nicht nur wegen der häufigen Komorbidität mit der Demenz.

Wenn ein älterer Mensch, bei dem sich in den letzten Jahren ein deutliches Demenzsyndrom, z. B. vom Alzheimer-Typ entwickelt hatte, in ein Seniorenheim umzieht, kann es in den ersten Tagen zu einer krisenhaften Zuspitzung kommen. Denn die Person wird plötzlich aus der seit Jahrzehnten vertrauten Umgebung herausgerissen – in der alten Wohnung war der ältere Mensch seit vielen Jahren mit den Routinen des Aufsuchens der Orte vertraut, an denen etwas zu finden ist (wie beispielsweise der Schlüssel, die Teller etc.). Der ältere demente Mensch wird nach dem Umzug plötzlich in eine vollkommen neue Umwelt versetzt. Während sich gesunde Personen bald adaptieren und die neuen Gegebenheiten lernen, ist die Umgebung für den dementen alten Menschen in jedem Moment wieder und auf Dauer unvertraut. Die Person findet nichts mehr, fragt nach jeder Kleinigkeit und kann so in einen rastlosen, unruhig verängstigten Zustand kommen, in dem der Verdacht auf ein Delir aufkommen kann. Wenn das diagnostische Kernmerkmal, die Aufmerksamkeitsstörung, nicht vorliegt, handelt es sich hierbei eher um ein Pseudodelir, wobei die fremdanamnestisch erhobene vorbestehende Gedächtnisverschlechterung in den letzten Jahren wesentlich zur Differenzialdiagnose beiträgt. Allerdings können sich in der beschriebenen Situation auch Zustandsbilder entwickeln, die die Kriterien eines Delirsyndroms erfüllen, wobei bei erhöhter Delirvulnerabilität dieser Gruppe von Patienten mutmaßlich Stressbelastung und assoziierte Faktoren (z. B. gestörter Tag-Nacht-Rhythmus) auslösend wirken können. Ein ähnliches Kontinuum zwischen »Pseudo« und »echten« Delirien wird im Übrigen nicht ganz selten bei dem sog. »Sundowning« Demenzkranker beobachtet.

2.2.3 Zusammenfassung

Obwohl das Delirsyndrom meist sehr charakteristisch ist, wird es doch vielfach übersehen; dies gilt vor allem für die hypoaktiv-hypovigilante Verlaufsform (oder das entsprechende Stadium bei einem gemischt verlaufenden Delir). Deswegen gilt es zunächst, die Wachsamkeit des gesamten medizinischen Personals hinsichtlich möglicher Delirsyndrome der Patienten zu erhöhen.

Bei der psychopathologischen Untersuchung achtet der Untersucher auf die Aufmerksamkeit des Patienten und den Aufmerksamkeitsverlauf: Der Patient ist anzuregen und in seinem Verhalten zu beobachten – beispielsweise, ob ein normales Aufmerksamkeitsniveau erreicht wird und wie lange die Aufmerksamkeit auf etwas gerichtet bleiben kann.

Im Gespräch fallen Denkstörungen auf: Hinweise auf »unkonzentriertes« Denken, d. h. Abgelenktheit und Umständlichkeit, Sprunghaftigkeit etc. Auch kann der Patient den »Faden verlieren« als Zeichen für Störungen im Arbeitsgedächtnis. Versteht der Patient die Fragen nicht, kann sowohl die Aufmerksamkeit als auch das Sprachverständnis betroffen sein.

Das Gedächtnis für Ereignisse der jüngsten Zeit (Transport zum Untersuchungsort, Kontakt auf der Station oder in einer Praxis etc.) wird geprüft – oder auch mittels Merkwörtern getestet. Die Orientierung und das Zeitgitter sind in der Regel gestört. Visuell räumliche Störungen werden zusätzlich untersucht.

Aus dem Profil von Aufmerksamkeitsstörungen, speziellen kognitiven Störungen, dem akuten Verlauf – möglicherweise mit Fluktuationen – ist bereits ein typisches Krankheitsbild zu charakterisieren. Die Suche nach einer somatischen Ursache ist dann der zweite Teil der Diagnostik, der die Behandlung leitet.

Die Klassifikationskriterien des Delirs haben sich in den letzten Jahrzehnten immer wieder geändert und unterscheiden sich erheblich zwischen der WHO-Klassifikation (ICD-10) und der der amerikanischen Psychiatrie (DSM-5).

2.3 Epidemiologie

Christine Thomas

2.3.1 Die Delirprävalenz ist alters- und kontextabhängig

Ganz grundsätzlich ist zu sagen, dass ein Delir in jedem Alter und in den verschiedensten Situationen auftreten kann. Die Auftretenswahrscheinlichkeit ist allerdings sehr alters- und kontextabhängig. Zumeist kann die Prävalenz zu einem definierten Zeitpunkt oder einer Zeitspanne festgestellt werden, die Inzidenz des Delirs setzt eine Beobachtung einer Kohorte voraus – z. B. während einer Behandlungsepisode mit elektiver Operation. Die epidemiologischen Zahlen beziehen sich daher zumeist auf die Prävalenz des Delirs. Sie stammen überwiegend aus dem anglo-amerikanischen Raum (23 von 40 Studien in der systematischen Übersicht von Siddiqi et al. 2006) und beziehen sich auf das durch die DSM-III- (14 von 40) oder DSM-IV–Kriterien charakterisierte Delir (17 von 40 Studien). Aus dem europäischen, an der ICD-10-Nomenklatur orientierten Raum liegen insgesamt weniger, zumeist auch jüngere Studien vor, die durchweg geringere Delirprävalenzen aufweisen. Die ICD-10-Kriterien sind zudem strenger, von daher liegt die Prävalenz eines ICD-10-Delirs etwa um ein Drittel niedriger als die eines DSM-IV-Delirs (siehe hierzu auch Kap. 4.2).

Die Auftretenswahrscheinlichkeit eines Delirs in der erwachsenen Allgemeinbevölkerung wird mit 1–2 % beziffert, jedoch steigt diese mit dem Alter erheblich an, sodass bei über 85-Jährigen eine Delirrate von um die 14 % besteht (Inouye 2006).

Die Delirpunktprävalenz wurde kürzlich in einem irischen Maximalversorgungskrankenhaus (ohne Psychiatrie, Intensivbereiche wurden ausgeschlossen) mit 19,7 % ermittelt (DSM-IV-Kriterien), dabei waren Personen unter 50 Jahren nur mit 4,5 % betroffen, bei den über 85-Jährigen waren in 35 % Delirien vorhanden. 51 % der Delirpatienten hatten eine vorbestehende Demenz (Ryan et al. 2013). Auf Intensivstationen werden bei 50 % der nicht-beatmeten und bis zu 80 % der beatmeten Patienten Delirien diagnostiziert (Jones und Pisani 2012).

Für die im Kontext dieses Buches interessierende Klientel der älteren und hochaltrigen Menschen werden im Folgenden die Auftretenswahrscheinlichkeiten

(Prävalenz oder Inzidenz) aus den häufigsten Behandlungskontexten berichtet. Bei der Bewertung dieser Studienergebnisse ist allerdings zu berücksichtigen, dass die meisten dieser Studien Patienten ausschließen, die nicht kommunizieren können oder eine Demenz aufweisen. Andererseits sind gerade diese Patienten besonders delirgefährdet. Man muss also davon ausgehen, dass die Delirraten auch in systematischen Studien noch unterschätzt werden. Im klinischen Alltag werden 30–60 % der Delirien nicht diagnostiziert, zumeist wegen fehlender Abgrenzung zur Demenz, zu Sedierungseffekten (gerade auf der Intensivstation) oder zum »normalen Verhalten bei Erkrankung« (»sickness behaviour«), von dem das hypoaktive Delir schwer abzugrenzen sein kann.

In den konservativ-medizinischen Fächern liegt die Prävalenz des Delirs bei Patienten über 65 Jahren nach einer systematischen Übersicht aus Großbritannien, die 42 Kohorten einbeziehen konnte (Siddiqi et al. 2006), zwischen 11 und 42 %. Bei Aufnahme besteht bei 10–31 % der älteren Patienten, im Mittel bei 15 % ein Delir, zumeist nach DSM-IV-Kriterien. Die Delirinzidenz während eines stationären Aufenthaltes wird mit 3–29 % angegeben, wobei diese von der Aufenthaltsdauer abhängig ist, die allerdings oft nicht angegeben wird. Die Auftretenswahrscheinlichkeit eines Delirs (Inzidenz und Prävalenz) wurde mit 11–42 % angegeben. Erhebungen aus dem Kontext der Palliativmedizin und der Intensivmedizin berichten z. T. von höheren Prävalenzraten von bis zu 80 %.

Die chirurgischen Fächer ermittelten ebenfalls höhere Delirraten, die allerdings sehr abhängig von den Umständen der jeweiligen Operationen sind. Eine systematische Übersicht berichtet Delirraten bis zu 60 % (Bruce et al. 2007; American Geriatrics Society Expert Panel on Postoperative Delirium in Older Adults 2015). Bei Elektiveingriffen liegt die Delirrate um bis zu 3,6–28,3 %, während akute Interventionen bei Frakturen deutlich höhere Delirprävalenzen von 4–53 % aufweisen, die in 34–92 % der Fälle bereits präoperativ begonnen hatten. Bei viszeralen Operationen an über 50-Jährigen liegt die Delirrate um 35 % innerhalb der ersten drei postoperativen Tage (Mangnall et al. 2010). Ähnliche Daten werden für die Kardiochirurgie berichtet, wo bis zu 52 % der älteren Patienten ein postoperatives Delir erlitten (Rudolph et al. 2009). Beim akuten Schlaganfall werden Delirraten von 10–48 % berichtet (Shi et al. 2012).

Auch in Pflegeheimen und postakuten Rehabilitationseinrichtungen sind Delirien häufig. Insbesondere bei schwerer dementen Bewohnern werden Delirraten bis zu 70 % angegeben (McCusker et al. 2011). Besonders in der Palliativmedizin und am Lebensende treten in bis zu 84 % der Fälle (Inouye 2006) Delirien auf, die z. T. nicht von einer motorischen Unruhe im Rahmen des Sterbeprozesses differenziert werden können.

Aus Deutschland sind nur wenige Prävalenzzahlen des Delirs im Krankenhaus berichtet. Abbildung 2.1 zeigt in einer Grafik des Statistischen Bundesamtes die Altersabhängigkeit der nicht durch einen Entzug von Alkohol oder Drogen und Medikamenten entstandenen Delirien (ICD-10: F05) im Vergleich zu den Entzugsdelirien, die nicht altersabhängig sind. Eigene Untersuchungen an einem großen Allgemeinkrankenhaus (Evang. Krankenhaus Bielefeld – EvKB) überprüfte die Punktprävalenz eines Delirs nach Screening- und Facharzteinschätzung an einer großen, sorgfältig randomisierten Gruppe von Patienten, die über 70 Jahre alt

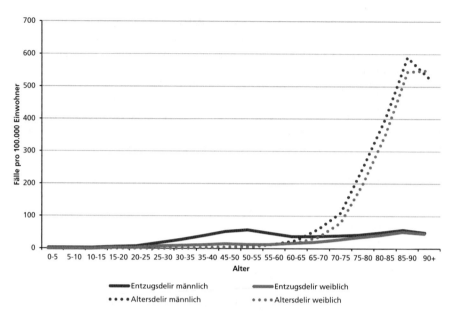

Abb. 2.1: Delirprävalenz für Deutschland bei Alkohol- und Benzodiazepinentzug im Vergleich zum (meist multifaktoriellen) Delir ohne Hinweis auf Abhängigkeitserkrankungen in Abhängigkeit vom Lebensalter (Daten: Statist. Bundesamt 2012)

waren und nicht auf Intensivstationen behandelt wurden. Hier ergab sich eine Delirprävalenz von 13,25 % nach der DSM-IV-Klassifikation und von 7,3 % für das ICD-10-Delir. Bemerkenswert war, dass weniger als zwei Drittel der ICD-10-Delirien letztendlich in den Akten kodiert worden waren. Dies bestätigte eine Dunkelziffer von mindestens 30 %. Zudem zeigte sich bei 40 % der Untersuchten eine kognitive Einschränkung. Eine getrennte Studie auf der Stroke Unit des EvKB· konnte bei Schlaganfallpatienten eine Delirrate von 21 % nach DSM-IV-Kriterien und 17 % nach ICD-10-Kriterien feststellen, 13,4 % der Patienten waren wegen Aphasie mit der Confusion Assessment Method (CAM, ▶ Kap. 4.2) nicht untersuchbar.

Aus der Bonner Universitätsklinik werden 31 % Delirien bei Patienten über 50 Jahren berichtet, die nach kardiochirurgischem Eingriff intensivmedizinisch behandelt wurden (Guenther et al. 2013). Neben Alter und geringerer kognitiver Leistung waren auch eine höhere Komorbidität, die Dauer des kardiopulmonalen Bypasses während der Operation und der Nachweis einer systemischen Entzündungsreaktion auf der Intensivstation jeweils unabhängige Prädiktoren des Delirs. Eine Untersuchung des Arbeitskreises Alterstraumatologie der Deutschen Gesellschaft für Chirurgie ermittelt nach CAM-Kriterien 29 % Delirien nach Hüftoperationen bei über 70-Jährigen (persönliche Information, S. Riem, Stuttgart). Auch hier waren viele kognitiv eingeschränkt (75 % erreichten weniger als 27 Punkte im Minimental-Status-Test [MMST, ▶ Kap. 4.2]), bei 27 % war eine Demenz vorbekannt.

2.3.2 Delirien führen zu erhöhten Komplikations- und Mortalitätsraten

Erste direkte Folge eines Delirs ist zunächst eine Erhöhung der Komplikationsraten während des Krankenhausaufenthaltes, insbesondere Stürze, Harnabflussstörungen und Dekubiti, aber auch Fixierungen und Immobilisation durch Blasenkatheter oder Infusionen mit nachfolgendem Pneumonie-, Urosepsis- und Thromboserisiko werden berichtet (Marcantonio et al. 2005; Potter und George 2006). Allerdings gibt es hier kaum belastbare Zahlen.

Mehr als die Hälfte der Delirpatienten einer poststationären Rehabilitationseinrichtung mussten wieder stationär aufgenommen werden, 73 % mussten im Anschluss in Pflegeheimen versorgt werden. 25 % der Delirpatienten verstarben innerhalb von sechs Monaten, während bei den Patienten ohne Delir nur 5,7 % verstarben. Interessanterweise werden auch beim subsyndromalen Delir, wenn also nicht alle (DSM-IV-)Kriterien erfüllt werden, erhöhte Komplikations- und Mortalitätsraten (18 %) festgestellt. Langzeitstudien berichten gar von 85 % Demenzentwicklung oder Tod innerhalb von zwei Jahren nach dem Index-Delir im Kontext einer operativ versorgten Hüftfraktur (Kat et al. 2008), bzw. einer 40fach erhöhten Demenz-, 6fach erhöhten Institutionalisierungs- und 1,7fach erhöhten Mortalitätswahrscheinlichkeit (Odds Ratio) innerhalb von 38 Monaten (Bickel et al. 2008).

2.3.3 Delirien können lange anhalten

Die Dauer eines Delirs schwankt zwischen wenigen Stunden und mehreren Monaten. Die ICD-10 grenzt die Diagnose Delir auf einen Zeitraum von sechs Monaten ein, danach ist die Erkrankung als Demenz zu klassifizieren. Eine solche Begrenzung gibt es im DSM-IV und DSM-5 nicht. Eine Literaturübersicht aus Kanada (Cole et al. 2009) ermittelte erstaunlich hohe Raten für ein persistierendes Delir. Demnach werden 44 % der Patienten mit einem Delir entlassen und hält das Delir bei 26 bzw. 21 % der Patienten noch nach drei und sechs Monaten an. Die Prognose des Delirs ist wohl umso ungünstiger, je länger es anhält. Dies bezieht sich insbesondere auf die poststationäre Mortalität und die Entwicklung einer Demenz im Verlauf.

Der Krankenhausaufenthalt wird in aller Regel durch ein Delir verlängert. Dies gilt für verschiedene Patientenklientele, wie Schlaganfallpatienten (Mitasova et al. 2012), geriatrische Patienten in einem Delirpräventionsprogramm (Rubin et al. 2011) und Patienten der Intensivstation (Cavallazzi et al. 2012). Allerdings ist die Aufenthaltsdauer von einer Vielzahl von Faktoren abhängig, sodass sie nicht immer auf das Delir selbst zurückgeführt werden kann.

2.3.4 Delirfolgen können schwerwiegend und kostenintensiv sein

Die Folgen eines Delirs sind – ganz im Gegensatz zu der vom Begriff »Durchgangssyndrom« suggerierten Harmlosigkeit – schwerwiegend. Während des stationären Aufenthaltes sollen 22–70 % der Delirpatienten versterben (Inouye 2006). In einer Metaanalyse (Witlox et al. 2010) aus sieben Studien zur Mortalität wird eine mittlere Mortalität von 38 % bei Delirpatienten mit einem Beobachtungsintervall von fast zwei Jahren angegeben, dies entspricht einer Erhöhung des Risikos, zu versterben, um 50 % gegenüber nicht-deliranten Patienten. Auf der Intensivstation scheint das Delir die 6-Monats-Mortalität um den Faktor 3,2 anzuheben. Auch die Länge eines Delirs wirkt sich auf die Mortalität aus: Während von Patienten mit nur einem Delirtag 14,7 % 30-Tage-Mortalität jedweder Ursache aufwiesen, waren dies bei > 3 Delirtagen bereits 39 %. Ebenso wirkt sich ein Delir auf die Verweildauer auf der Intensivstation negativ aus (Pauley et al. 2015). Allerdings lässt sich derzeit nicht eindeutig klären, ob die Mortalität vom Delir ausgeht oder aber das Delir einen Marker der Schwere der Erkrankung darstellt. Eine neue niederländische prospektive Kohortenstudie an über 1.000 ICU-Patienten (Klein Klouwenberg et al. 2014) kommt zu dem Ergebnis, dass das Delir ein Marker der Erkrankungsschwere und nicht unabhängig mit der Mortalität assoziiert ist.

Das Risiko, in einer Institution weiter betreut werden zu müssen, steigt durch ein Delir darüber hinaus um das 2,5-fache an, 30 % der Delirpatienten werden in Pflegeheimen weiterbetreut (Marcantonio et al. 2005). Eine häufige Folge einer Delirepisode ist auch die Entwicklung einer Demenz: 65 % der Delirpatienten entwickeln eine Demenz im Verlauf, eine mehr als 12-fache Risikosteigerung gegenüber Gesunden (Kat et al. 2008; Davis et al. 2012)! Hier lässt sich bislang allerdings nicht ausmachen, inwieweit ein Delir eine sich (bis dahin noch klinisch stumm) entwickelnde Demenz über die klinische Schwelle hebt und nun zu Alltagsdefiziten führt, und inwieweit ein Delir eine Demenz auslöst, beziehungsweise in eine Demenz übergeht. Patienten mit vorbekannter Demenz erleben nach einer Delirepisode häufig eine deutlich raschere Demenzprogression als davor (Davis et al. 2012; Saczynski et al. 2012).

Die epidemiologischen Zahlen machen die Wichtigkeit der frühzeitigen Erkennung und Behandlung eines Delirs, gerade im Alter, deutlich. Ebenso kommt aufgrund der oft gravierenden Folgen der Prävention eines Delirs eine besondere Bedeutung zu. Gesundheitsökonomisch bedeutet das Auftreten eines Delirs erhebliche Mehrkosten, die durch eine verlängerte Liegedauer und die Komplikationskosten entstehen. Der volkswirtschaftliche Schaden durch die entstehende Pflegebedürftigkeit ist noch um ein Vielfaches größer.

3 Ursachen, Auslöser und Risikofaktoren

Beim Delir handelt es sich um ein psychopathologisches Syndrom, das sich auf dem Boden einer Funktionsstörung des Gehirns manifestiert. Das heutige Konzept einer der Delirsymptomatik zugrunde liegenden hirnorganischen Schädigung wurde in seinen wesentlichen Aspekten von dem deutschen Neuropsychiater Karl Bonhoeffer formuliert (Bonhoeffer 1917) und nach dem Zweiten Weltkrieg von nordamerikanischen Autoren weiterentwickelt (Engel und Romano 1959; Lipowski 1989; Trzepacz 1996). Die zum Delir führende zerebrale Dysfunktion manifestiert sich in der Regel akut und tritt in Wechselwirkung mit altersassoziierten Hirnveränderungen einerseits und bestehenden Vorschädigungen andererseits, die bei alten Menschen sehr häufig in Verbindung mit demenziellen Prozessen und ihren Vorstufen bestehen (Hughes et al. 2012).

Die für die Entstehung eines Delirs bedeutsamen Einwirkungen (ätiologische Faktoren) können wie folgt unterschieden werden:

- Eine bestimmte Erkrankung stellt die *Ursache* eines Delirs dar, d. h. es besteht ein direkter Ursachen-Wirkungs-Zusammenhang, ohne dass begünstigende Faktoren vorliegen müssen (Beispiele: Delir infolge einer Enzephalitis bei einem bis dahin Gesunden, Urosepsis einer aktiven 70-Jährigen ohne chronische Erkrankungen). Diese Konstellation ist bei jüngeren Patienten die Regel, aber auch beim ansonsten gesunden Älteren können begünstigende Faktoren gering sein und so in den Hintergrund treten.
- Eine oder mehrere Erkrankung/en ist/sind *Auslöser* für ein Delir, d. h. sie stellen eine notwendige, aber nicht unbedingt hinreichende Erklärung für die akut auftretende psychopathologische Symptomatik dar (Beispiel: Manifestation eines Delirs im Zusammenhang mit einer Bronchopneumonie bei einem 85-jährigen Patienten mit beginnender Demenz). In diesem Fall ist davon auszugehen, dass die Entwicklung des Delirs bei einem akuten Infekt der Lunge durch die Vorschädigung des Gehirns bei demenzieller Erkrankung wesentlich begünstigt wurde.
- Vielfältige Erkrankungen und bestimmte andere Merkmale (z. B. Demenz, Niereninsuffizienz oder hohes Lebensalter) sind *Risikofaktoren* für ein Delir. Ihr Vorhandensein erhöht die Wahrscheinlichkeit, dass sich ein Delir entwickelt, wenn ursächliche oder auslösende Erkrankungen auf den Organismus einwirken (▶ Kap. 3.2).

In der Praxis ist eine strikte Unterscheidung und Gradierung der für die Entstehung eines Delirs bedeutsamen Einwirkungen im Sinne der oben definierten Kategorien meist nicht möglich. Vielmehr bewegen diese sich meist auf einem Kontinuum zwischen einem monokausalen Ursache-Wirkungs-Zusammenhang einerseits und dem Vorliegen mehrerer Auslöser in Verbindung mit multiplen Risikofaktoren bei einem multimorbiden Alterspatienten andererseits. Darauf wird bei der Besprechung des sog. Schwellenkonzepts nach Inouye nochmals eingegangen.

3.1 Ursachen und Auslöser

Walter Hewer, Christine Thomas

3.1.1 Entstehungsmechanismen – Pathophysiologie

Die in Kapitel 2 beschriebene Symptomatik kann aus klinischer Sicht als eine gemeinsame Endstrecke verschiedenartiger pathophysiologischer Mechanismen verstanden werden, die einzeln oder – bei älteren Patienten häufig – in Kombination zur Wirkung kommen (Wetterling 1994; Trzepacz 1996; Fischer und Assem-Hilger 2003; Hughes et al. 2012; Zaal und Sloter 2012; Maldonaldo 2013; Inouye et al. 2014b; Theuerkauf und Günther 2014; AGS/NIA Delirium Conference Writing Group 2015; ▶ Tab. 3.1). Die nachfolgend referierten Erkenntnisse zu den pathophysiologischen Mechanismen beruhen überwiegend auf klinischen Studien, teilweise aber auch auf Untersuchungen an Tiermodellen.

- *Reduktion des oxidativen Hirnstoffwechsels*, verursacht z. B. durch Sauerstoffmangel (akute oder chronische Lungenerkrankungen, Anämien), Hypoglykämie oder Durchblutungsstörungen. Der reduzierte Stoffwechsel betrifft entweder bestimmte Bezirke des Gehirns (bei extra- und intrazerebralen Gefäßprozessen) oder das Organ als Ganzes (z. B. bei Herzinsuffizienz, Herzrhythmusstörungen). Die Durchblutungsstörungen können sowohl große als auch kleine Gefäße (Makro-/Mikrozirkulation) betreffen einschließlich einer als pathophysiologisch bedeutsam erachteten Endotheldysfunktion und der damit einhergehenden Veränderungen der Blut-Hirn-Schranke.
- *Störungen des Elektrolyt- und Flüssigkeitshaushalts*, z. B. bei allgemeinem Flüssigkeitsmangel (Dehydratation/Exsikkose) oder Verschiebungen, die das Verhältnis von Wasser und osmotisch wirkenden Partikeln betreffen. In diesen Situationen sind sehr häufig pathologische Abweichungen des Serum-Natriums nachweisbar; dabei ist eine Hyponatriämie häufiger als eine Hypernatriämie. Die damit einhergehenden osmotischen Gradienten gehen – abhängig von der Schwere und Dynamik der zugrunde liegenden Störung – mit einer mehr oder minder ausgeprägten, mitunter lebensbedrohlichen Wasserverschiebung in das bzw. aus dem Hirngewebe einher.
- *Veränderungen des Neurotransmittergleichgewichts:* Klinische und grundlagenwissenschaftliche Befunde belegen, dass ein Defizit an Acetylcholin ebenso wie eine erhöhte dopaminerge Aktivität delirogen wirken können (cholinerg-

dopaminerge Dysbalance). So können verschiedenste Medikamente und andere Substanzen (pflanzliche Anticholinergika) ein anticholinerges Delir verursachen, welches unter einem cholinerg wirkenden Medikament (Physostigmin) reversibel ist. Bei verschiedenen klinischen Konstellationen, die mit einer erhöhten dopaminergen Aktivität einhergehen, können Delirien auftreten (z. B. unter Therapie mit Dopaminagonisten), während antidopaminerg wirkende Medikamente (Neuroleptika) die Symptomatik eines Delirs reduzieren können oder gar zu einer Remission führen.

- Über GABA (Gamma-Aminobuttersäure) als Neurotransmitter vermittelte Effekte sind ebenfalls für die Delirentstehung von Bedeutung. Dies betrifft insbesondere Delirien infolge eines Entzugs von Alkohol und Benzodiazepinen. Weiterhin sind Störungen, die das melatonerge, serotonerge, noradrenerge, glutamaterge und andere Systeme betreffen, von pathophysiologischer Relevanz. Deren Zusammenspiel ist allerdings noch wenig verstanden.

- *Neuroendokrine Krankheitsmechanismen:* In diesem Zusammenhang ist die stressbedingte – z. B. als Begleiterscheinung schwerer Erkrankungen auftretende – Dysfunktion der HPA-Achse (Hypothalamus-Hypophyse-Nebennierenrinde-Achse) zu nennen, die wesentlich durch eine erhöhte Sekretion von Cortisol gekennzeichnet ist. Ebenfalls kann die exogene Zufuhr von Corticosteroiden Delirien auslösen (Bhangle et al. 2013). Ferner wird eine Aktivierung des sympathikoadrenergen Systems als bedeutsam für die Delirentwicklung diskutiert.

- Eine *Aktivierung des Zytokinsystems* (Interleukin-1, -2, -6, -8, TNF [Tumornekrosefaktor]-α, Interferon): Diese Mechanismen sind v. a. bei Infektionen von Bedeutung, u. a. in Verbindung mit einem »Systemischen Inflammatorischen Response-Syndrom« (SIRS). Es wird diskutiert, dass eine über Zytokine vermittelte Störung der Blut-Hirn-Schranke und Überaktivierung der Mikroglia mit dadurch hervorgerufener neuronaler Schädigung von Bedeutung sein könnte für eine Progression demenzieller Prozesse im Verlaufe eines Delirs (van Gool et al. 2010; ▶ Abb. 3.1). Damit ist ein pathogener Mechanismus beschrieben, der – neben mutmaßlich noch anderen Faktoren – erklären könnte, dass nach durchgemachtem Delir bei einem beträchtlichen Anteil betroffener älterer Patienten eine nicht vorbekannte kognitive Beeinträchtigung bestehen bleibt, bzw. eine signifikante Verschlechterung einer zuvor bereits feststellbaren Einschränkung eintritt. Die Bedeutung entzündlicher Prozesse im zentralen Nervensystem für die Pathogenese von Delirien wird durch die Befunde entsprechender Parameter im Liquor cerebrospinalis unterstützt (Cape et al. 2014).

- *Immunologische Prozesse*, die zu einer systemischen oder auf das Gehirn begrenzten Entzündungsreaktion führen. Hier sind insbesondere die Autoimmun-Prozesse zu nennen (Hashimoto-Enzephalopathie und weitere, zum Teil paraneoplastisch auftretende, immunvermittelte Störungen der globalen Hirnfunktion, früher oft als limbische Enzephalitiden zusammengefasst).

- *Genetische Faktoren:* Es liegen neuere Erkenntnisse vor, wonach das Risiko, ein Delir zu entwickeln, durch genetische Faktoren beeinflusst sein könnte. Zusammenhänge mit bestimmten Allelen des Apolipoprotein-E-Gens sowie Genen, die

die Expression von Glucocorticoid- und Dopamin-Rezeptoren betreffen, werden diskutiert.

- Neben den erwähnten auf das ganze Organ einwirkenden schädigenden Faktoren werden von manchen Autoren auch fokale, bestimmte Hirnareale betreffende pathologische Veränderungen als mögliche Ursachen bzw. Auslöser für das Delir diskutiert. Zu nennen sind hier z. B. Schädigungen im Bereich des präfrontalen Kortex, der rechten Hemisphäre, v. a. wenn sie den Parietallappen betreffen, sowie Läsionen subkortikaler Kerne (z. B. Thalamus, Nucleus Caudatus rechts). Exemplarisch erwähnt sei ein Delir bei einer Patientin mit einem parietookzipitalen rechtshemisphärischen Schlaganfall ohne Vorliegen einer fokalen neurologischen Symptomatik (▶ Abb. 3.2).
- Als weitere für die Delirentstehung möglicherweise bedeutsame Faktoren werden erhöhter oxidativer Stress infolge der Wirkungen freier Radikale sowie eine mitochondriale Dysfunktion diskutiert, die in Wechselwirkung mit zellulären Alterungsprozessen schädigende Auswirkungen haben können.

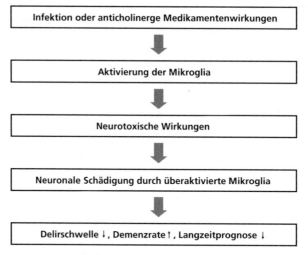

Abb. 3.1: Hypothese zur Pathophysiologie des infektbedingten Delirs. Die in dem Schema dargestellte Kaskade beschreibt mit der Pathophysiologie von Delirien assoziierte Prozesse, die in einer dauerhaften Schädigung neuronaler Strukturen münden können. Der Regulation der Aktivierung der Mikroglia kommt dabei eine zentrale Bedeutung zu. Neben den Auswirkungen systemischer Entzündungsprozesse und physiologischen Alterungsprozessen sind vor allem die altersassoziierte Neurodegeneration (z. B. Alzheimerkrankheit, M. Parkinson) und zusätzliche anticholinerge Medikamenteneffekte von wesentlicher Bedeutung, da sie der cholinerg vermittelten Inhibition der Mikroglia entgegen wirken und so zur Über- und Langzeitaktivierung führen, die die Neurodegeneration verstärkt (van Gool et al. 2010).

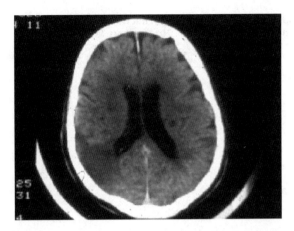

Abb. 3.2: Ischämischer Infarkt rechts parietookzipital bei einer 83-jährigen Patientin. Die alleinlebende Patientin wurde wegen eines Delirs auf eine psychiatrische Station aufgenommen; fokale neurologische Symptome bestanden nicht (mit freundlicher Genehmigung von Herrn Prof. Dr. F. Hentschel, Zentralinstitut für Seelische Gesundheit, Mannheim).

Tab. 3.1: Pathophysiologische Mechanismen mit potenzieller Relevanz für die Delirentstehung (Inouye et al. 2014b, Übers. WH)

	Vorliegende Daten	Review vorhanden
Neurotransmitter		
Acetylcholin	E, O	ja
Dopamin	E, O	ja
GABA	E, O	nein
Melatonin	E, O	ja
Tryptophan/Serotonin	O	ja
Glutamat	O	nein
(Nor-)Adrenalin	H	nein
Entzündungsmediatoren		nein
Interferon α/β	E	ja
Interleukin 6	O	ja
Interleukin 8	O	ja
Interleukin 10	O	nein
Tumornekrosefaktor α	H	ja
Interleukin 1β	H	ja
Prostaglandin E	H	ja

Tab. 3.1: Pathophysiologische Mechanismen mit potenzieller Relevanz für die Delirentstehung (Inouye et al. 2014b, Übers. WH) – Fortsetzung

	Vorliegende Daten	Review vorhanden
Physiologische Stressoren		nein
Cortisol	O	nein
S100 β	O	nein
Neopterin	O	nein
Hypoxie	O	nein
Metabolische Faktoren		nein
Laktatazidose	E, O	nein
Hypo-/Hyperglykämie	O	nein
IGF 1	O	ja
Hyperkapnie	H	ja
Elektrolytstörungen		nein
Natrium, Kalzium, Magnesium	E, O	nein
Genetische Faktoren		
Apolipoprotein E	O	ja
Glucocorticoid-Rezeptor	O	nein
Dopamin-Transporter/-Rezeptor	O	ja
Toll-like-Rezeptor 4	H	nein

Legende:
E (»experimental«):   Es liegen Daten aus Studien am Menschen vor
O (»observational«):   Es liegen Beobachtungen am Menschen vor
H (»hypothetical«):   Studienergebnisse beim Menschen liegen bisher nicht vor

Es liegt auf der Hand, dass sich die referierten pathophysiologischen Mechanismen nicht gegenseitig ausschließen, sondern in vielfältiger Weise miteinander in Wechselwirkung treten können. So kann einem Defizit des Neurotransmitters Acetylcholin neben verschiedenen anderen Ursachen (insb. Medikamente) auch ein Sauerstoffmangel oder eine Hypoglykämie zu Grunde liegen (Trzepacz und Meagher 2005). Ebenso kann die Aktivierung von Zytokinen Einfluss auf verschiedene Neurotransmitter haben (van Gool et al. 2010).

Bei den meist multimorbiden alten Menschen kommen in der Regel mehrere ursächliche bzw. auslösende Krankheiten zur Geltung. Ein Beispiel wäre etwa ein 87-jähriger Patient, bei dem es bei einer Pneumonie mit erniedrigter Sauerstoffversorgung des Organismus zu einer Verminderung des oxidativen Hirnstoffwechsels kommt und eine Aktivierung des Zytokinsystems infolge des entzündlichen

Geschehens sowie eine Störung des Flüssigkeitshaushalts durch mangelndes Trinken als weitere schädigende Faktoren relevant sind. Zudem ist in solchen Fällen aufgrund des physiologischen Alterungsprozesses (insbesondere wegen einer altersabhängig reduzierten zerebralen cholinergen Reserve und einer durchlässigeren Blut-Hirn-Schranke) von einer erhöhten Vulnerabilität auszugehen.

Von geriatrischer Seite wurde jüngst darauf hingewiesen, dass sich die für Gebrechlichkeit (»Frailty«) bei Alterspatienten als bedeutsam erachteten Faktoren zu einem beachtlichen Teil mit den oben referierten pathophysiologischen Prozessen überlappen (AGS/NIA Delirium Conference Writing Group 2015).

Bei Delirien, die sich postoperativ bei alten Menschen manifestieren, kommen meist verschiedene Faktoren zusammen. Zum einen sind dies direkt mit der Operation verbundene Einflussgrößen, wie inhalative Anästhetika, perioperative Blutverluste, Blutdruckabfälle und Störungen der Hirndurchblutung. Zum anderen stellen postoperative Belastungen wie Schmerzen oder Stressfaktoren, Immobilisation, Sedierung und Entzündungsreaktionen wichtige Delirauslöser dar. Weiter können die Auswirkungen der zur Operation führenden Grunderkrankung, etwa eine Fraktur, akuter Blutverlust, die Folgen begleitender Infektionen, unerwünschte Wirkungen therapeutischer Maßnahmen (perioperativ eingesetzte Medikamente), durch die Verletzung ausgelöste Stress- und Schmerzbelastung, Tag-Nacht-Rhythmusstörungen und unter Umständen auch eine Entzugssymptomatik bei (nicht) vorbekannter Abhängigkeitserkrankung ursächlich sein. Nicht zuletzt begünstigt eine Vorschädigung des Gehirns, z. B. bedingt durch einen bisher vielleicht noch nicht klinisch manifesten demenziellen Abbauprozess oder einen bislang kompensierten früher erlittenen Schlaganfall, ein delirantes Syndrom im perioperativen Kontext.

Intensivmedizinische Behandlungen lösen in ähnlicher Weise oft multifaktoriell Delirien aus. Neben den zur Intensivtherapie führenden Akuterkrankungen (systemische Infektionen, Hypoxämien und kardiale Rhythmusstörungen) sind es hier eine Vielzahl von Umgebungsfaktoren, z. B. Schmerzen, Schlafmangel, Ängste und Medikationseinflüsse – nicht zuletzt die durch die Analgosedierung verhinderte Reorientierungsleistung –, die ein Delirsyndrom auslösen oder aufrechterhalten.

Man geht davon aus, dass sich ein Delir grundsätzlich bei jedem Menschen entwickeln kann. Allerdings bedarf es bei einem nicht vorgeschädigten Gehirn ausgeprägter pathogener Einwirkungen, wie z. B. einer Sepsis mit assoziierter Enzephalopathie (Young 2013, Axer et al. 2014). Historische Beispiele hierfür finden sich bei Karl Bonhoeffer, der vor 100 Jahren den »akuten exogenen Reaktionstyp« definierte. Er beschrieb akut auftretende psychopathologische Bilder, die sich im Verlauf schwerer somatischer Erkrankungen – z. B. Lobärpneumonie oder Wochenbettfieber – entwickelt hatten und die sowohl nach seiner als auch nach der heutigen Klassifikation in der Mehrzahl als Delirien bezeichnet werden können. Auch wenn dies aus der Publikation von Bonhoeffer nicht genau hervorgeht, ist unter Berücksichtigung einer damals im Vergleich zu heute gänzlich anderen demografischen Situation davon auszugehen, dass die beschriebenen Krankheitsfälle überwiegend jüngere bis dato gesunde Personen betrafen (▶ Tab. 3.2).

Tab. 3.2: Grunderkrankungen bei 96 Patienten mit exogenen Reaktionstypen (Bonhoeffer 1917)

Krankheitsbild	Zahl der Fälle
Infektionen	36
• Wochenbettfieber	8
• Pneumonie	7
• Sepsis	5
• Erysipel	4
• Tuberkulose	4
• Sonstige	8
Nephritis	18
Herzfehler (Vitium cordis)	12
Eklampsie	5
M. Basedow	4
Arteriosklerose	4
Sonstige	17

Andererseits können bei fortgeschrittener zerebraler Schädigung, wie bei hochbetagten Demenzkranken häufig der Fall, bereits relativ geringe Einwirkungen, wie ein Harnwegsinfekt oder eine mäßige Dehydratation, ebenfalls ein Delir zum Ausbruch bringen. Diese umgekehrte Proportionalität zwischen (nicht) bestehender Vorschädigung des Gehirns und Ausprägung aktuell einwirkender pathogener Einflüsse wird in dem von Sharon Inouye formulierten Schwellenkonzept des Delirs (synonym Vulnerabilitätskonzept) beschrieben (▶ Abb. 3.3).

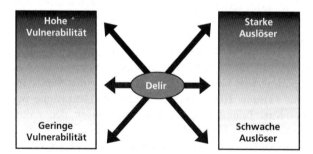

Abb. 3.3: Vulnerabilitätshypothese/Schwellenkonzept zur Delirentstehung nach Inouye. Bei hoher Vulnerabilität (Delirschwelle niedrig) genügt ein schwacher Auslöser, um ein manifestes Delir auszulösen, während bei niedriger Vulnerabilität (Delirschwelle hoch) eine starke Noxe auftreten muss oder aber eine Kombination von Noxen (aus: Hüfner und Sperner-Unterweger 2014, S. 431; n. Inouye et al. 2014b; Abdruck mit freundlicher Genehmigung von Springer Medizin)

Daraus folgt, dass im individuellen Fall zu prüfen ist, welchen Beitrag eine vorbestehende erhöhte Vulnerabilität (oder erniedrigte Delirschwelle infolge sog. »predisposing factors« – begünstigender Faktoren) zur Manifestation eines Delirs leistet und welchen Einfluss akut einwirkende schädigende Faktoren haben (»precipitating factors« – Auslöser). Dieser für die klinische Diagnostik hoch bedeutsame Aspekt wird in Kapitel 4.1 nochmals aufgegriffen.

Das Schwellenkonzept darf nicht so verstanden werden, dass die Manifestation eines Delirs dem »Alles oder Nichts«-Prinzip folgen würde. Es liegen zahlreiche Studien vor, wonach bei Alterspatienten auch subsyndromale Delirien mit signifikanter Häufigkeit auftreten. Darunter versteht man Zustandsbilder, bei denen einzelne Delirsymptome erkennbar sind, ohne dass die Kriterien für die Diagnose »Delir« vollständig erfüllt sind. Subsyndromale Delirien sind deshalb klinisch relevant, weil sie ein Zwischenstadium bei der Entwicklung zum Vollbild des Syndroms sein können (aber nicht müssen) und weil auch sie mit einer ungünstigeren Prognose z. B. hinsichtlich der Wahrscheinlichkeit von Pflegebedürftigkeit und verkürzter Überlebenszeit verbunden sind im Vergleich zu alten Menschen, bei denen keine auf ein Delir hindeutende Symptome feststellbar waren (Cole et al. 2013).

Abbildung 3.4 greift – in vereinfachter bzw. leicht ergänzter Form – Delirmodelle aus der neueren Literatur auf, die auch unter didaktischem Aspekt geeignet erscheinen, die Pathogenese des Syndroms in wesentlichen Punkten zu erläutern. Das Gehirn ist Schädigungen ausgesetzt, die aus akuten Erkrankungen bzw. der Exposition gegenüber bestimmten Stoffen (Medikamente, suchterzeugende Substanzen) resultieren. Neben diesen somatischen Faktoren sind aber noch weitere Einwirkungen – hier »Umweltfaktoren« genannt – zu beachten. Diese sind durchaus heterogen und reichen von dem Stress, den ein Umgebungswechsel für einen, oft geschwächten, Alterspatienten zur Folge haben kann (v. a. wenn Beeinträchtigungen in Bezug auf Kognition oder Sensorik bestehen) über – oft durch Außeneinwirkungen verstärkte – Störungen des Schlaf-Wach-Rhythmus bis hin zu der psychophysischen Belastung durch Schmerzen. Über welche Mechanismen diese ungünstigen Wirkfaktoren ein Delir begünstigen, ist bislang nicht hinreichend geklärt. Mutmaßlich spielen hier neurohumorale Stressreaktionen eine wesentliche Rolle.

Die auslösenden Faktoren (akute somatische Erkrankungen einschließlich operative Eingriffe, Medikamente, Stress/Umweltfaktoren) treten in Interaktion mit den vorbestehenden prädisponierenden Faktoren (Alterung des Gehirns bzw. des Gesamtorganismus, Gebrechlichkeit, Hirn- und Allgemeinerkrankungen) und bringen damit die am Anfang des Kapitels referierten pathophysiologischen Prozesse – einzeln oder in Kombination – in Gang.

Die physiologische Hirnalterung bzw. altersassoziierte neurodegenerative Prozesse erhöhen die Anfälligkeit gegenüber den auslösenden Faktoren. Mit zunehmender Schwere der auf das Zielorgan Gehirn einwirkenden ursächlichen und begünstigenden Faktoren steigt die Wahrscheinlichkeit, dass sich die referierten pathophysiologischen Prozesse manifestieren und es zum Ausbruch des psychopathologisch definierten Delirsyndroms kommt. Nach diesem Modell sind es neben Neurotransmitterstörungen (z. B. einer cholinerg-dopaminergen Dysbalance) und Dysfunktionen der Nervenzellen bzw. der synaptischen Transmission auch

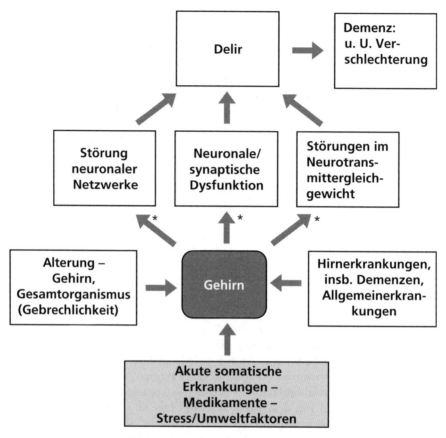

Abb. 3.4: Pathophysiologie des Delirs in Interaktion mit Alterungsprozessen und Vorerkrankungen (ergänzt nach Hughes et al. 2012; van Gool et al. 2010) Die Sternchen stehen für die am Anfang des Kapitels 3.1.1 besprochenen pathophysiologischen Mechanismen.

Störungen der für eine intakte Hirnfunktion essenziellen neuronalen Netzwerke, die zur Manifestation der Delirsymptomatik führen.

Zahlreiche empirische Befunde deuten darauf hin, dass bei Demenzkranken nach durchgemachtem Delir eine anhaltende Beeinträchtigung sowohl der Kognition als auch anderer, prognostisch relevanter Größen feststellbar sein kann (Witlox et al. 2010; Gross et al. 2012). Dies geht exemplarisch aus den Daten einer in den USA durchgeführten Verlaufsstudie bei einer großen Kohorte von Patienten mit Alzheimer-Demenz hervor (▶ Tab. 3.3). Die in Abbildung 3.4 genannte mögliche Verschlechterung einer Demenz in der Folge eines Delirs liefert somit ein Indiz dafür, dass die zu Grunde liegenden pathophysiologischen Prozesse über die psychopathologische Symptomatik hinaus mit einer potenziell dauerhafte Schädigungen hervorrufenden zerebralen Funktionsstörung verbunden sein können. Entsprechende Schädigungen könnten z. B. durch eine beschleunigte Neurodegeneration, bedingt durch überaktivierte Mikroglia oder anticholinerge Einwirkungen, zustande kommen (van Gool et al. 2010). Erwähnung verdient in diesem Kontext die Untersuchung einer epidemiologisch definierten Kohorte unter Einbeziehung neuropathologischer Befunde, die die pathogenetische Bedeutung des Delirs für die Neumanifestation bzw. Verschlechterung einer Demenz eindrucksvoll belegt (Davis et al. 2012).

Tab. 3.3: Ein-Jahres-Verläufe bei 771 Alzheimer-Patienten, abhängig von stationärer Behandlungsbedürftigkeit und Manifestation eines Delirs (Fong et al. 2012)

	Stationäre Behandlung, Delir	Stationäre Behandlung, kein Delir	Keine stationäre Behandlung
Zahl der Patienten	194	173	404
Verstorben (%)	15	9	2
Aufnahme in Institution (%)	43	29	4
Verstärkte kognitive Beeinträchtigung (%)	41	23	26
Unerwünschte Ereignisse (%)	77	55	32

3.1.2 Grunderkrankungen

Es lassen sich vier Gruppen von Grunderkrankungen identifizieren, in denen sich das ganze Spektrum möglicher Delirursachen wiederfindet: *Hirnerkrankungen, Allgemeinerkrankungen, Toxische Ursachen* (eingeschlossen dabei UAW = unerwünschte Arzneimittelwirkungen) und *Substanzentzug.* Bei detaillierter Betrachtung, welche Zustandsbilder ursächlich oder auslösend für ein Delir sein können, kann eine nahezu unübersehbare Vielzahl von Krankheitsbildern genannt werden. In einem Lehrbuchartikel zweier renommierter Autoren werden unter dem Stichwort »ausgewählte Ätiologien« neben ca. 70 potenziell ursächlichen Medikamenten etwa 60 einzelne bzw. Gruppen von Erkrankungen genannt (▶ Tab. 3.4).

Tab. 3.4: Delir – ausgewählte Ursachen (leicht modifiziert und ergänzt n. Trzepacz und Meagher 2005)

Intrakranielle Infektionen	Systemische Infektionen
• Meningitis • Enzephalitis • Hirnabszess • Neurosyphilis, HIV-Enzephalopathie	• Sepsis bei bakteriellen Infektionen • Andere bakterielle Infektionen (Lunge Atem-/Harnwege, Abszesse, Phlegmonen etc.) • Andere Infektionen (Viren, Pilze, Protozoen)

Tab. 3.4: Delir – ausgewählte Ursachen (leicht modifiziert und ergänzt n. Trzepacz und Meagher 2005) – Fortsetzung

Zerebrovaskuläre Erkrankungen	Andere Hirnerkrankungen
• Schlaganfall, zerebrale Ischämien • Transitorisch ischämische Attacken (TIA) • Intrakranielle Blutungen (intrazerebral, subarachnoidal, subdural) • Hypertensive Enzephalopathie • Eklampsie	• Hirntumoren (primär, metastasierend) • Schädel-Hirn-Trauma • Anfallsleiden • Immunvermittelte Enzephalopathien • Hirnödem • Zerebrale Vaskulitis

Metabolisch-hormonelle Erkrankungen (I)	Metabolisch-hormonelle Erkrankungen (II)
• Hypo-/Hypernatriämie • Gestörter Flüssigkeitshaushalt (Exsikkose/Überwässerung) • Hypo-/Hyperkalzämie • Hypo-/Hyperkaliämie • Hypo-/Hypermagnesiämie • Hypophosphatämie • Andere (Porphyrie, Karzinoidsyndrom)	• Hypo-/Hyperglykämie • Hypo-/Hyperthyreose • Hypophyseninsuffizienz • Ausgeprägte Nieren-/Leberinsuffizienz • Malnutrition/Hypalbuminämie • Vitaminmangelzustände (z. B. B1, B12)

Weitere internistische Erkrankungen	Verschiedene Erkrankungen
• Herzinsuffizienz • Herzinfarkt • Endokarditis • Ateminsuffizienz • Chronisch obstruktive Atemwegserkrankung (COPD) • Lungenembolie • Ausgeprägte Anämien • Autoimmunerkrankungen (z. B. systemischer Lupus erythematodes)	• Postoperative Komplikationen • Malignes neuroleptisches/Serotonin-Syndrom • Maligne Hyperthermie, Hitzschlag • Paraneoplastische Erkrankungen • Transplantationsmedizin: Abstoßungsreaktion • Fettembolie • Disseminierte intravasale Gerinnung

Substanzbedingte Delirien	Entzugsdelirien
• Alkohol • Sedativa/Hypnotika • Opioide • Psychostimulanzien und andere Drogen • Intoxikationen (Lithium, Digitalis, Theophyllin u. a.) • Unerwünschte Arzneimittelwirkungen und -wechselwirkungen (▶ Tab. 3.5)	• Alkohol • Sedativa/Hypnotika • Opioide (selten)

Dass so viele und unterschiedliche körperliche Leiden einem Delir zu Grunde liegen können, verwundert angesichts der Vielfalt der oben genannten pathophysiologischen Faktoren nicht. Letztendlich kommen – neben einer großen Zahl primärer Hirnerkrankungen – alle anderen körperlichen Krankheitsprozesse in Betracht, sofern sie das Potenzial haben, sekundär auf die Hirnfunktion einzuwirken, sei es über Störungen der Durchblutung oder der Sauerstoffversorgung der Neurone, durch Veränderungen des Stoffwechsels, entzündliche oder verschiedene andere Prozesse. Auch bei peripheren, also außerhalb des Gehirns ablaufenden, Erkrankungen könnte – so das Konzept einer schottischen Arbeitsgruppe um A. Mac-Lullich – eine überschießende Stressreaktion des Organismus von ursächlicher Bedeutung für die Entstehung von Delirien sein (MacLullich et al. 2013).

Unter Bezugnahme auf das weit über die Grenzen eines Fachgebiets hinausreichende Spektrum möglicher Grunderkrankungen erscheint der Hinweis wichtig, dass bei einem Delir neben vielen häufigen Leiden auch immer wieder seltene, nicht vordiagnostizierte und dem untersuchenden Arzt u.U. weniger vertraute Krankheitsbilder als Ursachen in Betracht gezogen werden müssen (Inouye et al. 2014b). Beispielhaft hierfür sei auf Kasuistik 3.1 verwiesen.

Kasuistik 3.1

68-jähriger Patient mit kleinzelligem Bronchialkarzinom unter Chemotherapie (Carboplatin/Etoposid), Übernahme aus einer internistischen Klinik wegen Weglaufgefährdung

Klinisches Bild: Hyperaktives Delir, einhergehend mit lebhaften optischen Halluzinationen

Aufnahmelabor: Hyponatriämie: 114 mmol/l

Klinische Diagnose: Schwartz-Bartter-Syndrom (Syndrom der inadäquaten ADH-Sekretion, aufgetreten im Rahmen der Tumorerkrankung)

Therapie und Verlauf: Neuroleptische Therapie mit Haloperidol für einige Tage, Beschränkung der Flüssigkeitszufuhr. Nach Rückbildung des Delirs Rückverlegung in internistische Klinik

Es wurde bereits erwähnt, dass eine kombinierte Verursachung durch mehrere Erkrankungen vor allem bei hochaltrigen und gebrechlichen Patienten eher die Regel denn die Ausnahme sein dürfte. Dies spiegelt sich in Daten aus einer gerontopsychiatrischen Abteilung eines deutschen psychiatrischen Fachkrankenhauses wieder (Heckelmann 2004; ▶ Tab. 4.9). In dieser Studie waren bei deliranten Alterspatienten im Mittel 2,77 somatische Grunderkrankungen nachweisbar. In Anbetracht der bei diesen Patienten regelhaft gegebenen Multimorbidität ist es im Einzelfall oft nicht möglich, exakt den Stellenwert zu bestimmen, den die einzelne Erkrankung in Bezug auf die Delirmanifestation hat. Dieser diagnostisch relevante Aspekt wird in Kapitel 4 nochmals aufgegriffen.

Hirnerkrankungen

Hirnerkrankungen stellen eine gut nachvollziehbare, direkte und häufig alleinige oder vorherrschende Ursache eines Delirs dar. Dies gilt insbesondere, wenn sie plötzlich auftreten und zu einer dauerhaften Substratunterversorgung und zum Nervenzellverlust führen wie z. B. bei zerebralen Ischämien oder Hirnblutungen. Doch auch Subduralhämatome, Schädel-Hirn-Traumata und Tumore der Hirnsubstanz führen über eine Hirnschwellung und Mittellinienverlagerung zu deliranten Symptomen. Meningo-Enzephalitiden, insbesondere die Virusenzephalitis, können ebenso zum Delir führen. Auch bei Epilepsieerkrankungen sind Delirsyndrome häufig, sie treten nach einem Anfall, während der postiktalen Phase auf. Ebenso kann sich ein komplex-fokaler Anfall in Form eines deliranten Syndroms äußern und von diesem kaum unterscheidbar sein. Neurodegenerative Erkrankungen wie Alzheimer-Demenz, M. Parkinson etc. weisen eine hohe Vulnerabilität auf und es entwickeln sich z. B. infolge stimulierender medikamentöser, dopaminagonistischer Behandlung häufig Delirien. Im neurologischen Kontext wird das Delir häufig als akute Enzephalopathie bezeichnet, z. T. als sekundäre Folge der primären Hirnschädigung auch nicht als eigene Krankheitsentität wahrgenommen. Gerade bei der primären Hirnschädigung ist es aber wesentlich, auf die im Verlauf auftretenden, delirverstärkenden oder -erhaltenden Komplikationen (wie Infekte oder Elektrolytstörungen) zu achten und nicht in die Falle zu geraten, die fluktuierende kognitive Symptomatik einzig der Hirnschädigung zuzuschreiben (▶ Kap. 4.3).

Allgemeinerkrankungen

Allgemeinerkrankungen, d. h. primär nicht das Gehirn betreffende Erkrankungen, sind dann als Ursachen für ein Delir in Betracht zu ziehen, wenn sie – vermittelt über die oben dargestellten pathophysiologischen Mechanismen – eine zerebrale Dysfunktion hervorrufen. Dies kann beispielsweise der Fall sein bei Herz-Kreislauf- und Lungenerkrankungen, hormonellen und Stoffwechselstörungen (Leber-, Niereninsuffizienz, Imbalancen des Wasser- und Elektrolythaushalts, diabetischen Dekompensationen) sowie bei Infektionen (▶ Tab. 3.4). Auf die diagnostischen und therapeutischen Herausforderungen, die aus dem breiten Spektrum ursächlicher bzw. auslösender Erkrankungen, mit denen Ärzte im Alltag der Versorgung deliranter Patienten konfrontiert sind, resultieren, wird in den Kapiteln 4 und 5 näher eingegangen.

Exogene Einwirkungen

Bei den *exogenen Einwirkungen* stehen bei alten Menschen *medikamentös-toxisch* verursachte Zustandsbilder im Vordergrund. Wegen ihres besonderen Schweregrades sei als Erstes auf *Intoxikationen* durch Medikamente oder Alkohol (Mono- und Mischintoxikationen) hingewiesen. Bei Medikamenten handelt es sich häufig um akzidentelle, d. h. nicht absichtlich herbeigeführte Intoxikationen durch Fehleinnahmen oder durch Wechselwirkungen der Substanzen. Dies gilt beispielsweise für akzidentelle Lithiumintoxikationen, die bei einer Kombination mit Pharmaka, die die Ausscheidung von Lithium über die Niere verzögern (Thiaziddiuretika, nichtsteroidale Antiphlogistika), auftreten können. Von hoher Relevanz für patienteninduzierte Überdosierungen sind kognitive Einschränkungen mit entsprechenden Konsequenzen (versehentliche Mehrfacheinnahmen, Verwechslung von Medikamenten, Applikation einer falschen Insulindosis etc.) sowie eine fehlerhafte Selbstmedikation.

Seltener, aber wegen der meist erheblichen vitalen Gefährdung klinisch hoch relevant sind vom Patienten herbeigeführte Überdosierungen, meist im Rahmen von Suizidversuchen. Dabei werden überwiegend Psychopharmaka benutzt, nicht selten in Kombination mit Alkohol. Da bezüglich der stattgehabten Intoxikation mitunter keine Informationen vorliegen, ist es wichtig, bei der Diagnostik deliranter Zustände immer auch an diese Möglichkeit zu denken, um toxikologisch relevante diagnostische und therapeutische Maßnahmen nicht zu versäumen (Zilker 2014).

In der Praxis kommt den *delirogenen Wirkungen von Medikamenten bei therapeutischer Anwendung* im Sinne unerwünschter Arzneimittelwirkungen (UAW) eine besondere Bedeutung zu. Nach neueren Literaturangaben sind bei 12–39 % der Delirpatienten unerwünschte Wirkungen von Medikamenten von ursächlicher Bedeutung. Medikamentöse Ursachen stellen danach mit Infektionen und Elektrolytstörungen die häufigsten ätiologisch relevanten Faktoren für Delirien bei Alterspatienten dar. Dabei ist häufig ein Zusammenwirken medikamentöser und anderer auslösender Faktoren festzustellen. Generell ist eine Polypharmazie, d. h. die Einnahme von fünf bis acht (und mehr) Medikamenten als bedeutsamer Risikofaktor für die Delirentwicklung zu beachten (Wehling 2012).

Tabelle 3.5 listet ausgewählte Medikamente auf, die unter Berücksichtigung der einschlägigen Spezialliteratur als delirogen in Betracht zu ziehen sind (Trzepacz und Meagher 2005; Hewer und Grohmann 2007; Hammann und Drewe 2010; Holt et al. 2011; Back et al. 2011; Wehling 2012; Wehling und Burkhardt 2013; Mattappalil und Mergenhagen 2014).

Tab. 3.5: Auswahl delirogener pharmakologischer Substanzen

Psychopharmaka	Anticholinergika/Antihistaminika
• Benzodiazepine (u. Analoga) • Trizyklische Antidepressiva (insb. bei starker anticholinerger Begleitwirkung: z. B. Amitriptylin, Doxepin, Trimipramin, Opipramol) • Seltener: andere Antidepressiva, z. B. SSRI (v. a. Paroxetin, Mirtazapin) • Antipsychotika (grundsätzlich alle; insb. bei starker anticholinerger Begleitwirkung: z. B. Chlorprothixen, Clozapin) • Stimmungsstabilisierer (Lithium, bestimmte Antikonvulsiva: s. dort)	• Urologika (u. a. Oxybutinin, Tolterodin) • Atropin, Scopolamin • Benztropin, Biperiden, Trihexyphenidyl • Histamin-1-Blocker (z. B. Clemastin, Doxylamin, Diphenhydramin) • Histamin-2-Blocker (z. B. Ranitidin) • Dimenhydrinat

Tab. 3.5: Auswahl delirogener pharmakologischer Substanzen – Fortsetzung

Antikonvulsiva	Antiparkinsonmedikamente
• Carbamazepin • Phenytoin • Valproat • Barbiturate • Neuere Substanzen (u. a. Levetiracetam, Pregabalin, Topiramat)	• L-Dopa • Dopaminagonisten (besonders delirogen) • COMT-Hemmer (Entacapon, Tolcapon) • Amantadin, Budipin • In der Parkinsontherapie verwendete Anticholinergika (s. dort)
Antiinfektiva (I)	**Antiinfektiva (II)**
• Gyrasehemmer • Penicilline • Cephalosporine • Makrolidantibiotika • Aminoglykoside • Trimethoprim/Sulfamethoxazol • Nitrofurantoin	• Aciclovir, Ganciclovir • Antimalariamittel • Tuberkulostatika (u. a. Ethambutol, Isoniazid, Rifampicin)
Herz-Kreislauf-Medikamente	**Analgetika**
• Digitalis • Betablocker • Antiarrhythmika (u. a. Chinidin, Lidocain) • Antihypertensiva (Clonidin, Nifedipin) • Diuretika (u. a. Furosemid)	• NSAR (nichtsteroidale Antirheumatika) • Opioide (dosisabhängig grundsätzlich alle; Pethidin besonders delirogen)
Verschiedene (I)	**Verschiedene (II)**
• Corticosteroide • Interferone • Ciclosporin • Colchicin • Zytostatika (u. a. Vincaalkaloide, Cisplatin)	• Theophyllin • Baclofen • Disulfiram • Cholinesterasehemmer, Memantine • Psychostimulanzien (u. a. Kokain, Amphetamine, Ephedrin)

Bei der Verwendung der Tabelle 3.5 ist Folgendes zu beachten:

• Angesichts der nahezu unübersehbaren Vielzahl potenziell in Betracht kommender Medikamente handelt es sich um eine Auswahl von Pharmaka, die aufgrund der Literatur und klinischer Erfahrungen als besonders relevant gelten.
• Die vorgenommene Unterteilung in verschiedene Gruppen erfolgte unter Berücksichtigung der üblicherweise relevanten Indikationen. Eine Unterteilung nach Wirkmechanismen wäre wegen häufig sich überlappender Effekte sehr viel schwieriger. Beispielsweise können anticholinerge Wirkungen bei Medikamenten der verschiedenen Gruppen relevant sein (neben Anticholinergika bei sehr vielen Psychopharmaka, bei bestimmten Opioiden, bei Corticosteroiden, Nifedipin u. a.m.).
• Medikamente können über teilweise bekannte pharmakologische Mechanismen unmittelbar delirogen sein, dies gilt z. B. für die große Zahl an Medikamenten

mit anticholinerger Begleitwirkung. Möglich sind aber auch mittelbare Effekte, wie z. B. der Fall bei einer durch Diuretika oder bestimmte Psychopharmaka (v. a. Serotonin-Wiederaufnahmehemmer) ausgelösten Hyponatriämie.

- In einigen Publikationen (z. B. Hammann und Drewe 2010) werden Medikamente hinsichtlich der Ausprägung ihrer delirogenen Effekte graduiert. Davon wird in Tabelle 3.5 Abstand genommen, da eine solche Aussage nach Meinung der Verfasser nach gegenwärtigem Stand des Wissens nicht hinreichend reliabel getroffen werden kann.
- Evidenzbasierte Aussagen zu den delirogenen Wirkungen von Medikamenten *in therapeutischen Dosen* sind bezogen auf viele Substanzen nicht mit hoher Zuverlässigkeit möglich (NICE: Clinical Guideline 103 Delirium). So werden z. B. in vielen Publikationen Digoxin und Corticosteroide als typische für die Auslösung eines Delirs in Betracht kommende Medikamente genannt. Folgt man aber den Ergebnissen eines systematischen Reviews von Clegg und Young (2011) kann dieser Zusammenhang nicht als bestätigt gelten. Ein Erklärungsansatz für diese Diskrepanz könnte darin liegen, dass das Delirrisiko unter diesen Medikamenten einem Dosis-Wirkungs-Zusammenhang folgt und dementsprechend abhängig von unterschiedlichen Anwendungsmodalitäten Delirien gehäuft beobachtet werden – oder auch nicht.
- Inkonsistenzen in der Auflistung sollen nicht verschwiegen werden: Es ist unbestritten, dass anticholinerge Mechanismen bei der Auslösung von Delirien von hoher Relevanz sind. Insofern stellt sich die Frage, wie delirogene Wirkungen der in der Tabelle aufgeführten antagonistischen Substanzen (Cholinesterasehemmer) erklärt werden können. Eine befriedigende neuropharmakologische Erklärung für diese klinisch gut belegten kasuistischen Beobachtungen existiert bisher nicht.

Substanzentzug

Schließlich sind auch bei älteren Menschen *Delirien bei Entzug bestimmter pharmakologisch wirksamer Substanzen* als relevante Subgruppe zu beachten. Neben Alkohol spielen hier Benzodiazepine und ihre Analoga die wesentliche Rolle. In seltenen Fällen kann es auch bei plötzlichem Weglassen von Opioiden zu deliranten Bildern kommen. In Kapitel 6 wird detailliert auf die durch Alkohol und Benzodiazepine verursachten Delirien eingegangen.

3.2 Risikofaktoren für ein Delir im Alter

Christine Thomas

Den Risikofaktoren für ein Delir kommt insofern eine große Bedeutung zu, dass sie auf der einen Seite die Möglichkeit eröffnen, Patienten zu identifizieren, bei denen ein ungünstiger Verlauf einer Akuterkrankung zu befürchten ist. Andererseits ermöglichen sie eine Prophylaxe des Auftretens eines deliranten Zustandes. Hierfür müssen Risikofaktoren, die nicht beeinflussbar sind (wie z. B. das Lebensalter, vorbestehende zerebrale Schädigungen und Komorbiditäten), von solchen unterschieden werden, die beeinflusst werden können. Diese modifizierbaren Risikofaktoren sollten vor möglicherweise delirauslösenden Interventionen, wie z. B. planbaren Operationen, angegangen und möglichst reduziert werden. Auch besteht die Möglichkeit für Patienten, das individuelle Risiko für ein Delir zu reduzieren und so eine primäre Delirprophylaxe zu betreiben. Für die Delirprävention im klinischen Kontext (▶ Kap. 7) ist ein Risikoscreening unerlässlich. Für diese klinische Aufgabe, die ein Qualitätsmerkmal der Behandlung älterer Menschen im Krankenhaus darstellt, ist die genaue Kenntnis der einzelnen Risikofaktoren von großem Vorteil. Für eine effiziente und ökonomische Risikoreduktion sollte zudem das Ausmaß des Delirrisikos mit in Betracht gezogen werden. Im Folgenden werden die einzelnen Risikofaktoren sowie deren pathophysiologischer Hintergrund erläutert.

3.2.1 Höheres Lebensalter

Obgleich in kaum einer Studie explizit untersucht wurde, in wie weit das Alter per se und unabhängig von altersassoziierten Variablen wie einem schlechten Gesundheitszustand einen delirprädisponierenden Risikofaktor darstellt, erscheint die Korrelation zwischen der Zunahme des Lebensalters und einer steigenden Delirprävalenz sowohl in Studien mit epidemiologischem als auch mit klinisch-stationärem Fokus naheliegend (Lorenzl et al. 2012). Erklärbar ist dieser Zusammenhang vor allem durch die Kumulation normaler altersbedingter Veränderungen sowohl auf physischer als auch auf psychischer Ebene, die eine Störung des homöostatischen Gleichgewichts begünstigen. Diverse Alterungsprozesse im Gehirn etwa führen zu einer sukzessiven Reduktion der funktionellen Reservekapazität, die so frühzeitiger als in jüngeren Lebensjahren klinisch messbare neurologische Ausfälle nach sich zieht. Mit steigendem Alter verringert sich nicht nur die Akkommodations- und Erholungsfähigkeit von physiologischen Verletzungen, auch Belastungen in Bezug auf die zerebrale Funktionalität (z. B. Schlafentzug) sind für Ältere weniger gut zu kompensieren und können so eine delirante Entwicklung begünstigen. Parallel zu diesen normalen altersassoziierten Prozessen entwickeln sich mit zunehmendem Alter häufig auch pathologische Veränderungen. Hierzu zählen beispielsweise eine höhere Multimorbidität, die wiederum eine Vielfachmedikation bedingen kann, sowie eine zunehmende Prävalenz neurodegenerativer und vaskulärer Erkrankungen (z. B. Demenzerkrankungen). Auch auf psychosozialer Ebene sind Ältere vielfach von plötzlich eintretenden verlustassoziierten Veränderungen im sozialen und räumlichen Umfeld betroffen (z. B. das Versterben des Ehepartners bzw. akute Krankenhausaufenthalte), die ihre Anpassungsfähigkeit zusätzlich herabsetzen (Ding-Greiner et al. 2008). Vor allem in ihrem Zusammenwirken können die beschriebenen altersassoziierten Faktoren dazu führen, dass durch die Abnahme eigener Ressourcen bei gleichzeitiger Zunahme individueller Vulnerabilität mit steigendem Alter geringere exogene und endogene Störfaktoren ausreichen, um eine delirante Entwicklung auszulösen.

3.2.2 Neurodegenerative Erkrankungen – Demenzen

Auf den engen Zusammenhang zwischen Delir und Demenzerkrankungen sowie anderen zerebralen Erkrankungen wurde in Kapitel 3.1 schon eingegangen. Alle Demenzen erhöhen das Risiko für ein Delir erheblich. Die Gründe sind vielfältig und zum Teil von den unterschiedlichen Demenzformen abhängig. Bei den neurodegenerativen Demenzformen wie Alzheimer-Demenz, aber auch beim Morbus Parkinson, den Multisystematrophien (z. B. progressive supranukleäre Parese), der Jacob-Creutzfeldt-Erkrankung und der Lewy-Körperchen-Demenz liegen sie zum einen in der frühen Degeneration der Neuronen des Nucleus Basalis (Meynert) und medialen Septums im basalen Vorderhirn, die die wesentlichen cholinergen Projektionen zum Kortex und zum Hippocampus aufweisen. Anders als beim physiologischen Altern, bei dem es durch eine relative Minderversorgung des hohen Energiebedarfs der cholinergen Zellen sowie durch eine partielle synaptische, dendritische und axonale Degeneration zu funktionellen Einbußen kommt, degenerieren bei den Demenzen die Zellkörper frühzeitig, was einen Abbau und Funktionsverlust der kortikalen cholinergen Innervation bedingt. Bei der Alzheimer-Demenz verursachen die Beta-Amyloid-Ablagerungen zusätzlich weitreichende Veränderungen der muskarinergen und nikotinergen Acetylcholin-Rezeptoren, trophische Signalstörungen sowie Veränderungen der Verfügbarkeit des Acetylcholins in der Synapse und verstärken den Nervenzellabbau durch Veränderungen des Zytoskeletts (Tauphosphorylierung) (Schliebs und Arendt 2011). Cholinesterasehemmer können die funktionellen Auswirkungen dieses Prozesses anfangs verlangsamen, den Nervenzelltod aber letztlich nicht verhindern. Wie oben dargestellt (▶ Abb. 3.1) stellt der Verlust der cholinergen Bahnen eine wesentliche Ursache der hohen Vulnerabilität der Demenzkranken für z. B. infektbedingte Delirien dar. Auch fehlt den Patienten eine angemessene Stressregulierungsmöglichkeit, sodass besonders stressbedingte Ursachen des Delirs im Verlauf der Demenzerkrankung immer wesentlicher werden.

Bei Hochaltrigen mit Gefäßrisikofaktoren und bei Patienten mit vaskulärer Enzephalopathie oder Hirninfarkten spielt eine Einschränkung der cholinergen Regulation der kortikalen Arteriolen eine zusätzliche Rolle (Schliebs und Arendt 2011).

Auch bei anderen Hirnerkrankungen, wie z. B. Schädel-Hirn-Traumata oder dem Wernicke-Korsakow-Syndrom, sind Degenerationen des frontobasalen cholinergen Nervenzellkomplexes nachgewiesen worden.

3.2.3 Psychiatrische Erkrankungen

Neben den Hirnerkrankungen erhöhen auch bestimmte psychiatrische Erkrankungen das Delirrisiko. Dies gilt zuallererst für die *substanzbedingten Erkrankungen*, insbesondere den schädlichen Gebrauch und die Abhängigkeit von Alkohol und Benzodiazepinen, seltener von anderen Drogen wie Kokain, Amphetaminen und Opioiden. Für den langjährigen Alkoholmissbrauch und die Alkoholabhängigkeit ist die neuronale Degeneration seit Langem beschrieben, wird die kortikale Atrophie regelhaft in der Bildgebung nachgewiesen. Die mehr-jährige Benzodiazepinabhängigkeit hat erhebliche kognitive und soziale Konse-quenzen und erhöht nach neuesten Studien das Risiko einer Alzheimer-Demenz (Billioti de Gage et al. 2014). Dabei steigt das Demenzrisiko auf fast das Doppelte (Odds ratio [OR] 1,80), wenn ein Benzodiazepin länger als drei Monate einge-nommen wird – umso mehr, je länger dessen Halbwertszeit ist. Darüber hinaus ist die Verleugnungstendenz bei diesen Erkrankungen sehr hoch, sodass im Kran-kenhaussetting häufig Informationsdefizite über die Komorbidität einer Abhän-gigkeit bestehen und Delirien durch das unwissentliche, abrupte Absetzen der Substanzen entstehen. Dies ist bei den Benzodiazepinen mit längerer Halbwertszeit (Tagessedativa, z. B. Diazepam und dessen Metaboliten, deren Halbwertszeit bei Älteren oft > 100 Std. betragen) besonders kritisch, da hier die zeitliche Latenz bis zum Auftreten von Symptomen zumeist mehrere Tage beträgt (eine vertiefte Dar-stellung des Delirs bei Abhängigkeitserkrankungen findet sich in Kapitel 6). Auch Opioide können in hoher Dosis und bei abruptem Absetzen ein Delirsyndrom begünstigen (Vella-Brincat und Macleod 2007).

Für *depressive Erkrankungen* ist ebenfalls ein erhöhtes Risiko beschrieben. Zum einen tragen hierzu depressionsbedingte kognitive Defizite bei, zum anderen weisen eine Vielzahl der Antidepressiva, v. a. ältere trizyklische Substanzen wie Amitrip-tylin, Imipramin und Desimipramin sowie Opipramol, starke anticholinerge Effekte auf. Stressbedingtes Hyperarousal und Cortisolerhöhungen sowie die aktuell diskutierte neuroinflammatorische Hypothese der schweren depressiven Episode, bei der eine Mikroglia-Aktivierung jüngst nachgewiesen wurde (Setiawan et al. 2015) könnten weitere Mechanismen sein.

Auch *Schlafstörungen*, insbesondere chronische Schlafdauerverkürzung, Re-duktion der Schlafeffizienz, aber auch akute Schlaf-Wach-Rhythmus-Störungen sind unabhängige Delirrisikofaktoren (▶ Abb. 3.5).

Nicht zuletzt wird das Risiko eines Delirs auch dadurch erhöht, dass der Patient bereits früher einmal ein Delir erlitten hat.

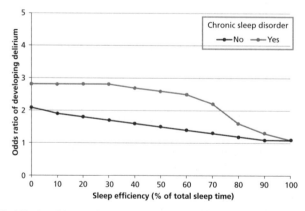

Abb. 3.5: Delirrisiko in Abhängigkeit von akuten und chronischen Schlafstörungen (nach Todd O., Thomas, C. und Kreisel S.: Poster auf der DGPPN Berlin, Nov. 2013)

3.2.4   Chronische Erkrankungen und Multimorbidität

Die Belastung durch chronische Erkrankungen und Erkrankungsfolgen summieren sich nach den neuesten Daten des Global Burden of Disease Surveys (Global Burden of Disease Study, 2013) auf ca. zwölf Jahre (»Years lived with Disability«) bei einer mittleren Lebenserwartung von 81 Jahren. Die ältere Bevölkerung weist dabei die meisten Krankheitsfolgen auf: 50 % der über 65-Jährigen weisen mehr als fünf, 65 % der über 80-Jährigen fünf bis neun Erkrankungen auf und 25 % hatten zehn und mehr Erkrankungen. Die Multimorbidität spielt daher in der alternden Gesellschaft eine große Rolle. Die fünf häufigsten Erkrankungen sind Herzerkrankungen, Durchblutungsstörungen des Gehirns, Atemwegsinfektionen, Rückenschmerzen und chronisch-obstruktive Lungenerkrankungen. Die Einschränkungen der Alltagsaktivität durch unterschiedliche Erkrankungen zeigt Abbildung 3.6. Eine Summe von mehr als fünf Erkrankungen gilt als erheblicher Risikofaktor für ein Delir. Insbesondere die Herzinsuffizienz mit ihren Volumenschwankungen und die COPD mit schwankender Sauerstoffversorgung gelten als große Vulnerabilitätsfaktoren. Ebenso kann eine chronische Anämie einen Risikofaktor darstellen. Nach einer neuen Metaanalyse ergibt sich das Hauptrisiko der Komorbidität aus der Schwere der einzelnen Erkrankungen und ihren Kombinationen (Ahmed et al. 2014).

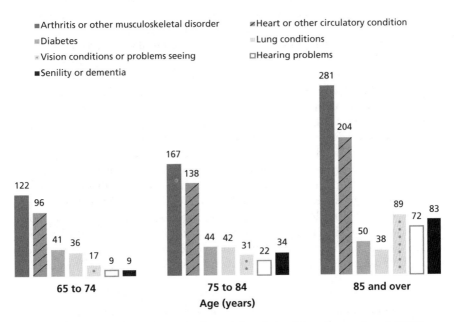

Abb. 3.6: Aktivitätseinschränkungen aufgrund chronischer Erkrankungen (pro 1.000 Bürger > 65 J.) (nach West et al. 2014, Zahlen des US-Health-Survey 2006/7 über nicht-institutionalisierte Bürger)

Multimorbidität bedingt in aller Regel auch die Notwendigkeit einer Vielzahl an Medikamenten (Polypharmazie), die ein eigenes Risiko in sich birgt. Nach Sharon Inouyes Ergebnissen sind es v. a. die Kombination aus Exsikkose (Dehydratation), Niereninsuffizienz und kognitiven sowie sensorischen Defiziten, die ein deutlich erhöhtes Delirrisiko ausmachen (Inouye 2000). Die oben zitierte Metaanalyse von Ahmed und Kollegen (2014) erkennt – neben Alter, Demenz (OR = 6.62; Konfidenzintervall [CI] 4.3–10.2) und den sensorischen Einschränkungen (OR = 1.89; CI 1.23–3.47) – vor allem Krankheitsschwere, Katheterisierung der Harnblase (OR = 3.93; CI 1.26–7.92) und Polypharmazie sowie Malnutrition als signifikante Delirrisikofaktoren.

3.2.5 Geriatrische Syndrome

Ein vor allem mit zunehmendem Alter vordringliches Thema ist auch die steigende Prävalenz meist *polymodaler sensorischer Einschränkungen*, bei denen mehrheitlich die Reduktion des Hör- und Sehvermögens im Vordergrund steht (Kruse 1994). Sensorische Einschränkungen gelten insofern als prädisponierender Risikofaktor für die Entwicklung eines Delirs, da sie vor allem bei Absenz kompensatorischer Hilfsmittel (z. B. Brille oder Hörgerät) dazu führen, dass Außenreize wie Farben und Geräusche organisch bedingt nicht oder nur noch bruchstückhaft, undeutlich oder auch verzerrt wahrgenommen werden können. Aufgrund der im Alter nachlassenden physiologischen und psychischen Anpassungsfähigkeit trägt die veränderte Reiz- und Informationsaufnahme des Organismus dazu bei, dass neben dem Wohlbefinden oftmals auch die situative, räumliche und zeitliche Orientierungsfähigkeit stark eingeschränkt wird. Darüber hinaus kann sie wesentlich dazu beitragen, dass Außenreize als »vieldeutig« fehlinterpretiert werden, und ebnet so den Weg in eine von Misstrauen und Angst geprägte Grundhaltung. Betroffene reagieren auf starke sensorische Einschränkungen nicht selten bereits nach kurzer Zeit mit Isolation, Regression und Inaktivität. Je länger eine solche Situation anhält, desto mehr mündet diese aufgrund des damit einhergehenden steigenden Reizsucheverhaltens in kognitive und Verhaltensauffälligkeiten, die auf eine Autostimulation des Gehirns zurückzuführen sind und so wesentlich eine delirante Entwicklung begünstigen. Motorische Folge dieser können Schaukelbewegungen bzw. Nesteln an der Kleidung sein, akustisch zeigt sich Autostimulation möglicherweise an ständigem Rufen oder dem Hören von Stimmen. Auf optischer Ebene resultieren daraus nicht selten illusionäre Verkennungen und kognitiv werden oftmals Störungen im normalen Denkablauf oder Konzentrationsschwäche auffällig (Höwler 2004).

Soziale Deprivation ist definiert »als Zustand geringsten sozialen Kontaktes bzw. größter Distanz sowie als Absonderung/Vereinzelung von Individuen« (Lauth und Viebahn 1987, S. 33). Die geringe Ausprägung sozialer Kontakte wird in diesem Zusammenhang als unzureichend empfunden und aufgrund der fehlenden sozialen und emotionalen Bedürfnisbefriedigung mit einem negativen Erleben besetzt (ebd.). Neben kritischen Lebensereignissen (z. B. dem Ausscheiden aus dem Berufsleben oder dem Versterben des Lebenspartners) können auch physische

Ursachen wie polymodale sensorische Einschränkungen, Demenzerkrankungen oder nachlassende körperliche Leistungsfähigkeit zu einem unerwünschten Mangel an Sozialkontakten führen (Dykstra et al. 2005). Je nach Veranlagung und gesundheitlicher Gesamtsituation reagiert der Betroffene auf einen solchen entweder mit starker Betriebsamkeit bis hin zu Aggression oder flüchtet sich in Antriebslosigkeit, die sich bis hin zur Apathie steigern kann (Härlin 1976). Je länger und ausgeprägter ein Mensch sozialer Deprivation ausgesetzt ist, desto mehr verfestigen sich pathogene Strukturen und Verhaltenstendenzen wie eine negative emotionale Befindlichkeit, die Entwicklung von geschlossenen und von außen schwer beeinflussbaren Erklärungsmustern sowie ein von sozialen Rückmeldungen unabhängiges Handeln, das oft in eine starre und stereotype Ausprägung mündet (Lauth und Viebahn 1987). Soziale Deprivation begünstigt darüber hinaus aufgrund verminderter Stimuli auch Symptome wie kognitive Ausfallerscheinungen, Unruhezustände, eine Abnahme des Orientierungsvermögens sowie Halluzinationen, die insbesondere in ihrem Zusammenspiel als prädisponierend gewertet werden können.

Soziale Deprivation ist nicht selten eng mit *Einschränkungen in der Mobilität* verbunden, bei der die körperliche Fähigkeit, »sich über kurze Strecken (ggf. mit Hilfsmitteln) selbständig fortzubewegen und selbständig Lageveränderungen des Körpers vorzunehmen« (DNQP 2014: 49) gemindert ist. Immobilität gilt hierbei als die stärkste Einschränkung der Lokomotion, die meist mit Bettlägerigkeit assoziiert ist (Steigele 2012) und vor allem im stationären Setting als prädisponierender Risikofaktor für ein Delir gilt: Der Mangel an Bewegung führt zu einer Verarmung an propriozeptiven Reizen und begünstigt aufgrund der daraus folgenden Entdifferenzierung und Nivellierung der Eigenwahrnehmung eine Störung des Körperschemas. Der Betroffene erfährt dadurch nicht nur eine Minderung der Wahrnehmung in Bezug auf seine Körperbewegung und -lage im Raum, sondern auch in Bezug auf die Lage seiner einzelnen Körperteile zueinander. Diese Fehlwahrnehmung wird vor allem durch weitere aus längerem Bewegungsmangel resultierende Folgen wie vegetative Instabilität, Gangunsicherheit, Blutdruckschwankungen, Schlaf- und Koordinationsstörungen sowie Konzentrations- und Orientierungsprobleme verstärkt (Thomé 2003). Auf psychischer Ebene führen Mobilitätseinschränkungen oftmals zu einer so negativen Beeinflussung des Selbstwertgefühls, dass sich die Betroffenen zunehmend isolieren und dadurch die Fähigkeit verlieren, ihre Umwelt wahrzunehmen und das Erlebte zu verarbeiten. Diese fehlenden geistigen Anregungen führen in Verbindung mit einer mangelnden Durchblutung des Gehirns zum Nachlassen von kognitiven und emotionalen Fähigkeiten und begünstigen so die Entwicklung von psychischen Alterationen wie Wahnvorstellungen (Zegelin 2005). Nicht selten führen so permanentes Liegen und »an die Decke starren« dazu, dass das deprivierte visuelle System irrelevanten Seheindrücken unangemessene Bedeutungen zuschreibt, die nicht der Realität entsprechen (z. B. Spinnen oder wackelnde Lampen), vom Betroffenen aber als bedrohlich und real erlebt werden (Bartoszek und Nydahl 2014).

Einschränkungen in den »Aktivitäten des täglichen Lebens« beziehen sich auf grundlegende funktionale Alltagsfähigkeiten wie Essen, Baden, Treppensteigen und Toilettennutzung, die eine Person an sich selbst umsetzt (Pfisterer und Oster

2007). Offenbart ein älterer Mensch bereits in diesen basalen Fähigkeiten einen größeren Hilfebedarf, so ist er meist auch in der selbstständigen Ausführung diverser Instrumental Activities of Daily Living (IADL) wie Telefonieren, der Haushaltsführung oder der Einnahme von Medikamenten eingeschränkt (Schuler und Oster 2008). Vor allem bei hohen Selbstständigkeitseinbußen und dem damit bedingten Wegfall tagesstrukturierender Aufgaben ziehen sich Ältere häufig zurück und verbringen den Tag überwiegend mit einem passiven Beschäftigungsverhalten (z. B. Fernsehen oder Schlafen) alleine in ihrer Wohnung. Da oft Dritte (z. B. Pflegedienste) den Großteil alltagsrelevanter Tätigkeiten komplett übernehmen, kann dies längerfristig zu einem unstrukturierten Tagesablauf mit Reizdeprivation und Monotonie bis hin zur Reduktion der Vigilanz (Wachheit) führen – mit weiteren Negativfolgen (etwa endokrine, vegetative, vaskuläre und sensorische Veränderungen), die die Gefahr einer deliranten Entwicklung erhöhen. Der ältere Mensch büßt dadurch zunehmend die Fähigkeit ein, schnell und zielgerichtet auf Erfordernisse der Umwelt zu reagieren und Funktionen wie Wachheit, Aufmerksamkeit, Reaktionsvermögen und Orientierung zu regulieren (Fischer 2002). Aufgrund der fehlenden Stimuli von außen (Reizdeprivation) kommt es – nach dem Prinzip des »use it or lose it« – neben dem Verlust von Körperkraft, Feinmotorik und sensorischer Kompetenz zu einer zunehmenden Deaktivierung neuronaler Netzwerke mit weiteren Funktionsverlusten (Rüegg 2007).

Die *Gebrechlichkeit (»Frailty«)* ist ein geriatrisches Syndrom, das hauptsächlich durch eine erhöhte Vulnerabilität gegenüber Stressoren gekennzeichnet ist. Sie entsteht durch reduzierte funktionelle Reserven in mehreren physiologischen Systemen, allen voran die Sarkopenie (Abbau der Muskelmasse). Ursächlich werden zum einen inflammatorische Prozesse mit erhöhten Plasmaspiegeln von C-reaktivem Protein, Interleukinen und Tumor Necrosis Factor sowie die Abnahme in verschiedenen Hormonachsen (Östrogene, Testosteron, Wachstumshormon und Cortison) angenommen und zum anderen eine reduzierte funktionelle Anpassungsfähigkeit. Auf dieser Grundlage kommt es zu vermehrten Stürzen, häufigeren und längeren Krankenhausaufenthalten sowie zu einer Mal- und Fehlnutrition mit Hypalbuminämie, die alle zusätzliche Risikofaktoren für ein Delir darstellen können (Ahmed et al. 2014).

Schmerzen sind häufig Ausdruck chronischer, altersassoziierter Veränderungen des muskulo-skelettalen Systems (Osteoporose, Polyarthritis, spinale Enge etc.). Schmerzbedingte Delirien können über inflammatorische wie auch stressvermittelte Mechanismen sowie die chronisch eingeschränkte Nierenfunktion unter einer längerfristigen Einnahme nicht-steroidaler Antiphlogistika vermittelt sein. Nicht zuletzt tragen Non-Opioid- und Opioid-Schmerzmittel zur Polypharmazie und zum Delirrisiko bei. Die Schmerzerkennung und -behandlung stellt vor allem bei hochbetagten und dementen Patienten sowie bei depressiv Erkrankten eine besondere Herausforderung dar. Sie bedarf einer eingehenden und angepassten Diagnostik. Während bei kognitiv Unbeeinträchtigten numerische Rating-Skalen bewährt sind, eignen sich bei Demenzpatienten eher Beobachtungsskalen wie z. B. die BESD (Beurteilung von Schmerzen bei Demenz) (Schuler 2014). Hier werden fünf Verhaltensparameter erfasst: Atmung, negative Lautäußerungen, Körperhaltung, Mimik und die Reaktion des Patienten auf Trost. Auf Beobachtung basiert auch die Doloplus-2-Skala, die insgesamt zehn Parameter abfragt und somatische, psychomotorische und psychosoziale Aspekte berücksichtigt.

3.2.6 Medikation und Polypharmazie

Die individuelle Medikation des Patienten stellt in vielen Fällen einen wesentlichen Risikofaktor für das Delir dar. Zum einen werden häufig für ältere Patienten potenziell inadäquate Medikamente verabreicht (siehe hier z. B. die PRISCUS-Liste), zum anderen entsteht durch die Kombination mehrerer Medikamente eine Summe von Neben- und Wechselwirkungen, die kaum mehr kontrollierbar ist. Für die Medikamente mit anticholinerger Nebenwirkung wurde das Konzept der anticholinergen Last als Gesamtbelastung mit anticholinergen Substanzen entwickelt. Auf dem Boden einer Experteneinschätzung der anticholinergen Nebenwirkungen einzelner Medikamente wurde eine entsprechende Liste (anticholinergic drug scale; Carnahan et al. 2006) erstellt, die eine Addition der anticholinergen Last ermöglicht.

Eine besondere Herausforderung stellt sich bei Patienten auf der Intensivstation, die Sedierungen erhalten. In den letzten Jahren häufen sich die Hinweise, dass eine ständige Sedierung (z. B. wegen einer Beatmungsnotwendigkeit) hinsichtlich der Delirrate ungünstig ist. Unklar bleibt jedoch, ob dies direkt auf eine delirogene Wirkung der Sedativa zurückzuführen ist oder mittelbar über die fehlende Reorientierungsmöglichkeit erfolgt. Gleichzeitig ist es jedoch schwierig, beim sedierten Patienten ein Delir zweifelsfrei zu erkennen (Devlin et al. 2013).

Kasuistik 3.2: Delirrisikofaktoren – multifaktorielles Delir

89-jährige adipöse Patientin:

- Z.n. rechtshemisphärischer Ischämie vor acht Jahren ohne kognitive Defizite mit linksseitiger, leichtgradiger Hemiparese und nachfolgender depressiver Episode
- Seit vier Jahren Hypakusis mit zwei Hörgeräten versorgt
- Makuladegeneration mit völliger Erblindung seit zwei Jahren
- In der Folge erneute depressive Episode, seitdem anhaltend depressiv
- Zunehmende Immobilität mit Inkontinenz
- Transurethraler Katheter seit sechs Wochen

Stationäre Aufnahme wegen bronchopulmonaler Infektion mit Temperaturanstieg bis 38,5 Grad.

Verlauf: Therapie mit Antibiotika über fünf Tage, hierunter Diarrhoe, Übelkeit, Erbrechen. Körperliche Schwäche und Bettlägerigkeit der Patientin. Ablehnung der Medikation durch die Patientin, dadurch Pausieren von (u. a.) Sertralin 100mg/die. Unzureichende Flüssigkeits- und Nahrungsaufnahme.

Nach 48 Std. dann Entwicklung von nächtlichen Unruhephasen mit zeitlicher, örtlicher und situativer Desorientierung. Tagsüber phasenweise hyperaktives Delir mit Fehlhandlungen.

Zusammenfassend sollen hier die wesentlichen Risikofaktoren aufgeführt und hinsichtlich ihrer Gefährdung bewertet werden: In ihrer klinischen Leitlinie zum Delir hat das National Institute for Health and Care Excellence (NICE) die fünf wesentlichen Risikofaktoren herausgehoben und hierfür das Ausmaß der Risikoerhöhung als Odds Ratio (OR) mit den dazu gehörenden Konfidenzintervallen (CI) angegeben. Dies sind im Einzelnen (NICE 2010):

- Alter über 65 Jahre (OR 3.03; 95 % CI 1.19–7.71)
- Demenz oder chronisches kognitives Defizit (OR 6.30; 95 % CI 2.89–13.74)
- Sensorische Einschränkungen (OR 1.70; 95 % CI 1.01–2.85)
- Erkrankungsschwere (OR 3.49; 95 % CI 1.48–8.23)
- Das Vorliegen einer Infektion (OR 2.96; 95 % CI 1.42–6.16)

Für das postoperative Delir (American Geriatrics Society Expert Panel on Postoperative Delirium 2015) wurden zusätzlich die funktionelle Abhängigkeit (OR 2.5; 95 % CI 1.2–5.2), Alkoholmissbrauch (OR 3.3; 95 % CI 1.4–8.3) und Elektrolytstörungen (Natrium, Kalium) und pathologische Glukosewerte (OR 3.4; CI 1.3–8.7) sowie thoraxchirurgische Eingriffe (OR 3.5; 95 % CI 1.6–7.4) und Aortenaneurysma-Operationen (OR 8.3; 95 % CI 3.6–19.4) benannt.

Daten aus einer deutschen Universitätsklinik zum postoperativen Delirrisiko auf der Intensivstation (ICU) ermittelten den Komorbiditätsindex (Charlson's comorbidity index [von 3.0 (1.5–4.0) vs. 2.0 (1.0–3.0) Punkten; P = 0.009]), einen niedrigen Mini-Mental-State-Examination-Score (MMSE, [27 (23–29) vs. 28 (27–30) points; P = 0.021], die Dauer des kardiopulmonalen Bypass (CPB [133 (112–163) vs. 119 (99–143) min; P = 0.004]) und das Vorliegen einer systemischen Entzündungsreaktion (25 [36.2 %] vs. 13 [8.9 %]; P = 0.001) als unabhängige Risikofaktoren für ein ICU-Delir (Guenther et al. 2013).

Insgesamt weist die geriatrische Klientel damit eine Vielzahl von unabhängigen und abhängigen Risikofaktoren auf. Diese ermöglichen zum einen ein Screening für eine effiziente Delirprävention (▶ Kap. 7), zum anderen zeigen sie aber auch die vielfältige Vulnerabilität der älteren Patienten auf (exemplarisch hierfür Kasuistik 3.2), die eine besondere Aufmerksamkeit und ärztliche wie pflegerische Fachkompetenz in der Betreuung nötig macht.

4 Diagnostik

4.1 Diagnostische Strategien

Walter Hewer, Hermann S. Füeßl

Die Diagnostik des Delirs findet grundsätzlich in *zwei Stufen* statt: Zunächst gilt es, das *Syndrom Delir* zu erkennen und von anderen psychopathologischen Syndromen abzugrenzen. Dieser diagnostische Schritt beinhaltet die Erfassung des psychopathologischen Befundes einschließlich entsprechender Zusatzverfahren (▸ Kap. 2 und 4.2). Ist das Syndrom Delir nachgewiesen bzw. steht es als Verdachtsdiagnose im Raum, muss zeitnah der Frage nach der *Ätiologie der dem Delir zugrunde liegenden Hirnfunktionsstörung* nachgegangen werden. Auf dieser diagnostischen Ebene stehen entsprechend die klinische internistisch-neurologische Diagnostik samt Zusatzdiagnostik im Mittelpunkt (▸ Kap. 4.3).

> **Stufen der Delirdiagnostik**
>
> 1. Syndromale Diagnostik
> 2. Ätiologische Diagnostik

Im Sinne einer *diagnostischen Strategie* sind weiterhin die nachfolgend besprochenen Aspekte zu beachten wegen ihrer mittelbaren oder unmittelbaren Bedeutung für das Delirmanagement bei älteren Menschen.

> **Diagnostische Strategien**
>
> - Erkennen von Notfällen – somatisch und/oder psychiatrisch
> - Beachten diagnostischer Fallgruben
> - Erfassen von Risikofaktoren – geriatrisches Assessment/Frühdiagnostik/Screening
> - Ätiologische Delirdiagnostik: Mono- versus Multimorbidität
> - Einschätzung der erforderlichen diagnostischen Ressourcen; individuell angepasster Einsatz apparativer Verfahren

Zunächst ist zu prüfen, ob eine *Notfallsituation* in somatischer und/oder psychiatrischer Hinsicht vorliegt. Deren Bedeutung für die Festlegung von Behandlungsprioritäten liegt auf der Hand (▶ Kap. 5). Dabei ist zu beachten, dass Delir-symptome nicht selten erste Hinweise auf lebensbedrohliche somatische Erkran-kungen darstellen (▶ Kasuistik 4.1). Deshalb ist eine Kontrolle der Vitalzeichen (Vigilanz, Puls, Blutdruck, Atmung, Körpertemperatur) unverzichtbar und es ist zu prüfen, ob notärztliche Maßnahmen erforderlich sind (Ellinger und Genzwürker 2011). Besonders hingewiesen sei auf die Messung der Körpertemperatur, wobei die rektale Messung am zuverlässigsten, bei unruhigen, akut verwirrten Patienten aber nicht immer einfach durchzuführen ist. Neben häufig bestehendem Fieber sind Hypothermien als (Mit-)Ursache von Delirien und potenziell lebensbedrohliche, andererseits aber gut behandelbare Zustandsbilder zu beachten (Brown et al. 2012; ▶ Kasuistik 4.2).

Ausgewählte Notfallsituationen bei Alterspatienten mit Delir

Somatische (bedingt durch Dynamik der Grunderkrankungen):

- *Vitalfunktionsstörungen:* (prä)komatöse Zustände, (drohendes) Herz-Kreis-laufversagen bei Blutdruckabfall, krisenhaft erhöhtem Blutdruck, brady- und tachykarden Herzrhythmusstörungen, schwerer Herzinsuffizienz, korona-ren Durchblutungsstörungen, (drohender) respiratorischer Insuffizienz; Hy-per-/Hypothermie
- *Bedrohliche Hirnerkrankungen:* z. B. ischämischer Insult, Subarachnoidal-blutung, Enzephalitis
- *Bedrohliche internistische Erkrankungen:* z. B. Herzrhythmusstörungen, dekompensierte Herzinsuffizienz, schwere Infektionen, Stoffwechselentglei-sungen, z. B. Hyper-/Hypoglykämie, Hyper-/Hyponatriämie
- *Intoxikationen, Entzugssyndrome mit schwerem Verlauf*

Psychiatrische (verhaltensbezogene):

- *Selbstgefährdungen:* z. B. Folge von Desorientierung, produktiv-psychoti-schem Erleben, eingeschränkter Kooperation
- *Fremdgefährdungen:* z. B. bei Desorientierung/produktiv-psychotischem Erleben (z. B. wahnhafter Personenverkennung), impulsiv-aggressivem Ver-halten

Kasuistik 4.1

- 64-jähriger Patient, Übernahme aus Innerer Medizin. Aufnahme dort we-gen Lithiumintoxikation und entgleistem Typ-2-Diabetes. Grund für Ver-legung in stationäre psychiatrische Behandlung: affektiver Mischzustand bei bekannter bipolarer Störung. Keine vorbestehende kognitive Beein-trächtigung.

- Tag 6: Manifestation eines Delirs (akut aufgetreten: Aufmerksamkeitsstörung, Desorientierung), ohne dass manifeste körperliche Symptome vom
  Patienten beklagt wurden. Klinischer Befund: Fieber > 39°C, Überlaufblase >
  1.000 ml.
- Unmittelbare Verlegung in Urologie. Körperliche und psychische Restitution
  nach antibiotischer Behandlung und Prostataresektion.
- Post hoc: Positive Blut- und Urinkultur (E. coli). Massiv erhöhtes Procalci-
  tonin mit 14 ng/ml (Norm < 0,5), auf Sepsis hinweisend.

Kommentar: Dieser Patient wurde primär wegen seiner bipolaren Störung behandelt. Bei Übernahme aus der Inneren Medizin bestand noch eine relevante
körperliche Beeinträchtigung nach Lithiumintoxikation und entgleistem Diabetes mellitus, die eine erhöhte Vulnerabilität für ein Delir bewirkt haben dürfte.
Ohne Vorboten entwickelte sich an Tag 6 ein Delir, welches zu einer körperlichen Nachuntersuchung des Patienten Anlass gab. Dabei ergaben sich ausgeprägte Auffälligkeiten und der Verdacht auf eine Urosepsis. Angesichts zu be-
fürchtender vital bedrohlicher Konsequenzen wurde der Patient unverzüglich in
die Urologie verlegt.

Epikrise: Dieser Fall zeigt beispielhaft auf, dass sich eine lebensbedrohliche
Erkrankung primär unter dem Bild eines Delirs manifestieren kann.

Kasuistik 4.2

89-jährige alleinlebende Patientin mit mutmaßlich bestehender Demenz. Zuweisung durch Notarzt eines Allgemeinkrankenhauses wegen »Apathie«

Wesentliche Befunde:

- Patientin deutlich vigilanzgemindert, verwahrlost, nicht explorierbar –
  typisches Bild eines hypoaktiven Delirs
- Akren kalt und zyanotisch, A. carotis schwach tastbar, Pulsfrequenz 52/
  Min., arrhythmisch, Blutdruck nicht messbar, *Rektaltemperatur 32,8° C*
- Druckschmerz linker Unterbauch, rektal: Blut am Fingerling

Verlauf: Verlegung in Innere Medizin wegen Hypothermie, Exsikkose, unklarer
abdomineller Situation

Bei deliranten Alterspatienten sind mögliche *diagnostische Fallgruben* sorgfältig
zu beachten. Sie resultieren im Wesentlichen aus den auch sonst bei alten
Menschen zu beachtenden Hindernissen bei der Diagnosestellung (z. B. im
Kontext von Multimorbidität und sensorischen Beeinträchtigungen), verstärkt
durch die Auswirkungen – häufig vorbestehender – kognitiver Einbußen und der
aktuell eingetretenen (sub)akuten Verschlechterung des körperlichen und psychischen Zustands.

Diagnostische Fallgruben

- Nichtberücksichtigen von Fluktuationen in der Symptomatik, damit Übersehen des Delirs
- Wenig prägnante, oligosymptomatische Präsentationen ursächlicher somatischer Erkrankungen (z. B. Herzinfarkt ohne präkordialen Schmerz, veränderte Schmerzwahrnehmung bei kognitiv beeinträchtigten Patienten)
- Eingeschränkte Untersuchbarkeit vieler Patienten (z. B. bei Abwehrverhalten, Immobilität, sensorischen Beeinträchtigungen)
- Unangemessene »Psychiatrisierung«, d. h. Fokussierung auf prägnante psychiatrische Symptome, und gleichzeitig Übersehen signifikanter/gravierender somatischer Befunde (▸ Kasuistik 4.3)
- Übersehen iatrogener Noxen, etwa infolge Polypharmazie (bei häufig lückenhafter Medikamentenanamnese, z. B. bei nicht berichteter Selbstmedikation)

An dieser Stelle sei ein Klassiker der geriatrischen Literatur aufgegriffen. Der britische Geriater Hodkinson beschrieb 1973 sehr eindrücklich, dass sich in vielen Fällen Erkrankungen bei älteren Menschen nicht unter den typischen Lehrbuchsymptomen manifestieren, sondern eher unspezifische Verschlechterungen des Gesundheitszustandes hervorrufen. Von den zahlreichen von ihm beschriebenen klinischen Zustandsbildern sei hier die akute Verschlechterung der Kognition (»confusional state«) als Leitsymptomatik z. B. bei akuten Infektionen oder bei Herzinsuffizienz zitiert.

Hodkinson weist darauf hin, dass diesen diagnostischen Schwierigkeiten durch eine sorgfältige Anamnese und klinische Befunderhebung und – darauf aufbauend – gezielter apparativer Diagnostik begegnet werden sollte. Diese uneingeschränkt sinnvolle Empfehlung stößt allerdings in der täglichen Praxis allzu oft auf Grenzen. Bei vielen Patienten kann die Vorgeschichte bestenfalls lückenhaft erhoben werden; sie selbst können krankheitsbedingt meist nur eingeschränkte Angaben machen und die Erhebung der Fremdanamnese gelingt nicht mangels Bezugspersonen oder weil die Patienten außerhalb regulärer Dienstzeiten zur Vorstellung kommen und entsprechende Informationen nicht verfügbar sind.

Sich ein Bild zu verschaffen bezüglich der in Kapitel 3.2 besprochenen *Risikofaktoren* für ein Delir ist aus zweierlei Gründen wichtig: Einerseits ist mit zunehmender Zahl und Ausprägung der Risikofaktoren von einer erhöhten Vulnerabilität hinsichtlich einer Delirmanifestation auszugehen (Konzept der Delirschwelle, ▸ Kap. 3). Hinzu kommt, dass Patienten insbesondere bei Vorliegen entsprechender Vorschädigungen einem deutlich erhöhten Risiko von Komplikationen unterliegen (▸ Kasten). Andererseits sind zahlreiche Risikofaktoren (▸ Kap. 3.2) in ihrer Ausprägung modifizierbar und damit unmittelbar präventiv und therapeutisch relevant (z. B. Beeinträchtigungen des Hörens und

Sehens, Polypharmazie, Schmerzen, Schlafentzug, irritierende Umgebungsfaktoren; ▸ Kap. 7).

Typische Komplikationen des Delirs beim alten Menschen (nach Potter und George 2006)

- Stürze
- Dekubitalulzera
- Nosokomiale Infektionen
- Vermindertes Funktionsniveau
- Inkontinenz
- Übersedierung
- Malnutrition

In diesem Kontext ist es auch grundsätzlich sinnvoll, ein *Assessment* hinsichtlich des Vorliegens typischer geriatrischer Syndrome (z. B. Sturzgefährdung, Malnutrition) durchzuführen, z. B. ein Assessment der Mobilität (Timed-up-and-go-Test) oder der Alltagsfähigkeiten (Barthel-Index) (Hien et al. 2013; Sommeregger 2013; Willkomm 2013). Angesichts der häufig nur sehr eingeschränkten Untersuchbarkeit deliranter Patienten gelingt es allerdings meist nicht – zumindest nicht zu Beginn der Behandlung – ein komplettes Assessment durchzuführen.

Generell ist eine *frühe Diagnostik* des Delirs anzustreben. Wegen der mit der Manifestation eines Delirs verbundenen Risiken ist davon auszugehen, dass bei frühzeitigem Erkennen des Krankheitsbilds bessere Aussicht besteht, einen ungünstigen Verlauf bzw. Komplikationen zu verhindern, wie exemplarisch in Kasuistik 4.1 beschrieben. Umgekehrt scheint bei Nichterkennen eines Delirs die Überlebensprognose schlechter zu sein (Kakuma et al. 2003).

Deshalb liegt es auf der Hand, dass ein *Delirscreening* insbesondere bei Risikopatienten sinnvoll ist. Entsprechende Programme wurden entwickelt und finden zunehmend Anwendung (Hasemann et al. 2007; Bringemeier et al. 2015; weitere Ausführungen dazu finden sich in den Kapiteln 4.2 und 7).

Die klinische Erfahrung zeigt, dass in vielen Fällen *eine* Ursache bzw. ein Auslöser bezüglich der Delirätiologie im Vordergrund steht, beispielsweise eine Pneumonie, eine Hyponatriämie oder eine unkontrollierte Polypharmazie. Andererseits ist es auch nicht ungewöhnlich, dass insbesondere bei *multimorbiden Alterspatienten* mehr als ein ätiologischer Faktor vorliegt, bzw. eine kausal nachvollziehbare Aufeinanderfolge mehrerer Erkrankungen feststellbar ist (▸ Kasuistik 4.3). Der Nachweis einer mutmaßlich verursachenden bzw. auslösenden Erkrankung – beispielsweise eines Harnwegsinfekts – bedeutet somit noch nicht zwangsläufig, dass die Ursachensuche abgeschlossen ist.

Kasuistik 4.3

75-jährige Patientin, Übernahme aus einer internistischen Klinik wegen »akuter Verwirrtheit, ohne besondere internistische Probleme«
Befunde/Diagnosen:

- Delir bei fremdanamnestisch anzunehmender Demenz
- schlechter Allgemeinzustand, Fieber > 39°C
- bronchopulmonaler Infekt
- Tachyarrhythmia absoluta
- Labor: Agranulozytose (mutmaßliche Ursache: Methotrexatbehandlung bei rheumatoider Arthritis)

Verlauf: Rückverlegung in Innere Medizin wegen im Vordergrund stehender internistischer Problematik

Kommentar: Mutmaßlich stand die Agranulozytose am Beginn der akuten Erkrankung, gefolgt von der Infektion bei reduzierter Abwehrlage und der Entwicklung einer Tachyarrhythmie bei fieberhaftem Infekt.

Anmerkung: In der überweisenden Klinik erfolgte wegen Abwehrverhalten der Patientin keine Blutentnahme.

In einer Gesellschaft mit zunehmender Hochaltrigkeit und damit häufig verbundener ausgeprägter Multimorbidität kommen nicht selten Patienten mit sehr langen Diagnoseauflistungen zur Vorstellung (▶ Kasuistik 4.4). In solchen Fällen bedarf es meist einer hohen Expertise – konsiliarische Empfehlungen von Fachkollegen eingeschlossen –, um einzuschätzen, welche Erkrankungen mutmaßlich ätiologisch relevant sind und damit bevorzugt einer Prüfung von Behandlungsoptionen unterzogen werden sollten.

Kasuistik 4.4

78-jähriger Patient, *Hauptdiagnose:* Delir bei V.a. Demenz vom Alzheimer-Typ, gemischte Form (ICD-10: F05.1, F00.2, G30.8). Stationäre gerontopsychiatrische Behandlung 03/2011.

Weitere Diagnosen:

- Z.n. linkshemisphärischer Ischämie (I69.4)
- *Akuter bronchopulmonaler Infekt (J20.8)*
- *Dekompensierte Herzinsuffizienz (I50.9)*
- *Tachyarrhythmia absoluta bei Vorhofflimmern,* orale Antikoagulation (I48.10)
- Koronare Herzkrankheit mit 2-Gefäß-Erkrankung, Z.n. Hinterwandinfarkt 2006 (I25.11)

- Metabolisches Syndrom mit Adipositas, arterieller Hypertonie, hypertensiver Kardiomyopathie, *insulinpflichtigem Diabetes mellitus* mit Nephropathie, Hyperurikämie (E88.8, E66.01, E14.90, E11.20, N08.3, I10.11, I11.90, E79.0)
- *Chronische Niereninsuffizienz* mit V.a. sekundären Hyperparathyreoidismus und renaler Anämie (N18.9, E21.1, D63.8)
- Chronische Kälteagglutininkrankheit (D59.1)
- Monoklonale Gammopathie (D47.2)
- Rippenprellung am 06.02.11 (S20.2)
- Bauchaortenaneurysma; Z.n. prothetischer Versorgung eines A. femoralis-Aneurysma rechts 2000 (I71.4, Z95.88)
- Z.n. Subileus mit Ileum-Resektion
- Chronische Obstipation (K59.0)
- Cholezystolithiasis (K80.20)

Kommentar: Bezüglich der Pathogenese des Delirs sind die kursiv gedruckten Erkrankungen besonders zu beachten, da sie (potenziell) mit pathophysiologisch relevanten Störungen verbunden sind (Zytokinaktivierung, Minderdurchblutung des Gehirns, Blutzuckerschwankungen, Verschlechterung der Nierenfunktion).

Da Delirdiagnostik sowohl Kompetenzen auf psychopathologischem als auch auf somatischem Gebiet erfordert, ist es nicht selbstverständlich, dass überall dort, wo die Patienten versorgt werden (Allgemeinkrankenhäuser, psychiatrische Kliniken, Pflegeheime, hausärztliche Praxis) alle erforderlichen *diagnostischen Ressourcen* vorhanden sind. Insofern gilt es auch hier, die in Kapitel 8 näher ausgeführten Überlegungen zur interdisziplinären Versorgung von Delirpatienten anzustellen. In jedem Einzelfall ist deshalb, abhängig von der jeweiligen klinischen Situation, eine entsprechende Weichenstellung erforderlich.

Insbesondere ist zu prüfen, ob der Patient voraussichtlich einer eingehenden Abklärung bezüglich der Delirätiologie bedarf (wie z. B. bei bis dahin kognitiv und somatisch nicht beeinträchtigten Personen) oder ob bereits mit relativ geringem Aufwand eine diagnostische Aussage mit hinreichender Zuverlässigkeit möglich erscheint (häufiger bei hochaltrigen und multimorbiden Demenzkranken der Fall; ▶ Kasuistik 4.5). Tabelle 4.1 listet die wichtigsten klinischen und apparativen Elemente zur Abklärung der Ätiologie des Delirs auf. Diese Aufstellung macht deutlich, dass bei unklarer Delirursache in manchen Fällen eine umfangreiche Abklärung mit weitreichender Zusatzdiagnostik erforderlich ist.

Kasuistik 4.5

86-jährige Patientin: bekannte Demenz, Heimbewohnerin, wegen Herzinsuffizienz mit 3-fach Diuretikakombination behandelt (Furosemid, Xipamid, Spironolacton); stationäre Aufnahme in der Gerontopsychiatrie wegen aggressiven Verhaltens

Aufnahmebefund: Hypoaktives Delir, ausgeprägte Vigilanzminderung, Exsikkosezeichen

Labor (Tag 1): Harnstoff 395 mg %, Kreatinin 3,0 mg %, Natrium 124 mmol/l, CRP 54 mg/l

Krankheitsverlauf: Parallel zur Neueinstellung der diuretischen Therapie mit Ausgleich der Exsikkose Rückbildung des Delirs, Stabilisierung des Allgemeinzustands. Bei Entlassung über die kognitiven Einschränkungen im Rahmen der Demenz hinaus keine psychopathologischen Auffälligkeiten mehr feststellbar.

Labor (Tag 16): Harnstoff 151 mg %, Kreatinin 2,06 mg %, Natrium 130 mmol/l, CRP 10 mg/l

Abschließende Diagnose und Epikrise: Delir bei Demenz infolge einer prärenalen Niereninsuffizienz bei ausgeprägter Exsikkose, vorbestehender Einschränkung der Nierenfunktion sowie begleitender Hyponatriämie. Retrospektiv handelte es sich mutmaßlich zunächst um ein hyperaktives Delir, das mit zunehmender Verschlechterung der internistischen Situation in ein hypoaktives Delir überging. Bei anfangs signifikant erhöhtem CRP konnte ein Infekt nicht nachgewiesen werden.

Tab. 4.1: Diagnostik zur Ursachenabklärung des Delirs

Diagnostik		Anmerkungen
Basisdiagnostik	<ul><li>Eigen- und Fremdanamnese (u. a. genaue Medikamentenanamnese)</li><li>Internistisch-neurologischer Befund (Vitalparameter!)</li><li>Labor: CRP, Blutbild, Elektrolyte (Natrium, Kalium, Kalzium, Magnesium), Nieren-/Leberfunktionsparameter, Glukose, CK, Gesamteiweiß, Urinbefund ...</li></ul>	Anamnese und Erhebung des klinischen Befundes sind obligat. Fremdanamnese erbringt oft entscheidende Informationen, insbesondere in Bezug auf das bisherige Funktionsniveau des Patienten. Sinnvolle Fragestellungen an apparative Verfahren sind auf die klinisch erhobenen Informationen und Befunde angewiesen (Füeßl und Middeke 2010). Eine Basislaboruntersuchung ist ebenso erforderlich und sollte nicht unterlassen werden, sofern nicht triftige Gründe dem entgegenstehen. (Dies könnte z. B. bei einem Patienten im Pflegeheim der Fall sein, bei dem eine stationäre Aufnahme möglichst vermieden werden soll und die mutmaßliche Ätiologie des Delirs bereits klinisch festgestellt werden kann, z. B. mangelnde Flüssigkeitszufuhr oder unerwünschte Arzneimittelwirkungen.)

Tab. 4.1: Diagnostik zur Ursachenabklärung des Delirs – Fortsetzung

Diagnostik		Anmerkungen
Erweiterte Diagnostik	• Kranielle Bildgebung (cCT/ MRT) • EEG • EKG • Röntgen Thorax, Sonografie (z. B. Echokardiografie, Sonografie Abdomen) • Weiterführende Labordiagnostik: u. a. Urin- und Blutkulturen, Procalcitonin, Liquoruntersuchung, Schilddrüsenhormone, Medikamenten- und Vitaminspiegel, Blutgasanalyse • Weitere Untersuchungen bei spezieller Indikation: z. B. Screening auf Vorliegen eines obstruktiven Schlafapnoesyndroms, spezielle infektiologische Diagnostik	Genannt sind einige Verfahren, die in der Praxis der Verfasser regelmäßig bzw. häufig zur Anwendung kommen. Generell richtet sich die Indikationsstellung nach den bei Anamnese- und Befunderhebung gestellten Verdachtsdiagnosen.

Unter Berücksichtigung des in Kapitel 3.1.1 besprochenen Vulnerabilitäts- bzw. Schwellenkonzepts (► Abb. 3.3) besteht eine anspruchsvolle Aufgabe bei der Diagnostik des Delirs gerade bei hochvulnerablen Alterspatienten darin, ihnen indizierte Zusatzdiagnostik nicht vorzuenthalten, ohne sie durch verschiedenste apparative Verfahren unangemessen zu belasten. So kann beispielsweise eine kranielle Bildgebung für den deliranten Patienten durchaus belastend sein – eventuell muss eine Prämedikation, die das Delir sogar nachteilig beeinflussen könnte, in Erwägung gezogen werden. Deshalb sollte sie erst nach Prüfung der Indikation im individuellen Fall in Kenntnis der relevanten klinischen Informationen einschließlich ggf. vorhandener Vorbefunde in die Wege geleitet werden.

4.2 Syndromale Diagnostik

Christine Thomas

Die Symptome des Delirs sind vielgestaltig. Nach dem Konzept des Delirs als »Hirninsuffizienz«, die die gemeinsame klinische und wohl auch pathophysiologische Endstrecke ganz unterschiedlicher Auslöser unter den verschiedensten Risikobedingungen darstellt, lassen sich aber doch einige recht typische Symptomkonstellationen auflisten. Die Darstellung in diesem Kapitel orientiert sich dabei an der Symptomreihenfolge, wie sie die International Classification of Diseases in der 10. Revision (ICD-10) vorgibt. Das Delirsyndrom ist in den verschiedenen Diagnosesystemen etwas unterschiedlich operationalisiert, neben den Hauptsymptomen werden unterschiedliche zusätzliche Symptome gefordert. Die ICD-10 fordert dabei eine besonders hohe Zahl an Symptomen und ist von daher besonders streng, ab wann eine Delirdiagnose bestätigt wird. Die anglo-amerikanische Diagnoseklassifikation Diagnostic and Statistical Manual of Mental Disorders (DSM) ist in ihren neueren Versionen, dem DSM-IV und auch dem DSM-5, etwas weniger eng abgrenzend und lässt so auch leichtere Delirformen zu. Grundsätzlich sind jedoch die zentralen Symptome des Delirs in allen Klassifikationssystemen gleich (► Kap. 2).

ICD-10-Kriterien für das Delir – Diagnostische Leitlinien

Für eine endgültige Diagnose müssen Symptome in jedem der folgenden Bereiche vorliegen:

1. *Störung des Bewusstseins und der Aufmerksamkeit* (auf einem Kontinuum zwischen leichter Bewusstseinsminderung und Koma; reduzierte Fähigkeit, die Aufmerksamkeit auszurichten, zu fokussieren, aufrechtzuerhalten und umzustellen).
2. *Globale Störungen der Kognition, Wahrnehmungsstörungen*, wie Verzerrungen der Wahrnehmung, Illusionen und meist optische Halluzinationen; *Beeinträchtigung des abstrakten Denkens und der Auffassung*, mit oder ohne flüchtige Wahnideen, aber typischerweise mit einem gewissen Grad an Inkohärenz; Beeinträchtigung des Immediat- und des Kurzzeitgedächtnisses, aber mit relativ intaktem Langzeitgedächtnis; zeitliche Desorientiertheit, in schweren Fällen auch Desorientierung zu Ort und Person.
3. *Psychomotorische Störungen* (Hypo- oder Hyperaktivität und nicht vorhersehbarer Wechsel zwischen beiden; verlängerte Reaktionszeit; vermehrter oder verminderter Redefluss; verstärkte Schreckreaktion).
4. *Störung des Schlaf-Wach-Rhythmus* (Schlafstörungen, in schweren Fällen völlige Schlaflosigkeit oder Umkehr des Schlaf-Wach-Rhythmus; Schläfrigkeit am Tage; nächtliche Verschlimmerung der Symptomatik; unangenehme Träume oder Alpträume, die nach dem Erwachen als Halluzinationen weiter bestehen können).
5. *Affektive Störungen* wie Depression, Angst oder Furcht, Reizbarkeit, Euphorie, Apathie oder staunende Ratlosigkeit.

Allen Delirsyndromen gemeinsam sind *der akute Beginn der Symptomatik* (innerhalb von wenigen Stunden bis Tagen) und *der fluktuierende Verlauf* mit einem Wechsel der Symptomatologie oder ihrer Ausprägung im Verlaufe eines Tages oder während der zirkadianen Rhythmik. Ebenso unverzichtbar ist die *Annahme einer organischen Ätiologie*, nachgewiesen durch objektive Hinweise aus der körperlichen und neurologischen Untersuchung, aus Labortests und/oder belegt durch die Vorgeschichte einer zerebralen oder systemischen Krankheit. Eine weitere Besonderheit der ICD-Klassifikation ist es, dass Delirien durch psychotrope Substanzen an anderer Stelle verschlüsselt werden und so eine gewisse Sonderstellung einnehmen.

4.2.1 Untertypen des Delirs

Zur Unterscheidung von klinischen Untertypen des Delirs sind vielerlei Ansätze unternommen worden. Zum einen wurde der *Grad der Delirschwere* als Kriterium herangezogen; oder es wurden *ätiologische Unterscheidungen* vorgenommen – wie Delir bei ZNS-Erkrankungen, bei peripher-systemischen Erkrankungen und durch Medikamentenintoxikationen hervorgerufen. Auch führte das *Auftreten einer psychotischen Symptomatik* mit Wahn und/oder Halluzinationen zur Subtypisierung. Andererseits wurde die bestehende *Komorbidität*, insbesondere das *gemeinsame Auftreten eines Delirs mit einer Demenz*, zur Unterscheidung verwendet, wie zum Beispiel in der ICD-10, oder aber leiteten durch Bewegungsmessungen (Aktografie) erlangte Befunde eine Unterscheidung in *motorische Subtypen* ein. Die ICD-10 grenzt – im Unterschied zum DSM-IV und DSM-5 – ätiologische Untertypen bei der Auslösung durch psychotrope Substanzen ab (▶ Tab. 4.2) und verschlüsselt deren genaue Ätiologie dann an der 3. Stelle, z. B. F15 für Stimulantien. Darüber hinaus unterscheidet die ICD-10 mithilfe der Verschlüsselung an der 4. und 5. Stelle dann noch Intoxikationen (F1x.03) von Entzugssyndromen (F1x.4x) (▶ Kasuistik 4.6). Auch differenziert die ICD-10 ein Delir bei Demenz (F05.1).

Tab. 4.2: ICD-10-Verschlüsselung der Delirien

F05	**Delir, nicht durch Alkohol oder andere psychotrope Substanzen bedingt**
	Ein ätiologisch unspezifisches hirnorganisches Syndrom, das charakterisiert ist durch gleichzeitig bestehende Störungen des Bewusstseins und der Aufmerksamkeit, der Wahrnehmung, des Denkens, des Gedächtnisses, der Psychomotorik, der Emotionalität und des Schlaf-Wach-Rhythmus. Die Dauer ist sehr unterschiedlich und der Schweregrad reicht von leicht bis sehr schwer. Inkl.: akut oder subakut: • exogener Reaktionstyp • hirnorganisches Syndrom • psychoorganisches Syndrom • Psychose bei Infektionskrankheit • Verwirrtheitszustand (nicht alkoholbedingt)Exkl.: Delirium tremens, alkoholbedingt oder nicht näher bezeichnet (F10.4)
F05.0	Delir ohne Demenz
F05.1	Delir bei Demenz Diese Kodierung soll für Krankheitsbilder verwendet werden, die die oben erwähnten Kriterien erfüllen, sich aber im Verlauf einer Demenz entwickeln (F00-F03).
F05.8	Sonstige Formen des Delirs • Delir mit gemischter Ätiologie • Postoperatives Delir
F05.9	Delir, nicht näher bezeichnet

Tab. 4.2: ICD-10-Verschlüsselung der Delirien – Fortsetzung

F10–F19	Delir durch psychotrope Substanzen
	Die Identifikation der verwendeten psychotropen Stoffe kann aufgrund eigener Angaben des Patienten, objektiver Analysen von Urinproben, Blutproben usw. oder durch andere Nachweise erfolgen, so z. B. durch den Besitz von Substanzen, aufgrund klinischer Symptome oder durch fremdanamnestische Angaben. Störungen durch psychotrope Substanzen (insbesondere ein Delir bei älteren Patienten), sollen dann bei F00-F09 eingeordnet werden, wenn keines der in diesem Abschnitt beschriebenen klinischen Erscheinungsbilder, wie z. B. schädlicher Gebrauch oder Abhängigkeitssyndrom, vorliegt. Wenn ein klinisches Erscheinungsbild dieses Kapitels (F1) von einem Delir überlagert wird, erfolgt die Einordnung unter F1x.03 oder F1x.4. • F1: Psychische und Verhaltensstörungen durch psychotrope Substanzen • F10 psychische und Verhaltensstörungen durch Alkohol • F11 psychische und Verhaltensstörungen durch Opioide • F13 psychische und Verhaltensstörungen durch Sedativa oder Hypnotika
F1x.03	Akute Intoxikation mit Delir
F1x.4	Entzugssyndrom mit Delir (▶ Kap. 6)
F1x.40	Entzugssyndrom mit Delir ohne Krampfanfälle
F1x.41	Entzugssyndrom mit Delir mit Krampfanfällen

Kasuistik 4.6: Benzodiazepinentzugsdelir

Eine 83-jährige, jünger wirkende Patientin übersteht zunächst die elektiv vorgenommene Knieersatzoperation ohne Probleme. Am 4. postoperativen Tag ist die Patientin längst wieder auf der Normalstation und die Frührehabilitation hat begonnen. Nach einer unruhigen Nacht, in der die Patientin wenig geschlafen hat, fällt eine Desorientierung auf. Die Familie der Patientin fragt besorgt nach dem behandelnden Arzt, da sie eine OP-Komplikation oder einen Schlaganfall vermuten.

Nach einer weiteren sehr unruhigen Nacht, in der die Patientin ständig aufsteht und unruhig über die Station und in andere Zimmer läuft, wird um ein psychiatrisches Konsil und Übernahme gebeten wegen Schlaflosigkeit. Die Patientin berichtet, die Schwestern hätten es auf sie abgesehen, sie werde hier ständig gemaßregelt, auch Essen bekomme sich nicht mehr, man wolle sie bestrafen. Auf die Schlaflosigkeit angesprochen berichtet sie, wegen dieser seit mind. 20 Jahren 5 mg eines Mittels einzunehmen, das der Hausarzt verschreibe. Ohne dieses könne sie nicht schlafen, zeitweise benötige sie sogar zwei Tabletten.

Psychopathologischer Befund: Wache, desorientierte und aufmerksamkeitsgestörte Patientin, deutlich Aufmerksamkeitsfluktuationen. In der Schilderung logorrhoisch, Desorientierung zum Zeit und zum Ort, nicht zur Person. Im formalen Denken inkohärent, unlogische Bezüge. Beeinträchtigungswahn. Stimmung eher gehoben, läppisch, schwingungsfähig, etwas parathym. Keine Suizidalität, Selbstgefährdung durch Hyperaktivität und fehlende Urteilsfähigkeit.

Diagnose: Benzodiazepin-Entzugsdelir (F13.4) bei Benzodiazepinabhängigkeit
Der telefonisch kontaktierte Hausarzt bestätigt die langjährige Einnahme von Mogadan® (Nitrazepam, Benzodiazepin mit HWZ 15–30 Std.). Er nehme die Verschreibung auf Privatrezept vor, da es sich aus seiner Sicht um ein »Wunsch«-Medikament handele, das er daher auch nicht in seinen Arztbriefen erwähne. Nach Ergänzung der Medikation der Patientin um Oxazepam 30 mg sistiert das Delir innerhalb von zwei Tagen. Eine ambulante Benzodiazepinentzugsbehandlung wird angeboten, ein Ambulanztermin hierzu vereinbart, zu dem die Patientin dann aber nicht erscheint.

Hypo- und Hyperaktives Delir

Insbesondere die veränderte Psychomotorik hat zu in den letzten Jahren allseits akzeptierten Unterformen des Delirsyndroms an sich geführt. Auch wenn diese Unterscheidung bereits auf die antiken griechischen Ärzte zurückgeht, hat der kanadische Delirpionier Lipowski in den achtziger Jahren des 20. Jahrhunderts die Begriffe hypoaktives und hyperaktives Delir geprägt. Allerdings konnte in den letzten 30 Jahren keine konsistente Definition dieser Subtypen erreicht werden. David Meagher beschreibt in seiner Übersicht 2009 nur 34 % Überlappung der bislang verwendeten Definitionen (Meagher 2009).

Aufgrund der definierten klinischen Symptomatik kann also das hyperaktive Delir mit expansivem, kaum begrenzbarem Verhalten des Patienten, oft Wahnideen oder zumindest phasenweise auch Halluzinationen und zudem vermehrtem Redefluss und Aktivitätendrang sowie einer ausgeprägten Tag-Nach-Rhythmusstörung mit besonderer körperlicher und Wahnaktivität in den Nachtstunden bei oft deutlich weniger auffälligem Verhalten bis hin zur völligen Normalität tagsüber charakterisiert werden (▶ Kasuistik 4.6). Diese Patienten haben häufig besonders viele Komplikationen und einen dadurch verlängerten Krankenhausaufenthalt. Stürze mit Frakturen sind häufiger, Fixierungen werden häufiger angeordnet und der Verlauf verhindert eine rasche Verlegung in ein weiterbetreuendes Setting oder die häusliche Umgebung.

Das hypoaktive Delir (▶ Kasuistik 4.7) dagegen ist durch reduzierte Bewegungen, eine körperliche Hypoaktivität und verminderte Sprachproduktion sowie einen deutlich reduzierten Antrieb geprägt, der durch die bestehende Tagesschläfrigkeit noch verstärkt wird. Diese Unterform des Delirs betrifft insbesondere hochbetagte und demente Patienten und wird besonders häufig übersehen. Diese Patienten verhalten sich im somatischen Kontext geradezu »angepasst« und fallen von daher kaum auf. Oft ist ein verminderter Redefluss festzustellen. Häufig besteht ein vermehrtes Schlafbedürfnis tagsüber, die etwaige nächtliche Schlaflosigkeit als Zeichen der Schlaf-Wach-Rhythmus-Störung wird in der Regel nicht bemerkt. Die

Patienten sind oft nicht in der Lage, ihre Bedürfnisse zu äußern, Einnässen und Einkoten sind häufiger – auch aufgrund der Desorientiertheit, die ebenso verhindert, dass z. B. die Rufanlage oder das Telefon bedient werden können. Wahninhalte und Halluzinationen werden bei hypoaktiven Delirien seltener berichtet. Diese sind aber auch weniger offensichtlich bei den psychomotorisch verlangsamten Patienten, werden daher nicht erfragt und so oft nicht erkannt. Patienten verschweigen diese Episoden oft aus Scham oder aus der Angst heraus, als »verrückt« zu gelten. Dies führt zusätzlich zur Fehlinterpretation eines Verwirrtheitszustandes als vorbestehende Demenz, wenn dessen Akuität, das plötzliche Auftreten, nicht erkannt wird.

Kasuistik 4.7: Hypoaktives Delir

72-jährige Patientin, geriatrische Komplexbehandlung nach konservativ behandelter Beckenringfraktur nach häuslichem Sturz über die Teppichkante. Keine psychiatrische Vorerkrankung. Primär in eigenem Haushalt selbstständig lebend.

Aufgrund Antriebsstörung, mangelnder Mitarbeit bei der physiotherapeutischen Behandlung und Rückzugstendenz »V.a. Depression« und Anforderung eines gerontopsychiatrischen Konsils.

Psychopathologischer Befund: Ratlos wirkend; im Denken verlangsamt; deutliche, während der Untersuchung fluktuierende Aufmerksamkeits- und Auffassungsstörung; Merkfähigkeitsstörung. Gedrückte Stimmung mit eingeschränkter Schwingungsfähigkeit; Affektlabilität. Kein Anhalt für formale oder inhaltliche Denkstörungen, keine Halluzinationen. Apathie und Antriebsstörung, Krankheitsgefühl, Minderung des Urteilsvermögens. Keine Suizidalität.

Diagnose: Hypoaktives Delir mit affektiver Komponente

Trotz suffizienter Schmerzbehandlung und täglicher ergo- und physiotherapeutischer Aktivierungsversuche keine Besserung während der geriatrischen Komplexbehandlung innerhalb einer Woche. Daher Verlegung in die Gerontopsychiatrie, durchgehend aktivierende und mobilisierende Pflege mit zunächst niederschwelligen Anreizen angepasst an die Aufmerksamkeitsspanne der Patientin. Tag-Nacht-Rhythmus-Erhalt durch durchgehende aktivierende Maßnahmen am Tag ohne medikamentöse Intervention. Zusätzlich bei prolongiertem Verlauf niedrigdosierte Therapie mit Haloperidol (2 x 0,3 mg) über 14 Tage, dann schrittweises Ausschleichen. Hierunter langsame Rückbildung des Delirs innerhalb von drei Wochen, affektive Stabilisierung. Rückkehr ins häusliche Umfeld nach fünf Wochen bei wiedererlangter Alltagskompetenz und ausgeglichener Stimmung.

Nach manchen Studien haben hypoaktive Delirien eine schlechtere Prognose, andere wiederum können diesen Befund nicht bestätigen, sodass die Prognose des Delirs unabhängig von der motorischen Unterform zu sein scheint. An Komplikationen sind vor allem Dekubiti, Pneumonien und Muskelatrophien bei der Bewegungsverarmung häufiger, die dann zu einer sekundären Immobilität und hierüber zur Einschränkung der Alltagskompetenz und dem Verlust der Selbstständigkeit führen.

Der stationäre Aufenthalt wird durch ein hypoaktives Delir im deutschen Gesundheitssystem oft nicht wesentlich verlängert, da die hypoaktive Symptomatologie die Verlegung in eine Pflegeeinrichtung oder die Entlassung in die häusliche Pflege nicht behindert.

Am häufigsten tritt die Mischform auf, die durch einen – oft gänzlich unvorhersehbaren – Wechsel von Hyperaktivität und Hypoaktivität geprägt wird. Oft ist dieser Wechsel aber auch an den Schlaf-Wach-Rhythmus gebunden. Hier besteht insbesondere die Gefahr, die hypoaktive Phase fälschlicherweise als Erholung vom Delir zu interpretieren und dann – aufgrund der noch bestehenden kognitiven Defizite, insbesondere Orientierungs- und Aufmerksamkeitsstörung – eine vorbestehende Demenz anzunehmen.

In der Tabelle 4.3 werden die Kriterien für die einzelnen motorischen Subklassifikationen nach Prof. David Meagher aufgelistet. Die ICD-10-Kriterien betrachten eine psychomotorische Störung als Pflichtsymptom und ermöglichen so die Unterteilung in hypoaktive, hyperaktive und gemischte Delirform, während die DSM-IV und DSM-5 zusätzlich noch eine Subgruppe ohne motorische Auffälligkeiten abgrenzen. In Meaghers Übersicht über 14 Studien bei älteren Patienten mit Delir waren 32 % als hypoaktive Formen, 28 % als gemischte Form, 25 % als hyperaktives Delir und 15 % mit fehlender motorischer Symptomatologie klassifiziert (Meagher 2009).

Tab. 4.3: Definition der psychomotorischen Veränderungen und deren Gruppierung als Subtypen des Delirs (Meagher 2009; Übersetzung CT)

Hyperaktive Form	Mindestens zwei der nachfolgenden Auffälligkeiten sind innerhalb der letzten 24 h nachweisbar – und stellen eine eindeutige Veränderung des vor der Erkrankung üblichen Verhaltens dar
	1. Vermehrte motorische Aktivität Lässt sich eine gesteigerte Aktivität nachweisen, z. B. in Form von ziellosem Auf- und Abgehen, Zappeln, Nesteln oder Herumfuchteln oder liegt eine allgemeine Bewegungsunruhe vor? 2. Verlust der Kontrolle über die eigene Körperaktivität Ist der Patient unfähig, einen den Umständen angemessenen Aktivitätszustand beizubehalten, kann er zum Beispiel stillsitzen, wenn dies die Situation erfordert? 3. Rastlosigkeit Klagt der Patient über eine Unruhe des Denkens oder erscheint er agitiert? 4. Zielloses Umherstreifen Bewegt sich der Patient auf der Station ohne Grund oder klares Ziel unruhig hin und her?

91

Tab. 4.3: Definition der psychomotorischen Veränderungen und deren Gruppierung als Subtypen des Delirs (Meagher 2009; Übersetzung CT) – Fortsetzung

Hypoaktive Form	Mindestens zwei Symptome sind innerhalb der letzten 24 h nachweisbar, die eine eindeutige Veränderung des vor der Erkrankung üblichen Verhaltens darstellen
	1. Geringeres Ausmaß an Bewegungen Zeigt der Patient weniger körperliche Aktivität als es sonst üblich ist, sitzt er zum Beispiel still und zeigt kaum spontane Bewegungen? 2. Bewegungsverlangsamung Ist der Patient verlangsamt im Beginn und der Durchführung seiner Bewegungen, zum Beispiel beim Gehen? 3. Reduzierte Wahrnehmung der Umgebungsaktivität Zeigt der Patient ein Fehlen der emotionalen Reaktionen auf die Umgebung? Verhält er sich ungewöhnlich passiv? 4. Reduzierter Redefluss Spricht der Patient auffällig wenig in Bezug auf seine Umgebung, sind seine Antworten verzögert und auf ein Minimum begrenzt? 5. Verlangsamte Sprechgeschwindigkeit Spricht der Patient deutlich langsamer als üblich, macht er lange Pausen oder zieht einzelne Wörter in die Länge? 6. Antriebslosigkeit Reagiert der Patient weniger als früher auf seine Umgebung, sind seine Antworten verlangsamt oder seine Resonanz auf Umgebungsaktivitäten reduziert? 7. Teilnahmslosigkeit Wirkt der Patient teilnahmslos oder schläfrig und zeigt kein Interesse an seiner Umgebung oder deren Bedeutung?
Gemischte Form	Innerhalb von 24 h sind sowohl hyperaktive als auch hypoaktive Elemente nachweisbar
Ohne motorische Auffälligkeiten	Definitionsgemäß nur bei Delirien nach der DSM-IV- oder DSM-5-Klassifikation mögliche Unterform

4.2.2 Delirsymptome und ihre Erfassung

Die einzelnen Delirsymptome, die verschiedenen Möglichkeiten ihrer Erfassung und deren Problematik sollen nun – orientiert an der Symptombeschreibung der ICD-10-Klassifikation (► Kap. 4.2 Kasten »ICD-10-Kritereien für das Delir«) – ausführlich beschrieben werden.

Aufmerksamkeitsstörung und Bewusstseinsstörung

Die *Störung des Bewusstseins* ist ein Kardinalsymptom des Delirs. Sie ist allerdings beim Delirsyndrom sehr schwer zu quantifizieren. Der Übergang von entspannter Wachheit zur Hypervigilanz oder zur Schläfrigkeit, die beide ja nur als für den situativen Kontext unangemessen gewertet werden können, ist graduell und von daher quantitativ wie qualitativ schwer einzuschätzen. Erst bei ausgeprägteren Bewusstseinsstörungen hin zum komatösen Zustand wird die Einschätzung klarer. Allerdings ist die Abgrenzung eines Sopors vom Koma oft ungenau und wird in den verschiedenen Fachdisziplinen sehr unterschiedlich gehandhabt (► Kap. 2.1.2). Aus all diesen Gründen wird in der Regel die Störung der Aufmerksamkeit als besser messbares Symptom für die Diagnostik und die Verlaufsbeurteilung herangezogen.

In der Neuropsychologie werden *verschiedene Aufmerksamkeitssysteme* unterschieden (► Kap. 2.1.2). Zum einen geht es um das Richten der Aufmerksamkeit auf einen bestimmten Gegenstand, die sogenannte *Aufmerksamkeitsfokussierung*. In der Regel können gesunde Erwachsene sechs bis neun Einheiten bei Fokussierung der Aufmerksamkeit erfassen, bei Kindern ist diese Behaltensspanne geringer. Sie wird durch das Wiederholen von einfachem Lernmaterial (Zahlen, Bilder, Buchstaben) erfasst. Soll diese Lernliste dann rückwärts wiederholt werden, muss das zu lernende Material kurz abgespeichert werden. Dabei kommt das Arbeitsgedächtnis zusätzlich zum Einsatz. Die Behaltensspannen für eine Wiederholung rückwärts sind daher kürzer. Sie liegen bei vier bis sechs Einheiten und sind alters- und bildungsabhängig.

Andererseits ist die *Daueraufmerksamkeit*, das Halten der Aufmerksamkeit über eine längere Zeitspanne, eine wichtige neuropsychologische Größe. Die *Umstellungsfähigkeit* wiederum erfasst mit speziellen neuropsychologischen Tests, wie rasch eine einmal fokussierte Aufmerksamkeit wieder entzogen und auf einen neuen Aspekt gerichtet werden kann. Wenn die *Aufmerksamkeit geteilt* werden muss, bei den sogenannten Dual-Task-Aufgaben – im Alltag zum Beispiel bei der Verbindung von motorischen und kognitiven Aufgaben, wie dem gleichzeitigen Reden und Gehen, relevant – lässt die Bearbeitungsgeschwindigkeit eines Aufgabenbereiches in der Regel deutlich nach, bzw. wechselt der Fokus der Aufmerksamkeit vom einen zum anderen Bereich. Erst durch ganz gezieltes Training können kognitive Aufgaben wirklich parallel erfolgen.

Die hier aufgeführten Störungen der Aufmerksamkeit sind grundsätzlich – vom erfahrenen Untersucher – auch bei genauer Beobachtung während eines Gespräches zu erfassen. Dies erfordert allerdings einige Übung. Auch erfolgt dann die Beurteilung unstrukturiert und nach subjektiver Einschätzung. Besser ist es daher, objektive neuropsychologische Tests zu verwenden, die möglichst einfach am Bett oder im Stationsalltag durchführbar sein sollten.

Die geschilderten, unterschiedlichen Aspekte der Aufmerksamkeit werden durch verschiedene neuropsychologische Tests nachgewiesen. Für die Erfassung der Aufmerksamkeitsstörung beim Delir sind vor allem die Fokussierung der Aufmerksamkeit und deren Aufrechterhaltung über die Zeit (Daueraufmerksamkeit) relevant. Zur *Überprüfung der Aufmerksamkeitsstörung in der klinischen Routine* eignet sich zum einen die Ermittlung der Zahlenspanne, wie sie zum Beispiel im Nürnberger Altersinventar oder im Demtect (Kalbe et al. 2004) abgefragt wird. Im Alltag ist es praktikabler, klassische Reihen wie zum Beispiel die Monate oder die Wochentage abzufragen. Da diese Reihen seit frühester Jugend gelernt sind, ist es hier zur Erfassung diskreter Aufmerksamkeitsstörungen notwendig, die erschwerten Bedingungen der Rückwärtsbenennung zu nutzen. Eine Aufmerksamkeitsstörung wird dann angenommen, wenn z. B. weniger als sieben Monate in Reihe rückwärts aufgezählt werden können (► Kasuistik 4.8) oder aber nicht alle

Wochentage rückwärts flüssig rezitiert werden können. Letztere Aufgabe ist etwas einfacher und von daher insbesondere bei geringem Bildungsniveau oder vermuteter fortgeschrittener, mindestens mittelschwerer Demenzerkrankung zur Aufmerksamkeitstestung geeignet.

Kasuistik 4.8: Akute Aufmerksamkeitsstörung

89-jährige Pflegeheimbewohnerin mit vorbeschriebener, leichtgradiger »Altersdemenz« und Presbyakusis wird in die Gerontopsychiatrie eingewiesen wegen neu aufgetretener Verhaltensauffälligkeiten. Diese zeigen sich in Abwehr von Pflegemaßnahmen aufgrund von Verkennungen der Pflegepersonen, Verweigerung der Nahrung, neu aufgetretenem Einnässen und körperlicher Schwäche.

Psychopathologischer Befund: Freundlich zugewandt; bei lauter Ansprache unauffällig kommunizierende Patientin, die zur Person und situativ gut orientiert ist, Monate rückwärts werden zunächst flüssig, dann nach vier richtigen Antworten stockend berichtet mit mehreren Fehlern. Nach Nennung von sechs Monaten wechselt die Patientin das Thema, kommentiert die Hitze. Im Denken inkohärent (Unterschied von Korb und Kiste können nicht benannt werden – »beide sind zum Tragen da«). Kein Anhalt für weitere formale oder inhaltliche Denkstörungen, keine Halluzinationen. Schnelle Erschöpflichkeit. Krankheitsgefühl, keine Suizidalität.

Körperlich fallen strenger Uringeruch und trockene Schleimhäute auch unter der Zunge auf.

Diagnose: V.a. Delir

Allgemein-intern. Diagnostik ergibt: Temp. 37,8 C; Leukozytose 12.000, Hypernatriämie 151 mmol/l, Kreatinin 1,8 mg und einen Harnwegsinfekt mit > 1 Mio. E. coli in der Urinkultur.

CCT: temporomesiale Atrophie bei generalisierter Hirninvolution, geringgradige vaskuläre Enzephalopathie

Verlauf: Flüssigkeitsgaben werden gerne angenommen, müssen aber aktiv erinnert werden. Nach suffizienter Behandlung des Harnwegsinfektes mit Cotrimoxazol über fünf Tage ist Patientin mobil, genießt Ansprache. Blasentraining verbessert die Inkontinenz, nachts ist eine Vorlage aber notwendig.

Ein zum Ende des stationären Aufenthaltes durchgeführter MMST erbringt 24 von 30 Punkten mit Defiziten im Neugedächtnis (1 von 3 Worten erinnert), der Orientierung (Stockwerk, Abteilung), und bei der ideomotorischen Praxie (3-teiliger Befehl und Figurabzeichnen). Im Uhrentest 3 Fehlerpunkte (leichte räumliche Desintegration, Zeiger gleich lang und ungenau).

Entlassdiagnose:

1. Multifaktorielles Delir bei Demenz aufgrund von Exsikkose und Harnwegsinfekt
2. Leichtgradige Demenz a.e. bei Alzheimerkrankheit

Probleme entstehen dann, wenn ein Patient sich sprachlich nicht ausdrücken kann. Den Patienten, die unter Beatmungsbedingungen getestet werden müssen, aber ansonsten kooperativ sind, ist es z. B. möglich, in einer vorgesprochenen Buchstabenreihe bestimmte wiederkehrende Buchstaben zu erkennen und dies durch Händedruck zu signalisieren. Hier eignet sich der sogenannte ANANAS-Test, der auch in die für Intensivstationen validierte Adaptation der Confusion Assessment Method (CAM-ICU; Guenther et al. 2010) Eingang gefunden hat (s. u.). Schwieriger ist die Situation, wenn z. B. aphasische Patienten bereits mit dem Verständnis der Aufgabe Probleme haben. Hier sind besondere, sprachfreie Aufmerksamkeitstests erforderlich.

Auch erfährt die Testung der Aufmerksamkeit ihre Grenzen, wenn die Bewusstseinsstörung so weit fortgeschritten ist, dass keinerlei Aufmerksamkeitsfokussierung mehr möglich ist und damit eine formale Testung undurchführbar wird. Zur Bewertung der Sedierung und der Bewusstseinsstörung wird in der Regel die Richmond Agitation and Sedation Scale (RASS; Ely et al. 2003) herangezogen (s. u.). Wenn ein Patient auf Ansprache nicht reagiert, bei Berührung aber noch die Augen öffnet oder sich bewegt (RASS Klassif. -4) gilt er als so sediert, dass ein Delir von der eingetretenen Bewusstseinsstörung (Koma) nicht mehr zu differenzieren ist (▶ Abb. 9.2).

Bei wahnhaften, sich bedroht fühlenden Patienten und bei Patienten mit fortgeschrittener Demenzerkrankung verhindert häufig die abwehrende Haltung eine formale Testbarkeit. Hier bleiben dann nur die genaue klinische Beobachtung im Tages- und Nachtverlauf und bei Pflegehandlungen sowie der Austausch mit Angehörigen, die den Patienten genau kennen und so Fluktuationen der Kognition ausmachen können.

Andere kognitive Störungen

Bei der Beschreibung der anderen kognitiven Störungen bleibt die ICD-10 etwas grob. Dies ist insbesondere dann problematisch, wenn bereits kognitive Defizite vorbestehen, Patienten zum Beispiel demenzkrank sind. Zunächst wird eine Störung der unmittelbaren Wiedergabe gefordert, die ja bereits durch die Aufmerksamkeitsstörung beeinträchtigt ist. Die Aufteilung in Immediat-, Kurzzeit- und Langzeitgedächtnis geht etwas an den klinischen Testmöglichkeiten vorbei und ist auch durchaus nicht unumstritten. Einfacher lässt sich hier die Desorientierung zu Zeit, Ort und Person durch konkrete Orientierungsfragen evaluieren. Mithilfe von kognitiven Screeningtests wie dem Mini Mentalstatus Test (MMST; Folstein et al. 1975) oder dem Montreal Cognitive Assessment (MOCA; www.mocatest.org) lassen sich Störungen anderer kognitiver Domänen gut dokumentieren. Allerdings benötigen auch diese Kurztests doch zumeist etwa 15 min und erfordern Daueraufmerksamkeit und die Bereitschaft, auch schriftliche Aufgaben zu lösen. In den letzten Jahren haben Copyrightforderungen für den MMST viele Anwender verunsichert. Im deutschsprachigen Kontext ist es bislang noch niemals zu Forderungen gekommen. Da der MMST jedoch auf frühere Tests aufbaut und keine genuin neuen Elemente enthält, sollte diese Rechtsdiskussion auch in den USA bald überflüssig sein.

Eine Alternative bietet hier ein kognitiver Kurztest, der einzelne Teile des MMST, konkret die zehn Orientierungsfragen sowie die Gedächtnisaufgaben (drei Wörter unmittelbar und verzögert abgefragt) enthält und dann noch durch eine Zahlenspanne rückwärts ergänzt wird (Fong et al. 2011). Dieser Test ist sehr zügig durchzuführen (ca. 5 min) und benötigt keine zusätzlichen Hilfsmittel. Wegen Copyrightstreitigkeiten mit den Entwicklern des MMST ist er derzeit nicht erhältlich. Allerdings spricht nichts dagegen, sich diesen Test selbstständig aus der im Krankenhaus ohnehin verwendeten MMST-Version und selbst gewählten Zahlenspannen rückwärts zu erstellen.

Zur Erfassung von räumlichen und exekutiven Defiziten eignet sich der Uhrentest nach Shulman (Shulman 2000), der allerdings in keiner Weise delirspezifisch ist.

Kürzere Screeningtests der kognitiven Funktionen wie zum Beispiel der Short Portable Mental Status Questionnaire (SPMSQ; Pfeiffer 1975) testen zwar die Orientierung, jedoch nicht die mnestischen Fähigkeiten in differenzierter Form. Der in manchen Kliniken zum Demenzscreening gebräuchliche Test zur Früherkennung von Demenzen und Abgrenzung einer Depression (TFDD; Ihl et al. 2000) eignet sich nicht gut zur Delirabgrenzung. Er enthält lediglich Fragen zur zeitlichen, nicht aber zur örtlichen oder persönlichen Orientierung.

Bei Patienten mit vorbestehenden kognitiven Defiziten, seien sie angeboren oder erworben, deren Schweregrad in der klinischen Aufnahmesituation nicht bekannt ist, kann die Differenzierung der Ätiologie der akut beobachteten kognitiven Defizite schwierig sein. Hier kann dann der anamnestische Hinweis auf eine akute Veränderung der kognitiven Funktionen weiterhelfen oder aber die weitere Verlaufsbeobachtung, die die Fluktuationen der kognitiven Leistung deutlich macht. Das DSM-IV trägt diesem Umstand in besonderer Weise Rechnung, indem es festlegt, dass die kognitiven Störungen nicht besser durch eine Demenzerkrankung erklärbar sein sollen. Erhebliche Orientierungs- sowie Aufmerksamkeitsstörungen sind hierbei richtungsweisend für ein Delirsyndrom, während das Vorherrschen einer Neugedächtnisstörung und Exekutivfunktionsstörungen bei erhaltener Orientierung eher für eine Demenzerkrankung sprechen. Ein kurzes, praktikables Screening der kognitiven Funktionen zu Beginn des stationären Aufenthaltes ist in zweifacher Hinsicht hilfreich. Es kann zum einen auf ein Delir bereits bei Aufnahme hinweisen und identifiziert zugleich kognitiv eingeschränkte Patienten, die ein höheres Delirrisiko aufweisen.

Psychomotorik

Änderungen der Psychomotorik sind ein Kardinalsymptom deliranter Zustände. Sie sind wissenschaftlich sowohl durch Videoaufnahmen als auch durch Bewegungsmessungen (Aktografie) erfasst worden. Eine besonders taugliche Skala zur Erfassung von psychomotorischen Veränderungen hat Professor Meagher vorgelegt (Meagher 2009). Diese wird in Tabelle 4.3 in einer deutschen Übertragung präsentiert. Die Erfassung der Psychomotorik und ihrer pathologischen Phänomene, insbesondere wenn sie eine Reduktion einer gesunden Psychomotorik darstellen, gestaltet sich oft schwierig und erfordert eine genaue Beobachtungsgabe. Zu den Veränderungen der Psychomotorik zählt auch die Verlängerung der Reaktionszeit oder eine vermehrte Schreckhaftigkeit. Auch die Veränderung des Redeflusses, die sich in gesteigerter Mitteilungsbereitschaft oder reduzierter Sprachäußerung zeigen kann, wird der Psychomotorik zugerechnet. Die Steigerung oder Reduktion von willkürlichen und unwillkürlichen Körperbewegungen sind weitere typische psychomotorische Symptome. Häufig tritt auch ein Wechsel zwischen Hyperaktivität und auffälliger Bewegungslosigkeit des Körpers auf, der die Fluktuationen des Delirsyndroms augenfällig macht. Die Störungen der Psychomotorik sind für etliche der Komplikationen eines Delirs im Krankenhaus wie Stürze und Frakturen, Dekubiti und Muskelschwund, Weglauftendenz und Fremdaggressivität verantwortlich.

Störung des Schlaf-Wach-Rhythmus

Eine Störung des Schlaf-Wach-Rhythmus ist für das Delir nach ICD-10-Kriterien ebenfalls obligat. Sie wird aber auch bei über 80 % der primär nach DSM-IV klassifizierten Delirien berichtet und stellt einen Marker der Störung der zirkadianen Rhythmik durch das Delir dar. Diese kann sich in einer Schlafstörung oder Schlaflosigkeit mit oder ohne Schläfrigkeit am Tage zeigen oder aber in einer vollständigen Umkehr des Schlaf-Wach-Rhythmus. Ebenso wird eine nächtliche Verschlimmerung der Delirsymptome als Schlaf-Wach-Rhythmus-Störung gewertet. Hierzu zählen unangenehme Alpträume, die als Halluzinationen oder Illusionen auch nach dem Übergang in die Wachheit fortbestehen können. Auch nächtliche Bewegungsunruhe, zielloses Herumwandern und ein häufiger Kontaktwunsch mit der Nachtpflege können auf eine Störung des Schlaf-Wach-Rhythmus hinweisen.

Auch hier ist eine Veränderung zur vorbestehenden Situation wesentlich. Störungen des Tag-Nacht-Rhythmus müssen daher in der Anamnese erfragt werden, frühere Schichtarbeitertätigkeit und primäre oder sekundäre Schlafstörung muss abgegrenzt werden. Anamnestische Hinweise auf Schnarchen oder Atempausen als Anzeichen für ein Schlafapnoesyndrom sollten erfasst, Einschlafrituale und die Schlafrhythmik belastende Verhaltensweisen (Medikation, Alkohol, Abendprogramm) erfragt werden.

Akuter Beginn und fluktuierender Verlauf

Dem plötzlichen Auftreten der Symptomatik, insbesondere der Aufmerksamkeitsstörung und der veränderten Psychomotorik, kommt die höchste diagnostische Bedeutung zu. Hier ist eine besonders sorgfältige Anamneseerhebung wichtig. In gleicher Weise ist der eindeutige Nachweis eines Wechsels der Symptome im Tagesverlauf oder eine Störung der Tag-Nacht-Rhythmik überaus relevant. Die Dokumentation nächtlicher Veränderungen ist in vielen somatischen Abteilungen leider lückenhaft und stellt oft eine Fehlerquelle der Delirerkennung dar. Ein weiterer Fallstrick ergibt sich bei Patienten mit vorbestehender Demenz, die oft ohne die Begleitung einer primären Pflegebezugsperson im Krankenhaus aufgenommen werden müssen und bei denen daher keine anamnestischen Angaben zum prä-morbiden Zustand der Kognition und der Alltagsfähigkeiten verfügbar sind. Hier kann sich die Diagnose eines Delirs nur auf die eigenen Beobachtungen während der ersten 24 Stunden stützen. Eine entsprechende Schulung des Pflegepersonals und des Aufnahmeteams der Notaufnahme sowie die standardisiert eingeführten geriatrischen Screeningverfahren für die Notaufnahme wie das ISAR-Instrument (Identification of Seniors At Risk; http://www.ordophact.de/downloads/ordo¬phact_fragebogen_ISAR.pdf [Zugriff am 04.04.2016]) ergänzt um Delirscree-ningverfahren (z. B. die Confusion Assessment Method, ▶ Abb. 4.1) ermöglichen hier eine frühzeitige Erkennung der Risiken und Auffälligkeiten. Damit wird zum einen eine raschere und oft validere Diagnosestellung durchführbar, die dann eine frühzeitige und gezieltere Therapie erlaubt. Zum anderen ermöglicht die frühzeitige Erkennung von einschlägigen Risikofaktoren (▶ Kap. 3.2) und subsyndromalen Delirsymptomen eine effiziente Prävention von Delirien.

Halluzinationen, Wahnerleben und andere psychische Symptome

Affektive Störungen wie Depression, Angst oder Furcht, Reizbarkeit, Euphorie, Apathie oder staunende Ratlosigkeit treten typischerweise beim Delir auf. Sie sind jedoch völlig unspezifisch und unterscheiden sich in der Einzelsituation oft nicht von ähnlichen Symptomen anderer psychischer Erkrankungen. Auch ist gerade beim akut körperlich Kranken die Abgrenzung einer nachvollziehbaren Traurig-keit, Angst oder Apathie von pathologischen Stimmungsauslenkungen für den Nichtpsychiater schwierig. Auf ein Delir hinweisen kann hier allerdings der rasche Wechsel der affektiven Symptome als Hinweis auf die kurzfristige Veränderlichkeit der Symptomatologie eines Delirs.

Wahrnehmungsstörungen (meist optische Illusionen oder Halluzinationen) und vorübergehende Wahnideen gelten als besonders markante Symptome, sind aber vergleichsweise selten (die meisten Studien geben weniger als 10 % an) und stellen keine spezifischen Zeichen eines Delirs dar. Klassisch sind die sprichwörtlichen »weißen Mäuse« im Alkoholentzugsdelir, bei einer Dopamin-Überstimulation treten zumeist Halluzinationen größerer Tiere, oft in großer Farbigkeit, auf. Aber auch ganze Szenarien, die dann wahnhaft verarbeitet werden und bei längerer Dauer auch systematisiert erscheinen, können auftreten, oft in farbigen Bildern, mit viel Bewegungsdynamik und dann mit Angst verbunden. Auch akustische, zum Beispiel musikalische Halluzinationen und haptische Fehleindrücke (zum Beispiel das Laufen von Kleingetier auf oder unter der Haut) kommen vor. Das für die Schizophrenie typische Hören von Stimmen, insbesondere anhaltende, kommen-tierende und befehlende Höreindrücke, deren Anweisungen unreflektiert befolgt werden, kommen beim Delirsyndrom so nicht vor.

Eine das halluzinatorische Erleben herausfordernde Prädisposition ist die sensorische Deprivation, die neben der sozialen Vereinsamung auch bei Schwer-hörigkeit und ausgeprägteren Sehstörungen auftreten kann. Als Sonderform sei hier das sogenannte Charles-Bonnet-Syndrom erwähnt, das sich durch ausgepräg-tes halluzinatorisches Erleben, oft differenziert und szenisch ausgestaltet, in der beeinträchtigten Sinnesmodalität (Sehen oder Hören) auszeichnet. Die Halluzinationen (z. B. geistliche oder Volkslieder) werden typischerweise nicht als störend empfunden, sondern eher in den Alltag integriert und sind von daher nicht zwingend behandlungsbedürftig. Vom Delir unterscheidet sich das Charles-Bonnet-Syndrom durch das Fehlen einer Störung der Aufmerksamkeit und weiterer kognitiver Symptome sowie fehlender Fluktuation. Allerdings sind Patienten mit Seh- oder Hörstörungen besonders delirgefährdet (Inouye 2006), wie im Kapitel 3.2 bei den Risikofaktoren näher ausgeführt wird.

Kasuistik 4.9: Charles-Bonnet-Syndrom

74-jähriger Patient der Augenklinik, dort wegen Glaskörperblutung rechts in Behandlung, bds Zentralarterienverschluss, frühere Glaskörperblutung links. Seit acht Jahren Morbus Parkinson bekannt. Konsilanforderung wegen Halluzinationen an Neurologie und Gerontopsychiatrie.

Neurologisches Konsil: Laut Patient seit ca. zehn Monaten in den letzten Wochen zunehmende Halluzinationen, teilweise Pseudohalluzinationen mehrmals pro Tag auftretend: Er sehe z. B. eine Katze, die nicht da sei; wenn er zu Hause aus dem Fenster schaue, sehe er Häuser (obwohl er auf dem Land umgeben von Natur lebe), er sehe statt einem Baum gleich einen ganzen Wald oder beim Autofahren Baustellen, wo eigentlich keine seien ... Die Halluzinationen seien für ihn belastend. Er sei auch depressiv, wolle sich aber wegen seinen Kindern nichts antun.

Bekannter M. Parkinson mit linksbetonter Symptomatik. Lt. Patient nachmittags schlechtere Beweglichkeit, keine klaren On-Off-Phasen, keine Hyperkinesien, Schlucken und Sprechen sei unauffällig.

Medikation: Stalevo (Levodopa, Carbidopa, Entacapon) 100/25mg/200 mg 12:00 und 21:00, Stalevo 150 mg/37,5/200 mg 7:00 und17:00, Mirtazapin 30mg 0-0-1, Duloxetin 60 mg 1-0-0, ASS 100 1-0-0

Klinisch-neurologischer Befund: Rechtshänder, kein Meningismus, geringer Nackenrigor, Pupillen bds. dilatiert (nach augenärztl. Behandlung), LR beidseits verzögert. Deutliche Hypomimie und Bradykinese. Okulomotorik und Hirnnervenstatus unauffällig. Geringer bis mäßiger linksbetonter Rigor der Arme und Beine mit Zahnradphänomen. Keine manifesten Paresen, MER seitengleich untermittellebhaft, Babinski beidseits neg. Kein Ruhetremor, kein Halte- oder Aktionstremor. Finger- und Fersen-Taps beidseits mäßig verlangsamt und dysrhythmisch, deutliche Bradydiadochokinese beidseits. Gangbild kleinschrittig, breitbasig mit vermindertem Mitschwingen der Arme linksbetont vornübergebeugt, Umwenden mit 5–6 kleinen Wendeschritten. Keine Hyperkinesien. Sensibilität intakt, keine zerebellären Störungen.

Psychischer Befund: Patient wach, voll orientiert, psychomotorisch verlangsamt, Antrieb reduziert, orientierend leichte kognitive Defizite, depressive

Symptomatik, Suizidalität wird verneint. Anamnestisch optische Halluzinationen und Pseudohalluzinationen, aktuell nicht.

Neurologische Beurteilung: Bekanntes akinetisch-rigides linksbetontes Parkinsonsyndrom. Anamnestisch Halluzinationen und Pseudohalluzinationen. Aus neurolog. Sicht wäre daher eine Therapie mit Quetiapin beginnend in niedriger Dosierung (12,5–25 mg abends nach EKG-Kontrolle) sinnvoll. Bitte zuvor psychiatrische Mitbeurteilung aufgrund der Depression und zur Optimierung (und Reduzierung) der antidepressiven Medikation und möglicher NW Suizidalität bei Quetiapin. Physiotherapie mit Gangtraining, Logopädie mit Schluckuntersuchung. Aufgrund der Halluzinationen zunächst keine Erhöhung der dopaminergen Medikation.

Psychiatrisches Konsil: Der Patient berichtet, auf seine Halluzinationen angesprochen, seit mindestens zwei Jahren, vielleicht länger, mehrmals täglich Dinge zu sehen, die nicht da seien. Er wisse, dass er »spinne« und dass die Sachen nicht wirklich da seien, sie seien nur in seinem »Kopf«. Z. B. sehe er aus dem Fenster, wenn er in die Ferne schaue, dass auf dem Feld eine Straße verlaufe und eine Kirche stehe. Jetzt sehe er bei einem bestimmten Lichteinfall Gitter und Muster auf dem Boden.

Die Antidepressiva nehme er schon länger ein und brauche sie auch weiter, weil er von der Psyche schon länger beeinträchtigt sei, er sei auch familiär belastet, seine Schwester habe sich umgebracht.

Psychopathologischer Befund: Patient ist wach, bewusstseinsklar, zu Zeit, Ort, Person und Situation ausreichend orientiert. Im äußeren Erscheinungsbild angemessen gepflegt. Im Kontakt offen und mitteilungsbedürftig. Psychomotorisch etwas angespannt und unruhig. Zielgerichteter Antrieb leicht vermindert. Keine Aufmerksamkeitsstörung, Konzentrationsfähigkeit nur leicht reduziert und Auffassung verlangsamt. Klinisch keine Gedächtnisstörungen. Denken weitschweifig und umständlich. Kein Wahn. Wahrnehmungsstörungen i. S. von anhaltenden, seit mind. zwei Jahren bestehenden, rein optischen (Pseudo-)Halluzinationen. Grundstimmung gedrückt, im Affekt traurig, dennoch schwingungsfähig. Freiwilligkeit und Behandlungsmotivation vorhanden. Keine Hinweise auf Suizidalität, keine akute Eigen- oder Fremdgefährdung.

Psychiatrische Beurteilung: Dringender V.a. Charles-Bonnet-Syndrom, möglicherweise durch Überstimulation i. R. der Antiparkinson-Medikation verstärkt. Auch ist die hochdosierte antidepressive Medikation wahrscheinlich ungünstig.

Prozedere: Neuroleptische Medikation mit Quetiapin möglich, und Quetiapin 25 mg z. Nacht verordnen. Mirtazapin absetzen und nur nach Bedarf, wenn Schlafstörung besteht, max. 7,5 mg geben. Duloxetin weiter.

Ansonsten müssen diese Pseudohalluzinationen nicht um jeden Preis (Verschlechterung der Beweglichkeit) »wegtherapiert« werden. Der Patient hat keinen ausgeprägten Leidensdruck. Er ist aufgeklärt worden, dass dieses Phänomen i.R. seiner komplexen Augenerkrankungen mit ausgeprägter Sehschwäche auftritt.

4.2.3   Delirdiagnostik

Anamnese und Verhaltensbeobachtung

Die sorgfältige Anamneseerhebung spielt für die klinische Delirdiagnostik eine entscheidende Rolle. Der akute Beginn und die Wechsel der Symptome sind ja zunächst die entscheidenden Diagnosekriterien. Zu deren Beurteilung ist es erforderlich, sich eine genaue Vorstellung von den Alltagsfähigkeiten des älteren Patienten zu verschaffen, Hilfsmittel und häusliche Pflege zu erfassen und den Verlauf der kognitiven Fähigkeiten innerhalb der letzten fünf Jahre zu erheben. Gerade bei Patienten, die eine Verschlechterung ihrer kognitiven Funktion innerhalb der letzten Jahre gezeigt haben, sodass eine Demenzdiagnose wahrscheinlich ist, ist es sehr wesentlich, diese – zumeist sehr langsam progrediente – Entwicklung von einer akuten Verschlechterung abzugrenzen, die auf ein Delir hinweisen könnte.

Die genaue Kenntnis der aktuellen Medikation, deren Veränderung innerhalb der letzten zwei Wochen und die Berücksichtigung weiterer zusätzlich eingenommener, selbst eingekaufter oder zu Hause verfügbarer Medikamente ermöglicht die Beurteilung möglicher Delirauslöser durch Medikamente. Konkrete Fragen nach dem regelmäßigen Genuss von Alkoholika, gerade auch nach den Mengen und den Vorlieben (Magenbitter, Kräutertinkturen, Klosterfrau Melissengeist etc.) erlauben die genaue Erfassung eines entsprechenden Risikoprofils. Die Gewöhnung an Schlafmittel wie Benzodiazepine oder Benzodiazepin-Analoga, der längerfristige Gebrauch von Schmerzmitteln wie den opioiden Substanzen und die unbeabsichtigte oder beabsichtigte Veränderung der angeordneten Medikation können eine Ursache für ein Delir darstellen.

Neu angesetzte Medikamente, insbesondere solche mit anticholinergem Wirkungsprofil, können zu erheblichen Nebenwirkungen wie Stürzen bis hin zum Delir führen. Unter besonderen Umständen – wie der Verschlechterung der Nierenfunktion bei Flüssigkeitsmangel oder Diuretikagabe oder einer infektionsbedingt veränderten Blut-Hirn-Schrankenfunktion – sind gerade anticholinerg wirksame Medikamente geeignet, auch bei bisheriger Verträglichkeit akute Delirien auszulösen oder zu perpetuieren. Insbesondere ältere Patienten sind in ihren Möglichkeiten eingeschränkt, ihre oft große Anzahl an Einzeltabletten zu überblicken. Einschränkungen im Hören und Sehen, Gedächtnislücken und Konzentrationsstörungen führen oft zu riskanten Fehleinnahmen, als deren Folge Delirien häufig sind (weitere Ausführungen dazu in Kapitel 4.3.3).

Auch Informationen der begleitenden Angehörigen oder primären Pflegepersonen sollten nach Möglichkeit erfragt werden. Verschiedene Skalen bzw. ein individuell abgestimmtes geriatrisches Assessment (▶ Kap. 4.1) ermöglichen eine Einschätzung des Verlaufs kognitiver Fähigkeiten, aber auch motorischer Schwierigkeiten und des alltäglichen Hilfebedarfs der Patienten.

Die anschließende Verhaltensbeobachtung des Patienten innerhalb der ersten 24 Stunden des Krankenhausaufenthaltes dient der Überprüfung der erhobenen Daten wie auch der Dokumentation eines möglichen Wechsels der Psychomotorik, der Kognition oder auch der Stimmungslage. Hier kommt es neben der sorgfältigen

Beobachtung auf eine angemessene Dokumentation des Verhaltens in der Kurve des Patienten an, die es auch anderen Berufsgruppen ermöglicht, Veränderungen des Patienten über den Tag nachzuvollziehen. Eine genaue Kenntnis der Delirsymptome ist für die Alltagsbeobachtung unverzichtbar. Auch sind gerade nächtliche Veränderungen, Schlafstörungen und Verhaltensauffälligkeiten besonders wesentlich und verdienen es, dokumentiert zu werden.

Insgesamt sind die Angaben zur Anamnese sowie die eigene Beobachtung von unschätzbarem Wert für die Diagnostik, die Beurteilung der Risikobelastung des einzelnen Patienten und für die Auswahl der notwendigen und hinreichenden Medikation.

Kognitive Diagnostik

Neben der eingehenden Anamneseerhebung mit der Erfassung geriatrischer Skalen wie dem Barthel-Index (Mahoney und Barthel 1965) zur Einschätzung des Pflegebedarfs stellt die kognitive Diagnostik eine wesentliche Basis dar, die zum einen das Delirrisikoklientel der Patienten mit kognitiven Einschränkungen zu identifizieren hilft, aber auch einen direkten Delirverdacht erhärten kann. Zur Einschätzung der kognitiven Leistungsfähigkeit eignen sich verschiedene Screeningtests, die idealerweise am Bett innerhalb kurzer Zeit durchführbar sein sollten. Im Aufnahmeprozess häufig durchgeführte Testverfahren werden in der Tabelle 4.4 mit dem erforderlichen Zeitbedarf und der Schulungsnotwendigkeit aufgelistet.

Tab. 4.4: Screeningverfahren zur Einschätzung der kognitiven Leistungsfähigkeit

TEST	Literatur	Zeit-bedarf	Schulungs-bedarf	Kommentar
SPMSQ	Pfeiffer 1975	5 Min.	Kein	Grobes Screening, keine Differenzierung verschiedener Domänen, testet Orientierung und Weltwissen
MMST*	Folstein et al. 1975	15 Min.	Interpretation	5 Domänen werden getestet (Orientierung, Merkfähigkeit, Arbeitsgedächtnis, Erinnerungsfähigkeit, Sprache u. Praxie), keine Alters-differenzierung
Montreal Cognitive Assessment www.¬ mocatest.¬ org	Nasreddine et al. 2005	15 Min.	Durchführung und Interpretation	Validiert von 50–85 Jahre, subkortikale Funktionen und leichtgradige Demenzen werden besser erfasst, Uhrentest integriert
DemTect*	Kessler et al. 2000	20–25 Min.	Durchführung und Interpretation	Differenziert lediglich Altersgruppen $</>$ 60 Jahre, anspruchsvoller und differenzierter als MMST

Tab. 4.4: Screeningverfahren zur Einschätzung der kognitiven Leistungsfähigkeit
– Fortsetzung

TEST	Literatur	Zeit-bedarf	Schulungs-bedarf	Kommentar
Kognitiver Kurztest »Sweet 16«	Fong et al. 2011	3–8 Min.	Interpretation	Kombiniert Orientierungsfragen und Erinnerungsfähigkeit ähnlich dem MMST mit Zahlenspanne; direkter Vergleich mit MMST möglich; keine Schreibaufgaben
TFDD*	Ihl et al. 2000	15–25 Min.	Durchführung und Interpretation;Depressionsteil soll nur durch Ärzte durchgeführt werden	Selbst- und Fremdbeurteilung der Depressivität, keine Altersdifferenzierung, differenzierter als MMST, Uhrentest integriert
Uhrentest*	Shulman et al. 1986	3–5 Min.	Interpretation	Mehrere Auswertungsschemata

*Unter http://www.kcgeriatrie.de/assessment_2.htm abrufbar (Zugriff am 14.06.2016).

Immer wieder tritt das Missverständnis auf, dass durch eine kognitive Testung eine Delirdiagnose belegt werden kann. Zunächst belegt das Ergebnis des kognitiven Screenings aber lediglich eine Einschränkung kognitiver Fähigkeiten und ermöglicht eine genauere Einschätzung, welche Bereiche der Kognition derzeit besonders betroffen sind.

Erst die Anamnese kann jedoch den Verlauf dieser kognitiven Einschränkungen erhellen, die Differenzialdiagnose zwischen einer chronisch verlaufenden Demenz und einem akuten Delir leisten oder aber zwischen einer zu einem definierten Zeitpunkt eingetretenen hirnorganischen Schädigung, zum Beispiel durch einen Schlaganfall oder ein Schädelhirntrauma, und einem akuten deliranten Syndrom differenzieren (► Kap. 4.3). Da viele Einzelheiten bedacht werden müssen, haben sich im klinischen Alltag verschiedene Delirscreeningtests bewährt, die die Wahrscheinlichkeit eines Delirs anzeigen können. Diese sogenannten Delirskalen (s. u.) sind allerdings nicht dazu geeignet, eine eindeutige Delirdiagnose zu stellen. Diese ist weiterhin die Domäne des behandelnden Arztes, der sich hierbei auf die Kriterien des DSM-IV bzw. des DSM-5 oder der ICD-10 stützen sollte.

Wünschenswert ist zumindest in unklaren Fällen die Einschätzung eines gerontopsychiatrischen Spezialisten, der konsiliarisch hinzugezogen werden kann. Viele Krankenhäuser verfügen allerdings nicht über einen entsprechenden alterspsychiatrisch erfahrenen Konsiliarpsychiater und sind von daher auf die eigene Einschätzung angewiesen. Neben einer genauen Kenntnis der Diagnosekriterien, einer ausführlichen Anamneseerhebung und guten Dokumentation ermöglichen gut handhabbare Checklisten eine strukturierte Diagnosesicherung (z. B. Internationale Diagnosechecklisten – IDCL, die bislang für ICD-10 und DSM-IV vorliegen). Der weitere klinische Verlauf mit – unter der gezielten Behandlung der als Auslöser des Delirs dingfest gemachten Diagnosen – idealerweise zumindest partieller Rückbildung des deliranten Syndroms bestätigt dann in der Regel die Delirdiagnose. Die strukturierte Überprüfung der Kognition zum Abschluss der Behandlung weist dann im Verlauf bei positiver Entwicklung des Krankheitsbildes die Besserung der kognitiven Symptomatik und der Verhaltensauffälligkeiten sowie die Normalisierung des Tag-Nacht-Rhythmus nach.

Delirskalen

In den vergangenen 25 Jahren sind viele verschiedene Delirscreeningskalen vorgestellt worden. Hauptsächlich unterscheiden sie sich durch das nötige Ausmaß an Vorwissen der Anwender und die Delirspezifität der erfassten Symptome. Ursprünglich wurden überwiegend verhaltensbeobachtende Skalen vom Pflegepersonal eingesetzt, die sich als sehr sensitiv erwiesen, aber wenig spezifisch waren. Insbesondere eine Abgrenzung von anderen psychiatrischen Krankheitsbildern und von den verschiedenen Demenzen konnten diese Instrumente nicht leisten. Diese einfachen Skalen haben aber den Vorteil, dass sie keine Einarbeitung benötigen und von jeder Pflegekraft kontextunabhängig im pflegerischen Ablauf eingesetzt werden können.

Daneben waren für die Forschung ausführliche, dadurch aber auch sehr zeitaufwendige Skalen im Einsatz, die auch eine Schweregradeinschätzung des Delirs ermöglichen und dadurch auch für die Verlaufsbeobachtung deliranter Patienten geeignet sein sollten. Sie erfordern eine eingehende Schulung und sind nur durch Experten (Ärzte, Pflegespezialisten) anwendbar. Insbesondere die Delirium Rating Scale in ihrer revidierten Form (DRS-R98) von Paula Trzepacz (Trzepacz et al. 2001) wird häufig für Verlaufs- und Behandlungsstudien eingesetzt. Sie berücksichtigt 16 unterschiedliche Symptome, wobei drei Items für die Diagnostik verwendet werden und 13 mehrdimensional den Schweregrad reflektieren. Eine Validierung wurde hier auch insbesondere für verschiedene psychiatrische Krankheitsgruppen wie Depression, Schizophrenie und Demenz vorgenommen, die eine hohe Sensitivität und Spezifität – bei Beurteilung durch einen Psychiater – bestätigt. Im palliativen Setting findet häufig auch die Memorial Delirium Assessment Scale (MDAS) von Breitbart Anwendung (Breitbart et al. 1997), die zehn Items in vier Dimensionen erfasst und ebenfalls durch einen erfahrenen Arzt durchgeführt wird. Der MDAS-Gesamtscore weist eine sehr gute Übereinstimmung mit der Einschätzung des Delirschweregrads der DRS-R98 auf (r = 0,86) (O'Sullivan et al. 2014).

Diese Forschungsskalen erfordern einen großen Schulungs- und Testungsaufwand, der in der Alltagsroutine so nicht leistbar ist, und werden vor allem für Longitudinalstudien und zur Erfassung der Delirphänomenologie eingesetzt. Sie sind meistens für einen spezifischen Kontext erstellt worden und auch nur für diese Patientenklientel validiert.

Einen guten Mittelweg in der Delirdiagnostik geht die von Prof. Sharon Inouye entwickelte Confusion Assessment Method (CAM), die insbesondere im geriatrischen und gerontopsychiatrischen Setting verwendet wird (Inouye et al. 1990). Sie weist, nach entsprechender Schulung, eine hohe Sensitivität und Spezifität auf und kommt nach einer kürzlichen Erhebung der American Delirium Society weitaus am häufigsten in klinischen Kontexten des Altersdelirs zum Einsatz (Neufeld et al. 2014). In der CAM werden die folgenden neun Symptome erfasst: akuter Beginn und Fluktuationen, Aufmerksamkeitsstörung, desorganisiertes Denken, Bewusstseinsstörung, Desorientierung, Gedächtnisstörungen, Wahrnehmungsstörungen (Halluzinationen), psychomotorische Veränderungen und Störungen des Schlaf-Wach-Rhythmus. Eine validierte deutsche Version der ausführlichen CAM liegt vor (Hestermann et al. 2009) und findet sich hier in Tabelle 4.5.

Tab. 4.5: Confusion Assessment Method, validierte deutsche Version (Inouye et al. 1990; Hestermann et al. 2009; Übersetzung CT)

	Ja	Nein
1. Akuter Beginn Gibt es Hinweise in der Angehörigenbefragung oder der Fremdanamnese, ob die Veränderung des geistigen Zustands akut aufgetreten ist?	☐	☐
2. Störungen der Aufmerksamkeit (→ *eine Frage mit »ja« beantwortet*) a) Ist der Patient unfähig, bei der Sache zu bleiben (Zahlen subtrahieren, rückwärts buchstabieren) oder den Fragen zu folgen, kann er seine Aufmerksamkeit nicht ausdauernd auf etwas richten? Ist der Patient leicht ablenkbar oder zerstreut? Ist die Aufmerksamkeit des Patienten auf etwas Bestimmtes (Irrelevantes) eingeengt? b) Fluktuiert die Aufmerksamkeit, zeigt der Patient eine Konzentrationsschwäche?	☐	☐
3. Desorganisiertheit des Denkens (→ *eine Frage mit »ja« beantwortet*) – Ist das Denken verlangsamt, gehemmt oder umständlich? – Kommt es zu Gedankenkreisen, Grübeln, Sinnieren, also Perseverationen des Denkens? – Reißen Gedankengänge plötzlich ab? – Ist das Denken beschleunigt, gibt es eine Vielzahl von Einfällen, die ablenken (häufiger Wechsel oder Verlust des Denkziels, Weitschweifigkeit)? – Sind die Gedanken vage, unklar, unlogisch oder unverständlich? – Fluktuiert die Desorganisiertheit des Denkens während des Gesprächs?	☐	☐
4. Quantitative Bewusstseinsveränderung – Hypervigilanz, Benommenheit/Müdigkeit, Somnolenz, Sopor, Koma – Schwankt die Bewusstseinslage während des Gesprächs (Fluktuationen)?	☐	☐
5. Desorientierung Desorientierung zu Zeit, Ort oder Person	☐	☐
6. Gedächtnisstörung Störungen des Kurz- oder Langzeitgedächtnisses	☐	☐

Tab. 4.5: Confusion Assessment Method, validierte deutsche Version (Inouye et al. 1990; Hestermann et al. 2009; Übersetzung CT) – Fortsetzung

	Ja	Nein
7. Wahrnehmungsstörung Illusionen, Pseudohalluzinationen, Halluzinationen (optisch, akustisch, taktil), »Tagträume« (szenische Halluzinationen)	☐	☐

8. Psychomotorische Auffälligkeiten (→ *eine Frage mit »ja« beantwortet*)
  a) Wirkt der Patient verlangsamt hinsichtlich Reaktionszeiten oder Redefluss?
  b) Wirkt der Patient hyperaktiv (Beschleunigung des Redeflusses, Nesteln, motorische Unruhe, Schreckhaftigkeit)?
  c) Kommt es während des Interviews zu auffälligem Wechsel zwischen Hypo- und Hyperaktivität?
	Ja
	☐
		Nein
		☐

9. Geänderter Schlaf-Wach-Rhythmus Tagesschläfrigkeit, Tag-Nacht-Umkehr, Schlaflosigkeit	Ja ☐	Nein ☐

Die Confusion Assessment Method kann nach der Einarbeitung auf einen kurzen, leicht handhabbaren, vierteiligen Algorithmus zur Delirerkennung verkürzt werden, der dann gut in die Alltagsroutine einer geschulten Pflegekraft integrierbar ist und mit einem Zeitaufwand von weniger als drei Minuten kaum zusätzlich belastet. Er bezieht den akuten Beginn (Item 1) und die Aufmerksamkeitsstörung (Item 2) als obligate Symptome ein und fordert entweder eine Denkstörung oder eine Bewusstseinsstörung für ein positives Delirscreeningergebnis. Dieser CAM-Algorithmus ist in seiner deutschen Version (▶ Abb. 4.1 oberer Teil) insbesondere zur Delirerkennung im altersmedizinischen Setting durch geschulte Fachkräfte aus Pflege, Psychologie, Sozialarbeit oder Gerontologie operationalisiert und validiert worden (Hestermann et al. 2009). Der deutsche Algorithmus eignet sich zur raschen Diagnostikvorbereitung und kann so zu einer optimierten Detektions- und Behandlungsrate von Delirien gerade in der Altersmedizin im internistischen und chirurgischen Setting beitragen.

Zur Erfassung der Delirschwere kann eine – bislang nur auf Englisch verfügbare und nun hier erstmals auf Deutsch vorgestellte Zusatzskala, der Delirium-Index, verwendet werden, der sieben der neun CAM-Symptome in drei unterschiedlichen Schweregraden abbildet (▶ Tab. 4.6). Der Delirium-Index erbringt damit ein Ergebnis zwischen 0 und 21 Punkten. Einen Cut-Off-Wert für die Delirdiagnose gibt es nicht, vielmehr ist der CAM-Algorithmus für das Vorliegen eines Delirs anzuwenden. Bei fortgeschrittener Demenz ist die Kontamination durch die möglicherweise delirunabhängige Gedächtnis- und Orientierungsstörung zu berücksichtigen, daher ist bei Demenz auch nach dem Delir ein erhöhter Wert (über 5) zu erwarten. Die Veränderungssensitivität ist auch bei komorbider Demenz hoch (Effektstärke 0,6), bei reinem Delir wird sogar eine Effektstärke von 0,74 erreicht (McCusker et al. 2004). Interessant ist es aber, dass der Delirium-Index bei Delirpatienten ohne vorbestehende Demenz mit der Schwere der Akuterkrankung korreliert, während er bei Patienten mit Demenz mit der Demenzschwere stärker korreliert. Dieser Befund bekräftigt einmal mehr das Schwellenmodell des Delirs (▶ Kap. 3.1.1, Abb. 3.3).

Tab. 4.6: Delirium-Index, Schweregradmessung des Delirs (McCusker et al. 2004; Übersetzung CT)

Delirium-Index	3-stufige Beurteilung	Kein Urteil möglich
1. Aufmerksamkeit	0 = Aufmerksam 1 = Mind. 1 Fehler im Aufmerksamkeitstest 2 = Fragen werden meist beantwortet. Pat. ist aber leicht ablenkbar und kann sich nicht auf neue Fragen konzentrieren 3 = Beantwortet Fragen nicht, ist unfähig, den Fragen zu folgen, zu fokussieren, ist durch irrelevante Stimuli ablenkbar	9 → Score von Item 3
2. Desorganisiertes Denken	0 = Antworten sind logisch, passend 1 = Antworten sind vage und unklar 2 = Denken ist gelegentlich unlogisch, unzusammenhängend, irrelevant 3 = Beantwortet Fragen nicht, Denken ist fragmentiert, unlogisch, irrelevant	9 → Score von Item 3
3. Bewusstsein	0 = normal 1 = Hypervigilant oder hypovigilant (glasige Augen, fehlende Reaktion) 2 = Müde/schläfrig (antwortet nur auf einfache und laute Fragen) 3 = Reagiert nicht, komatös	9 → Test nicht durchführbar
4. Desorientierung	0 = Kennt das heutige Datum und den Namens des Krankenhauses 1 = Kennt Datum oder Namen des Krankenhauses nicht 2 = Weiß Monat oder Jahr nicht oder weiß nicht, dass er/sie sich im Krankenhaus befindet 3 = Antwortet nicht oder weiß eigenen Namen oder Geburtstag nicht	9 → Score von Item 3
5. Gedächtnis	0 = Erinnert sich an drei Wörter und erinnert die Details der Krankenhausaufnahme 1 = Erinnert sich an zwei von drei Wörtern oder erinnert die Details der Krankenhausaufnahme nur vage 2 = Erinnert sich an eins von drei Wörtern oder erinnert die Details der Krankenhausaufnahme kaum 3 = Gibt keine Antwort oder kennt Grund der Krankenhausaufnahme nicht	9 → Score von Item 3
6. Wahrnehmungsstörung	0 = Keine Wahrnehmungsstörungen, Pat. reagiert nicht 1 = Fehlinterpretiert Stimuli (Türknall als Schuss) 2 = Gelegentliche Halluzinationen, nicht bedrohlich 3 = Häufige, bedrohliche Halluzinationen	0

Tab. 4.6: Delirium-Index, Schweregradmessung des Delirs (McCusker et al. 2004; Übersetzung CT) – Fortsetzung

Delirium-Index	3-stufige Beurteilung	Kein Urteil möglich
7. Motorische Aktivität	0 = Normal 1 = Reagiert gut auf Fragen, bewegt sich viel oder ist lethargisch 2 = Bewegt sich ständig (muss ggf. begrenzt werden) oder ist verlangsamt mit seltenen Bewegungen 3 = Agitiert, schwer zu bändigen (Fixierung nötig) oder bewegt sich nicht spontan	0
Auswertung: (Summe)	Summe aller 7 Items Wenn Beurteilung von 1, 2, 4, 5 nicht möglich (9), Bewertung von Item 3 (Bewusstsein) einsetzen	

Auch eine spezielle Anpassung des CAM-Algorithmus an die Erfordernisse der ICD-10 mit ihren strengeren Delirkriterien ist auf Deutsch verfügbar, I-CAM genannt (Thomas et al. 2012). Hier ermöglicht der Einbezug der Psychomotorik – nach einem allgemeinen Delirscreening mit dem CAM-Algorithmus – eine differenziertere Erfassung und höhere Spezifität, wenn auch auf Kosten einer geringeren Sensitivität. Diese kann aber durch ein zweistufiges Verfahren, das den ursprünglichen, auf der DSM-Basis entwickelten CAM-Algorithmus an den Anfang stellt, deutlich verbessert werden. Die Beachtung der Psychomotorik schließt vorteilhafterweise dann auch subsyndromale Delirien mit ein, die noch keine ausgeprägte Aufmerksamkeitsstörung aufweisen, jedoch schon psychomotorische Veränderungen zeigen und schult zudem den Blick auf psychomotorische Veränderungen.

Eine Anpassung der Confusion Assessment Method an das spezialisierte Setting der intensivmedizinischen Behandlung intubierter Patienten, die sogenannte CAM-ICU, ist auch auf Deutsch verfügbar (Guenther et al. 2010). Sie nutzt die RASS-Sedierungsskala, um eine Differenzierung zwischen Sedierungstiefe und Delirsymptomen zu erreichen. Ein Übungsleitfaden ist ebenfalls kostenfrei herunterladbar (http://www.icudelirium.org/docs/CAM_ICU_training_German.pdf, Zugriff am 05.04.2016). Für nicht-beatmete und sprachkompetente Patienten auf der Intensivstation ist allerding die originale CAM zu empfehlen, da diese eine bessere Sensitivität und Spezifität als die CAM-ICU aufweist. Bemerkenswert ist, dass die CAM-ICU in die S3-Leitlinie zur Analgosedierung Eingang gefunden hat und dort mehrfach täglich als Monitoring-Instrument zur Anwendung bei intubierten Intensivpatienten empfohlen wird. Für die Notaufnahme liegt zudem eine weitere Operationalisierung vor, die die Untersuchung der Aufmerksamkeit (gemessen mit der rückwärtigen Aufzählung der Monate) zum Eingangskriterium für eine vertieftere Testung erhebt und so ein noch zeitsparenderes Screening ermöglicht (Grossmann et al. 2014). Nur englischsprachig verfügbar ist bislang die 3D-CAM, die Fragen und drei Aufmerksamkeitstests an den Patienten, Beobachtungen des Untersuchers zu allen vier Items des Algorithmus und Fragen an die primäre Pflegeperson bzw. die medizinische Verlaufsdokumentation hinsichtlich akuter

DELIR-SCREENING (I-CAM)

© *Inouye et al. 1990**
Thomas et al. 2012**

Patientendaten:

Datum/Uhrzeit: _____

Untersucher: _____

1. Akuter Beginn und schwankender Verlauf?

Gibt es begründete Hinweise in der Angehörigenbefragung/Fremd-
anamnese, dass eine Veränderung des bekannten geistigen Zustandes
akut aufgetreten ist und schwankt?

nein ☐   ja ☐

2. Störung der Aufmerksamkeit

Ist der Patient unfähig, bei der Sache zu bleiben, den Fragen zu folgen,
kann er seine Aufmerksamkeit nicht ausdauernd auf etwas richten?
(Aufgabe: z.B. Monate rückwärts aufzählen)
Leicht ablenkbar? Zerstreut? Eingeengt auf etwas Bestimmtes (Unwichtiges)?
Schwankt die Aufmerksamkeit? Konzentrationsschwäche?

nein ☐   ja ☐

3. Desorganisiertheit des Denkens

Ist das Denken verlangsamt, gehemmt oder umständlich? Reißen
Gedankengänge plötzlich ab? Sind die Gedanken vage, unklar,
unlogisch oder unverständlich? Wiederholt der Pat. bereits Gesagtes?
Ist das Denken beschleunigt, gibt es eine Vielzahl von Einfällen, Ablenkung?
(Gespräch oder Frage: Unterschied zwischen Treppe/Leiter? Kind/Zwerg?)

nein ☐   ja ☐

4. Quantitative Bewusstseinsveränderung

Überwach? Schläfrig/müde? Schwer oder nicht weckbar?

nein ☐   ja ☐

SCREENING-Ergebnis:

Frage 1+ und Frage 2 +, sowie **Frage 3 oder 4 +**

Vd auf Delir ja? ☐

DIAGNOSEÜBERPRÜFUNG:

5. Psychomotorische Auffälligkeiten

Pat. ist matt, lahm, redet oder bewegt sich **weniger** als sonst _____
Pat. ist besonders aktiv, redet oder bewegt sich **mehr** als sonst _____

nein# ☐   ja ☐

Delir!

Untersucher: _____ bestätigt und leitet Maßnahmen ein!
Wenn Screening und Psychomotorik nicht gleich ➝ 2. Test in 24h!

*Ref: Inouye SK, vanDyck CH, Alessi CA, Balkin S, Siegal AP, Horwitz Rl. Clarifying confusion: The Confusion Assessment Method. A new method for detection of delirium. Ann Intern Med. 1990; 113: 941-948. Confusion Assessment Method: Training Manual and Coding Guide, Copyright 2003, Hospital Elder Life Program, LLC. Not to be reproduced without permission. © S. Inouye
**Thomas C et al. (2012) J Am Geratr Soc 60: 1471–1477; Hestermann U, Thomas C (2009) Psychopathology 42: 270-276.

Abb. 4.1: Der I-CAM – in deutscher Sprache für hochbetagte Menschen validierte Version
der Confusion Assessment Method, die eine spezielle Aussagekraft für die Psy-
chomotorikveränderungen hat, die von ICD-10 gefordert werden (Thomas et al.
2012)

Veränderung und der Fluktuationen enthält. Sie weist eine große Ähnlichkeit zur
deutschen Operationalisierung auf, wie sie hier vorgestellt wird und an Demenzpatienten validiert wurde (Hestermann et al. 2009).

Ist eine regelmäßige Schulung und Validitätsüberprüfung durch einen delirer-
fahrenen Arzt allerdings nicht möglich, sollte auf einfachere Screeninginstrumente

zurückgegriffen werden. Hier eignen sich die im Pflegebereich etablierten Delir-screeningskalen. Eher ausführlich ist die von Pflegekräften entwickelte NEE-CHAM-Skala, die in drei Subskalen (kognitive Leistung, Verhalten und Vitalpara-meter) insgesamt 30 Punkte vergibt und spezifische Schulung zu den Kriterien benötigt. Dagegen wird die Delirium Observation Scale als besser umsetzbar angesehen (van Gemert und Schuurmans 2007), die 13 Fragen zum Verhalten enthält. Eine deutsche Fassung findet sich auf der Homepage der Universität Basel (http://www.unispital-basel.ch/fileadmin/unispitalbaselch/Ressorts/Entw_¬ Gesundheitsberufe/Abteilungen/Projekte/Praxisentwicklung/Basler_Demenz/dos¬ deliriumobservationscale.pdf, Zugriff am 05.04.2016). Von hinsichtlich des Delir-screenings nicht speziell geschulten Pflegekräften wird die Nursing Delirium Screening Scale (Nu-DESC, ▶ Tab. 4.7) mit fünf Einzelitems (Lütz et al. 2008) bevorzugt eingesetzt, diese eignet sich auch für verschiedene spezialisierte Settings wie Palliativstation oder Intermediate Care.

Tab. 4.7: Nursing Delirium Screening Scale (Nu-DESC), deutsche Fassung (Lütz et al. 2008). Mit dem Score 1 bzw. 2 wird die Symptomschwere bewertet

Symptome	Symptombewertung		
1. Desorientierung Manifestierung einer Desorientierung zu Zeit oder Ort durch Worte oder Verhalten oder Nicht-Erkennen der umgebenden Personen	0 ☐	1 ☐	2 ☐
2. Unangemessenes Verhalten Unangemessenes Verhalten zu Ort und/oder Personen (z. B. Ziehen an Kathetern oder Verbänden; Versuch aus dem Bett zu steigen, wenn es kontraindiziert ist, usw.)	0 ☐	1 ☐	2 ☐
3. Unangemessene Kommunikation Unpassende Kommunikation zu Ort und/oder Personen (z. B. zusammenhangslose oder gar keine Kommunikation; unsinnige oder unverständliche sprachliche Äußerungen)	0 ☐	1 ☐	2 ☐
4. Illusionen/Halluzinationen Sehen oder Hören nicht vorhandener Dinge, Verzerrung optischer Eindrücke	0 ☐	1 ☐	2 ☐
5. Psychomotorische Retardierung Verlangsamte Ansprechbarkeit, wenige oder keine spontane Aktivität/Äußerung (z. B. wenn der Patient angestupst wird, ist die Reaktion verzögert und/oder der Patient ist nicht richtig erweckbar)	0 ☐	1 ☐	2 ☐
Summe			
Delir	< 2 nein ☐	≥ 2 ja ☐	

Tab. 4.8: Intensive Care Delirium Screening Checklist (ICDSC; Bergeron et al. 2001), deutsche Fassung (Radtke et al. 2009)

1. Veränderte Bewusstseinslage   0–1
   a) Keine Reaktion oder
   b) die Notwendigkeit einer starken Stimulation, um irgendeine Reaktion zu erhalten, bedeutet, dass eine schwere Veränderung der Bewusstseinslage vorliegt, welche eine Bewertung unmöglich macht. Befindet sich der Patient die meiste Zeit der Untersuchungsperiode im Koma (A) oder im Stupor (B), so wird ein Strich eingetragen (-), und für diese Untersuchungsperiode wird keine weitere Bewertung vorgenommen.
   c) Ist der Patient schläfrig oder reagiert nur bei milder bis mittelstarker Stimulation, wird dies als eine veränderte Bewusstseinslage mit 1 Punkt bewertet.
   d) Wache oder leicht erweckbare Patienten werden als normal betrachtet und mit keinem Punkt bewertet.
   e) Übererregbarkeit wird als eine nicht normale Bewusstseinslage mit 1 Punkt bewertet.

2. Unaufmerksamkeit   0–1
   Schwierigkeiten, einem Gespräch oder Anweisungen zu folgen. Durch äußere Reize leicht ablenkbar. Schwierigkeit, sich auf verschiedene Dinge zu konzentrieren. Tritt eines dieser Symptome auf, wird es mit 1 Punkt bewertet.

3. Desorientierung   0–1
   Ein offensichtlicher Fehler, der entweder Zeit, Ort oder Person betrifft, wird mit 1 Punkt bewertet.

4. Halluzination, Wahnvorstellung oder Psychose   0–1
   Eindeutige klinische Manifestation von Halluzination oder Verhalten, welches wahrscheinlich auf einer Halluzination (z. B. der Versuch, einen nicht existierenden Gegenstand zu fangen) oder Wahnvorstellung beruht. Verkennung der Wirklichkeit. Tritt eines dieser Symptome auf, bekommt der Patient 1 Punkt.

5. Psychomotorische Erregung oder Retardierung   0–1
   Hyperaktivität, welche die Verabreichung eines zusätzlichen Sedativums oder die Verwendung von Fixiermitteln erfordert, um den Patienten vor sich selber oder anderen zu schützen (z. B. das Entfernen eines Venenkatheters, das Schlagen des Personals). Hypoaktivität oder klinisch erkennbare psychomotorische Verlangsamung. Tritt eines dieser Symptome auf, bekommt der Patient 1 Punkt.

6. Unangemessene Sprechweise/Sprache oder Gemütszustand   0–1
   Unangemessene, unorganisierte oder unzusammenhängende Sprechweise. Im Verhältnis zu bestimmten Geschehnissen und Situationen unangemessene Gefühlsregung. Tritt eines dieser Symptome auf, wird es mit 1 Punkt bewertet.

7. Störung des Schlaf-Wach-Rhythmus   0–1
   Weniger als vier Stunden Schlaf oder häufiges Aufwachen in der Nacht (das beinhaltet nicht Erwachen, das durch das medizinische Personal oder durch laute Umgebung verursacht wurde). Die meiste Zeit des Tages schlafend. Tritt eines dieser Symptome auf, wird es mit 1 Punkt bewertet.

8. Wechselnde Symptomatik   0–1
   Fluktuationen des Auftretens eines der Merkmale oder Symptome über 24 h (z. B. von einer Schicht zu einer anderen) wird mit 1 Punkt bewertet.

Punkte gesamt

0 Pkt. = kein Delirium; 1–3 Pkt. = Verdacht auf subsyndromales Delirium; ≥ 4 Pkt. = Delirium

Aufgrund der einfachen und schnellen Durchführbarkeit bietet sich die vor allem auf der Intensivstation eingesetzte Beobachtungsskala ICDSC – Intensive Care Delirium Screening Checklist (▶ Tab. 4.8) aus Montreal für das Delirium-Screening im klinischen Alltag an, auch bei beatmeten Patienten. Da alle Items nach einer einfachen Schulung von Pflegekräften untersucht werden können, lässt sie sich gut in die tägliche klinisch-pflegerische Routine integrieren. Ein Vorteil gegenüber anderen pflegebasierten Delirium-Screeningskalen ist hier die Fähigkeit, auch ein subsyndromales Delirium zu erkennen.

Rein kognitive Skalen wie der MMST eignen sich nicht für eine Delirdetektion in variablen Settings, da hier die Erfassung des Krankheitsbeginns und -verlaufs zu kurz kommt. Ebenso ermöglichen diese Kognitionstests nicht die Abgrenzung etwaig bereits vorhandener kognitiver Einschränkungen, wie sie bei der älteren Klientel ja häufig vorhanden sind angesichts einer mit dem Alter ansteigenden Demenzprävalenz (bei über 80-jährigen Patienten 25 %). Dennoch sind bei allen Delirscreeninginstrumenten mit diagnostischem Anspruch auch kognitive Tests integriert.

Einen Mittelweg geht der 4AT von A. Maclullich (www.the4at.com), der neben der Wachheit (alertness), die Aufmerksamkeit (attention) sowie die Akuität des Geschehens (acute change or fluctuating course) erfasst und einen mentalen Kurztest (abbreviated mental Test AMT) integriert, der drei Fragen (Alter, Geburtsdatum, aktuelles Jahr und Ort) beinhaltet. Der 4AT stellt eines der kürzesten Screeninginstrumente dar, ist ohne weitere Schulung anwendbar und ermöglicht auch die Einschätzung sedierter oder bewusstseinsgetrübter Patienten.

Zusammenfassend erscheint es wichtig, zu betonen, dass für die syndromale Delirdiagnose ein Verständnis der neuropsychologischen Grundlagen der Aufmerksamkeit sowie der psychomotorischen Auffälligkeiten im Rahmen des Krankheitsbildes wesentlich ist. Von daher sind Schulungen zur Delirsymptomatologie und zur Delirdiagnostik sinnvoll, insbesondere wenn sie alle Berufsgruppen der Station ansprechen. Die Delirdiagnostik ist am besten multiprofessionell zu leisten und erfordert einen Informationsaustausch von Angehörigen, Pflegemitarbeitern, Therapeuten und ärztlichem Personal. Delirscreeninginstrumente sind hierbei zusätzlich, insbesondere in der Hand der Pflege hilfreich, Delirdiagnoseinstrumente erleichtern Fachtherapeuten, Fachpflegekräften und Ärzten die Diagnose bzw. ermöglichen eine objektivierbare Diagnose, die dann direkt in die Ursachensuche münden sollte.

4.3 Ätiologische Diagnostik

4.3.1 Neurologische Erkrankungen

Stefan Kreisel, Christine Thomas

Weil Auslöser und Effektor ein und dasselbe Organ betreffen, ist die Unterscheidung zwischen zerebralen Erkrankungen, die eine delirähnliche Symptomatik aufweisen (hier als Delir »mimics« benannt), und einem Delir, das sich bei primärer akuter Affektion des Gehirns entwickelt, eine besondere diagnostische Herausforderung. Letzteres wird hier aus didaktischen Gründen als hinsichtlich der Hirnschädigung »sekundäres« Delir nach »primärer« Störung des ZNS umschrieben, Auch die Frage, ob zwischen einer extrazerebralen Ursache deliranter Symptome und einer primär zerebralen Ätiologie differenzialdiagnostisch abgewogen werden muss, ist alles andere als trivial. Die klinische Symptomatik des Delirs ist häufig unabhängig von dessen extrazerebral systemischer (z. B. Urosepsis), extrazerebral lokaler (z. B. Harnwegsinfekt) oder primär zerebraler (z. B. Subduralhämatom) Ursache. Daher ist die Ursache für viele Behandler trotz apparativer und labordiagnostischer Möglichkeiten nicht ohne Weiteres differenzierbar. Die in Abbildung 4.2 gezeigte Aufteilung der Delirursachen in Bezug auf Erkrankungen des zentralen Nervensystems ist eher unüblich – so ist der Terminus »sekundäres« Delir nur im Kontext dieses Kapitels zu sehen (auch als Abgrenzung gegenüber »primär-systemischen« Delirien, die ihre Ursache nicht in einer auslösenden zerebralen Erkrankung haben). Sie hilft aber, das oben angerissene ätiologische Spektrum zu schematisieren.

Symptomebene

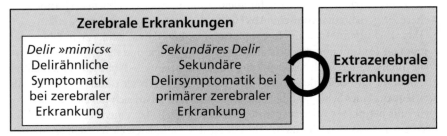

Abb. 4.2: Ursachen für die Symptome eines Delirs. Delirursachen sind heterogen, dennoch hilft eine Differenzierung in zerebrale Erkrankungen, die eine delirähnliche Symptomatik aufweisen, formal aber kein Delir sind, und jene primär zerebralen Erkrankungen, die häufig mit einem (dann sekundären) Delir assoziiert sind. Aber auch extrazerebrale Erkrankungen interagieren ursächlich: Bei einem akuten zerebralen Schaden, der z. B. die Integrität der Blut-Hirn-Schranke stört, aber kein Delir auslöst, ist das Risiko, dass periphere Infekte pro-delirogen wirken, erhöht (durch den Pfeil schematisiert).

Das klinische Bild bleibt für den weniger geübten Betrachter nicht selten aufgrund seiner Vielgestaltigkeit diffus und kann oft schlecht in bestehende somatische, diagnostische und therapeutische Algorithmen eingepasst werden. Dies führt dazu, dass die zielgerichtete *technisch-diagnostische* Abklärung eines Delirs häufig hinten angestellt wird. Trotz der Verfügbarkeit gut etablierter Delirscreeninginstrumente (▸ Kap. 4.2) wird bei primär zerebraler Grunderkrankung eher selten eine adäquate *klinische* Aufarbeitung der einschlägigen Symptomatik vorgenommen und so ein Delir von der primären, dieses auslösenden Hirnerkrankung häufig gar nicht differenziert. Delirien bei primär zerebralen Erkrankungen bleiben aus diesem Grunde besonders oft unbeachtet.

Im folgenden Abschnitt soll zunächst die Frage nach der Relevanz aufwendiger Diagnostik erörtert werden, um dann ausführlich die notwendige technische Diagnostik von zerebralen Erkrankungen im Kontext eines Delirs zu diskutieren und mithilfe von Fallbeispielen plastisch darzustellen.

Apparative Diagnostik bei einem Delir

Der diagnostische Algorithmus und die Anwendung technischer Diagnostik sollte durch die Tatsache angestoßen werden, dass eine akute oder subakute Veränderung der kortikalen Funktionen (Aufmerksamkeit, Gedächtnis, Sprache) nicht nur erstmalig auftreten, sondern auch in Form einer Verschlechterung (etwa im Rahmen vorbestehender Demenzerkrankungen) vorliegen kann. Gleiches gilt auch für eine Veränderung des Bewusstseins (▸ Kap. 2.1). Mit »Veränderung« kann hierbei sowohl ein über mehrere Tage andauernder Funktionszustand als auch eine kürzere Zustandsveränderung gemeint sein. Vor allem bei letzterer besteht die Gefahr, dass diese bei passagerer Besserung schnell wieder aus dem Fokus rückt. Ebenso muss ein besonderes Augenmerk auf Zustände gerichtet werden, bei denen die Ausprägung der Psychomotorik abnimmt und der Patient ungewöhnlich ruhig wirkt (hypoaktives Delir, ▸ Kap. 4.2). Eine Zunahme der Psychomotorik ist zwar eindrücklicher, verhindert aber häufig allein aufgrund der erheblichen Unruhe eine weitere zielgerichtete technische Abklärung der bestehenden Symptomatik.

Das Ziel diagnostischer Interventionen sollte daher sein, zwischen einer zerebralen Erkrankung mit delirähnlichen Symptomen und einem »sekundären« Delir aufgrund zerebraler Erkrankung zu differenzieren (▸ Abb. 4.3). Auch gilt es abzuklären, ob dem deliranten Syndrom eine zerebrale Ätiologie (z. B. als Konsequenz eines Schlaganfalls) zugrunde liegt oder ob es sich um ein »typisches« Delir mit peripherer oder systemischer Ursache (z. B. bei einem Harnwegsinfekt oder einer Exsikkose) handelt. Abbildung 4.4 enthält einen Vorschlag für den Einsatz von bildgebender, elektrophysiologischer und Liquordiagnostik.

Im Folgenden soll zunächst theoretisch begründet werden, inwiefern die technisch-apparative Diagnostik nicht nur mit dem Ziel der Abgrenzung gegenüber anderen zerebralen Erkrankungen oder anderen extrazerebralen Ursachen des Delirs herangezogen werden, sondern darüber hinaus auch dazu beitragen kann, Delirien zu verifizieren und die zugrundeliegende Pathophysiologie zu verstehen. Hier muss allerdings betont werden, dass keine aktuell zur Verfügung stehende

Zerebrale Erkrankungen

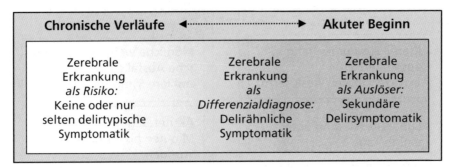

Chronische Verläufe ◄·········► Akuter Beginn		
Zerebrale Erkrankung *als Risiko:* Keine oder nur selten delirtypische Symptomatik	Zerebrale Erkrankung *als Differenzialdiagnose:* Delirähnliche Symptomatik	Zerebrale Erkrankung *als Auslöser:* Sekundäre Delirsymptomatik

Abb. 4.3: Zerebrale Erkrankungen als Delirrisiko bzw. als Delirauslöser. Zerebrale Erkrankungen mit chronischen Verläufen erhöhen häufig durch z. B. Neurodegeneration das Risiko, ein Delir zu entwickeln. Unmittelbare Auslöser einer dann sekundären Delirsymptomatik sind dagegen jene zerebralen Erkrankungen mit einem mehr oder minder akuten Beginn (z. B. ein Schlaganfall). In relativ kurzer Zeit ihre Symptomatik entwickelnde Erkrankungen sind auch jene, die eine delirähnliche Symptomatik bedingen können, die aber formal kein Delir darstellen (z. B. gewisse Anfallsformen).

Diagnostikmethode ein Delir rein zusatzdiagnostisch – also ohne Kenntnis des klinischen Befundes und Verlaufes – mit ausreichender Sensitivität und Spezifität belegen kann. Näherungsweise ist das allenfalls mit dem EEG möglich (Thomas et al. 2008).

Funktionelle Dyskonnektion

In Kapitel 3 wurde auf die möglichen Entstehungsmechanismen des Delirs eingegangen und darauf verwiesen, dass es nach wie vor kein klares verbindendes pathophysiologisches Konzept bei überaus heterogenen Delirursachen gibt. Es können allerdings einige plausible Vermutungen angestellt werden: Weder in der Beobachtung am Menschen noch in Tierexperimenten konnte gezeigt werden, dass die Affektion einer einzigen Hirnstruktur oder eines spezifischen funktionellen Netzwerks quasi pathognomonisch mit der Entstehung des Delirs korreliert. Vielmehr muss von einer Störung der funktionellen Konnektivität mehrerer Systeme ausgegangen werden (Sanders 2011). Obwohl auch dies letztendlich nur eine Hypothese ist, erweist sie sich insofern als hilfreich, als sie eine Erklärung der Heterogenität der Symptomatik ermöglicht und die Vulnerabilität des ZNS in Bezug auf dann delirauslösende, sowohl lokale als auch globale Störungen verdeutlicht. Hierzu ein exemplarischer Befund:

Langsame Fluktuationen der Blutoxygenierung können mittels fMRT, auch »resting state fMRT« (rsfMRT) genannt, aufgezeichnet werden. Anders als bei üblichen fMRT-Verfahren, bei denen Reize oder Aufgaben präsentiert werden und deren Verarbeitung im Gehirn durch Vergleich mit einem zu kontrastierenden Zustand »sichtbar« gemacht wird, misst man die genannten Fluktuationen dann,

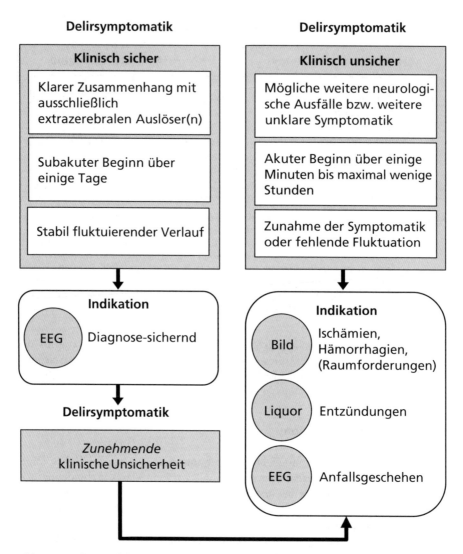

Abb. 4.4: Technisch-diagnostischer Algorithmus zur ätiologischen Abklärung einer Delirsymptomatik. Ist man sich bzgl. einer ausschließlich extrazerebralen Ursache unsicher, sollte die technisch-apparative Diagnostik ohne Verzug angestoßen werden. Bei klinisch sicherer extrazerebraler Ätiologie (z. B. Lithiumintoxikation oder Harnwegsinfekt mit nachfolgender Behandlung mit einem Fluorchinolon-Antibiotikum), sollte diagnosesichernd ein Verlaufs-EEG durchgeführt werden.

wenn sich der Proband in einem Ruhezustand befindet. In der Regel wird der Patient in diesem Zusammenhang dazu aufgefordert, die Augen geschlossen zu halten und an nichts zu denken. Hirnregionen, die ein gemeinsames zeitliches Muster dieser Fluktuationen aufweisen, werden als funktionell zusammenhängend interpretiert. Diese Konnektivität bzw. ihre Veränderung wird somit darstellbar. Es konnte mit diesem Verfahren erstmals eine auch theoretisch gut passende Veränderung der funktionellen Konnektivität im Zustand des Delirs zwischen dem sogenannten »Bewusstseinsnetzwerk« (default mode network) und dem exekutiven Netzwerk im Vergleich zu Kontrollen gezeigt werden. Auch in einem Vergleich der Konnektivität zwischen acetylcholinerg bzw. dopaminerg versorgten subkortikalen Strukturen fand sich sowohl während als auch nach einer deliranten Episode eine deutliche Veränderung (Choi et al. 2012). Die theoretischen Hintergründe dieses Befundes sind auf die technisch-diagnostische Abklärung des Delirs übertragbar und liefern wesentliche Argumente dafür, warum eine weitergehende bildgebende und elektrophysiologische Diagnostik (hier das zerebrale MRT [cMRT] bzw. das Routine-EEG) nicht nur als Maßnahmen zur Abgrenzung zu anderen zerebralen Erkrankungen dienen, sondern auch eine klinisch vermutete Delirdiagnose bestätigen können.

Zerebrale Bildgebung

Im Rahmen des normalen Alterungsprozesses, der als größter Risikofaktor des Delirs gilt, kommt es zu einer Abnahme der Konnektivität zwischen Strukturen innerhalb des default mode networks (Andrews-Hanna et al. 2007). Sehr wahrscheinlich führt u. a. der Verlust der Integrität weißer Substanz zu dieser Veränderung. Auch Patienten mit einem Delir zeigen eine überhäufige Störung dieser weißen Substanz (Morandi et al. 2012b), die möglicherweise v. a. im Bereich acetylcholinerger Innervationen lokalisierbar ist (Kreisel et al. 2009). Auch kleinere fokale Läsionen können durch Störungen der funktionellen Konnektivität nicht nur lokale und typische neurologische Ausfälle nach sich ziehen, sondern entsprechend obiger Hypothese auch zu den heterogenen Symptomen eines Delirs führen. Mittels rsfMRT konnte beispielsweise bei Patienten mit Multipler Sklerose gezeigt werden, dass eine isolierte Läsion im Bereich des anterioren Thalamus zu einer Dyskonnektion im »Bewusstseinsnetzwerk« führen kann. Die klinische Symptomatik dieser Patienten entsprach mit einer relativ akut aufgetretenen Symptomatik (eingeschränkte Orientierung, Aufmerksamkeit und Mnestik) der eines Delirs. Neben anderen neuropsychologischen Ausfällen bestanden jedoch keine weitergehenden neurologischen Defizite (Jones et al. 2011).

Auch wenn diesbezüglich über einzelne Fälle hinaus noch keine systematischen Untersuchungen publiziert wurden, so unterstützt das folgende Fallbeispiel (▸ Kasuistik 4.10) die Hypothese, dass chronische, altersassoziierte Veränderungen des Gehirns die Vulnerabilität hinsichtlich einer Störung der funktionellen Konnektivität erhöhen können. Akute Läsionen bedingen nicht nur lokale Störungen, sondern können möglicherweise durch eine Entkopplung der Konnektivität (z. B. im default mode network) zu einer Delirsymptomatik führen. Kasuistik 4.10 hebt zudem auch den rein praktischen Stellenwert der Bildgebung bei der Delirdiagnostik hervor.

Kasuistik 4.10: Delir bei zerebraler Ischämie

Es handelt sich um eine bekannte Patientin, die einige Monate zuvor wegen einer erstmaligen mittelschweren depressiven Episode stationär behandelt wurde. Aufgrund leichter kognitiver Beeinträchtigungen im Stationsalltag wurde eine entsprechende Abklärung dieser Symptomatik initiiert. Ein zuvor auswärts angefertigtes cMRT dokumentierte Veränderungen i. S. einer ausgeprägten zerebralen Mikroangiopathie und erweiterter Liquorräume mit Betonung der Seiten- und des 3. Ventrikels (► Abb. 4.5). Da auch die Temporalhörner erweitert waren, konnte eine temporo-mesiale Atrophie (i.e. Hippocampus und weitere Strukturen) nicht ausgeschlossen werden. Die Liquordiagnostik inkl. Demenz- und Destruktionsparameter blieb ebenso unauffällig wie die neuropsychologische Testung. Es erfolgte eine Eindosierung mit Sertralin.

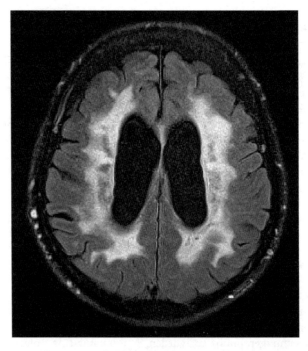

Abb. 4.5: Die erhebliche periventrikuläre Pathologie (weiße Zeichnung im cMRT [FLAIR Sequenz]) wird mit einer zerebralen Mikroangiopathie in Verbindung gebracht. Entsprechende Schäden nehmen im Alter zu, führen jedoch in geringerer Ausprägung als in diesem Fall gezeigt i. d. R. weder zu einer klinischen Symptomatik noch erhöhen sie zwangsläufig das Delirrisiko.

Einige Monate später wurde die Patientin erneut aufgenommen. Sie beklagte zunehmende Unruhe und einen Leistungsabfall. Die antidepressive Medikation hatte sie zuvor selbst abgesetzt, da sie sich besser fühlte. Im Aufnahmegespräch zeigten sich neuropsychologische Auffälligkeiten mit herabgesetzter Aufmerksamkeit, einer mnestischen (Kurzzeitgedächtnis) und Auffassungsstörung. Psychopathologisch war der Affekt gedrückt und die Patientin äußerte suizidale Gedanken ohne Handlungsdrang. Wahn oder Halluzinationen waren nicht zu eruieren.

Die initiale Behandlungsdiagnose war erneut eine depressive Episode, dieses Mal jedoch mit schwerer Ausprägung. Es wurde erneut Sertralin eindosiert. Da sich die neuropsychologischen Defizite verstetigten und die Psychopathologie im Verlauf weniger deutlich depressionsassoziiert erschien (die Patientin blieb schwingungsfähig, zeigte keine gedrückte Stimmung), wurde die Diagnostik erweitert. Ein cCT zeigte keine akute Pathologie.

Ca. zwei Wochen nach der Aufnahme zeigte die Patientin nunmehr klare Anzeichen für ein Delir. Sie fluktuierte in ihrer Aufmerksamkeit ohne tageszeitliches Muster, hatte wechselnde Phasen der Vigilanz und war teilweise somnolent. Auch die Psychomotorik undulierte mit überwiegend hypoaktiven Phasen. Eine weitere Störung der Neuropsychologie zeigte sich v. a. in einer schwankenden Orientierung. Teilweise imponierte die Patientin flüssig aphasisch mit Neologismenbildung und Perseverationen. Auch die Sprachstörung fluktuierte, sodass episodisch eine normale Kommunikation möglich war. Explizit fanden sich keine weiteren fokal-neurologischen Symptome.

Wir setzten das Antidepressivum unter dem V.a. ein medikamenteninduziertes Delir ab. Eine mögliche Medikamentennebenwirkung wurde aufgrund des Anstiegs der Leberenzyme immer wahrscheinlicher. Infektzeichen oder eine Nierenfunktionsstörung bzw. Elektrolytentgleisung fanden sich nicht.

Beim vorigen Aufenthalt war ein EEG angefertigt worden, welches einen Grundrhythmus von 9Hz mit guter Blockade gezeigt hatte (»Aktivierung« bei geöffneten Augen im Vergleich zum Grundrhythmus unter Lidschluss). Nun fanden sich im EEG ein weniger gut ausgeprägter Blockadeeffekt sowie eine nur dezent und nicht durchgängig darstellbare Abflachung der Amplituden in der bipolaren Ableitung zwischen den Elektroden F8 und T4 (rechts frontotemporal).

Bei Persistenz der Klinik wurde eine erneute cMRT angefordert, die nun die Ursache der als Delir imponierenden Symptomatik aufdeckte. Es fand sich im Bereich des rechten Ncl. caudatus Kopfes neben zwei kleineren Läsionen im Bereich des linken Seitenventrikels eine frisch wirkende zerebrale Ischämie mit hämorrhagischem Anteil (▶ Abb. 4.6). Nebenbefundlich und offensichtlich in der vorherigen cMRT nicht ausreichend untersucht zeigten sich multiple kleine Blutungsartefakte. Diese können als mit einer zerebralen Amyloidangiopathie assoziiert gewertet werden.

Der Zustand der Patientin besserte sich in den Folgetagen erstaunlich rasch und auch die schon bei Aufnahme bestehende Symptomatik war rückläufig.

Zusammenfassend kann von einem Delir bei primärer zerebraler Erkrankung ausgegangen werden – in diesem Fall eine zerebrale Ischämie, die keine (typischen) fokal-neurologischen Ausfälle aufwies. Ob die schon vor Aufnahme beschriebene Symptomatik ebenso zu interpretieren ist, bleibt spekulativ.

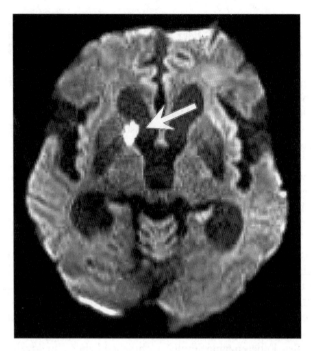

Abb. 4.6: Der Pfeil zeigt auf eine sogenannte Diffusionsstörung in der cMRT nach zerebraler Ischämie. Als bildgebendes Verfahren im Rahmen der Delirabklärung sollte wenn möglich immer auf die cMRT zurückgegriffen werden, da diese anders als im cCT auch kleinere v. a. ischämische Veränderungen darstellen kann.

Elektroenzephalografie

Analog zur oben beschriebenen experimentellen Methodik des rsfMRT kann auch das häufig in der Routinediagnostik verfügbare EEG indirekt zur Aufdeckung von Störungen in der funktionellen Konnektivität herangezogen werden (Chang et al. 2013).

Ohne die Notwendigkeit des Rückgriffs auf komplexere Auswertungsmethoden spielen einige Parameter des Routine-EEG für die delirspezifische Diagnostik eine entscheidende Rolle. Hierzu zählt erstens die Grundfrequenz und Amplitude in Ruhe ohne visuelle oder andere Stimulation, die üblicherweise durch das Geschlossenhalten beider Augen erreicht wird. Zweitens muss die Veränderung der Grundfrequenz unter Aktivierung berücksichtigt werden. Diese erfolgt i. d. R. mittels visueller Stimulation durch das Öffnen der Augen und führt so auf physiologischer Ebene zu einer Desynchronisation des Grundrhythmus und damit verbunden zu einer erhöhten Frequenz und einer deutlich, um mindestens 50 % reduzierten Amplitude. Der dritte zu berücksichtigende Parameter bezieht sich auf die topografische Verteilung der Frequenzen und Amplituden.

Da die Alzheimer-Erkrankung einen erheblichen prädisponierenden Faktor für die Entwicklung eines Delirs darstellt und ihre Differenzialdiagnose häufig als große Herausforderung bewertet wird, sollen diese drei EEG-Parameter nachfolgend mit Blick auf dieses Krankheitsbild erläutert werden.

Der Grundrhythmus des EEGs ist am besten parietookzipital darstellbar und wird auch dort standardmäßig gemessen. Über 85 % aller Menschen weisen eine Frequenz von 8 bis 12 Hertz auf (Zschocke und Hansen 2012, S. 84). Der Grundrhythmus wird im Wesentlichen durch spezifische Kerne des Thalamus »moduliert«, wird über thalamische Projektionen zum Kortex übermittelt und ist so an der Kopfoberfläche ableitbar. Durch die bei einer Alzheimer-Erkrankung vorliegende Neurodegeneration kommt es unter anderem zu Veränderungen in der thalamo-kortikalen Konnektivität, die zu einer geringgradigen Grundrhythmus-Verlangsamung führen (Cantero et al. 2009). Des Weiteren besteht eine Beziehung zwischen cholinerger Innervation und der Aktivität thalamischer bzw. kortikaler Neuronen (Riekkinen et al. 1991). Eine Alzheimer-Erkrankung bedingt u. a. eine Störung des primären cholinergen Versorgers des Gehirns, des sog. Nucleus basalis Meynert. Die im Verlauf dieser Demenzform progredient zunehmende Verlangsamung des Grundrhythmus gilt auch als »Spiegel« der versiegenden cholinergen Versorgung (Jeong 2004) und kann z. B. durch die Gabe eines Acetylcholinesterasehemmers partiell aufgehoben werden. Diese Substanz verlangsamt den Abbau des Acetylcholins und erhöht somit seine Konzentration im synaptischen Spalt (Onofrj et al. 2003).

Auch der Parameter »Aktivierung« verändert sich bei Vorliegen einer Alzheimer-Erkrankung. Die »Komplexität« des EEGs, welches unter Aktivierung normalerweise zunimmt, fällt hier eingeschränkter aus (Pritchard et al. 1991). Auch die topografische Ausprägung des Grundrhythmus bzw. anderer Rhythmusanteile, die diesen prägen bzw. überlagern, verändert sich im Rahmen dieser Erkrankung. Dies führt dazu, dass die Aktivität v. a. im Bereich der Temporallappen deutlich verlangsamt ist (Breslau et al. 1989). Trotz dieser Befunde obliegt dem EEG laut gemeinsamer Leitlinie »Demenzen« der DGN und DGPPN v. a. in Bezug auf differenzialdiagnostische Erwägungen zwischen Demenzformen eine nur untergeordnete Rolle. Die Leitlinie verweist allerdings darauf, dass »ein EEG [...] bei bestimmten Verdachtsdiagnosen indiziert [ist] (Anfallsleiden, Delir, Creutzfeldt-Jakob-Erkrankung)« (S3-Leitlinie »Demenzen« 2016). Warum dies so ist, soll Kasuistik 4.11 aufzeigen.

Kasuistik 4.11: Delir bei Lithiumintoxikation mit EEG-Verlauf

Es handelt sich um eine Patientin mit bekannten, rezidivierenden schweren depressiven Episoden. Die Patientin wurde zunächst internistisch aufgenommen. Gründe für die Aufnahme waren »Verwirrtheit« und psychomotorische Unruhe. Dieser Zustand habe sich in den drei Tagen vor Aufnahme zugespitzt. Schon zuvor – nach der letzten Entlassung aus einer psychiatrischen Klinik – berichteten Angehörige über eine fluktuierende Störung: Die Patientin sei zwischendurch desorientiert gewesen, das Sprechen fiele ihr schwer und auch das Gangbild sei wechselnd unsicher gewesen. In der neurologischen Untersuchung bei Aufnahme fand sich kein fokal-neurologisches Defizit.

In den ersten Tagen wechselte der psychopathologische Befund relativ rasch zwischen nur geringfügigen Auffälligkeiten und einer zu Person, Ort und Zeit desorientierten Patientin, die inkohärentes Denken zeigte und dabei leicht

121

verlangsamt war. Die Patientin war ohne wesentliche mnestische Defizite aufmerksamkeitsgestört: Sie konnte die Monate vorwärts, jedoch nicht rückwärts aufzählen. Wahnerleben oder Sinnestäuschungen ergaben sich nicht. Auffällig war die erhebliche psychomotorische Unruhe.

Die aufgrund des relativ raschen Verlaufs angefertigte cCT ergab keinen Hinweis auf eine symptomatische Ursache. Es zeigte sich eine Diskrepanz zwischen deutlich erhöhten Leukozyten (über 20/nl) und niedrigem CRP (< 15 mg/l). Auffällig war auch eine stark erhöhte CK (> 2500 U/l) sowie ein erhöhtes Troponin-T (> 250 pg/ml). Kardiologisch ergab sich jedoch kein Anhaltspunkt für eine kardiale Ischämie.

Es blieb zunächst bei bestehender Einnahme des atypischen Neuroleptikums Quetiapin unklar, ob der laborchemische Anhalt für eine Rhabdomyolyse ein Korrelat für ein malignes neuroleptisches Syndrom darstellte (es fehlte jedoch eine Veränderung des Muskeltonus oder eine Erhöhung der Körpertemperatur) oder ob mehrere Stürze vor Aufnahme ursächlich sein könnten. Ungeachtet

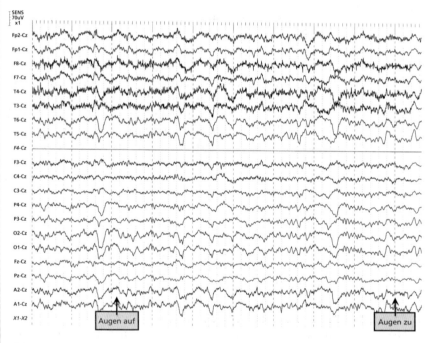

Abb. 4.7: EEG während eines Delirs. Markiert ist der Zeitpunkt der Instruktionen »Augen auf« und »Augen-zu« - als Versuch der visuellen Aktivierung. Es wird deutlich, dass die Grundfrequenz - üblicherweise parietookzipital bei Augenschluss gemessen (EEG-Reihen mit der Bezeichnung P4-Cz, P3-Cz, O2-Cz und O1-Cz) - sich hierunter nicht verändert. Sie liegt durchgängig bei ca. 6 Hz (eine gestrichelte vertikale Linie entspricht einer Ableitung von 1 Sekunde; es findet sich überlagernd auch schnellere Aktivität mit einer Frequenz > 13 Hz als mögliches Korrelat z. B. einer Benzodiazepin-Einnahme, bei F4-Cz fehlt das Signal - Kabelstörung).

dessen wurde relativ rasch die mutmaßliche Ursache für die Delirsymptomatik und die Gangstörung gefunden: Die Patientin wies eine Intoxikation mit Lithium auf (Lithiumspiegel > 1.8 mmol/l), das sie zur Augmentation des Antidepressivums erhalten hatte.

Trotz der extrazerebralen Ursache der Symptomatik eignet sich dieser Fall aufgrund des gut dokumentierten Verlaufs und der auch schon vor dem oben beschriebenen Aufenthalt durchgeführten breiten Zusatzdiagnostik, um den Ablauf der technischen Diagnostik zu kommentieren.

Unmittelbar bei Aufnahme (10.00 Uhr) wurde eine Routinelabordiagnostik angefordert und zeitnah eine zerebrale Bildgebung initiiert (Durchführung gegen 12.00 Uhr). Erst als deutlich wurde, dass keine primär zerebrale Ursache der Symptomatik vorlag, wurden Medikamentenspiegel angefertigt. Auch zeigt der Verlauf der EEG-Veränderungen (▸ Abb. 4.7–4.9) eindrücklich, wie sich das Delir elektrophysiologisch abbilden lässt.

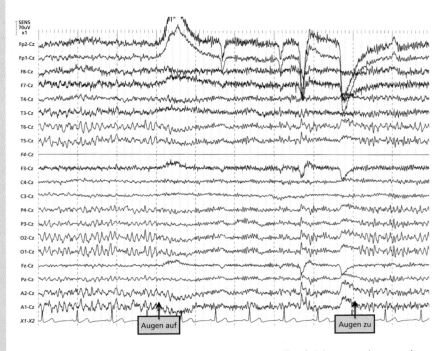

Abb. 4.8: Kontrolle nach zweieinhalb Wochen: Die visuelle Aktivierung zeigt nun eine deutliche Desynchronisation des Grundrhythmus. Auch dieser hat sich nun auf 8-9Hz »normalisiert« (am besten in 02-Cz und 01-Cz sichtbar, Kabelstörung bei F4-Cz).

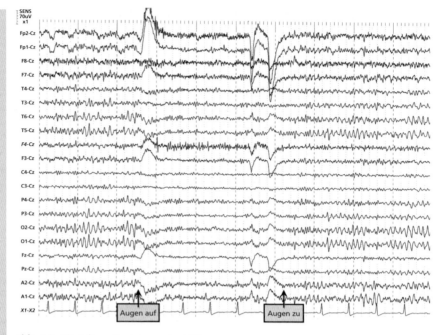

Abb. 4.9: Ein Jahr später: normales EEG

Das Routine-EEG eines Patienten im Delir zeichnet sich zunächst durch eine Reduktion des okzipitalen Grundrhythmus und durch eine mit der Delirschwere korrelierende Verlangsamung der Hintergrundsaktivität, bzw. auch das Fehlen derselben aus. Im Wesentlichen kommt es dabei zu einer Verlangsamung des Grundrhythmus, wobei das EEG bei Delir zusätzlich mehr Theta-Komponenten von 4 bis 8 Hertz zeigt (Jacobson et al. 1993) bzw. mit 0,5 bis 4 Hertz auch häufiger Delta-Aktivität aufweist (Thomas et al. 2008). Seltener, aber doch immerhin bei ca. 30–40 % der Delirpatienten, kommt es zu intermittierender langsamer Aktivität insbesondere frontal, die sogenannte FIRDA (frontale intermittierende Delta-Aktivität). Immer tritt aber eine fehlende Blockadereaktion beim Augenöffnen auf, die mit der Aufmerksamkeitsstörung klinisch korreliert. Dieser Befund ermöglicht auch die Differenzierung eines Delirs im EEG von dem EEG eines Alzheimerkranken, das bei erhaltenem, wenn auch leicht verlangsamten Grundrhythmus, immer eine – mit fortschreitender Demenz allenfalls geringgradig eingeschränkte – klar abgrenzbare Blockadereaktion aufweist.

Die Tatsache, dass sich die EEG-Parameter im Verlauf der klinischen Besserung wieder normalisieren, ist sicherlich das wichtigste diagnostische EEG-Kriterium für ein Delir. Die Differenzierung allein anhand des Grundrhythmus ist jedoch vor allem im Vergleich zu Patienten mit einer demenziellen Entwicklung zu unspezifisch. Demgegenüber können ein Grundrhythmusverlust und eine Hirnaktivitäts-verlangsamung bei Patienten ohne vorbestehende Demenz und ohne schwere

Störung der Hirnfunktion (z. B. im Rahmen einer Enzephalitis) durchaus als typisch für ein Delir gewertet werden.

Beim Delir ist u. a. die Fähigkeit gestört, die visuelle Aufmerksamkeit selbst über eine kürzere Zeit hinweg zu halten. Die diesen Umstand reflektierende Blockadereaktion ist damit möglicherweise deutlicher gestört als bei zumindest noch nicht schwer eingeschränkten Patienten mit Alzheimer-Demenz (Brown et al. 2011). Eine gerichtete und gehaltene (visuelle) Aufmerksamkeit bzgl. sensorischer Reize spiegelt sich normalerweise in einer Aktivierung wider, die zur Suppression des Grundrhythmus führt. Dies ergibt sich im Routine-EEG durch den Vergleich der EEG-Ableitung bei geschlossenen und geöffneten Augen (sogenannter Berger- oder Blockadeeffekt). Zwar findet sich auch bei Alzheimer-Erkrankten eine gestörte Desynchronisation des vorherrschenden Grundrhythmus (Franciotti et al. 2006), diese Pathologie ist aber deutlich geringer ausgeprägt als bei Patienten im Delir (Thomas et al. 2008). Problematischer ist hier die Abgrenzung zur Lewy-Körperchen-Demenz, die eine deutliche Verlangsamung des Grundrhythmus bis in den Theta-Bereich schon früh im Verlauf verursacht und parallel zu den klinisch pathognomonischen Aufmerksamkeitsfluktuationen auch Grundrhythmusfluktuationen und Fluktuationen der Blockadereaktion aufweist.

Anders ausgedrückt: Zwar sind Funktionsstörungen der Aufmerksamkeit bei vertiefter Testung ein Merkmal früher Demenzstadien, sie kommen aber im EEG weniger deutlich zum Tragen als dies beim Delir der Fall zu sein scheint. Dies ist dann besonders deutlich, wenn die visuelle Aufmerksamkeit bei der Ableitung durch Öffnen der Augen über einen längeren Zeitraum gehalten werden soll – z. B. über ca. drei Minuten anstatt nur über wenige Sekunden wie sonst im Routine-EEG üblich (Thomas et al. 2008). Die fehlende Blockadereaktion lässt sich noch deutlicher im quantitativen EEG darstellen, wobei anzumerken ist, dass sich quantitativ hierbei nicht auf eine übermäßig komplexe Nachbearbeitung, sondern auf eine bei vielen digitalen EEG-Programmen schon enthaltene Spektralanalysefunktion bezieht.

Liquordiagnostik

Die Liquordiagnostik gibt – ebenso wie kontrastmittelgestützte Bildgebungsmethoden – Auskunft über die Integrität der Blut-Hirn-Schranke. Letztere zeigt sich mit fortschreitendem Alter sowie auch bei vorbestehenden mikroangiopathischen Läsionen zunehmend durchlässiger. Gleiches gilt auch für Patienten, die eine manifeste demenzielle Entwicklung aufweisen. Eine ausführliche Übersicht über diese Thematik findet sich bei Farrall und Wardlaw (2009). Auch wenn in der Diagnostik von extrazerebralen Delirursachen eine Liquordiagnostik nicht vordringlich erscheint, kann obiger Befund zumindest hypothetisch die zunehmende Häufigkeit von Delirien im Alter z. B. bei systemischen Infekten mit erklären. Klinisch gibt es sinnvolle Gründe, den diagnostischen Algorithmus um eine Liquordiagnostik zu erweitern. Dies ist vor allem dann relevant, wenn akute therapierelevante Differenzialdiagnosen in Betracht gezogen werden müssen, wie dies etwa bei V.a. eine

Meningo-Enzephalitis oder zum Ausschluss einer Subarachnoidalblutung erforderlich ist.

Im Kontext wissenschaftlicher Untersuchungen spielt die Analyse des Liquors eine prominente Rolle: Viele Studien haben bei Patienten *vor* einer elektiven orthopädischen Operation, die in spinaler Anästhesie durchgeführt werden sollte, den dadurch gewonnenen Liquor untersucht und im Zeitverlauf postoperativ evaluiert, ob sich ein Delir entwickelt hat (Hall et al. 2011). Hierbei konnten jedoch keine spezifischen »Delirbiomarker« identifiziert werden. Analog zu Messungen im Serum finden sich zwar immer wieder Assoziationen mit Entzündungsmediatoren, Destruktionsmarkern oder Neurotransmittermetaboliten (van Munster et al. 2010), wenngleich diese jedoch keinen greifbaren kausalen Zusammenhang nachweisen konnten. Wenn diese Parameter im Zeitverlauf prädiktiv mit wiederholtem klinischem Delirscreening untersucht werden, verflüchtigen sich die Assoziationen (van Munster et al. 2012). Die Veränderungen der Messwerte korrelieren dagegen eher mit operationsassoziierten Parametern (z. B. Entzündungsmediatoren) oder mit Destruktionsparametern (z. B. einer vorbestehenden Demenz). Longitudinale Untersuchungen im Liquor sind aufgrund der ethisch nicht vertretbaren Mehrfachabnahme nicht durchführbar.

Zerebrale Erkrankungen und Delir

Die Hypothese, dass das Delir eine Netzwerkstörung darstellt, bedingt, dass letztendlich jede zerebrale Erkrankung, die im individuellen Kontext ausreichend schwerwiegend ist, delirauslösend sein kann. Wichtig ist dabei die individuelle Vulnerabilität: Während eine Commotio cerebri bei einem Patienten mit vorbestehender Demenz und erheblichen vaskulären Läsionen ausreicht, um ein Delir auch noch Tage später zu verursachen, mag ein gleiches Schädel-Hirn-Trauma bei einem 19-Jährigen »nur« die spezifische Symptomatik der Gehirnerschütterung nach sich ziehen. Das zuvor schon besprochene Konzept von Risiko- und auslösenden Faktoren (▶ Kap. 3) bei der Entstehung des Delirs greift auch und insbesondere bei zerebralen Erkrankungen.

Hierbei muss nochmals die zeitliche Dynamik des Delirsyndroms in Erinnerung gebracht werden. Das Delir ist eine akut oder subakut auftretende Veränderung kortikaler Funktionen bzw. des Bewusstseins, welche im weiteren Verlauf während kürzerer Zeitintervalle fluktuiert. Zerebrale Erkrankungen, die wie demenzielle Entwicklungen einem chronischen Verlauf unterliegen, können durchaus auch Störungen der Aufmerksamkeit oder der Erweckbarkeit bedingen. Diese treten allerdings nicht oder nur selten mit plötzlichem Beginn auf und fluktuieren dabei in Phasen von wenigen Stunden. Zerebrale Erkrankungen mit chronischem Verlauf stellen dagegen häufige und unbeeinflussbare Risikofaktoren für das Delir dar. Weisen Hirnerkrankungen dagegen einen akuten Beginn auf, sind sie häufig direkter Auslöser eines Delirs. Zerebrale Erkrankungen, die eine delirähnliche Symptomatik aufweisen (Delir »mimics«), ohne ein Delir im engeren Sinne darzustellen, manifestieren sich normalerweise auch eher plötzlich. Diese Gruppe wird weiter unten noch gesondert diskutiert. Abbildung 4.3 versucht, dieses Wechselspiel schematisch darzustellen, wobei immer auf erhebliche Überlappungen und fließende Übergänge hingewiesen werden muss.

Analog dazu verhält sich auch die differenzialdiagnostische Akuität: Sobald die Symptomatik an ein Delir erinnert, steigt die Wahrscheinlichkeit, dass eine akute zerebrale Erkrankung differenzialdiagnostisch in Betracht gezogen und entsprechend ihrer Behandlungskonsequenz apparativ und labordiagnostisch aufgearbeitet werden muss (▶ Abb. 4.4).

Um die Frage zu klären, welche akuten Pathologien besonders häufig als Auslöser in Betracht kommen, hilft ein Blick auf die Inzidenzen dieser Krankheiten (▶ Abb. 4.10). Vor allem dem ischämischen Schlaganfall gebührt aufgrund seiner Häufigkeit das differenzialdiagnostische Hauptaugenmerk. (Primäre intrazerebrale Hämorrhagien, subarachnoidale oder subdurale Blutungen sind nur deshalb nachrangig, weil sie weniger häufig vorkommen. Sie sind aber genauso potenziell für ein Delir ursächlich.) Auch sind nicht alle aufgeführten Erkrankungen zwingend als ursächlich für sekundäre Delirien anzusehen. Anfälle oder die transiente globale Amnesie imponieren trotz ihres akuten Auftretens wohl eher häufiger als Delir »mimics«, können aber dann im Nachgang ein Delir auslösen. Kurzum: Jede zerebrale Erkrankung kann ursächlich für ein Delir sein.

Auch Erkrankungen mit nicht-akuter Ätiologie werden irgendwann zum ersten Mal offensichtlich (▶ Abb. 4.10). Dass sie tatsächlich einen chronischen Verlauf nehmen, ist nicht bei allen aufgeführten Diagnosen gegeben. Für die Abschätzung, inwiefern sie ein Risiko für ein Delir darstellen, ist die Kenntnis ihrer Prävalenzen sowie deren Entwicklung mit fortschreitendem Alter wichtiger. Exemplarisch hierfür wird in Abbildung 4.11 die Prävalenz des M. Parkinson dargestellt. Die Prävalenz für demenzielle Syndrome liegt dabei für die älteren Kohorten bis zu einem Faktor 20 höher. Somit wird deutlich, dass z.B. die Konstellation einer vorbestehenden Demenz als Risikofaktor für ein Delir und eines akuten Schlaganfalls als dessen Auslöser besonders häufig dann auftritt, wenn man es mit älteren Patienten zu tun hat. Entsprechend sollte ein delirantes Syndrom auf der Symptomebene immer auch die ätiologische Frage nach einem akuten Schlaganfall aufwerfen. Ob dann z.B. eine gezielte Bildgebung erfolgen sollte, die auch kleinere Ischämien darstellen kann, ist immer individuell abzuwägen. Diese Differenzialdiagnose und -ätiologie muss in der Delirabklärung aber immer mitbedacht werden.

Im Folgenden soll aufgrund der hohen Prävalenz im Alter speziell auf den Schlaganfall eingegangen werden. Nachdem der Themenbereich der Demenzen als Risikofaktor des Delirs bereits in Kapitel 3.2 angeschnitten wurde, sollen nachfolgend auch Fragen in Bezug auf den M. Parkinson als zweithäufigstes neurodegeneratives Syndrom nach der Alzheimer-Krankheit erörtert werden.

	Chron. Verlauf Delirrisiko	Akuter Beginn Delirauslöser	Inzidenz (pro 100.000 pro Jahr)
Senile Demenz			1942*
Erster Schlaganfall			205
Epilepsie			46
Weiterer Schlaganfall			42
Morbus Parkinson			19
Einfacher Anfall			11
Intracranielle Blutung			10
Schweres Schädel-Hirn-Trauma			7
Bakterielle Meningitis			7
Benigne Hirntumoren			7
Subarachnoidalblutung			7
Multiple Sklerose			7
Subdurales Hämatom			6
Aseptische Meningitis			5
Präsenile Demenz			4
Zerebrale Metastasen			4
Maligne Hirntumoren			3
Transiente globale Amnesie			3
Motoneuronerkrankung			2
HIV Enzephalopathie			2

* Inzidenz in einer Population > 65 Jahre

Abb. 4.10: Die Darstellung zeigt die schematische Kennzeichnung der Akuität bzw.
Chronizität zerebraler Erkrankungen. Populationsbasierte Inzidenzen zerebraler Erkrankungen (alters- und geschlechtsadjustiert, Datenbasis Umkreis von London 1995). Daten für senile Demenz beziehen sich auf eine Population > 65J. und stammen aus einer anderen englischen Kohorte.

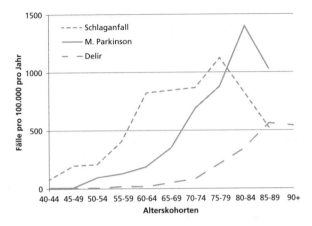

Abb. 4.11: Delirrisiko, Delirauslöser, Einfluss des Alters. Schematische Darstellung der Inzidenz-Fälle für Schlaganfall und Delir pro 100.000 Menschen pro Jahr im Vergleich zu prävalenten Fällen mit der Diagnose M. Parkinson (auf der Basis von Lehrbuchdaten). (Inzidenzen bzw. Prävalenzen demenzieller Syndrome liegen um ein Vielfaches höher.)

Delir und Schlaganfall

Das wesentliche Problem der Differenzialdiagnostik des Delirs im Kontext des Schlaganfalls liegt nicht nur in der Tatsache begründet, dass die durch eine fokale Ischämie oder Blutung ausgelösten Verhaltensauffälligkeiten formalisierten klinischen Kriterien des Delirs ähneln bzw. identisch mit diesen sein können. Dies liegt möglicherweise auch in unterschiedlichen Fachtraditionen begründet. Während Altersmediziner inkl. der Gerontopsychiatrie sowohl die Psychopathologie als auch neuropsychologische Defizite eher einem deliranten Syndrom attribuieren, wird der Neurologe primär einen Schlaganfall mit umschriebener Läsion im Visier haben und die – fluktuierenden – neuropsychologischen Defizite als begleitend werten. Exemplarisch hierfür ist Kasuistik 4.12.

Kasuistik 4.12: Delir bei Demenz, mutmaßlich ausgelöst durch zerebrale Ischämie

Ein 90-jähriger Patient wurde notfallmäßig in die Neurologie aufgenommen, nachdem er über Unwohlsein und eine relativ akut zunehmende Sprechstörung klagte.

Beim Erstkontakt konnte eine eher leichte Dysarthrie und eine eher schwer reproduzierbare dezente Armparese rechts objektiviert werden. Des Weiteren wurde eine Sprachstörung konstatiert, die auf Neologismen und Paraphrasien basierte. Auch ein visueller Neglect wurde zumindest als Verdacht dokumentiert. Sonst lagen keine weiteren fokal-neurologischen Defizite vor. Was auffiel war, dass der Patient aufmerksamkeitsgestört war und sich zunehmend psychomotorisch unruhig zeigte.

Auf eine Thrombolyse wurde aufgrund der vorbestehenden Einnahme eines direkten Thrombininhibitors zur Primärprophylaxe bei bekannter absoluter Arrhythmie und Vorhofflimmern verzichtet. Die in der »National Institute of Health Stroke Scale« (NIHSS) festgelegten Kriterien in Bezug auf das Zeitfenster und die Schwere der mutmaßlichen neurologischen Defizite ergab bei Aufnahme 12 Punkte und belegte somit ein zumindest mittelschweres Defizit.

In den Folgetagen bestand unverändert auch die klinische Diagnose eines Delirs sowohl nach ICD-10- als auch nach DSM-IV-Kriterien. Die anfangs dokumentierten fokal-neurologischen Defizite bildeten sich dagegen im Verlauf von zwei Tagen gänzlich zurück. Eine symptomatische Behandlung mit Haloperidol und Pipamperon wurde initiiert.

Weder das initiale noch das Kontroll-cCT konnte eine ischämische Genese validieren. Es zeigte sich eine leichtgradige Mikroangiopathie. Trotz des hohen Alters fand sich keine wesentliche Atrophie.

Interessant sind folgende Aspekte: Der Patient entwickelte während des Aufenthaltes Zeichen für einen Infekt mit isolierter Leukozytose und wurde antibiotisch behandelt. Des Weiteren war es der zweite Krankenhausaufenthalt in nur wenigen Wochen. Beim ersten Aufenthalt beklagte der Patient eine sehr ähnliche Symptomatik, die aber bei Aufnahme nicht mehr objektiviert werden konnte. Eine weitergehende Abklärung inkl. zerebralem Ultraschall ergab keine symptomatische Ursache. Die Angehörigen des Patienten dokumentierten anhand des »Informant Questionnaire on Cognitive Decline in the Elderly« (IQCODE) eine Verschlechterung der Alltagsfertigkeiten und der Kognition innerhalb der letzten Jahre. Diese Einschätzung schien valide zu sein, denn der Patient erreichte im Demenzscreening einen Wert, der für eine demenzielle Entwicklung sprach.

Trotz der diagnosekongruenten Symptomatik von akut auftretenden neurologischen Defiziten und der Thrombenbildung bei Vorhofflimmern als einer nachvollziehbaren Ätiologie lässt die Entlassdiagnose »V.a. Arteria cerebri media Ischämie« nicht zuletzt deswegen einigen Interpretationsspielraum zu, weil diese in Ermangelung einer cMRT (der Patient war Schrittmacherträger) nicht validiert werden konnte. Die neurologischen Kollegen hatten nachvollziehbare Gründe, die primär zerebrale Genese der Symptome zu konstatieren, auch wenn man eine Demarkierung der Ischämie bei nominell so ausgeprägter Klinik im Kontroll-cCT hätte erwarten müssen. Der konsiliarisch mitbetreuende Gerontopsychiater stellte hier zu Recht die Diagnose: »Delir bei Demenz, bei multifaktorieller Genese«, nämlich infektassoziiert und »sekundär« auf dem Boden einer kleineren, z. B. mikroangiopathischen, zerebralen Ischämie.

Hierbei muss exemplarisch für die klinisch-diagnostischen Schwierigkeiten zerebraler Erkrankungen im Gesamten nochmals auf Folgendes aufmerksam gemacht werden: Ohne technisch-diagnostische Abklärung kommt man bei fehlenden wegweisenden Defiziten, die die Diagnose einer primär zerebralen Ursache bahnen, auf der Symptomebene häufig differenzialdiagnostisch nicht weiter. Daraus resultiert, dass die Verdachtsdiagnose eines Delirs häufig mit nur niedriger Gewissheit gestellt werden muss. Gerade wenn die technisch-diagnostische Maschinerie etwa aufgrund der zusätzlichen Präsenz einer Aphasie in Gang gesetzt wird und die Bildgebung z. B. einen ischämischen Schlaganfall verifiziert, wird die weitere Diagnose »Delir« häufig nicht mehr in Betracht gezogen. Dies liegt darin begründet, dass die delirante Symptomatik dann als Teil des neurologischen »Ausfalls« subsumiert wird. Die Möglichkeit eines komorbiden Delirs rückt daher allzu häufig in den Hintergrund.

Ein Delir bei primärer Hirnerkrankung entsteht aber häufig – entweder wie oben erläutert sekundär zur vermuteten Dysregulation funktioneller Netzwerke oder aber auch sekundär zu einer metabolischen Störung, die z. B. durch den ischämischen Zellschaden verursacht wird. Ebenso kann ein zusätzlicher extrazerebraler Auslöser – mehr als 40 % der Delirien der Älteren sind multifaktoriell – dafür verantwortlich sein: z. B. die Aspirationspneumonie bei schlaganfallassoziierten Schluckstörungen.

Das Delir wegen eines bestehenden Schlaganfalls als vernachlässigbare Komplikation zu deuten, ist aber kurzsichtig: Daten einer Metaanalyse von Shi und Mitarbeitern verdeutlichen, dass die Mortalität bei Schlaganfall mit komorbidem Delir mit einer Odds Ratio von 4,71 (95 %-Konfidenzintervall: 1,85–11,96) erhöht ist (Shi et al. 2012); hier allerdings ohne Korrektur für Faktoren wie die Infarktgröße. Oldenbeuving und Mitarbeiter zeigten in der bisher größten Einzelerhebung zum Thema – nunmehr für wichtige Kovariate korrigiert – immer noch ein erhebliches zusätzliches Risiko für Sterblichkeit noch während des stationären Aufenthaltes: Odds Ratio 2,0 (95 %-Konfidenzintervall: 0,8–5,1) (Oldenbeuving et al. 2011); wichtig auch: Sie fanden bei immerhin 11,8 % ein Delir innerhalb der ersten Woche.

Obwohl die genauen Mechanismen dieser Interaktion noch nicht ausreichend untersucht wurden, gilt das Delir somit als einer der bedeutendsten Einflüsse auf das Outcome bei einem Schlaganfall. Eine Delirprävention erscheint angesichts der multifaktoriellen Auslöser auch bei dieser Klientel lohnend.

Delir und M. Parkinson

Fluktuierende nicht-delirante psychotische Symptome, die primär der Neurodegeneration bei M. Parkinson zuzuschreiben sind, kommen v. a. im späteren Krankheitsverlauf häufig vor und werden unter den organisch wahnhaften Störungen subsumiert. Leider werden Umschreibungen wie der Terminus »Parkinson-Psychose« oft nicht weiter differenziert und fassen dann verschiedenste andere Zustandsbilder, einschließlich des Delirs, zusammen (Peyser et al. 1998).

Das idiopathische Parkinsonsyndrom stellt sich aufgrund seines chronischen Verlaufs nicht zwingend als unmittelbarer Auslöser eines deliranten Syndroms dar, wenn auch die Fluktuationen der Aufmerksamkeit frühzeitig präsent werden. Dennoch stellt der M. Parkinson einen nicht unerheblichen Risikofaktor für eine Delirentwicklung dar. Pflegeheimbewohner mit M. Parkinson zeigen ein um den Faktor 2,3 erhöhtes Delirrisiko gegenüber jenen ohne diese Diagnose (Boorsma et al. 2012). Dieses ergibt sich einerseits aus dem ausgeprägten Acetylcholinmangel und der erhöhten Vulnerabilität des geschädigten ZNS für extrazerebrale Delirauslöser (z. B. Infekte), andererseits v. a. aus der pro-delirogenen Wirkung der meisten in der Behandlung des M. Parkinson eingesetzten Medikamente (▶ Kap. 3).

Neben dem idiopathischen Parkinsonsyndrom gibt es differenzialdiagnostisch weitere Erkrankungen, die mit einer Parkinsonsymptomatik einhergehen können (z. B. die Lewy-Körperchen-Demenz). Hier soll nicht gesondert auf diese Syndrome eingegangen werden – alle können aufgrund der Neurodegeneration ein Risikofaktor für ein Delir sein. Erwähnenswert ist aber Folgendes: Bei bis zu 10 % der inzidenten Fälle (Thanvi et al. 2005) besteht dabei eine recht untypische Symptomatik, die sich eher als symmetrische Beteiligung v. a. der unteren Extremität mit Störung des Gangbildes und einer geringen bis fehlenden Tremorsymptomatik zeigt. Werden diese Patienten im Verlauf bildgebend untersucht, finden sich überhäufig ischämische Läsionen der weißen Substanz (z. B. zerebrale Mikroangiopathie), die zum Teil erheblich ausgeprägt sind. Bei diesen vaskulär bedingten sekundären Parkinsonsyndromen ist das Risiko für ein Delir wie oben erläutert aufgrund der möglicherweise besonders prädisponierenden zerebralen Vorschädigung überproportional erhöht. Dies unterstreicht erneut die Indikation für die zerebrale Bildgebung auch im Hinblick auf eine Risikoabschätzung für ein Delir. Wichtig ist dabei auch: Die Therapie mit Parkinsonmitteln bleibt hier nicht nur häufig unwirksam, sondern kann auch dazu beitragen, das Delirrisiko durch die dopaminerge Stimulation unnötigerweise zu erhöhen.

Delir »mimics«

Abschließend soll noch auf jene zerebralen Erkrankungen eingegangen werden, die mit akut auftretenden neuropsychologischen Beeinträchtigungen und einem fluktuierendem Verlauf zwar eine delirähnliche Symptomatik zeigen können, jedoch kein Delir im klassischen Sinne darstellen. Hierbei geht es nicht um die Präsentation einer erschöpfenden differenzialdiagnostischen Auflistung, auch weil es sich nicht um eine exklusive diagnostische Entität handelt. Der Vollständigkeit halber sei erwähnt, dass einige Autoren auch diese Zustandsbilder als delirante Syndrome werten würden und nicht als bloße »Nachahmer« des Delirs.

Wie oben am Beispiel des Schlaganfalls diskutiert, kann ein und dieselbe zerebrale Erkrankung nicht nur der Auslöser eines sekundären Delirs sein, sondern auch die Vulnerabilität des Gehirns für extrazerebrale Delirursachen erhöhen oder delirähnliche Symptome nach sich ziehen. Ischämien im Stromgebiet der rechten A. cerebri posterior können z. B. zu einer erheblichen Desorientierung führen (Ferro 2001), ohne zunächst weitere offensichtlich dem Delir zuzuordnende Symptome zu zeigen. Wenn sich gleichzeitig aus unterschiedlichen ätiologischen Gründen (z. B. wechselnde Perfusion, weitere Embolien etc.) eine Fluktuation der Symptomatik zeigt, kann sich das Bild eines Delir »mimics« ergeben. Bei genauerer neurologischer Untersuchung fällt dann möglicherweise ein Gesichtsfelddefekt nach links auf. Des Weiteren ist formal weder das Bewusstsein noch die Aufmerksamkeit gestört. Eine genaue klinische Untersuchung erlaubt in diesem Zusammenhang auch die Differenzialdiagnose zu einer transienten globalen Amnesie – einem akut auftretenden Syndrom, bei dem der Patient durchaus fluktuierend neuropsychologisch beeinträchtigt imponieren kann. Hier ist aber wie der Name impliziert v. a. das episodische Gedächtnis gestört, wohingegen nur eine geringe Einschränkung der Aufmerksamkeit objektivierbar ist.

Akut auftretende zerebrale Erkrankungen mit im Zeitverlauf schwankender Symptomatologie sind also prädisponiert, als Delir »verkannt« zu werden. Prototypisch sind hierfür die Anfallserkrankungen, auch weil diese insgesamt eine große Prävalenz aufweisen (▶ Abb. 4.10). So kann z. B. ein non-konvulsiver Status epilepticus eine Störung der Aufmerksamkeit bedingen und so zur Fehlannahme eines Delirs führen. Eine Differenzierung vom Delir ist rein klinisch dann kaum möglich, kann jedoch durch die Hinzunahme des EEGs verhältnismäßig einfach vorgenommen werden. Die Differenzialdiagnose einer Serie komplex-partieller Anfälle oder eines Anfallsstatus von einem Delir stellt eine große Herausforderung dar. Eine Literaturübersicht (Zehtabchi et al. 2011) berichtet eine Inzidenz des non-konvulsiven Status von 8 bis 30 % (Prävalenz 21,5 %, 95 %-CI: 18–25 %) unter Patienten, die eine akute Veränderung ihres psychopathologischen Befundes aufwiesen. Kontinuierliche EEG-Untersuchungen während der ersten 24 Std. nach Notaufnahme wegen Delir fanden gar in 28 % NCSE-verdächtige EEG-Muster. 80 % der Patienten hatten zusätzlich andere extrazerebrale Delirursachen (Naeije et al. 2014). Eine Differenzierung und Definition der EEG-Muster beim non-konvulsiven Status versuchen Sutter und Kaplan. Sie machen in ihrem lesenswerten Artikel deutlich, wie nahe die klinischen Bilder des Delirs und eines NCSE gerade beim alten Patienten sein können und dass auch hier ein breiter Überlappungsbereich besteht, in dem die epileptiformen EEG-Veränderungen als Ausdruck des Delirs betrachtet werden müssen (Sutter und Kaplan 2012).

Zusammenfassung

Dieser Abschnitt sollte verdeutlichen, dass die technisch-apparative zerebrale Diagnostik zur Abklärung eines Delirs ihren eigenen Stellenwert hat. Zum einen finden sich zunehmend Hinweise darauf, dass sich das Delir in der Zusatzdiagnostik abbilden lässt. Aktuell gelingt dies in der Routineanwendung jedoch nur im EEG. Ebenso wichtig ist die Erkenntnis, dass sich »hinter« der Symptomebene nicht nur extrazerebrale Ursachen des Delirs verbergen können, sondern dieses Syndrom möglicherweise auch die Konsequenz einer primär zerebralen Pathologie darstellt. Das Wissen darum sollte den Weg zu einem zielgerichteten Einsatz apparativer und labordiagnostischer Methoden vor allem mit dem Ziel bahnen, mögliche, einer Therapie zugängliche Auslöser zu identifizieren. Delirien können mit jedweder zerebralen Erkrankung assoziiert sein. Für den diagnostischen Algorithmus kann es jedoch hilfreich sein, die neurologischen Erkrankungen wie ischämische Schlaganfälle, Blutungen, Schädel-Hirn-Traumata sowie Meningo-Enzephalitiden hervorzuheben, die als akute Auslöser häufig mit dem Auftreten eines Delirs vergesellschaftet sind. Diese sind zu unterscheiden von jenen, die mit einem chronischen Verlauf eher einen Risikofaktor für das Delir darstellen. Die Übergänge zwischen den Kategorien erweisen sich allerdings oftmals als fließend. Trotz Ermangelung einer klar definierten Abgrenzung ist immer auch zu unterscheiden, ob sich eine akutere zerebrale

Erkrankung direkt als Delir manifestiert, die Vulnerabilität für extrazerebrale Auslöser erhöht oder gar »nur« eine delirähnliche Symptomatik manifestiert, die genauer klinisch und technisch-diagnostisch untersucht werden muss.

4.3.2 Internistische Erkrankungen

Walter Hewer, Hermann S. Füeßl

Wie in der Einleitung dieses Kapitels bereits angesprochen, ist grundsätzlich Folgendes zu beachten: Der mit einem bestimmten Krankheitsbild weniger vertraute Arzt wird sich naturgemäß an dessen typischer, ihm aus Studium und Lehrbuch vertrauter Symptomatologie orientieren. Dies entspricht jedoch nur teilweise der klinischen Realität, da sich gerade bei Alterspatienten *viele Erkrankungen atypisch und oligosymptomatisch* manifestieren können und somit leicht einer Diagnose entgehen (Hodkinson 1973). Die nachfolgenden Beispiele können die große Vielfalt entsprechender klinischer Konstellationen bestenfalls andeuten:

- *Koronare Herzkrankheit:* schmerzloser Myokardinfarkt, atypische Formen koronarer Durchblutungsstörungen, die weniger durch Schmerzen (Angina pectoris) als durch Atemnot gekennzeichnet sind.
- *Herzinsuffizienz:* trotz hochgradig eingeschränkter Herzleistung werden kaum Symptome geäußert, dies ist v. a. bei Patienten mit reduziertem Aktivitätsniveau relevant.
- *Chronisch obstruktive Atemwegserkrankung:* eine höhergradige Einschränkung der Lungenfunktion fällt im klinischen Alltag häufig nicht auf, v. a. bei Patienten mit eingeschränkter Mobilität. In solchen Fällen kann es jedoch z. B. bei Hinzukommen eines Infekts rasch zu einer vital bedrohlichen Exazerbation kommen.
- *Venöse Thrombembolien:* die Sensitivität der klassischen Lehrbuchsymptome von Thrombosen (Schwellung, Überwärmung der betroffenen Extremität, Homans-Zeichen etc.) und Lungenembolien (Atemnot, Tachykardie, Blutdruckabfall etc.) gilt als eher gering und liegt in einer Größenordnung von ca. 50 %.

Die Bedeutung dieser grundsätzlichen, für alle Fachgebiete und alle Patientengruppen relevanten Überlegung resultiert daraus, dass das Wissen um Erscheinungsformen von Krankheiten, die nicht der klassischen Lehrbuchbeschreibung entsprechen, eine frühere Diagnosestellung ermöglicht mit entsprechend besseren Behandlungsaussichten.

Häufige internistische Erkrankungen

In diesem Abschnitt werden verschiedene häufige Erkrankungen besprochen, die aufgrund ihrer weiten Verbreitung eine wichtige Rolle spielen. Bezug genommen sei hier auf die Ergebnisse zweier großer Fallserien aus einer deutschen gerontopsychiatrischen Klinik mit regionalem Vollversorgungsauftrag (Heckelmann 2004) und einer britischen geriatrischen Klinik (George et al. 1997). Wie aus Tabelle 4.9 hervorgeht, konnten die Autoren dieser Studien in ihrem Krankengut das breite Spektrum für die Delirmanifestation bedeutsamer internistischer Erkrankungen eindrücklich aufzeigen.

Tab. 4.9: Somatische Grunderkrankungen bei deliranten Alterspatienten

	Heckelmann 2004 345 Patienten Fallzahl	George et al. 1997 171 Patienten Fallzahl
Infektionen: Atemwege/Lunge	121	40
Infektionen: Harnwege/Sonstige	76	33
Herzinsuffizienz	86	8
Herzrhythmusstörungen	36	k.A.[1]
Medikamente	71	24
Schlaganfall	34	24
Störungen im Wasser- und Elektrolythaushalt	47	9
COPD mit respiratorischer Insuffizienz	52	k.A.
Diabetes mellitus Typ 2	88	7
Herzinfarkt	22	11
Frakturen	k.A.	10
Karzinome	11	10
Sonstige Erkrankungen	143	41
Ursache unklar	61	k.A.
Summe Diagnosen (pro Patient)	787 (2,77)[2]	217 (1,27)

[1] k.A.: keine Angabe
[2] Dieser Wert ergibt sich bei der Division von 787 Diagnosen durch 284 (bei 61 Patienten blieb die Diagnose der Grunderkrankung unklar)

Wichtige Hinweise auf das Ausmaß der bei deliranten Alterspatienten vorliegenden Multimorbidität ergeben sich auch aus den Normabweichungen in den routinemäßig untersuchten Laborprofilen. Dies konnte in einer eigenen Erhebung gezeigt werden (Hewer und Stark, unveröffentlichte Daten). Es handelte sich hierbei sämtlich um Alterspatienten, die wegen eines Delirs stationär gerontopsychiatrisch behandelt wurden. 37,5 % der Patienten waren Männer, der Altersmittelwert lag bei 81,2 Jahren (Standardabweichung 7,1 Jahre), in 65,6 % der Fälle handelte es sich um Patienten mit vordiagnostizierter Demenz. Wie die Aufstellung zeigt, fanden sich laborchemisch Korrelate multipler internistisch-geriatrischer Erkrankungen:

- Eine Anämie bei ca. einem Viertel der Patienten (Hämoglobin < 11 g/dl bei 25,9 %), eine Leukozytose (> 10 000/ul) bei 4,1 %,
- Störungen der Nierenfunktion in etwa jedem dritten Fall (Kreatinin > 1,2/> 2,0 mg/dl bei 35,6 %/7,3 %; Harnstoff > 60 mg/dl bzw. > 80 mg/dl bei 34,1 % bzw. 14,8 %),
- Erhöhungen des CRP (C-reaktiven Proteins), die mit einer relativ hohen Wahrscheinlichkeit auf ein infektiöses Geschehen hinweisen, bei fast der Hälfte der Patienten (> 30 mg/bei 47,6 %),
- sowie mit substanzieller Häufigkeit Erniedrigungen des Gesamteiweißes (auf Malnutrition hinweisend; < 55 g/dl bei 11,0 %) und klinisch relevante Abweichungen im Elektrolythaushalt, d. h. erhöhte bzw. erniedrigte Serummesswerte von Natrium und Kalium (Natrium < 130 mmol/l bei 6,3 %, > 150 mmol/l bei 2,3 %; Kalium < 3,2 mmol/l bei 6,6 %, > 5,9 mmol/l bei 1,6 %).

Bezüglich der besprochenen Erkrankungen können die nachfolgenden Ausführungen nur hinweisenden Charakter haben, indem sie auf ausgewählte Aspekte, die speziell im gerontopsychiatrischen Alltag von Belang sind, eingehen. Zur weiterführenden Lektüre sei verwiesen auf einschlägige Fachbeiträge und Lehrbücher.

Herz-Kreislauf-Erkrankungen

Die Mehrzahl der Menschen im höheren Lebensalter ist von kardiovaskulären Leiden betroffen. Sie sind dann für ein Delir ätiologisch bedeutsam, wenn sie in pathophysiologisch relevanter Form die Hirnfunktion beeinträchtigen (▶ Kap. 3.1). Der zugrunde liegende Mechanismus ist eine Verminderung der Hirndurchblutung fokal oder global, begleitet von einer reduzierten Sauerstoffversorgung der betroffenen Areale. Fokale Durchblutungsstörungen, die bei zerebrovaskulären Erkrankungen auftreten, werden an anderer Stelle besprochen (▶ Kap. 4.3.1). Eine globale Minderdurchblutung des Gehirns resultiert im Normalfall aus extrazerebralen Erkrankungen, u. a. den folgenden.

Herzinsuffizienz

Die Herzinsuffizienz stellt ein klinisches Syndrom dar, das am häufigsten verursacht wird durch Schädigungen des Herzmuskels (primäre Herzmuskelerkrankungen, sekundäre Schäden z. B. infolge von Durchblutungsstörungen), Klappenerkrankungen sowie Herzrhythmusstörungen. Die Herzinsuffizienz ist eine Erkrankung des höheren Lebensalters mit altersabhängig steigenden Prävalenzen von ca. 3–15 % in der Altersgruppe von 65–94 Jahren (Nationale Versorgungs-Leitlinie Chronische Herzinsuffizienz 2009).

Diagnostisch sind zunächst die klassischen klinischen Symptome und Zeichen (u. a. Dyspnoe – in Ruhe/unter Belastung, Leistungsminderung, Stauungszeichen über der Lunge bzw. peripher) zu beachten. Apparativ hat neben dem EKG und dem Thorax-Röntgen die Echokardiografie in den letzten Jahren an Bedeutung gewonnen. Diese Methode erlaubt es u. a., neben den durch eine Kontraktionsschwäche des Herzmuskels bedingten Zustandsbildern (systolische Herzinsuffizienz) Verlaufsformen mit erhaltener systolischer Funktion des Herzens zu erkennen (diastolische Herzinsuffizienz). Bei unklarer Diagnose kann die Bestimmung des atrialen natriuretischen Peptids (NT-proBNP) in Betracht gezogen werden (Nationale VersorgungsLeitlinie Chronische Herzinsuffizienz 2009).

Herzrhythmusstörungen

Grundsätzlich sind tachykarde von bradykarden Störungen abzugrenzen, also Störungen mit hoher (i. d. R. > 100/min.) und niedriger (i. d. R. < 50/min.) Herzfrequenz. Am häufigsten ist das Vorhofflimmern, das sowohl in einer normofrequenten als auch in tachy- und bradykarder Form auftreten kann. Bei den tachykarden Störungen sind weiterhin solche von Bedeutung, die aufgrund gehäufter Extrasystolen oder abnormer kreisender Erregungen zustande kommen (bestimmte Vorhof- und Kammertachykardien). Klinisch relevante Bradykardien werden am häufigsten beobachtet aufgrund verstärkter medikamentöser Effekte (z. B. durch Digitalis, Betablocker), Störungen der Erregungsbildung, z. B. im Sinusknoten, höhergradige Erregungsleitungsstörungen, z. B. zweit- oder drittgradige Blockierungen der atrioventrikulären Überleitung, sowie bradykardem Vorhofflimmern.

Diagnostisch steht zunächst die Erfassung des klinischen Bildes im Mittelpunkt, d. h. neben der Messung der Herzfrequenz (zentral und peripher) die Beurteilung des Grads der Beeinträchtigung des Patienten: drohender Bewusstseinsverlust, Blutdruckabfall, Zeichen einer Herzinsuffizienz etc. Der nächste, zeitnah einzuleitende Schritt besteht in einer EKG-Registrierung mit dem Ziel der Rhythmusdiagnose; hier gilt es insbesondere, akut bedrohliche Konstellationen zu erkennen, wie drittgradige atrioventrikuläre (AV-)Blockierungen oder Kammertachykardien.

Weiterhin kann die EKG-Diagnostik wesentliche Erkenntnisse bezüglich der Entstehung der Rhythmusstörungen liefern, z. B. durch den Nachweis von Infarkt- oder Ischämiezeichen, oder Hinweise auf Faktoren, die Rhythmusstörungen begünstigen, wie eine Verlängerung der QTc-Zeit im EKG. In diesem Kontext kommt der Labordiagnostik eine wesentliche Bedeutung zu (Bestimmung der sog. Herzenzyme, des Troponins und der Elektrolyte, insbesondere zum Ausschluss einer Hypokaliämie). Ein Langzeit-EKG kommt in Betracht zur Erfassung von intermittierend auftretenden Rhythmusstörungen, wie z. B. häufiger beim Vorhofflimmern der Fall. Da das Ergebnis nicht sofort vorliegt, ist das Langzeit-EKG kein Bestandteil der Akutdiagnostik im engeren Sinne. Hinzu kommt, dass delirante Patienten diese Untersuchung häufig nicht tolerieren und sich vorzeitig die Elektroden entfernen.

Hypertonie und Hypotonie

Die Prävalenz des *Bluthochdrucks* bei alten Menschen liegt in einer Größenordnung von > 50 %. Hoher Blutdruck ist bekanntlich ein Risikofaktor erster Ordnung für verschiedene extrazerebrale Erkrankungen (mit Schädigungen insb. des Herzens, der

Arterien und der Nieren). Diese können über unterschiedliche Mechanismen die Manifestation eines Delirs begünstigen. Vor allem aber ist die Hypertonie von zentraler Bedeutung als Risikofaktor für vaskuläre Hirnschädigungen, daneben aber auch für neurodegenerative Erkrankungen. Deshalb ist bei Patienten mit langjährigem Bluthochdruck von einer erhöhten Vulnerabilität für delirante Dekompensationen auszugehen, v. a. im Falle des Nichterreichens einer befriedigenden Blutdruckkontrolle. Es ist zu beachten, dass mit steigendem Lebensalter der Anteil der Patienten mit isolierter systolischer Hypertonie zunimmt (Blutdruck systolisch $\geq$ 140 mmHg, diastolisch $<$ 90 mmHg). Ferner sei auf die besondere Anfälligkeit von Alterspatienten hinsichtlich eines Blutdruckabfalls in aufrechter Haltung (orthostatische Hypotonie) hingewiesen, insb. wegen der damit verbundenen Sturzgefährdung.

In diesem Zusammenhang sind Störungen der Autoregulation der Hirngefäße zu beachten. Diese Autoregulation gewährleistet beim Gesunden weitgehend gleichbleibende Durchblutungsverhältnisse über eine weite Bandbreite von Blutdruckwerten. Bei Einschränkungen der zerebrovaskulären Autoregulation im Alter, die sich gehäuft bei bestimmten Hirnerkrankungen (z. B. Demenzen, M. Parkinson) finden, führen Blutdruckschwankungen mit erhöhter Wahrscheinlichkeit zu klinischen Symptomen infolge einer Mangeldurchblutung des Gehirns.

Nicht zuletzt aus diesem Grund kommt der Bewertung aktuell gemessener Blutdrücke bei der somatischen Befunderhebung bei deliranten Patienten ein hoher Stellenwert zu. Dabei dürfen Fehlerquellen bei der Blutdruckmessung nicht außer Acht gelassen werden (n. ESC Pocket Guidelines 2013):

- Erhöhte Werte bei Messung ohne vorausgehende kurze Ruhezeit
- Nichterkennen messmethodisch bedingter Schwankungen bei Vorhofflimmern
- Unzuverlässige Ergebnisse bei Anwendung nicht geeigneter Manschetten (zu schmale Manschette bei dickem, zu breite Manschette bei dünnem Oberarm)
- Nichterkennen signifikanter Blutdruckdifferenzen zwischen beiden Armen
- Übersehen erniedrigter Blutdruckwerte in aufrechter Körperhaltung (orthostatische Hypotonie)

Unverzügliche Konsequenzen – mindestens im Sinne engmaschiger Kontrollen – ergeben sich, wenn stark erhöhte Werte ab etwa 180 mmHg systolisch und/oder 120 mmHg diastolisch bei deliranten Patienten gemessen werden. Hierbei ist zu unterscheiden zwischen hypertensiven Krisen und hypertensiven Notfällen (Grupp 2014). Während bei der *hypertensiven Krise* keine unmittelbar daraus resultierende klinische Symptomatik feststellbar ist (und damit Zeit bleibt, therapeutische Maßnahmen festzulegen), ist der *hypertensive Notfall* dadurch definiert, dass Symptome einer akuten Dysfunktion lebenswichtiger Organe bestehen. Betroffen sind hier vor allem das Herz (akute Herzinsuffizienz, pektanginöse Symptome) und das Gehirn. Eine *hypertensive Enzephalopathie* ist in Betracht zu ziehen, wenn bei starkem Blutdruckanstieg klinische Symptome hinzukommen, wie Kopfschmerzen, Sehstörungen, Erbrechen, uncharakteristischer Schwindel oder fokal-neurologische Symptome. Nicht zuletzt kann das klinische Bild auch durch psychopathologische Symptome – z. B. Störungen von Bewusstseinsklarheit, Aufmerksamkeit und Orientierung – bestimmt sein, d. h. es kann zur Manifestation eines Delirs kommen.

Da sehr viele Patienten blutdrucksenkende Medikamente – oft in Kombination mit weiteren auf den Blutdruck wirkenden Pharmaka (Psychopharmaka, Urologika etc.) – einnehmen, muss eine Einschätzung des aktuellen Blutdrucks vorgenommen werden in Bezug auf die anzustrebenden Zielwerte. Die aktuell geltende Leitlinie empfiehlt für Alterspatienten mit Bluthochdruck kein grundsätzliches Abweichen von den für jüngere Menschen formulierten Zielen (ESC Pocket Guidelines 2013).

Allerdings wird in der Leitlinie für über 80-jährige Patienten in guter körperlicher und geistiger Verfassung eine Senkung systolischer Blutdruckwerte von > 160 mmHg in einen Bereich von 140–150 mmHg für ausreichend erachtet (während bei Jüngeren die Zielwerte < 140 mmHg liegen sollten). Vor allem aber ist zu beachten, dass sich die Behandlung nach diesen Empfehlungen bei gebrechlichen Alterspatienten – also der großen Mehrheit deliranter Patienten – weniger an einem bestimmten Zielblutdruck, denn am aktuellen klinischen Zustand des Patienten orientieren sollte. Analog dazu wird in der geriatrischen Literatur empfohlen, bei der Blutdrucksenkung Werte von 120–130/70–80 mmHg nicht zu unterschreiten (P. Bahrmann 2014, Grupp 2014). Zu beachten sind auch die besonderen Regeln, die für Patienten mit frischem Schlaganfall gelten (ESC Pocket Guidelines 2013).

Nach Erfahrungen der Verfasser in ihrer täglichen Praxis sind bei Alterspatienten mit Bluthochdruck klinische Probleme in Verbindung mit *hypotonen Zuständen* verbreitet. Bei deliranten Patienten werden unter blutdrucksenkenden Medikamenten häufig deutlich unter den o. g. Grenzen liegende Blutdruckwerte gemessen. Dem liegt meist eine (relative) Überdosierung der Antihypertensiva vor, etwa bei interkurrent eingetretenem Flüssigkeitsdefizit oder bei anhaltender Gewichtsabnahme im Rahmen der allgemeinen Gebrechlichkeit. In diesem Zusammenhang sind Beobachtungen von Interesse, wonach es im Verlauf von Demenzerkrankungen zu abnehmenden Blutdruckwerten kommen kann (Joas et al. 2012). Auf die Bedeutung zu hoher Diuretikadosen in der Langzeittherapie kardiovaskulärer Erkrankungen mit der Folge von Elektrolytstörungen und hypovolämisch-hypotonen Zuständen wurde aus gerontopharmakologischer Perspektive hingewiesen (Wehling 2013). Wie in Kasuistik 4.5 dargestellt, sind im Alltag einer gerontopsychiatrischen Klinik entsprechende Situationen nicht selten.

Klinisch relevante Hypotonien können ferner auftreten bei schweren Herzerkrankungen (z. B. fortgeschrittene Herzinsuffizienz), als Symptom von Lungenembolien, interkurrenten Infektionen und als unerwünschte Wirkung von Medikamenten, wozu auch diverse Neuropsychopharmaka zählen.

Venöse Thrombembolien und Lungenembolien

Venöse Thrombembolien sind sowohl unter ätiologischem Aspekt als auch als Begleiterkrankungen zu beachten. *Lungenembolien* können aufgrund einer Verminderung des Herz-Zeit-Volumens sowie einer verminderten Oxygenierung des Blutes die Hirnfunktion negativ beeinflussen. Wie weiter oben besprochen, ist das klinische Bild oft wenig spezifisch. Deshalb sollte generell und besonders bei prädisponierten Patienten (Immobilität, Thrombembolie in der Vorgeschichte) frühzeitig eine Lungenembolie in Betracht gezogen werden, vor allem bei Vorliegen darauf hinweisender Symptome und Zeichen (akut aufgetretene, evtl. nur kurzfristig bestehende Atemnot, Zyanose, Anstieg der Pulsfrequenz, Blutdruckabfall, Unruhe, Angst). Die wichtigsten Maßnahmen der weiterführenden Diagnostik sind: Blutgasanalyse, EKG und Echokardiografie, Sonografie der Beinvenen zwecks Nachweis der Emboliequelle, Labordiagnostik, u. a. Bestimmung der d-Dimere (beachte: die Bestimmung dieses Parameters ist bei immobilen Alterspatienten mangels Spezifität in der Regel nicht sinnvoll), ferner die Untersuchung der Thoraxorgane mittels Spiral-CT sowie die Lungen-Szintigrafie.

Thrombosen, insbesondere im Bereich der tiefen Beinvenen, sind als Begleiterkrankungen bei deliranten Patienten zu beachten und ebenso wegen der potenziellen Komplikation einer Lungenembolie. Wichtigstes weiterführendes Untersuchungsverfahren ist die Sonografie der tiefen Beinvenen. Klinische Scores können bei der Diagnosestellung unterstützend sein. So wird der Wells-Score für die Diagnostik der tiefen Venenthrombose empfohlen (▶ Tab. 4.10). Bezüglich der Lungenembolie kommt neben dem entsprechenden Wells-Score der revidierte Genfer Score in Betracht (S2k-Leitlinie »Diagnostik und Therapie der Venenthrombose und der Lungenembolie« 2015). Neben den in Tabelle 4.10 genannten Merkmalen gehen hier u. a. noch das Bestehen einer Hämoptyse (blutiger Husten) und das Vorliegen einer beschleunigten Herzfrequenz mit ein.

Tab. 4.10: Klinische Einschätzung des Risikos einer tiefen Beinvenenthrombose – Score n. Wells (S2k-Leitlinie »Diagnostik und Therapie der Venenthrombose und der Lungenembolie« 2015)

Klinisches Merkmal	Score
Aktive Krebserkrankung	1
Lähmung oder kürzliche Immobilisation der Beine	1
Bettruhe (> 3 Tage)/große Chirurgie (< 12 Wochen)	1
Schmerz/Verhärtung entlang der großen Venen	1
Schwellung ganzes Bein	1
Unterschenkelschwellung gegenüber Gegenseite > 3 cm	1
Eindrückbares Ödem am symptomatischen Bein	1
Kollateralvenen	1
Anamnestisch dokumentierte tiefe Venenthrombose	1
Alternative Diagnose mindestens ebenso wahrscheinlich wie tiefe Venenthrombose	– 2
Wahrscheinlichkeit einer tiefen Venenthrombose	**Score**
Hoch	≥ 2
Nicht hoch	< 2

Lungen- und Atemwegserkrankungen

Erkrankungen von Lunge und Atemwegen sind bei Alterspatienten weit verbreitet und gehören zu den häufigsten ätiologisch relevanten Faktoren für ein Delir. Pathophysiologisch bedeutsam sind hier neben einer verschlechterten Sauerstoffversorgung des Organismus im Rahmen einer Ateminsuffizienz vor allem auch die Aktivierung von Entzündungsmediatoren (▶ Kap. 3). Ähnlich wie für Herzerkrankungen besprochen, gilt auch hier, dass sich akute Erkrankungen bzw. akute Exazerbationen chronischer Leiden häufig in atypischer Weise manifestieren, wobei dem Delir und einer Verschlechterung der Mobilität ein besonderer Stellenwert zukommt (Bellelli et al. 2014). Nachfolgend werden ausgewählte, im gerontopsychiatrischen Kontext besonders wichtige diagnostische Aspekte bei bronchopulmonalen Erkrankungen referiert.

Pneumonien

Pneumonien treten mehrheitlich im höheren Lebensalter auf und sind bei Hochaltrigen mit einer substanziellen Mortalität verbunden (Pletz et al. 2012). Demenzkranke haben ein erhöhtes Pneumonierisiko und werden deswegen überdurchschnittlich oft in Allgemeinkrankenhäusern aufgenommen (Hofmann 2013), ferner gehören Pneumonien zu den häufigsten Todesursachen bei Demenzkranken (Brunnström und Englund 2009). Die Symptomatologie umfasst neben respiratorischen (Atemnot, Husten, Auswurf) ganz wesentlich auch Allgemeinsymptome (Fieber, manchmal auch Hypothermie, verschlechterter Allgemeinzustand, z. B. mit allgemeiner Schwäche und Gangunsicherheit einhergehend, Bewusstseinstrübung bzw. delirante Symptome). Symptomarme Verläufe sind zu beachten (Welte 2011).

Diagnostisch ist zeitnah zu klären, ob eine Ateminsuffizienz vorliegt. Darauf hinweisende Symptome sind eine Ruhedyspnoe sowie eine Zyanose, als einfache apparative Untersuchung steht die Oxymetrie zur Verfügung, ggf. ergänzt durch eine Blutgasanalyse. Zum Nachweis eines Infiltrats kommen neben der konventionellen Röntgen-Thorax-Untersuchung die Thoraxsonografie, bei klinischer Relevanz auch die Computertomografie der Thoraxorgane in Betracht. Gleichzeitig werden laborchemisch die Entzündungsparameter und andere relevante Kenngrößen (z. B. Nierenfunktion, rotes Blutbild) bestimmt. Schließlich ist es erforderlich, das mit der Pneumonie assoziierte vitale Risiko einzuschätzen, um über die Notwendigkeit einer Klinikaufnahme, Verlegung auf Intensivstation etc. eine angemessene Entscheidung treffen zu können. Als Instrument zur Risikostratifizierung wird hierfür der CRB-65-Score empfohlen. Für die Therapie ist ferner von entscheidender Bedeutung, ob es sich um eine ambulant erworbene oder nosokomiale Pneumonie handelt (s. dazu auch Kap. 5.1).

Wenn eine Aspirationspneumonie vorliegt und Anhaltspunkte für eine Schluckstörung bestehen, sollte versucht werden, begünstigende Faktoren zu identifizieren (z. B. Art und Zusammensetzung verabreichter Speisen, Verordnung dämpfend wirkender psychotroper Substanzen), um diese nach Möglichkeit im Sinne einer Risikominderung zu beeinflussen. Unter präventivem Aspekt sollte bei gefährdeten

Alterspatienten, beispielsweise Demenzkranken, ein Screening bezüglich des Vorliegens von Schluckstörungen in Betracht gezogen werden (Rösler et al. 2015).

Ateminsuffizienz

Eine Atem- oder respiratorische Insuffizienz, die am häufigsten im Rahmen einer chronisch obstruktiven Atemwegserkrankung (COPD) auftritt, ist durch einen für den Bedarf des Organismus nicht ausreichenden Gasaustausch in der Lunge gekennzeichnet. Dies führt zu einer Hypoxämie, also einem zu niedrigen Sauerstoffgehalt des Blutes, in schweren Fällen kann eine Hyperkapnie, also ein erhöhter CO_2-Partialdruck im Blut, hinzukommen. Neben den wichtigsten klinischen Symptomen (Hypopnoe, Tachypnoe, Dyspnoe, Zyanose, veränderte Atemmechanik, auffällige Auskultationsbefunde, Brady-, Tachykardie) ist die Messung der Sauerstoffsättigung mittels Pulsoximeter bzw. der Blutgase von wesentlicher Bedeutung.

Bei der wenig aufwendigen und weithin verfügbaren Pulsoximetrie ist die Möglichkeit falsch pathologischer Werte zu bedenken, z. B. bei schlecht durchbluteter Fingerbeere. Die Blutgasmessung stellt hingegen den Goldstandard dar, ist aber häufig (im Pflegeheim, auf gerontopsychiatrischen Stationen) mit deutlich mehr Aufwand verbunden. Bei Verdacht auf eine Hyperkapnie (erhöhter CO_2-Partialdruck) ist die Durchführung einer Blutgasanalyse unumgänglich. Dies sei hervorgehoben, da bei respiratorischer Globalinsuffizienz (Hypoxämie + Hyperkapnie) ein beachtliches Risiko einer kritischen Verschlechterung der Atemfunktion unter sedierenden Medikamenten, insbesondere Benzodiazepinen besteht, ebenso wie bei unkontrollierter Sauerstoffgabe.

Um die Dringlichkeit weiterer diagnostischer und therapeutischer Maßnahmen abschätzen zu können, muss zeitnah geklärt werden, ob es sich um eine akute bzw. akut exazerbierte oder eine chronische respiratorische Störung handelt. In Verbindung mit einem Delir ist bis zum Beweis des Gegenteils von einem akuten bzw. akut exazerbierten Geschehen auszugehen. Bei solchen potenziell instabilen Zustandsbildern müssen vorrangig vitale Gefährdungen bedacht werden. Handelt es sich hingegen um ein chronisches Bild ohne Hinweise auf Verschlechterung in den zurückliegenden Tagen, reicht oft eine engmaschige Beobachtung aus. Ob in solchen Fällen Sauerstoff gegeben wird, muss individuell entschieden werden.

Schlafbezogene Atemregulationsstörungen

Obstruktive und zentrale bzw. gemischte Schlafapnoesyndrome sind häufig bei alten Menschen, die geschätzten Prävalenzen liegen bei 20 % und mehr (Frohnhofen und Roffe 2012; Johansson et al. 2012). Bezüglich der funktionellen Konsequenzen dieser Störungsbilder sind im Moment noch viele Fragen offen (Johansson et al. 2012). Zum Zusammenhang zwischen Schlafapnoesyndromen und Delir liegt neben kasuistischen Beiträgen (z. B. Becker et al. 2010) eine neuere Studie vor, wonach das Bestehen eines Schlafapnoesyndroms die Wahrscheinlichkeit der Manifestation eines postoperativen Delirs nach Implantation einer Knieprothese erhöht (Flink et al. 2012). Unabhängig von den angesprochenen wissenschaftlich noch zu klärenden Fragen liegt die Bedeutung der Diagnose schlafbezogener Atemregulationsstörungen bei deliranten Patienten darin, dass – aus klinischer Perspektive – bei Vorliegen eines Schlafapnoesyndroms von einem erhöhten Risiko bei Einsatz dämpfender Medikamente auszugehen ist (S3-Leitlinie »Nicht erholsamer Schlaf/Schlafstörungen« 2009). Entsprechende Beobachtungen wurden auch kasuistisch beschrieben (Freudenmann et al. 2008).

Aus naheliegenden Gründen ist es nicht möglich, bei deliranten Patienten eine spezielle Schlafapnoe-Diagnostik (z. B. Polysomnografie) durchzuführen. Es erscheint jedoch sinnvoll und möglich, durch klinische Beobachtung, evtl. ergänzt durch oximetrische Überwachung, Hinweise auf das Vorliegen einer schlafbezogenen Atemregulationsstörung zu erhalten, wie in Kasuistik 4.13 beschrieben.

Kasuistik 4.13: Delir bei vorbekannter Parkinson-Demenz

78-jährige Patientin, gemischt hyperaktiv-hypoaktives Delir, bekannte Parkinson-Demenz

Bei stationärer Aufnahme in der Gerontopsychiatrie Einnahme folgender Neuropsychopharmaka: L-Dopa 600 mg/d, Pramipexol 0,54 mg/d, Quetiapin 50 mg/d

Verlauf (I): Rückbildung der hyperaktiven Phasen nach Ausschleichen von Pramipexol und nachfolgendem Absetzen von Quetiapin

Verlauf (II): Jedoch Persistieren leichterer hypoaktiv deliranter Zustände bei klinischem Bild eines gemischt obstruktiv-zentralen Schlafapnoesyndroms (häufige, auch über Tag zu beobachtende Apnoen von 30–60 sec, teils mit obstruktivem Muster, einhergehend mit signifikanter Sauerstoffentsättigung ($< 85\,\%$)

Weitere Erkrankungen

Diabetes mellitus

Der Diabetes mellitus Typ 2 erreicht bei über 65-jährigen Personen Prävalenzen in einer Größenordnung von 20 % (Rathmann et al. 2003) und gilt heute als ein gesicherter Risikofaktor für Demenzerkrankungen (Kopf 2015). Deshalb verwundert es nicht, dass der Diabetes mellitus zu den ganz häufigen ätiologisch relevanten bzw. Begleiterkrankungen bei deliranten Patienten zählt. Einflüsse auf die Manifestation eines Delirs ergeben sich einerseits unmittelbar aus metabolischen Dekompensationen (anhaltende Hyperglykämie, Hypoglykämie), andererseits durch diabetesassoziierte Komplikationen, insbesondere Durchblutungs- und Nierenfunktionsstörungen, sowie Infektionen.

Anamnestisch sind prädisponierende Faktoren für Stoffwechseldekompensationen zu erfragen, so etwa Veränderungen bei Nahrungsaufnahme und den Blutzucker senkender Medikation, oder Hinweise auf Infektionen. Durch Bestimmung der aktuellen Blutzuckerprofile werden relevante Auslenkungen in den hyper- bzw. hypoglykämischen Bereich (eventuell auch beides) erfasst. Deutlich erhöhte HbA1c-Werte sind Ausdruck einer hyperglykämischen Stoffwechselentgleisung. Wegen der damit verbundenen Gefährdungen sollte besonders sorgfältig auf hypoglykämische Zustände geachtet werden. Insbesondere antidiabetisch behandelte Demenzkranke sind diesbezüglich gefährdet (Bruce et al. 2009). Generell besteht ein erhöhtes Hypoglykämierisiko bei Alterspatienten, wenn eine »scharfe« Stoffwechseleinstellung, erkennbar an einem niedrigen HbA1c-Wert besteht. Bei betagten Diabetikern mit eingeschränktem funktionellen Status wird ein »geriatrischer Zielbereich« des HbA1c von 7-8 % empfohlen (Zeyfang et al 2014).

Störungen der Nierenfunktion

Störungen der Nierenfunktion sind neben ihrer Bedeutung für die Pharmakokinetik v. a. zu beachten in Bezug auf Verschlechterungen, die sich durch eine verminderte Einfuhr ergeben, z. B. bei Zuständen der Verweigerung der Nahrungsaufnahme und des Trinkens. Daneben dürfen Einschränkungen in Verbindung mit potenziell das Delir verursachenden Erkrankungen nicht übersehen werden, z. B. Sepsis oder Harnstau (ggf. Sonographie zum Nachweis/Ausschluss). Weiterhin sind Einschränkungen der glomerulären Filtrationsrate unter Anwendung bestimmter Pharmaka zu nennen; als häufigste medikamentöse Ursachen sind Diuretika, nichtsteroidale Antirheumatika und ACE-Hemmer zu beachten. Die wichtigste diagnostische Maßnahme besteht in der Bestimmung der harnpflichtigen Substanzen (v. a. Kreatinin, Harnstoff). Anhand des Serum-Kreatinins kann – üblicherweise unter Anwendung der MDRD-Formel (Levey et al. 1993) – die glomeruläre Filtrationsrate geschätzt werden. Wegen der Dynamik und der häufig gegebenen Fluktuationen der relevanten Grund- bzw. Begleiterkrankungen sind in vielen Fällen wiederholte, nicht selten tägliche Bestimmungen der genannten Parameter erforderlich.

Harnwegsinfektionen

Harnwegsinfektionen gehören zu den häufigsten für Delirien ätiologisch bedeutsamen Erkrankungen bzw. können im Verlauf von Delirien als komplizierende Begleitfaktoren hinzutreten. Sie manifestieren sich hinsichtlich ihres Schweregrads in einem breiten Spektrum, reichend von einer unkomplizierten Zystitis bis hin zu einer vital bedrohlichen Urosepsis (Fünfstück et al. 2012). Es ist zu beachten, dass bei älteren Patienten komplizierte Harnwegsinfektionen gegenüber unkomplizierten Verläufen überwiegen (weitere Ausführungen dazu in Kapitel 5.1).

Flüssigkeitsmangel (Exsikkose/Dehydratation)

Wie bereits angesprochen, ist ein Flüssigkeitsmangel (Exsikkose/Dehydratation) ein sowohl ursächlich relevanter wie auch als komplizierender Faktor zu beachtender, häufig bestehender Zustand bei deliranten Alterspatienten. Allgemein bekannt ist, dass ein vermindertes Durstgefühl bei vielen Alterspatienten ein wesentlicher bedingender Faktor hierfür ist (Martz und Keller 2000). »Exsikkose« gehört zu den häufigsten Einweisungsdiagnosen bei Klinikaufnahmen älterer Menschen; gleichzeitig handelt es sich hierbei um ein keineswegs eindeutig definiertes Zustandsbild (Hofmann 2012). Im Alltag oft als Exsikkosezeichen genannte Merkmale (verminderter Hautturgor, trockene Schleimhäute) sind gerade bei alten Menschen in reduziertem Gesundheitszustand nur bedingt verlässlich. Patienten, die vom äußeren Aspekt her »exsikkiert« wirken, können bei genauer Untersuchung sogar überwässert sein, z. B. in Form einer Lungenstauung oder von Pleuraergüssen (Martz und Keller 2000). Bestimmte Folgen einer Exsikkose (konzentrierter Urin, rasch aufgetretener Gewichtsverlust) sind bei vielen Alterspatienten schwierig zu erfassen.

Trotz dieser Schwierigkeiten gehört die Erfassung eines evtl. bestehenden Flüssigkeitsmangels zu den in jedem Fall zu klärenden diagnostischen Fragen. Die im untenstehenden Kasten genannten Merkmale dienen hierbei als Hilfestellung. Die Auflistung ist nicht so zu verstehen, dass in jedem Fall alle Parameter überprüft werden müssen. Oft kann im klinischen Kontext bereits anhand von ein oder zwei Merkmalen eine hinreichend zuverlässige Aussage getroffen werden (z. B. Blutdruckabfall bei einem Patienten, der nachweislich wenig getrunken hat). Laborchemisch ist in Verbindung mit einer Exsikkose v. a. das Serum-Natrium von Bedeutung (s. u.). Wenn eine Infusionstherapie durchgeführt wird, muss diese – zumindest unter klinischen Bedingungen – in Kenntnis des Elektrolytstatus erfolgen.

Hinweise auf Exsikkose beim alten Menschen (n. Hess 1987, Inouye et al. 1999, Schnieders und Kolb 2004)

- Zeichen der Hypovolämie: fehlende Halsvenenfüllung, Tachykardie, Hypotonie (v. a. in Orthostase!), u.U. fehlende basale Rasselgeräusche!
- Mehr als 3 % Gewichtsverlust in kurzer Zeit
- Trockene Achselhöhle, weniger zuverlässig: Hautturgor, stehende Bauchhautfalten, trockene Mundschleimhaut
- Reduzierte Urinausscheidung, konzentrierter Urin
- Relevante Laborparameter: Hämoglobin, Hämatokrit, Elektrolyte (v. a. Serum-Natrium), harnpflichtige Substanzen (Harnstoff, Kreatinin, Harnstoff-Kreatinin-Quotient), Gesamteiweiß

Störungen des Elektrolythaushalts (▶ Tab. 4.11)

Sehr häufig finden sich, wie oben ausgeführt, bei deliranten Patienten Normabweichungen des *Serum-Natriums*. Diese weisen v. a. auf Verschiebungen im Wasserhaushalt hin, also einen Mangel an freiem Wasser bei der Hypernatriämie (meist aufgrund mangelnden Trinkens) bzw. einen absoluten oder relativen Wasserüberschuss bei der Hyponatriämie. Zusätzlich kann auch der Natriumbestand des Organismus verändert sein, so etwa bei der sog. hypotonen Dehydratation oder bei Zustandsbildern, die mit Flüssigkeits- und Natriumretention einhergehen. Eine wichtige Ursache für Hyponatriämien stellt das SIADH (Syndrom der inadäquaten Sekretion von antidiuretischem Hormon) dar (▶ Tab. 4.12).

Tab. 4.11: Wichtige Elektrolytstörungen im Alter

Hypernatriämie	In der Regel entweder durch Flüssigkeitsmangel oder iatrogen verursacht (Exzess an natriumhaltigen Infusionen)
Hyponatriämie	• Hypotone Dehydratation: Volumen- und Natriummangel, z. B. bei Diarrhoe, Diuretikatherapie • Wasserüberschuss bei normalem Gesamtkörper-Natrium, z. B. bei SIADH (Syndrom der inadäquaten ADH-Sekretion) • Relativer Wasserüberschuss bei erhöhtem Gesamtkörper-Natrium, z. B. bei Herzinsuffizienz, Leberzirrhose
Hyper-/Hypokaliämie	Als Delirursache meist von nachrangiger Bedeutung, therapeutisch relevant hinsichtlich internistischer Basistherapie und Arzneimittelsicherheit (erhöhtes Risiko für Herzrhythmusstörungen bei Hypokaliämie, z. B. bei Anwendung von Antipsychotika)
Hyper-/Hypokalzämie	Hypo- und Hyperkalzämien sind in seltenen Fällen Ursache eines Delirs. Erniedrigte Werte des Gesamt-Kalziums meist auf ein erniedrigtes Serum-Albumin und damit eine Mangelernährung hinweisend
Hyper-/ Hypomagnesiämie	Delirien selten in Verbindung sowohl mit deutlich erhöhten als auch deutlich erniedrigten Magnesiumwerten auftretend

Tab. 4.12: Ursachen des Syndroms der inadäquaten Sekretion von antidiuretischem Hormon (SIADH) (in Anlehnung an Hofmann 2012)

Ursache(n)	Beispiele
Erkrankungen des Zentralnervensystems (grundsätzlich alle!)	• Insult • Entzündungen • Postoperativ
Ektope ADH-Sekretion	• Bronchialkarzinom • Andere
Medikamente (Nennung besonders relevanter Pharmaka)	• Thiazide • ZNS-wirksame Pharmaka: Antidepressiva (v. a. serotonerge), Antipsychotika, Antikonvulsiva, Opioide • Nichtsteroidale Antiphlogistika, Sulfonylharnstoffe, Zytostatika • Andere
Nebennierenrindeninsuffizienz	• Tuberkulose • Karzinom

Die individuelle laborchemische Befundlage muss immer im Kontext des klinischen Bildes gesehen werden: dies wird im Wesentlichen bestimmt a) durch die Ausprägung der Abweichung vom Referenzbereich des Serum-Natriums und b) durch die Geschwindigkeit, mit der sich diese Abweichung entwickelt hat (Haas 2014). Bei relativ geringer Normabweichung und langsamer Entwicklung der Störung sind die Patienten häufig an die Situation adaptiert und zeigen klinisch nur relativ geringe oder auch keine Auffälligkeiten, während sich im umgekehrten Fall dramatische und vital bedrohliche Zustandsbilder akut manifestieren können. Diese betreffen im Falle von Hypo- und Hypernatriämien v. a. das ZNS und zwar in Form von Bewusstseinseintrübung bis hin zu komatösen Zuständen und – bei der Hyponatriämie – auch in Form epileptischer Anfälle bis hin zum Status epilepticus. Auf die Prinzipien des therapeutischen Vorgehens in solchen Situationen wird in Kapitel 5.1 eingegangen.

Serum-Kalium: Hypokaliämien (infolge diuretischer Behandlung, bei gastrointestinalen Kaliumverlusten) sind deutlich häufiger als Hyperkaliämien. Insbesondere ist zu beachten, dass bereits eine leichtgradige Hypokaliämie – u.U. in Kombination mit einer Hypomagnesiämie – eine Verlängerung der kardialen Repolarisationsdauer (erkennbar an einer verlängerten QTc-Zeit im Standard-EKG) bewirken und damit das Risiko z. T. vital bedrohlicher Herzrhythmusstörungen erhöhen kann, v. a. wenn gleichzeitig bestimmte Pharmaka mit synergistischen Effekten auf die kardiale Repolarisation eingesetzt werden (u. a. Antipsychotika!). Psychopathologische Auswirkungen von Hypo- und Hyperkaliämien – etwa im Sinne delirogener Effekte – sind meist nur dann relevant, wenn die Elektrolytstörung sehr ausgeprägt ist.

Serum-Kalzium: Erniedrigte Kalziumwerte werden häufig bei niedrigem Serum-Albumin gemessen (in der Regel sind dies Patienten mit einer Malnutrition). Bei Messung des ionisierten Kalziums bzw. Einführung eines Korrekturfaktors, in den das erniedrigte Albumin eingeht, ergeben sich hier Normalwerte. Sehr selten kann eine ausgeprägte Hypokalzämie, meist Folge eines Hypoparathyreoidismus, für die Manifestation eines Delirs pathophysiologisch relevant sein. Ähnliches gilt für deutlich erhöhte Kalziumwerte (Orientierungswert > 3 mmol/l). Der Hyperparathyreoidismus und ein tumorbedingter Kalziumanstieg sind hierbei als die beiden wesentlichen Ursachen zu beachten.

Serum-Magnesium: Erhöhte und erniedrigte Magnesiumspiegel – erstere v. a. bei Niereninsuffizienz auftretend, letztere begünstigt durch Mangelernährung, Alkoholabhängigkeit und Diuretikatherapie – können in Einzelfällen ein Delir (mit) bedingen. Wie beim Kalium ist zu beachten, dass aus der Serumkonzentration nur mit Einschränkungen auf den Gesamtkörper-Pool geschlossen werden kann, da beide Elektrolyte überwiegend intrazellulär gespeichert sind.

4.3.3 Toxische Ursachen inklusive unerwünschter Arzneimittelwirkungen

Christine Thomas, Walter Hewer

Wie in Kapitel 3 bereits angesprochen, sind exogene, d. h. von außen auf den Organismus einwirkende Faktoren bei der Diagnostik von Delirien immer zu beachten, nicht selten auch in Kombination mit den zuvor bereits besprochenen somatischen Erkrankungen. Dies betrifft auch versehentlich oder bewusst herbeigeführte Intoxikationen (► Kasten), die jedoch vergleichsweise selten sind. Die therapeutische Anwendung von Medikamenten gehört dagegen zu den besonders häufigen Einflussfaktoren, sei es, dass sie das Risiko für ein Delir erhöhen, dieses in Verbindung mit anderen Einwirkungen auslösen oder dessen wesentliche oder einzige Ursache darstellen. Eine Auswahl der vielen pharmakologisch wirksamen Substanzen, die delirogen wirken können, findet sich in Tabelle 3.5.

Wichtige Intoxikationen bei deliranten Alterspatienten (nach Zilker 2014)

- Benzodiazepine und Analoga (sog. Z-Substanzen)
- Antidepressiva (Trizyklika, Serotoninwiederaufnahmehemmer etc.)
- Andere Psychopharmaka: u. a. Antipsychotika, Stimmungsstabilisierer
- Andere zentralnervös wirkende Pharmaka: z. B. Diphenhydramin, Opioide
- Primär nicht psychotrope Medikamente: z. B. gerinnungshemmende Mittel, peripher wirkende Schmerzmittel u. v. a. m.
- Akzidentelle Intoxikationen, z. B. unter Lithiumtherapie

Diagnostisch wird dabei wie folgt vorgegangen:

Anamnese

Es liegt auf der Hand, dass eine detaillierte Befragung des Patienten – soweit dieser Angaben machen kann – und v. a. seiner Bezugspersonen in den meisten Fällen die wichtigste Informationsquelle darstellt. Bei Verdacht auf eine Intoxikation müssen wegen der anzunehmenden vitalen Gefährdung alle verfügbaren Erkenntnisse über Umstände und Zeitpunkt der Aufnahme der toxischen Substanz und deren Menge ohne Zeitverzug in Erfahrung gebracht werden.

Wenn ein Zusammenhang mit der therapeutischen Anwendung von Medikamenten vermutet wird, ist eine detaillierte Medikamentenanamnese vorrangig. Diese trivial klingende Forderung zu erfüllen, stellt in der Praxis oft genug eine nicht zu unterschätzende Herausforderung dar. Gründe dafür sind neben einer Polypharmazie (► Kasuistik 4.14), die nachweislich die Wahrscheinlichkeit einer Adhärenz (Befolgung der ärztlichen Verordnung) in Bezug auf die Medikation substanziell mindert (Wehling und Burkhardt 2013), auch Mehrfachverordnungen durch verschiedene Ärzte, Einnahmefehler, die zusätzliche (dem Verordner nicht bekannte) Einnahme frei verkäuflicher Arzneimittel und – nicht zuletzt – Über- und Unterdosierungen durch kognitive Einschränkungen der Patienten (und manchmal auch deren Bezugspersonen).

Kasuistik 4.14: Polypharmazie bei einer 85-jährigen Patientin mit wiederkehrenden deliranten Episoden

Clopidogrel	75-0-0-0 mg
Rivaroxaban	10-0-0-0 mg
Isosorbidmononitrat	20-0-0-0 mg
Molsidomin	0-0-8-0 mg
Amlodipin	10-0-0-0 mg
Bisoprolol	5-0-0-0 mg
Digoxin	0-0,1-0-0 mg
Valsartan	160-0-0-0 mg
Sitagliptin	100-0-0-0 mg
Normal Insulin	12-0-6-0 IE
Torasemid	10-0-0-0 mg
Cefuroxim	250-0-250-0 mg
Esomeprazol	20-0-0-0 mg
L-Thyroxin	100-0-0-0 µg
Pipamperon	0-0-40-40 mg
Risperidon	0-0-0,25-0 mg
Macrogol	1-0-1-0 Btl.
Magnesiumbishydrogenaspartat	1-0-0-0 Tbl.
Kaliumcitrat	0-1-0-0 Brausetbl.

Deshalb lautet die auf eigene langjährige Erfahrung gestützte Empfehlung der Verfasser, in entsprechend gelagerten Fällen die Medikamentenanamnese zu wiederholen, evtl. mit Befragung einer anderen Person. Hilfreich kann es sein, sich anhand der vorhandenen Medikamente erklären zu lassen, wann und in welcher Dosis diese eingenommen wurden (was oft mit widersprüchlichen Aussagen verbunden ist). Auch bewährt sich in unklaren Fällen ein Medikamentenscreening im Urin (z. B. bei vermuteter aber nicht belegbarer Benzodiazepineinnahme). Ein besonderes Augenmerk sollte anamnestischen Informationen gelten, die auf eine akzidentelle Überdosierung hinweisen könnten. Beispiele hierfür wären Umstände, die auf eine nicht sachgerechte Medikamenteneinnahme hindeuten oder die kürzlich erfolgte Änderung einer Medikation, aufgrund derer eine Kumulation eines zuvor ohne Probleme eingenommenen Medikamentes erwartet werden kann. (Beispiel: Bei einem Patienten unter Langzeittherapie mit Lithium wird seit einer Woche zusätzlich ein nicht-steroidales Antirheumatikum verordnet, das eine verminderte Lithiumausscheidung über die Niere bedingt und damit zur Kumulation mit Lithiumspiegelanstieg bis hin zur Lithiumintoxikation führt.)

Befunderhebung

Insbesondere im Hinblick auf akute Intoxikationen sei an die am Anfang des Kapitels besprochene Erhebung der Vitalzeichen erinnert. Darüber hinaus gilt es, bei der Untersuchung des Patienten auf Symptome zu achten, die Ausdruck toxischer Einflüsse bzw. unerwünschter Arzneimittelwirkungen sein könnten (Beispiele: beschleunigter Puls, trockene Schleimhäute, warme trockene Haut, weite Pupillen als klassische Symptome eines anticholinergen Syndroms; Dysarthrie, Ataxie, grobschlägiger Händetremor in Verbindung z. B. mit einer Lithiumintoxikation).

Zusatzdiagnostik

Wenn der Verdacht auf ein medikamentös-toxisch bedingtes Delir besteht, ist zu prüfen, welche technischen Untersuchungsbefunde weiterhelfen. In vielen Fällen ist eine Spiegelbestimmung im Blut oder anderen Körperflüssigkeiten von wegweisender Bedeutung. Allerdings stehen die Ergebnisse nicht immer zeitnah zur Verfügung. Weiterhin können andere Laboruntersuchungen (Beispiel: Nachweis einer Hyponatriämie bei einem Delir unter Einnahme von Thiaziddiuretika oder Carbamazepin) oder sonstige technische Befunde (Beispiel: auf eine Digitalisüberdosierung hinweisende EKG-Veränderungen) für die Diagnosestellung bedeutsam sein.

Auf der Grundlage der nach dem vorangehend skizzierten Prozedere erhobenen diagnostischen Informationen muss dann ärztlicherseits eine auf den Einzelfall bezogene *Beurteilung des ätiologischen Zusammenhangs zwischen medikamentös-toxischen Einflüssen und der Manifestation des Delirs* erfolgen. Dabei ist der Naranjo-Algorithmus von Interesse (▶ Kasten), ein nicht speziell auf das Delir bezogenes Instrument, in dem eine Reihe von Merkmalen genannt werden, die bei der qualitativen klinischen Beurteilung der kausalen Bezüge hilfreich sein können. Bei den überwiegend multimorbiden Patienten müssen gleichzeitig die Auswirkungen anderer Erkrankungen bedacht werden (Infektionen, schwere Herzerkrankungen etc.), die ebenso ätiologisch relevant sein bzw. im Sinne kombinierter delirogener Wirkungen synergistisch mit medikamentös-toxischen Effekten zur Geltung kommen können (Wehling 2012).

Naranjo-Algorithmus in Anwendung auf medikamentös-toxisch verursachte Delirien

- Liegen überzeugende Erkenntnisse über einen Zusammenhang mit dem betreffenden Medikament vor?
- Auftreten des Delirs nach Verordnung des Medikamentes?
- Besserung des Delirs nach Absetzen des Medikamentes oder Gabe eines Antagonisten?
- Rückfall nach Reexposition?
- Sind andere potenzielle Ursachen für das Delir erkennbar?
- Medikamentenspiegel im toxischen Bereich?
- Bei erhöhter Dosierung Verstärkung des Delirs?
- Ähnliche Symptomatik bei Einnahme entsprechender Medikation in der Anamnese?

Modifiziert nach Naranjo et al. 1981, Dovjak et al. 2010 (Anmerkung: Auf Items 6 und 10 der Originalskala wurde verzichtet, da sie in diesem Kontext nicht relevant sind.)

Neben den in Tabelle 3.5 aufgeführten Medikamenten und Stoffgruppen können auch zahlreiche andere Pharmaka delirogen wirken. Deshalb ist im Einzelfall unter Anwendung von Fachinformationen, Datenbanken im Internet etc. zu prüfen, ob ein entsprechender Zusammenhang bestehen könnte. Ferner können hier in der Gerontopharmakologie etablierte Positiv- und Negativlisten (FORTA, PRISCUS, STOPP/START) ebenso wie softwaregestützte Verfahren zur Erfassung von Interaktionsrisiken (z. B. www.psiac.de) sinnvoll zur Anwendung kommen (Hewer und Eckermann 2011; Holt et al. 2010; Wehling und Burkhardt 2013). Da über die Niere ausgeschiedene Medikamente bei alten Menschen leicht kumulieren, kann es hilfreich sein, unter Anwendung entsprechender Verfahren eine Abschätzung vorzunehmen, ob die im Einzelfall verordnete Dosis eines Medikaments bezogen auf die aktuelle Nierenfunktion adäquat war (s. z. B. www.dosing.de).

Auch dann, wenn unter Berücksichtigung des hier beschriebenen Vorgehens sorgfältig geprüft wurde, ob ein medikamentös-toxisch verursachtes Delir vorliegt, wird eine schlüssige Festlegung häufig nicht gelingen. In solchen Fällen stellt sich die Frage nach der Möglichkeit einer probatorischen Medikamentenpause, die in der Regel weiterführende Erkenntnisse erwarten lässt (mehr dazu in Kap. 5).

Nachfolgend werden drei für die Diagnostik der ätiologischen Zuordnung klassische und in der Notfallmedizin häufige Vertreter deliranter Zustandsbilder eingehend diskutiert, da diese typische Intoxikationsbilder darstellen. Sie sind zum Teil einer spezifischen Therapie zugänglich und bedürfen der umgehenden, teilweise sogar intensivmedizinischen Behandlung und Überwachung. Oft finden sich allerdings klinisch Mischbilder, die eine eindeutige Zuordnung erschweren. Allgemein kann gesagt werden, dass die Delirien im höheren Alter klinisch und im EEG überwiegend dem *anticholinergen Delir* ähneln (bezüglich der anticholinergen Last im Alter siehe auch Kapitel 3.2). Aufgrund der Vielzahl serotonerger Substanzen zur Depressions-, Migräne- und Schmerzbehandlung im klinischen Alltag ist das *serotonerge Syndrom* sehr viel häufiger geworden. Gerade in Gerontopsychiatrie und Geriatrie sind *Lithiumintoxikationen* nicht selten und verdienen daher eine eigene Darstellung. Das klassische Bild der *Digitalisintoxikation* ist weit seltener mit einem Delir ($< 5\,\%$) oder optischen Halluzinationen verbunden als früher angenommen. Hier stehen neben Appetitmangel, Übelkeit, Schwindel und Apathie die kardialen Komplikationen (Bradykardie, Arrhythmien etc.) im Vordergrund (Pita-Fernandez et al. 2011).

Anticholinerges Delir

Klassische anticholinerge Delirien weisen einen typischen Symptomkomplex auf, der im anglo-amerikanischen Umfeld mit einem Merksatz zusammengefasst ist (▶ Tab. 4.13). Heutzutage treten klassische anticholinerge Delirien insbesondere bei jungen Patienten auf, die Extrakte der Engelstrompete akzidentell oder zur Berauschung zu sich nehmen (meist als Tee), bei Kindern als Intoxikationen durch andere Pflanzen wie Tollkirsche, Stechapfel (Datura), Engelstrompete oder Alraunen sowie durch akzidentelle Einnahme von Antihistaminika der 1. Generation.

151

Bei älteren Patienten sind vor allem Intoxikationen mit Trizyklika in suizidaler Absicht, selten mit Belladonna-Tropfen (auch Augentropfen) zu verzeichnen. Weniger häufig treten heutzutage noch zentrale anticholinerge Syndrome im Rahmen von Narkosen auf, hier sind insbesondere die volatilen Narkotika (wie Lachgas, Flurane etc.), als Auslöser bekannt, seltener sind auch Propofol, Ketamin oder Atropinüberdosierungen ursächlich. Indirekt können auch Opiate und Benzodiazepine über eine GABA-vermittelte Hemmung der Noradrenalinwiederaufnahme zu einem zentral-anticholinergen Delir führen.

Tab. 4.13: Anticholinerges Delir

»Hot as a hare« (heiß wie ein Hase)	Hyperthermie, Fieber
»Red as a beet« (rot wie rote Bete)	Gesichtsrötung, Flush
»Dry as a bone« (knochentrocken)	Trockene Schleimhäute, Harnverhalt, Obstipation
»Blind as a bat« (blind wie eine Fledermaus)	Akkommodationsstörung, Mydriasis, Schwindel
»And mad as a hatter« (verrückt wie ein Hutmacher)	Halluzinationen, Größenideen, Unruhe, Aggressivität

Zentralnervöse Symptome sind Desorientierung, Schläfrigkeit bis zu Somnolenz und Koma, zentrale Hyperpyrexie, Atemdepression, gesteigerte Erregbarkeit, Krampfanfälle, Schwindel, Koordinationsstörungen, Halluzinationen, emotionale Instabilität und Amnesie. *Als periphere Warnzeichen* kommen Tachykardie (Arrhythmien), Mydriasis, Akkommodationsstörungen, verminderte Schweißsekretion, trockene Schleimhäute und gerötete Haut, Durstgefühl, Harnretention, verminderte Magen-Darm-Motorik und Myoklonien vor.

Die kurative – und die Verdachtsdiagnose sichernde – Therapie besteht in der nur unter Monitoring, üblicherweise auf einer Intensivstation, möglichen Gabe des Cholinesterasehemmers Physostigmin (Hewer und Biedert 1988). Eine Dosierung von 0,04 mg/kg KG (max. 2 mg Bolus) über einen Zeitraum von 5–10 Minuten wird empfohlen, um das Risiko einer Bradykardie zu vermindern. Eine repetitive Gabe ist nach 20 Minuten möglich (Adam et al. 2010). Die symptomatische Behandlung sollte durch physikalische Fiebersenkung und intensivmedizinische Maßnahmen erfolgen, Giftelimination durch Magenspülung und Aktivkohle sind ebenfalls empfehlenswert.

Serotonerges Delir

Ein Serotonin-Syndrom tritt vor allem nach Intoxikationen oder Wechselwirkungen mit serotonergen Substanzen als Folge einer Überstimulation der postsynaptischen 5-HT-Rezeptorfamilie auf. Serotonerge Rezeptoren finden sich insbesondere im Hirnstamm (Raphekerne) und der Medulla oblongata. Die

Funktionen des serotonergen Systems reichen von der Wachheitsregulation über Appetit-, Affekt- und Temperaturregulation bis hin zu Einflüssen auf sexuelle Funktionen. Im peripheren System sind die Darm- und Schweißregulation vor allem betroffen. Das klinische Spektrum reicht dabei von leichten Krankheitsbildern mit feinem Zittern, Tachykardie und Bewegungsunruhe bis zu schwersten, vital bedrohlichen hyperton-rigiden Muskelanspannungen vor allem der unteren Extremität mit Rhabdomyolyse, kardialer Dekompensation und massiver Hyperthermie (> 41 Grad Celsius).

Typisch ist die klinische Triade einer akut auftretenden Veränderung des Gemütszustandes und der Kognition, neuromuskulärer Veränderungen wie Myoklonie, Augenflattern und Hyperreflexie sowie autonome Veränderungen wie Tachykardie, profuses Schwitzen und einer Darmhypermotilität mit lebhaften Darmgeräuschen.

Die Ursachen eines serotonergen Syndroms sind vielfältig, stehen aber neben einer Drogeneinnahme (Ecstasy) vor allem mit neu begonnener Medikation sowie der Wechselwirkung von serotonergen Medikamenten in Verbindung. Hier spielt insbesondere die Kombination von irreversiblen oder reversiblen MAO-Hemmern mit Serotoninwiederaufnahmehemmern oder anderen serotonergen Medikamenten – z. B. Tramadol, Fentanyl u. a. –, Antiemetika wie Ondansetron, Prokinetika wie Metoclopramid und Antibiotika wie das Linezolid eine Rolle. Hier ist eine detaillierte Medikamentenanamnese unerlässlich.

Kasuistik 4.15: Delir bei Serotonin-Syndrom

76-jährige Patientin, Übernahme aus der Stroke Unit nach Ausschluss einer Ischämie. Bis dato selbstständig: lebt mit Ehemann, fährt Auto. Bekanntes chronisches Schmerzsyndrom beim Z.n. OP einer lumbalen Spinalkanalstenose. Depression.

Psychopathologischer Befund: Optische Halluzinationen: »sieht Handwerker im Raum«, Gedächtnisstörung, räumliche Desorientierung, findet die Toilette nicht, aber ansonsten orientiert. Affektiv: inadäquat fröhlich und labil. Am Vortag war sie sehr agitiert, wollte die Klinik verlassen.

Weitere Anamnese: Seit einigen Tagen Neueinstellung auf Pramiprexol bei Unruhe und Schmerzen in den Beinen zusätzlich Neueinstellung auf Venlafaxin 150 mg ret. In der Kulturtasche der Patientin wurde zusätzlich Trimipramin 100 mg mit einer Notiz »bei Schmerzen« gefunden sowie Tramadol und Zopiclon. Die Patientin gab an, Trimipramin nach Bedarf eingenommen zu haben, da sie aus der Angst vor Abhängigkeit Tramadol einsparen wollte. Letzte Woche litt sie sehr unter Schmerzen.

Verlauf: Nach Absetzen von Trimipramin und Pramiprexol sowie Umstellung von Tramadol auf Metamizol vollständige Remission des Delirs und Besserung der Affektlabilität. Depressionsbehandlung mit Venlafaxin in Monotherapie (150 mg).

Die *Differenzialdiagnose* ist klinisch zu stellen. Sie umfasst zum einen das anticholinerge Delir, das sich neben der Mydriasis durch Hauttrockenheit, agitiertes Delir, Harnverhalt und das Fehlen von Darmgeräuschen auszeichnet. Daneben müssen das Maligne Neuroleptische Syndrom (MNS) und die maligne Hyperthermie bedacht werden. Ein MNS entwickelt sich über Tage als idiosynkratische Reaktion auf die Blockade von Dopaminrezeptoren. Es zeichnet sich dann klinisch durch eine wächserne Muskelrigidität, psychomotorische Verlangsamung, normale Pupillen, Hyperthermie und autonome Instabilität aus.

Die Behandlung des Serotoninsyndroms richtet sich nach dessen Schwere, ggf. muss eine Intensivtherapie in Betracht gezogen werden. Zunächst ist essenziell, das verursachende Agens abzusetzen und mögliche Wechselwirkungen zu beachten. Die symptomatische Behandlung schließt physikalische Fiebersenkung, Ausgleich der autonomen Fehlregulation durch Flüssigkeitsgaben etc. ein. Gut bewährt haben sich sedierende Medikamente aus der Gruppe der Benzodiazepine, die frühzeitig eingesetzt werden sollten. Eine Fixierung sollte unbedingt vermieden werden, da diese die Rhabdomyolyse verstärkt. Bei eindeutiger Diagnose, insbesondere bei Intoxikationen, kann zur Antagonisierung der Serotoninsymptome der 5-HT2A-Antagonist Cyproheptadin verwendet werden. Dabei muss allerdings die Abgrenzung eines MNS sicher erfolgen.

Lithiumintoxikation

Lithium gilt als erste Wahl für die Behandlung manischer Zustände und der Phasenprophylaxe bei der bipolaren Störung und bei rezidivierenden depressiven Episoden. Zudem wird es als Augmentation bei der therapieresistenten Depression und bei akuter Suizidalität eingesetzt. Gerade bei älteren Patienten sind Lithiumüberdosierungen häufig, da die therapeutische Breite der Substanz gering ist und zunehmende Einschränkungen der Nierenfunktion einen besonderen Risikofaktor für Nebenwirkungen darstellen. Lithiumintoxikationen sind daher eine häufige Ursache deliranter Zustände im Alter.

Bei der Lithiumintoxikation werden drei grundlegend verschiedene Typen unterschieden (Ivkovic und Stern 2014). Die *akute Intoxikation* bei Patienten, die neu auf Lithium eingestellt werden oder Lithium in suizidaler Absicht einnehmen. Die *chronische Lithiumintoxikation* tritt unter einer langjährigen und erfolgreichen Lithiumtherapie auf und hat ihre Ursache zumeist in einer zunehmenden Einschränkung der renalen Funktion. Die *akut auf chronische Intoxikation* entsteht zumeist als Nebenwirkung einer Polypharmazie, wenn Medikamente verabreicht werden, die die Nierenfunktion einschränken oder den Salzhaushalt verändern.

Risikofaktoren für eine chronische Lithiumintoxikation sind neben einer Nierenfunktionsstörung mit reduzierter glomerulärer Filtrationsrate vor allem das höhere Lebensalter, eine veränderte Blut-Hirn-Schranke (v. a. durch neurologische Erkrankungen), eine Schilddrüsenunterfunktion sowie ein nephrogener Diabetes insipidus.

Die Symptomatik der Lithiumintoxikation hängt ebenso von der Unterform ab. Bei der akuten Intoxikation stehen gastrointestinale (Übelkeit, Erbrechen) und neurologische Symptome im Vordergrund – wie Schwindel, Nystagmus, Tremor bis hin zu Myoklonien, Krampfanfällen und athethotischen Bewegungsstörungen wie auch akute Verwirrtheit, Somnolenz bis hin zu Koma. Daneben kommen Herzrhythmusstörungen und QTc-Zeit-Verlängerungen vor. Bei der chronischen Form treten dagegen eine Hypothyreose, aplastische Anämie, Myocarditis, Muskelschwäche und Neuropathie sowie die chronische interstitielle Nephritis und ein renaler Diabetes insipidus auf. Dermatitis und Hautödeme können hinzukommen. Die neurologischen Symptome entsprechen der akuten Form und sind vom Ausmaß der Intoxikation abhängig. Dabei ist weniger der Lithium-Blutspiegel als vielmehr die zerebral vorhandene Lithiummenge entscheidend. Diese ist umso höher, je besser der aktive zelluläre Transport funktioniert, sodass niedrige Kalium- und Kalziumwerte zur erhöhten Lithiumtoxizität beitragen. Bei einigen Patienten tritt eine chronische Lithiumenzephalopathie auf mit zerebellären Symptomen, extrapyramidalen Symptomen (u. a. Parkinsonoid), Myopathie und Gedächtnisstörungen bis hin zur Demenz, wobei pontine und extrapontine Myelinolysen in diesem Kontext beschrieben wurden (Ivkovic und Stern 2014).

Akute Intoxikationen werden zunächst mit einer forcierten Diurese und Flüssigkeitsgaben behandelt, wenn der Lithiumspiegel aber mehr als 2,5 mmol/l beträgt oder eine chronische Lithiumintoxikation über längere Zeit bestand, kann auch eine Hämodialyse notwendig werden, die das Agens zuverlässig entfernt. Eine Lithiumtherapie beim alten Menschen und bei Nierenerkrankungen muss daher unter regelmäßiger Spiegelkontrolle erfolgen und die Komedikation sorgfältig überprüft werden. Insbesondere bei den die Nierenfunktion potenziell einschränkenden nicht-steroidalen Antiphlogistika und ACE-Hemmern sollte die Lithiumgabe vorübergehend reduziert oder zumindest engmaschig kontrolliert werden. Bei alten Patienten und langjähriger Lithiumeinnahme sollte der Lithiumspiegel auf einen Bereich von 0,4–0,6 mmol/l begrenzt werden, lediglich bei akuter Manie können kurzfristig höhere Werte Anwendung finden. Auch sind regelmäßige Kontrollen der Nierenfunktion und des Lithiumspiegels notwendig, insbesondere wenn die glomeruläre Filtrationsrate unter 60 ml/min sinkt. Bei einer GFR von unter 45 ml/min sollte Lithium ganz abgesetzt werden (Kripalani et al. 2009).

5 Therapie

5.1 Therapeutische Strategien

Walter Hewer, Hermann S. Füeßl

Angesichts der in den vorangehenden Kapiteln bereits dargelegten ursächlichen, prädisponierenden und auslösenden Faktoren für Delirien verwundert es nicht, dass bei der Behandlungsplanung zahlreiche Aspekte berücksichtigt werden müssen und – abhängig von den individuellen Umständen – zum Teil sehr unterschiedliche Behandlungskonzepte zur Anwendung kommen (▶ Abb. 5.1). Auf die in diesem Kontext wichtigen Aspekte der Kausaltherapie, der erforderlichen Basis- bzw. nichtpharmakologischen Maßnahmen und der Behandlung mit Psychopharmaka wird in den Kapiteln 5.2–5.5 näher eingegangen. Vor allem bei hochaltrigen Patienten, die wegen eines Delirs behandelt werden müssen, besteht in der Mehrzahl der Fälle auch eine Demenz, die häufig vorbekannt ist, mitunter aber erst in Verbindung mit dem Delir demaskiert wird. In diesen Fällen ist auch die dem Krankheitsstadium und dem Symptomprofil der Erkrankung entsprechende Demenzbehandlung fortzuführen bzw. zu prüfen, wann und in welcher Form diese einzuleiten ist (S3-Leitlinie »Demenzen« 2016).

Aufgrund des breiten Spektrums biologisch-medizinischer Faktoren, die für Auftreten und Verlauf von Delirien bedeutsam sind, aber auch im Hinblick auf psychosoziale Momente, die ebenfalls von Belang sind, ergibt sich zwangsläufig für die Versorgung, dass ein interdisziplinärer, d. h. über ein einzelnes medizinisches Fachgebiet hinausgehender Behandlungsansatz erforderlich ist und gleichzeitig Kompetenzen verschiedener Professionen unverzichtbar sind (▶ Kap. 8.1). Bei entzugsbedingten Delirien (Alkohol, Sedativa) sind diagnostisch und v. a. auch therapeutisch bestimmte Besonderheiten zu beachten. Aus diesem Grund wird diese Thematik separat besprochen (▶ Kap. 6). Darüber hinaus sind die folgenden Gesichtspunkte zu berücksichtigen.

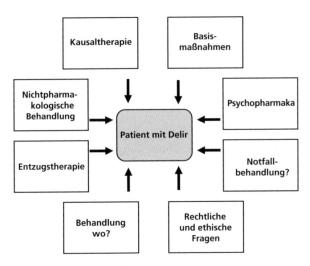

Abb. 5.1: Behandlungsplanung bei Delir im Alter

5.1.1 Notfallbehandlung

Wie in den Kapiteln 3 und 4 ausgeführt, können Patienten mit Delir vielfältigen Gefährdungen unterliegen. Diese betreffen zum einen verhaltensbezogene Notfallsituationen. Am häufigsten ergeben sich diese infolge einer Desorientierung und sie sind typischerweise verbunden mit der Gefahr, sich zu verlaufen. Durch Fremdaggressivität bestimmte Situationen sind hingegen eher selten. Um solchen Gefahren zu begegnen bzw. vorzubeugen, ist eine engmaschige Betreuung und Überwachung der Patienten erforderlich. Bei höherem Gefährdungsgrad ist die Aufnahme auf einer beschützenden Station in Betracht zu ziehen. In Fällen massiv ausgeprägter Erregung, unter Umständen einhergehend mit floriden psychotischen Symptomen und/oder Fremdaggressivität ist eine Notfallmedikation häufig nicht zu umgehen, auch wenn nichtmedikamentöse Maßnahmen zuvor ausgeschöpft wurden (▶ Kap. 5.4 und 5.5).

Wenn sich Anhaltspunkte für einen somatischen Notfall ergeben, muss die erforderliche Behandlung ebenfalls unverzüglich in die Wege geleitet werden. Dies soll durch die beiden folgenden Kasuistiken veranschaulicht werden. Im ersten Fall musste bei einer, bedingt durch eine zunehmende Eintrübung, lebensbedrohlichen Hyponatriämie eine intensivmedizinische Behandlung notfallmäßig in die Wege geleitet werden (▶ Kasuistik 5.1). Hingegen bestand bei der zweiten Patientin zwar auch eine ausgeprägte Hyponatriämie, jedoch war sie hinsichtlich ihrer Vitalfunktionen stabil, sodass nach der erforderlichen Veränderung der Medikation der weitere Verlauf unter klinischen Bedingungen erst einmal abgewartet werden konnte, eine Notfallbehandlung war in diesem Fall also *nicht* erforderlich (▶ Kasuistik 5.2).

Kasuistik 5.1

68-jährige Patientin, notfallmäßige Zuweisung wegen bizarr-agitiertem Verhalten (»ganze Nacht geputzt und gebetet«).

Frühere Anamnese: Schon vor ca. 40 Jahren psychiatrische Behandlung; kein Anhalt für Demenz.

Aufnahmebefund: Bewusstseinstrübung (innerhalb Stunden zunehmend), desorientiert zu allen Qualitäten.

Labor: Natrium 109 mmol/l, Mutmaßliche Ursache: pharmakogen (blutdrucksenkende Behandlung mit einem Kombinationspräparat – Enalapril/Hydrochlorothiazid).

Verlauf: Nach intensivmedizinischer Behandlung und Umstellung der Medikation Normalisierung des Serum-Natriums, komplette Remission des Delirs.

Kasuistik 5.2

74-jährige Patientin, Zuweisung aus internistischer Klinik wegen eines depressiven Syndroms.

Aufnahmebefund: Aufmerksamkeitsstörung, mnestische Störung, deutliche Verlangsamung, depressiver Aspekt.

Labor: Natrium 114 mmol/l, Mutmaßliche Ursache: pharmakogen (Einnahme eines Serotoninwiederaufnahmehemmers in Kombination mit Diuretika – Spironolacton und Furosemid).

Verlauf: nach Umstellung der Medikation Rückbildung der deliranten Symptomatik; weiterhin bestehende depressive Symptomatik, am ehesten im Sinne einer Dysthymie.

5.1.2 Behandlungssetting

Wichtig ist ferner die Frage, wo der Patient behandelt werden sollte. Welches das optimale Behandlungsumfeld für den individuellen Patienten darstellt, sollte unter Abwägung interdisziplinärer Gesichtspunkte und unter sektorübergreifendem Aspekt entschieden werden (▸ Abb. 5.2, weitergehende Ausführungen dazu in Kapitel 8.1). In den meisten Fällen ist eine stationäre Aufnahme nicht zu vermeiden. Dabei ist zu beachten, dass aus dem Umstand, dass es sich bei dem Delir um ein psychopathologisches Störungsbild handelt, nicht zwangsläufig eine Behandlungsindikation in einer psychiatrischen Institution resultiert. In sehr vielen Fällen liegen schwerwiegende, häufig multiple somatische Erkrankungen vor, die eine

Behandlung in einer somatischen Klinik nahelegen. Allerdings setzt die Aufnahme auf der Normalstation eines Allgemeinkrankenhauses ein Mindestmaß an Kooperationsfähigkeit voraus, das bei vielen Patienten nicht gegeben ist, es sei denn, es existiert ein Bereich, der auf die speziellen Belange kognitiv beeinträchtigter Alterspatienten zugeschnitten ist.

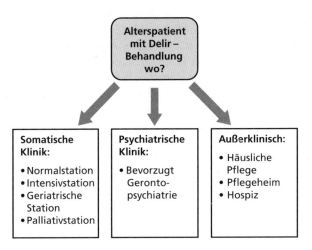

Abb. 5.2: Optionen für die Behandlung des deliranten Alterspatienten

Bei Vorliegen somatischer Instabilität bzw. vitaler Bedrohung besteht, wie bei der in Kasuistik 5.1 beschriebenen Patientin, grundsätzlich die Indikation für die Aufnahme auf einer Überwachungs- bzw. Intensivstation. Nach aktuellen Erkenntnissen sind 30–80 % der auf Intensivstationen liegenden Patienten von einem Delir betroffen (S3-Leitlinie »Analgesie, Sedierung und Delirmanagement in der Intensivstation« 2015; Barr et al. 2013; Salluh et al. 2015). Diese Zahlen machen deutlich, dass die Versorgung deliranter Patienten zum originären Behandlungsspektrum der Intensivmedizin gehört. Gleichwohl bedarf es in der klinischen Praxis mitunter erheblicher argumentativer Anstrengungen, in entsprechenden Situationen die zuständigen Kollegen von der Notwendigkeit einer Intensivbehandlung zu überzeugen.

Andererseits ist gerade bei hochaltrigen Menschen die Option eines Verzichts auf eine stationäre Aufnahme zu bedenken, d. h. eine Behandlung im häuslichen Umfeld bzw. im Pflegeheim, wenn Diagnostik und Therapie individuell vorliegender ursächlicher Faktoren (z. B. Exsikkose plus Harnwegsinfekt) auch ohne die Mittel einer Klinik möglich sind. Für ein solches Vorgehen spricht nicht selten, dass so insbesondere demenzkranken Patienten ein potenziell riskanter Milieuwechsel erspart bleibt.

Besondere Gesichtspunkte ergeben sich bei der Behandlung des Delirs in palliativmedizinischen Situationen (Kasuistik 5.3). Etwa 10–40 % der in Palliativeinrichtungen aufgenommenen Patienten sind von einem Delir betroffen. In den letzten Wochen und Tagen des Lebens – man spricht bei den im Sterbeprozess auftretenden Zustandsbildern auch von *terminalen Delirien* – steigt dieser Anteil auf 60–90 % (Lorenzl et al. 2012; Perrar et al. 2013). Auch wenn der Verlauf der Grunderkrankungen bei den betroffenen Patienten nicht mehr wesentlich beeinflusst werden kann bzw. bewusst von entsprechenden Maßnahmen Abstand genommen wird, so ist z. B. für Delirien im Verlauf fortgeschrittener Karzinomleiden von einer Reversibilität in etwa 50 % der Fälle auszugehen (Perrar et al. 2013). Deshalb kann einer wirksamen Delirbehandlung einschließlich der erforderlichen Pharmakotherapie ein wesentlicher Stellenwert im Sinne einer Symptomkontrolle zukommen und damit Leidensdruck bei Patienten und ihren Angehörigen signifikant mindern (Breitbart und Alici 2012; Perrar et al. 2013). In den Fällen, in denen das Delir nicht reversibel ist, muss die Anwendung primär sedierender Pharmaka zur Symptomlinderung in Erwägung gezogen werden (Bush et al. 2014; Lorenzl et al. 2012).

Kasuistik 5.3

90-jähriger Patient. Stationäre Aufnahme nach Suizidversuch (tiefe Schnittverletzungen linker Unterarm). Keine psychiatrischen Vorerkrankungen. Seit acht Monaten zunehmende Schmerzen im Schulter-Arm-Bereich links. Bei therapieresistenten Schmerzen Entwicklung eines schweren depressiven Syndroms.

Befund: Patient wach, zu Zeit, Ort und Situation unscharf orientiert. Mittelgradiges depressives Syndrom. Wenige Tage nach Aufnahme Manifestation eines deutlich fluktuierenden gemischt hyper-/hypoaktiven Delirs.

Labor: Serum-Kalzium ausgeprägt erhöht mit 3,35 mmol/l, im Verlauf maximal 3,97 mmol/l. Intaktes Parathormon: 10 pg/ml (10–65).

Bildgebung: Röntgen Thorax: ausgedehnte Verschattung im linken Oberfeld, sonografisch V.a. Pancoast-Tumor. cCT: degenerative und deutliche vaskuläre Hirnschädigung.

Therapie und Verlauf: Aufnahme auf einer gerontopsychiatrischen Akutstation. Fluktuierende depressive und paranoide Symptomatik, wiederholt suizidale Tendenzen. Wiederkehrende delirante Phasen etwa zeitgleich mit steigendem Kalziumspiegel. Medikation: antipsychotisch, antidepressiv, zentrale/periphere Analgetika, zur Senkung des Kalziumspiegels Pamidronat i.v., NaCl-Infusionen, Calcitonin. Bei deutlich gebesserter Stimmungslage und Rückbildung des Delirs Entwicklung eines Horner-Syndroms, Verlegung in ein Allgemeinkrankenhaus zur speziellen Schmerztherapie. Dort bioptisch Nachweis eines Plattenepithelkarzinoms.

Epikrise: Initial depressiv-suizidales Bild mit schwerem Suizidversuch. Im weiteren Verlauf im Vordergrund stehendes Delir bei fortgeschrittenem Tumorleiden; palliative Behandlung (psychopharmakologisch, analgetisch). Patient verstarb wenige Wochen nach Verlegung ins Allgemeinkrankenhaus an den Folgen seiner onkologischen Erkrankung.

5.1.3 Rechtliche und ethische Aspekte

Im Vollbild eines Delirs sind die Kranken nicht dazu in der Lage, rechtlich gültige Willenserklärungen abzugeben. Deshalb muss der behandelnde Arzt prüfen, auf welcher rechtlichen Grundlage er handelt. In Notfallsituationen werfen bei vitaler Bedrohung medizinisch zwingend indizierte Maßnahmen im Normalfall arztrechtlich keine Probleme auf. Diese wäre z. B. der Fall, wenn bei akut aufgetretenem Delir der Verdacht auf einen hochfieberhaften, u. U. septischen Infekt besteht. Die in diesem Fall unverzüglich indizierte Venenpunktion zur Blutentnahme und ggf. zur Infusionstherapie kann auch dann erfolgen, wenn der Patient eine dem entgegen stehende natürliche Willensäußerung zeigt, indem er z. B. seinen Arm wegzieht.

Analog zu dem hier angesprochenen bedrohlichen somatischen Krankheitsbild gelten vergleichbare Prinzipien in Situationen, in denen eine psychiatrische Symptomatik mit Notfallcharakter vorliegt (z. B. Desorientierung mit daraus resultierender Eigengefährdung, mit Fremdgefährdung verbundene psychotische Symptomatik).

Nachdem die notfallmäßig indizierten medizinischen Maßnahmen vollzogen wurden, muss zeitnah geklärt werden, auf welche Art und Weise die – wie bei jedem anderen Krankheitsbild auch erforderliche – Einwilligung in die vorgesehene Behandlung nach Aufklärung eingeholt werden kann.

Liegt kein Notfall vor, ist zu prüfen, ob ein Rechtsvertreter (gesetzlicher Betreuer, Bevollmächtigter) bestellt ist. Wenn, ja, muss dieser möglichst zeitnah in den Entscheidungsprozess einbezogen werden. Existiert kein rechtlicher Vertreter, ist es in der Regel erforderlich, ein Betreuungsverfahren in die Wege zu leiten. Bis zur Klärung dieser rechtlichen Fragen sind alle Maßnahmen gerechtfertigt, die dazu dienen, drohenden Schaden von dem Patienten abzuwenden (s. dazu auch Kap. 8.3).

Wie oben bereits angesprochen, manifestieren sich Delirien gehäuft bei hochbetagten, multimorbiden bzw. unheilbar Kranken, bei denen eine kurative Behandlungsperspektive sehr oft nicht mehr realistisch ist. In vielen dieser Fälle sind ethische Abwägungen unabdingbar. Hier gilt es, mit besonderer Sensibilität zu ermitteln, welche therapeutischen Interventionen angemessen sind, und zu einer Entscheidungsfindung im Sinne des mutmaßlichen Patientenwillens zu kommen (Lorenzl et al. 2012).

5.2 Kausaltherapie

Walter Hewer, Hermann S. Füeßl

Wie in Kapitel 3 ausgeführt, handelt es sich bei dem Delir um die psychopathologische Manifestation einer akut oder subakut aufgetretenen zerebralen Dysfunktion. Daraus folgt, dass die für die Manifestation des Delirs primär ätiologisch relevanten Faktoren ohne Zeitverzug, u. U. sogar notfallmäßig, therapeutisch angegangen werden müssen. Dieser Aspekt wird auch in der umfangreichen Leitlinie des britischen National Institute of Clinical Excellence (NICE) hervorgehoben (▸ Abb. 5.3).

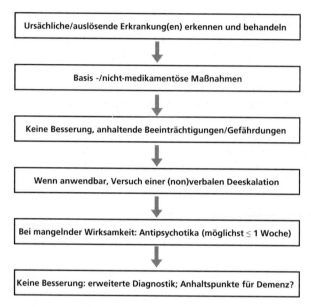

Abb. 5.3: Hierarchie verschiedener Behandlungsmaßnahmen beim Delir (verkürzt n. NICE-Guideline 103, 2010)

Die gezielte Behandlung z. B. eines fieberhaften Infekts, einer kardiopulmonalen oder metabolischen Dekompensation kann eine rasche Besserung bzw. Remission des Delirs bewirken, ohne dass psychopharmakologische Interventionen erforderlich werden. Exemplarisch veranschaulicht dies Kasuistik 5.4.

Kasuistik 5.4

72-jähriger Patient, notfallmäßiges psychiatrisches Konsil wegen eines akuten Erregungszustandes. Psychiatrische Anamnese leer.

Patient in stationärer urologischer Behandlung. Niereninsuffizienz bei Harnblasenkarzinom und Harnstauungsnieren. Z.n. Nephrektomie (9. Tag postoperativ). Wesentliche Begleiterkrankungen: a) Typ-2-Diabetes, orale Behandlung mit 1 Tbl. Glibenclamid, b) postoperativ aufgetretener Ikterus.

Befund: Patient wach, jedoch deutliche Minderung der Aufmerksamkeit, Orientierung erhalten, ausgeprägte psychomotorische Unruhe (Pat. wälzt sich im Bett hin und her), wiederholt perseverierend ohne aktuellen Bezug biografisch belastende Ereignisse (Kriegserfahrungen), Puls 88/Min, Blutdruck 120/80 mmHg, Temp. 37,8°C, kein Schwitzen, kein Tremor, *Blutzucker 39 mg%.*

Verlauf: Nach Glukose 50 % i.v. Beruhigung innerhalb Minuten, Rekonsil nach 7 Tagen: Patient psychopathologisch unauffällig, Amnesie bzgl. o.a. Symptomatik; BZ 156 mg % (ohne Glibenclamid).

Bei diesem Patienten handelte es sich psychopathologisch um ein nicht ganz typisches Bild, da er sich bei der ersten Konsiliaruntersuchung wach und orientiert präsentierte. Dennoch waren aufgrund einer deutlichen Einschränkung der Aufmerksamkeit die Kriterien eines Delirs nach DSM-IV bzw. DSM-5 erfüllt (▶ Kap. 2). Dazu passte auch sehr gut, dass sich der Patient eine Woche später nicht an den ersten Besuch des psychiatrischen Konsiliarius erinnerte, während sich für eine über die damalige Episode hinausgehende mnestische Störung keine Anhaltspunkte fanden. Wesentlich für die Pathophysiologie der kurzdauernden, durch eine Hypoglykämie bedingten deliranten Dekompensation in diesem Fall war die Fortführung der oralen antidiabetischen Behandlung mit dem Sulfonylharnstoff Glibenclamid trotz eingeschränkter Nierenfunktion. Die unter diesen Bedingungen zu erwartende Kumulation des Antidiabetikums führte zu dem für die akute psychopathologische Symptomatik des Patienten ursächlichen Abfall des Blutzuckers.

Angesichts der großen Vielfalt möglicher Grunderkrankungen (s. dazu auch Kap. 4) würde es den Rahmen dieser Darstellung sprengen, auch nur annähernd das Spektrum der in Betracht kommenden kausaltherapeutischen Maßnahmen besprechen zu wollen. Ohne Anspruch auf Vollständigkeit sei nachfolgend aber auf einige besonders häufig angewandte Interventionen eingegangen (bezüglich der wesentlichen diagnostischen Maßnahmen, die naturgemäß Voraussetzung sind für eine gezielte Therapie: ▶ Kap. 4).

5.2.1 Behandlung von Vitalfunktionsstörungen

Im gerontopsychiatrischen Kontext liegt hier das Schwergewicht auf dem Erkennen vital bedrohlicher Situationen (▶ Kap. 4). Wenn eine solche festgestellt wurde oder ein begründeter Verdacht darauf besteht, muss eine notärztliche Versorgung in die Wege geleitet werden. Ausnahmen von dieser Regel sind Situationen, die auch außerhalb eines notfall-/intensivmedizinischen Settings von ärztlichem und pflegerischem Personal mit entsprechender Erfahrung zuverlässig unter Kontrolle gebracht werden können, wie z. B. Behandlung einer durch Volumenmangel hervorgerufenen Kollapssituation durch Infusionstherapie und Lagerung oder Ausgleich einer Hypoglykämie, wie in Kasuistik 5.4 beschrieben.

5.2.2 Behandlung ausgewählter Grunderkrankungen

Nachfolgend werden verschiedene häufige Erkrankungen besprochen, die aufgrund der mit ihnen assoziierten pathophysiologischen Prozesse zu Delirien führen oder ihre Entstehung begünstigen können. Dementsprechend steht in diesen Fällen die Diagnostik und gezielte Therapie der jeweiligen Grunderkrankung im Mittelpunkt des klinischen Handelns. Dabei sollte jedoch nicht übersehen werden, dass in Anbetracht der alterstypischen Multimorbidität sehr häufig noch weitere ätiologisch relevante Störungen hinzukommen können (Infektionen, Exsikkose, unerwünschte Arzneimittelwirkungen etc.). Es sollte auch beachtet werden, dass ein Zusammentreffen extrazerebraler auslösender Erkrankungen mit vorbestehenden, das Delirrisiko erhöhenden Hirnschädigungen (z. B. demenzielle Prozesse, durchgemachter Schlaganfall) mit steigendem Alter der Patienten zunehmend wahrscheinlich wird (▶ Kap. 4.3.1).

Wie stark der ursächliche Beitrag zur Manifestation des Delirs der nachfolgend exemplarisch besprochenen Erkrankungen im Einzelfall ist, kann nur aufgrund individueller klinischer Beurteilung entschieden werden, wie am Beispiel von Kasuistik 4.4 dargestellt. Wesentliche Kriterien, die in die Beurteilung eingehen, sind insbesondere die Schwere der somatischen Störung und die in Verbindung damit anzunehmenden negativen Auswirkungen auf die Hirnfunktion sowie der zeitliche Zusammenhang zwischen einer Verschlechterung des somatischen Status und der Manifestation erster deliranter Symptome. Oft genug wird die Feststellung, dass ein ursächlicher oder begünstigender Zusammenhang vorlag, erst ex post möglich sein.

Unabhängig davon ist es aber klinisch sinnvoll, festgestellte somatische Beeinträchtigungen im Sinne eines ganzheitlichen therapeutischen Ansatzes (»comprehensive geriatric care«) in angemessener Weise therapeutisch anzugehen. Auch wenn beispielsweise eine Tachyarrhythmie bei Vorhofflimmern keine vorrangige Rolle als ursächlicher Faktor bei einem individuellen deliranten Alterspatienten spielen mag, so sind entsprechende therapeutische Maßnahmen (medikamentöse Frequenzsenkung) in jedem Fall angebracht und tragen mit hoher Wahrscheinlichkeit dazu bei, das physiologische Gleichgewicht dieses Patienten zu stabilisieren und damit einen Beitrag zur Reduktion der Vulnerabilität bezüglich des Delirs zu leisten.

Herz-Kreislauf-Erkrankungen

Ebenso wie bei neurodegenerativen und vaskulären Hirnprozessen besteht für Herz-Kreislauf-Erkrankungen eine mit dem Lebensalter deutlich zunehmende Prävalenz. Deshalb verwundert es nicht, dass kardiovaskuläre Erkrankungen in ihren verschiedenen Ausprägungsgraden bei der Mehrzahl deliranter Patienten anzutreffen sind. Inwieweit es sich um Begleiterkrankungen ohne engeren Bezug zum Delir handelt oder doch ätiologische Bezüge bestehen, hängt davon ab, ob ein physiologischer Zusammenhang mit der Entstehung des Delirs klinisch feststellbar ist oder zumindest konkrete Anhaltspunkte dafür vorliegen (weitere Ausführungen dazu in Kapitel 4).

Wichtige therapeutische Ansatzpunkte beziehen sich v. a. auf eine Verbesserung der zerebralen Perfusion, etwa durch Maßnahmen zur Blutdruckregulation, z. B. bei krisenhaft erhöhten Werten oder – nicht selten iatrogen bedingter – Hypotonie. Bei der Blutdruckeinstellung ist zu beachten, dass nicht wenige Patienten eine verminderte Orthostasetoleranz aufweisen, d. h. die gemessenen Werte können im Liegen oder Sitzen im Zielbereich liegen, während in aufrechter Körperhaltung ein signifikanter Abfall auftreten kann, verbunden mit dem Risiko, zu stürzen oder eine Synkope zu erleiden (▶ Kap. 5.3).

Bei *Vorhofflimmern* ist besonders auf die Frequenzkontrolle zu achten, d. h. es müssen sowohl bradykarde als auch tachykarde Auslenkungen der Kammerfrequenz vermieden werden. In dem Zusammenhang ist zu beachten, dass auch bei normalen peripheren Pulswerten ein Pulsdefizit bestehen kann, d. h. die Zahl der Kammerschläge (ermittelt durch Auskultation) ist höher als diejenige der in die Peripherie fortgeleiteten Herzaktionen (ermittelt durch Auszählen des Radialispulses). Um möglichst günstige Bedingungen für den Blutfluss zum Gehirn zu gewährleisten, sollte ein Pulsdefizit vermieden werden bzw. dieses niedrig liegen (< 5/Min.). Bei therapiebedürftigem Pulsdefizit sind Betablocker heutzutage Mittel erster Wahl. Digitalispräparate haben hier auch nach wie vor eine Indikation, v. a. wenn Kontraindikationen gegen Betablocker bestehen.

Zu beachten ist ferner das deutlich erhöhte Thrombembolierisiko bei Vorhofflimmern, dessen Höhe mit gängigen Scores (z. B. CHA$_2$-DS$_2$-VASc-Score) eingeschätzt wird. Delirante Alterspatienten erfüllen in aller Regel die Kriterien für eine Antikoagulation. Soweit die Patienten nicht bereits eine solche erhalten, kann diese mit einem der zugelassenen neuen oralen Antikoagulanzien (NOAK: Apixaban, Dabigatran, Rivaroxaban) auch in der Akutsituation ohne besondere Schwierigkeiten eingeleitet werden, sofern keine Kontraindikationen bestehen (P. Bahrmann 2014). Alternativ kommt die Gabe eines niedermolekularen Heparins in gewichtsadaptierter Dosis und unter Berücksichtigung der Nierenfunktion in Betracht.

Die *Herzinsuffizienz* gehört in den hohen Altersgruppen zu den häufigsten prädisponierenden Erkrankungen. Eine delirante Symptomatik kann einerseits durch die verminderte zerebrale Durchblutung, andererseits aber auch durch die klinischen Folgen der Herzinsuffizienz (z. B. Unruhezustände durch Atemnot, Schlafmangel durch Nykturie) ausgelöst werden. Die leitliniengerechte Therapie beinhaltet neben Basismaßnahmen (z. B. angepasste Flüssigkeitszufuhr) und an der Krankheitsursache orientierten Interventionen (z. B. Behandlung von Klappenerkrankungen oder Herzrhythmusstörungen) vor allem eine dem Krankheitsstadium entsprechende Pharmakotherapie. ACE-Hemmer, Betablocker und Diuretika stellen bei dieser Indikation die wichtigsten Stoffgruppen dar (McMurray et al. 2012).

Neurologische Erkrankungen

Grundsätzlich kommen alle Hirnerkrankungen als Delirursachen in Betracht (Raumforderungen, Infektionen, Traumata etc.). Nachfolgend werden drei Krankheitsgruppen, denen aufgrund ihrer Häufigkeit eine besondere Bedeutung zukommt, exemplarisch besprochen.

Bei deliranten Syndromen im Rahmen *zerebrovaskulärer Erkrankungen* hat die zeitnahe ursachenorientierte Behandlung klare Priorität. Das heißt die Patienten bedürfen in aller Regel einer Behandlung auf einer neurologischen oder einer internistischen Station, ggf. mit konsiliar- bzw. liaisonpsychiatrischer Unterstützung. Besteht der Verdacht auf eine akute Durchblutungsstörung ist die Aufnahme auf einer Schlaganfallstation indiziert. Bei Nachweis einer frischen zerebralen Ischämie steht die Schlaganfallbehandlung im Vordergrund. Ist eine akute Durchblutungsstörung ausgeschlossen, richtet sich die weitere Behandlung nach den individuell im Vordergrund stehenden Problemen, z. B. internistische Behandlung bei nicht adäquat behandelten Herz-Kreislauf-Erkrankungen, gerontopsychiatrische Behandlung, wenn die psychiatrische Symptomatik das Bild prägt.

Patienten mit *M. Parkinson* sind mit längerer Krankheitsdauer und – damit assoziiert – häufig bestehender kognitiver Beeinträchtigung zunehmend gefährdet, ein Delir zu entwickeln (▶ Kap. 4.3.1). Unerwünschte Wirkungen von Parkinsonmedikamenten gehören bei diesen Patienten mit zu den häufigsten Ursachen von Delirien. Deshalb muss immer die medikamentöse Therapie überprüft werden. Häufig ist es unumgänglich, eine Reduktion der bestehenden Medikation vorzunehmen (z. B. Dosisreduktion/Ausschleichen von Dopaminagonisten, anticholinerg wirkenden Substanzen, evtl. auch von COM-T-Hemmern). Diese Maßnahmen führen nach Erfahrung der Verfasser nicht zwangsläufig zu einer Verschlechterung der Parkinsonsymptomatik. Wenn eine signifikante Zunahme von Hypokinese, Rigor und Tremor einer Medikamentenreduktion Grenzen setzen, ist eine symptomatische Therapie mit Antipsychotika zu erwägen. Dabei kommen bei M. Parkinson nur Quetiapin und Clozapin zur antipsychotischen Therapie in Betracht (Drach 2011). Beim Einsatz von Clozapin bei dieser speziellen Indikation muss der starke anticholinerge und damit delirogene Effekt dieser Substanz berücksichtigt werden. Schließlich sollte eine cholinerge Behandlung, z. B. mit Rivastigmin, erwogen werden, da diese insbesondere hinsichtlich halluzinatorischer Symptome günstige Wirkungen entfalten kann.

Bei Delirien, die bei *Anfallskranken* auftreten, sind drei pathogenetische Mechanismen mit entsprechenden therapeutischen Konsequenzen zu erwägen:

1. Das Delir kann durch ein Anfallsgeschehen ausgelöst sein, zum Beispiel im Sinne eines Status nonconvulsivus. In diesem Fall ist eine antikonvulsive Behandlung, zum Beispiel mit Lorazepam, erforderlich.
2. Es kann sich um einen postiktalen (Dämmer-)Zustand handeln. Dieser Zustand erfordert eine sorgfältige Überwachung zur Vermeidung von selbstgefährdendem Verhalten, eventuell auch eine symptomatische Therapie, zum Beispiel mit Melperon bei agitierten Bildern.
3. Das Delir kann durch Antiepileptika ausgelöst sein. Diese Konstellation erfordert entweder einen Wechsel der Therapie, aber auch Überlegungen zur Dosierung der laufenden Behandlung und zu möglichen Wechselwirkungen mit anderen Medikamenten.

Infektionen der Lunge und der Atemwege

Infektionen der Lunge und der Atemwege gehören zu den häufigsten für ein Delir ätiologisch relevanten Erkrankungen. Bei *bronchopulmonalen Infektionen* ist neben supportiven Maßnahmen (ausreichende Flüssigkeitszufuhr, Thromboseprophylaxe bei Immobilität etc.) eine antibiotische Therapie indiziert, wenn von einem bakteriellen Erreger auszugehen ist. Für das Erregerspektrum bei Pneumonien ist es wesentlich zu beachten, ob sie ambulant erworben sind oder sich erst während eines Klinikaufenthalts manifestiert haben, es sich also um eine nosokomiale Pneumonie handelt (Dalhoff et al. 2013; Rasche 2014; ▶ Kap. 4).

Frühzeitig sollte das pneumonieassoziierte Komplikationsrisiko eingeschätzt werden. Hierfür empfohlen wird der CRB-65-Index, in dem prognostisch relevante klinische Merkmale zusammengefasst sind. Wenn eines oder mehrere dieser Merkmale vorliegen, muss die Indikation für eine stationäre internistische Behandlung sorgfältig geprüft werden (Höffken et al. 2010; Ewig et al. 2013).

CRB-65-Index als Risiko-Score bei Pneumonien

C: Confusion (Delir)
R: Respiration (Atemfrequenz $\geq$ 30)
B: Blood Pressure (Blutdruck < 90/60 mmHg)
65: Alter $\geq$ 65 Jahre

Bezüglich der Auswahl der Antibiotika sei auf standardisierte Empfehlungen zur CAP (community-acquired pneumonia) und HAP (hospital-acquired pneumonia) in der aktuellen Fachliteratur verwiesen (Dalhoff et al. 2013; Höffken et al. 2010; Rasche 2014; Welte 2011; S3-Leitlinie »Behandlung von erwachsenen Patienten mit ambulant erworbener Pneumonie und Prävention« 2016). Die antibiotische Therapie sollte möglichst früh, idealerweise innerhalb der ersten vier Stunden nach Krankheitsbeginn, eingeleitet werden (Rasche 2014).

Bei deliranten Alterspatienten verdienen *Schluckstörungen* eine besondere Beachtung, da sie das Risiko einer Aspirationspneumonie erhöhen. Schluckstörungen können primär aufgrund bestimmter Hirnerkrankungen vorliegen (z. B. nach Schlaganfall, bei neurodegenerativen Prozessen). Nicht selten manifestieren sie sich verstärkt unter Pharmakotherapie mit Substanzen, die eine sedierende Begleitwirkung haben (v. a. Antipsychotika, Benzodiazepine; Rösler et al. 2015). Bei Einsatz solcher Medikamente sollte der Schluckakt der Patienten überwacht werden. Bei Vorliegen von Risikofaktoren bzw. klinischen Hinweisen auf eine Störung der Schluckfunktion empfiehlt sich ein Screening mit entsprechenden Untersuchungsverfahren. (S1-Leitlinie »Neurogene Dysphagien« 2012).

Infektionen der Harnwege und der Niere

Diese gehören ebenfalls zu den häufigsten ätiologisch relevanten Erkrankungen. Dies ist eine weithin akzeptierte, auf klinischer Empirie beruhende Aussage. Es sei jedoch nicht verschwiegen, dass in der Literatur vor einer Überbewertung dieses Zusammenhangs gewarnt wird (Balogun und Philbrick 2014; Nace et al. 2014). Dieser kritische Hinweis erscheint insofern relevant, als bei der Diagnostik falsch positive Ergebnisse möglich sind und eine nicht indizierte Therapie mit Antibiotika gerade bei gebrechlichen Alterspatienten erhebliche Risiken in sich birgt (Selektion resistenter Keime, Clostridieninfektionen). Es ist jedoch auch zu beachten, dass schwere, u.U. lebensbedrohliche Verläufe bis hin zur Urosepsis bei Alterspatienten keineswegs ungewöhnlich sind (Becher et al. 2015).

Für das therapeutische Vorgehen wesentlich ist, ob es sich um eine komplizierte oder um eine unkomplizierte Harnwegsinfektion handelt. Eine Harnwegsinfektion wird nur dann als unkompliziert eingestuft, wenn im Harntrakt keine relevanten funktionellen oder anatomischen Anomalien, keine wesentliche Nierenfunktionsstörung und keine relevanten Begleiterkrankungen vorliegen, die eine Harnwegsinfektion bzw. gravierende Komplikationen begünstigen. Bei älteren Männern geht man wegen der anzunehmenden Beteiligung der Prostata generell von einer komplizierten Infektion aus, ebenfalls sind häufige Rezidive im Sinne einer komplizierten Situation einzuordnen. Weiterhin muss geprüft werden, ob es sich um eine auf den unteren Harntrakt (Harnblase, Harnröhre) begrenzte Infektion handelt oder ob auch der obere Harntrakt betroffen ist (Girndt 2014; S3-Leitlinie »Harnwegsinfektionen« 2010).

Während bei unkomplizierten Infektionen eine antibiotische Kurzzeittherapie von ein bis drei Tagen ausreicht, muss bei den – bei Alterspatienten meist vorliegenden – komplizierten Infektionen länger therapiert werden (Details dazu in der weiterführenden Literatur). Besonderes Augenmerk ist auf eine beginnende Urosepsis zu richten, die im Alter zunächst unter relativ blander Symptomatik verlaufen kann. Eine wichtige Rolle spielen dabei mechanische Abflussbehinderungen im Harntrakt (▶ Kasuistik 5.5). Eine asymptomatische Bakteriurie ist in der Regel nicht therapiebedürftig. Dies gilt insbesondere für Patienten mit Blasenkathetern (Girndt 2014). Asymptomatische Bakteriurien sind nicht selten, bei Bewohnerinnen von stationären Pflegeeinrichtungen geht man von einer Prävalenz von 25–50 % aus (S3-Leitlinie »Harnwegsinfektionen« 2010)!

Kasuistik 5.5

64-jähriger Patient, erste stationär psychiatrische Aufnahme wegen zunehmender Probleme in der Alltagsbewältigung, V.a. depressive Episode bei massivem Ehekonflikt, differenzialdiagnostisch beginnende Demenz/chronische Psychose. Prostatahyperplasie bekannt, deshalb Einnahme von Tamsulosin.

Verlauf (I): Ausschleichen der ambulant verordneten antidepressiven Medikation mit Amitriptylin bis auf eine Restdosis von 25 mg.

Verlauf (II): An Tag 11 akute Verschlechterung des Allgemeinzustands mit Entwicklung eines hypoaktiven Delirs mit deutlicher Somnolenz. Somatische Befunde: Fieber 38,5° C, Kreatinin 7,66 mg/dl, Harnstoff 158 mg/dl (beide Parameter lagen an Tag 8 noch im Normbereich), CRP 171 mg/l, 15900 Leukozyten. Klinisch und sonografisch ausgeprägter Harnverhalt mit Aufstau der Ureteren und des Nierenbeckens.

Verlauf (III): Verlegung in die Urologie, Rückübernahme von dort drei Tage später mit normalisierten Nierenretentionswerten.

Hier handelte es sich um einen relativ jungen Patienten, der mit einem unklaren psychopathologischen Bild erstmals in einer psychiatrischen Klinik stationär behandelt wurde. Bei Aufnahme bestanden zwar Verdachtsmomente in Richtung einer kognitiven Dysfunktion, jedoch keine Anhaltspunkte für ein Delir. Dieses manifestierte sich im Verlauf zeitgleich mit einem durch Harnstau bedingten postrenalen Nierenversagen, begleitet von ausgeprägten Infektzeichen. Der Patient hatte zu keinem Zeitpunkt über eine Blasenentleerungsstörung geklagt! Der klinisch markante Aspekt bestand in diesem Fall in der akuten Entwicklung eines Delirs, ohne dass typische organbezogene Symptome auftraten. Epikritisch ist damit festzuhalten, dass sich eine akut lebensbedrohliche Erkrankung primär unter dem Bild eines Delirs manifestierte.

Störungen der Nierenfunktion und des Wasser- und Elektrolythaushalts

Bekanntlich nimmt der Anteil der Patienten mit eingeschränkter Nierenfunktion mit steigendem Alter stetig zu. Eine chronische bzw. akut verschlechterte Niereninsuffizienz kann der maßgebliche Auslöser eines Delirs sein. In solchen Fällen besteht eine klare Behandlungspriorität auf nephrologisch-urologischem Gebiet. Sehr viel häufiger ist eine Niereninsuffizienz einer von mehreren prädisponierenden Faktoren, d. h. bei den betroffen, typischerweise multimorbiden Patienten gilt es zunächst, neben der Intervention bezüglich anderer relevanter Faktoren, einer weiteren Verschlechterung der Nierenfunktion entgegenzuwirken. Als häufige Ursachen für eine Verschlechterung der Nierenfunktion ist neben Herz-Kreislauf-Erkrankungen (z. B. Herzinsuffizienz) und postrenalen Abflusshindernissen v. a. ein Flüssigkeitsmangel (Exsikkose: s. unten) zu beachten. Neben den unmittelbar für das Delir relevanten Auswirkungen einer Niereninsuffizienz sind deren Auswirkungen auf die Elimination zahlreicher Arzneimittel zu beachten. Diesbezüglich sei verwiesen auf entsprechende Kapitel in Lehrbüchern (Weihrauch 2014), ebenso wie auf qualifizierte Websites (z. B. www.dosing.de).

Die *Exsikkose (Dehydratation)* gehört zu den häufigsten ursächlichen bzw. auslösenden Faktoren für das Delir im Alter. Zu beachten ist dabei, dass die Diagnose eines Flüssigkeitsdefizits oft schwieriger ist als gemeinhin angenommen (▶ Kap. 4). Sofern der Zustand des Patienten dies erlaubt, steht die orale Flüssigkeitssubstitution an erster Stelle. Wenn eine Infusionstherapie indiziert ist, sollte diese in Kenntnis der Serumelektrolyte erfolgen. Wichtig ist dabei vor allem, abhängig vom Serum-Natrium, geeignete Infusionslösungen zu wählen. Handelt es sich um eine von einer Hypernatriämie begleitete Exsikkose, muss mit einer hypotonen Lösung begonnen werden. Die Infusionstherapie wird in akuten Situationen über einen intravenösen Zugang durchgeführt, alternativ kann auch eine Flüssigkeitssubstitution subkutan in Betracht gezogen, eine Variante die insbesondere in Pflegeheimen hilfreich zur Anwendung kommt (Leischker 2012).

Hyponatriämien zählen aufgrund ihrer weiten Verbreitung zu den wichtigsten ätiologisch relevanten Erkrankungen. Bei der Behandlung ist zunächst der Entstehungsmechanismus der Elektrolytstörung zu beachten (▶ Kap. 4). Während bei kombiniertem Volumen- und Natriumdefizit die orale oder parenterale Substitution, z. B. mit isotoner Kochsalzlösung i.v., Mittel der Wahl, ist bei Störungen ohne ein solches Defizit, typischerweise beim medikamentös induzierten

SIADH (Syndrom der inadäquaten ADH-Sekretion) eine dieser Pathophysiologie entsprechende Intervention angezeigt (Absetzen des ursächlichen Medikaments, z. B. eines serotonergen Antidepressivums), häufig in Kombination mit einer Flüssigkeitsrestriktion. Seit wenigen Jahren steht mit Tolvaptan ein ADH-Antagonist zur Verfügung, der in ausgewählten Fällen zum Einsatz kommen kann.

Handelt es sich hingegen um eine sog. Verdünnungshyponatriämie – meist bei fortgeschrittener Herz- oder Leberinsuffizienz – steht die Flüssigkeitsrestriktion an erster Stelle, während eine weitere Natriumzufuhr (z. B. in Form sog. Schwedentabletten) kontraindiziert ist.

Für die Behandlung ist weiterhin essenziell, neben dem Grad der Hyponatriämie auch die Ausprägung der klinischen Symptomatik festzustellen. Ist diese eher gering oder fehlt sie gar völlig – was bei einer langsamen Entwicklung einer Hyponatriämie nicht ungewöhnlich ist –, sollte die Therapie auf einen langsamen Ausgleich innerhalb einiger Tage hinzielen (Devise: Was langsam entstanden ist, soll auch langsam korrigiert werden; ▸ Kasuistik 5.2).

Bestehen jedoch ausgeprägte zentralnervöse Symptome – z. B. eine Bewusstseinsstörung bis hin zum Koma oder epileptische Anfälle – muss eine raschere Korrektur erfolgen. Da es sich hierbei um eine vital bedrohliche bzw. mit dem Risiko einer substanziellen Hirnschädigung verbundene Situation handelt, müssen die Patienten intensivmedizinisch behandelt werden. Generell gilt, dass wegen der Gefahr einer zentralen pontinen Myelinolyse eine Korrektur nicht zu schnell erfolgen darf. Nach aktuellen Empfehlungen sollte der Anstieg des Serum-Natriums – unter Intensivüberwachung – nicht mehr als 6 mmol/24 h (Sterns 2015) bzw. 0,6 mmol/h (Brandt et al. 2012) betragen.

Auch über die besprochene spezielle Situation hinaus gilt, dass beim Ausgleich von Störungen des Wasser- und Elektrolythaushalts eine Überkorrektur vermieden werden muss und der Ausgleich im Normalfall nicht zu schnell erfolgen sollte. Wenn es in Ausnahmefällen (z. B. Anurie bei exsikkosebedingter prärenaler Niereninsuffizienz) erforderlich erscheint, von dieser Regel abzuweichen, ist eine engmaschige, ggf. intensivmedizinische Überwachung der Patienten indiziert.

Metabolische Erkrankungen

Hier stehen diabetische Entgleisungen an erster Stelle. Wenn Hypoglykämien rechtzeitig erkannt werden, ist die Behandlung in der Regel nicht schwierig. Nach Ausgleich einer Hypoglykämie kommt es in der Regel zu einer raschen Rückbildung der entsprechenden Symptomatik (Verwirrtheit, Somnolenz etc.). Bleibt diese aus, müssen alternative Ursachen bedacht werden. Zu beachten ist, dass es – abhängig von der Pathogenese der Hypoglykämie – im Einzelfall zu einem Rezidiv nach initial erfolgreicher Korrektur des Blutzuckerspiegels kommen kann (Beispiel: protrahierte Hypoglykämie unter Einnahme eines Sulfonyharnstoffs, dessen Elimination aufgrund einer Nierenfunktionseinschränkung verzögert ist). Daraus ergibt sich die Konsequenz, dass auch nach Behandlung der Hypoglykämie engmaschige Blutzuckerkontrollen über einen längeren Zeitraum hinweg obligat sind.

Wenn eine stärker ausgeprägte Hyperglykämie besteht, ergibt sich in der Regel zumindest initial die Notwendigkeit einer Insulinbehandlung. Zu beachten ist eine anfangs oft bestehende Insulinresistenz, die sich bei zügiger Blutzuckersenkung bereits innerhalb weniger Tage bessern bzw. ganz zurückbilden kann. Mit abnehmender Insulinresistenz sinkt der Insulinbedarf. Wird dies nicht beachtet, besteht die Gefahr einer Hypoglykämie.

Die vorangehenden Ausführungen vermitteln einen Eindruck von der Vielfalt medizinischer Probleme, die sich bei der Behandlung alter deliranter Patienten ergeben. Es versteht sich, dass die vorausgehenden Ausführungen nur ausgewählte Aspekte der Behandlung der jeweiligen Krankheitsbilder im Kontext eines Delirs anreißen konnten. Bezüglich einer umfassenden Darstellung der Materie sei verwiesen auf entsprechende Standardwerke (z. B. Brandt et al. 2012; Hien et al. 2013; Pantel et al. 2014; Weihrauch 2014; Wilkomm 2013) und die über www.¬ awmf.org abrufbaren Behandlungsleitlinien, die für eine Vielzahl von Krankheitsbildern existieren. Was die Relevanz von evidenzbasierten Leitlinien betrifft, muss allerdings aus altersmedizinischer Sicht die Einschränkung bedacht werden, dass diese in der Regel bezogen auf multimorbide Alterspatienten nur eingeschränkt Aussagen erlauben (Wehling 2011).

> Unbedingt ist zu beachten, dass die Umsetzung der erörterten therapeutischen Maßnahmen eine klinische Weiterbildung in dem jeweiligen Bereich voraussetzt.

Behandlung medikamentös induzierter Delirien

Delirien sind nicht selten durch medikamentöse Wirkungen (mit)bedingt. Anticholinergika (Back et al. 2011), Parkinsonmedikamente, Antibiotika, Inkontinenz- und Schmerzmittel sind Stoffgruppen, bei denen die Gefahr eines Delirs besonders groß ist (► Kasten, eine ausführlichere Auflistung potenziell delirogener Pharmaka findet sich in Tabelle 3.5). Wenn aufgrund des Nebenwirkungsprofils eines Medikaments (z. B. erhöhtes Delirrisiko durch anticholinerge oder dopaminerge Effekte) und Vorliegen eines zeitlichen Zusammenhangs ein konkreter Verdacht besteht, bedeutet dies in der Regel, dass das jeweilige Medikament reduziert, ausgeschlichen oder sofort abgesetzt werden muss. Welche dieser Varianten gewählt wird, hängt neben der Schwere des Delirs v. a. ab davon, wie dringlich der Patient auf das jeweilige Pharmakon angewiesen ist und ob bei abruptem Absetzen mit gravierenden Auswirkungen zu rechnen ist.

Beim anticholinergen Delir kommt als spezifische Maßnahme unter intensivmedizinischen Bedingungen die Antidotbehandlung mit Physostigmin in Betracht. Bei Patienten, die psychopharmakologisch behandelt werden, sind das maligne neuroleptische Syndrom und das Serotonin-Syndrom (Beispiel bei Hewer und Eckermann 2011) besonders zu beachten. Bei diesen beiden Syndromen, die typischerweise durch Bewegungsstörungen und Symptome einer vegetativen Dysfunktion gekennzeichnet sind, kann begleitend ein Delir auftreten (Hewer und Grohmann 2007). Wichtigste Konsequenz ist in beiden Fällen das sofortige

Absetzen der mutmaßlich ursächlichen Substanz(en). In Kapitel 4.3.3 wird auf die Diagnostik und Therapie der in diesem Abschnitt erwähnten klinischen Bilder näher eingegangen.

Medikamente als (potenzielle) Ursache des deliranten Syndroms*

Antidepressiva (Trizyklika)
Antipsychotika
Lithium
Benzodiazepine
Antiparkinsonmittel
Antiepileptika
Analgetika (Opioide, NSAR**)
Corticosteroide
Anticholinergika
Antihistaminika
Diuretika (z. B. Furosemid)
Antiarrhythmika
Antihypertensiva (mit zentraler Wirkung)
Zytostatika
Alpha- und Betablocker
Digitalis
Calcium-Antagonisten
Antiasthmatika
Antibiotika (Chinolone!)
Laxanzien

* Kursivdruck: Stoffgruppen mit besonders hohem delirogenem Potenzial (n. Hammann und Drewe 2010; Clegg und Young 2011)
** NSAR: nichtsteroidale Antirheumatika

Kasuistik 5.6 stellt das Beispiel eines hochbetagten multimorbiden männlichen Patienten vor, der bereits vor Auftreten des Delirs kognitive Einschränkungen im Sinne einer leichtgradigen Demenz zeigte. Dies bedeutete, dass mit dem Patienten – der früher eine berufliche Leitungsposition innehatte – durchaus noch differenzierte Gespräche möglich waren, etwa zu seiner persönlichen und beruflichen Biografie. Im deliranten Zustand, der zur Aufnahme in eine gerontopsychiatrische Abteilung führte, war hingegen eine sinnvolle Kommunikation nicht möglich. Der Patient war phasenweise somnolent, zu allen Qualitäten desorientiert und zeigte ausgeprägte formale Denkstörungen im Sinne einer Inkohärenz.

Kasuistik 5.6: 86-jähriger Patient mit Delir; bekannte vaskuläre Demenz, Post-Zoster-Neuralgie*

Medikation Tag 1	Medikation Tag 26
Gabapentin 200 mg	
Amitriptylin 25 mg	
Metamizol 1875 mg	Metamizol 1875 mg
Memantine 10 mg	
L-Dopa 100 mg	
Buprenorphin 35 µg/h	
	Melperon 25 mg
Enalapril 10 mg	Enalapril 10 mg
Tamsulosin 0,4 mg	Tamsulosin 0,4 mg
Clopidogrel 75 mg	Clopidogrel 75 mg
Pantoprazol 20 mg	Pantoprazol 20 mg

Nachdem diagnostisch keine Anhaltspunkte für sonstige Ursachen vorlagen, war davon auszugehen, dass die umfangreiche Medikation der wesentliche ätiologische Faktor für das Delir war. Deshalb wurden – unter engmaschiger Beobachtung des klinischen Bildes – diejenigen Pharmaka konsekutiv ausgeschlichen, die ein bekannt delirogenes Potenzial haben und deren Indikation fraglich erschien. Darunter zeigte sich eine erfreuliche Entwicklung, nach ca. drei Wochen war das Delir abgeklungen und der Patient erreichte wieder einen Zustand, der dem Ausgangsniveau entsprach.

* Tagesdosen, soweit nicht anders angegeben

Die vorangehend besprochene Kasuistik 5.6 ist ein Beispiel für das häufige klinische Problem eines Delirs im Kontext einer *Polypharmazie* bei multimorbiden Patienten. Diese ist mit einem substanziellen Delirrisiko assoziiert (Wehling 2012). In solchen Situationen ist zunächst zu prüfen, bei welchen Medikamenten delirogene Nebenwirkungen bereits in Monotherapie möglich sind. Im Falle der vorangehenden Kasuistik gilt dies insbesondere für Amitriptylin und Buprenorphin. In einem zweiten Schritt sollte im Rahmen einer kritischen Überprüfung der Indikation *aller verordneten Pharmaka* deren Zahl soweit wie möglich reduziert werden, entweder durch Absetzen oder Auslassversuche. Dabei können die in der Gerontopharmakologie mittlerweile etablierten Positiv- und Negativlisten (FORTA, PRISCUS, STOPP/START) ebenso wie die Anwendung softwaregestützter Verfahren zur Erfassung von Interaktionsrisiken (z. B. www.psiac.de) sinnvoll zur Anwendung kommen (Hewer und Eckermann 2011; Holt et al. 2010; Wehling und Burkhardt 2013).

5.3 Basismaßnahmen – Beachtung allgemeiner geriatrischer Therapieprinzipien

Walter Hewer, Hermann S. Füeßl

Unabhängig von der Ursache eines Delirs kommen bestimmte therapeutische Basisprinzipien zur Anwendung. Diese orientieren sich an den Prinzipien der Behandlung akuter Erkrankungen, die in der Altersmedizin generell zur Anwendung kommen (Hien et al. 2013; Pantel et al. 2014; Willkomm 2013). Im Wesentlichen geht es dabei um alle Maßnahmen, die dem Erhalt bzw. der Wiederherstellung der physiologischen und psychologischen Homöostase vulnerabler Alterspatienten dienen. Neben den nachfolgend besprochenen Interventionen dienen diesem Ziel auch ganz wesentlich die in Kapitel 5.4 erörterten nicht-pharmakologischen Maßnahmen.

Insbesondere besteht das Ziel darin, der Manifestation bzw. der Verschlimmerung geriatrischer Syndrome, wie Inkontinenz, Immobilität, Sturzneigung, Malnutrition, entgegenzuwirken. Ohne Anspruch auf Vollständigkeit sind in Tabelle 5.1 einige besonders wichtige Maßnahmen aufgelistet.

Tab. 5.1: Allgemeine Therapieprinzipien bei multimorbiden Alterspatienten

Fokus	Maßnahmen
Inkontinenz	Vorbeugung und Behandlung von Harnwegsinfektionen, Vermeiden nachteiliger pharmakologischer Effekte (z. B. durch zu starke Sedierung), pflegerisches Inkontinenzmanagement
Immobilität	Vermeiden einer Immobilisierung, frühzeitige Remobilisation, pflegerisch und physiotherapeutisch
Instabilität (Stürze)	Kritische Indikationsstellung bezüglich potenziell sturzfördernder Medikamente (▶ Kasten), Vermeidung von (orthostatischen) Hypotonien
Malnutrition, Flüssigkeitshaushalt	Pflegerische Begleitung bei der Nahrungsaufnahme, Vermeiden unnötiger Sedierung, Behandlung ggf. bestehender depressiver Symptomatik. Wenn indiziert, Sondenbehandlung, kurzfristig evtl. nasogastral, ansonsten mittels PEG. Ggf. überbrückende periphervenöse Ernährung. Flüssigkeitshaushalt: siehe Kapitel 5.2 bezüglich vorbeugender und therapeutischer Maßnahmen
Schmerzen	Medizinische und pflegerische Maßnahmen gegen Schmerzen

Tab. 5.1: Allgemeine Therapieprinzipien bei multimorbiden Alterspatienten – Fortsetzung

Fokus	Maßnahmen
Herz-Kreislauf-/respiratorische Funktionen	Regelmäßige Überwachung des klinischen Bildes (Allgemeinzustand, Puls, Blutdruck, Atmung, ggf. ergänzt durch Bilanzierung, Oxymetrie, weiterführende internistische Diagnostik) mit dem Ziel, Dekompensationen vorzubeugen bzw. bei Anzeichen dafür frühzeitig therapeutisch zu intervenieren. Vorbeugung einer Verschlechterung schlafbezogener Atmungsstörungen (Apnoen): insb. Vermeiden unnötiger Sedierung, adäquate Lagerung (▶ Kap. 4.3.2)
Weitere Prophylaxen	Thrombembolien (evtl. Heparin subkutan), Kontrakturprophylaxe, Vorbeugung von Atemwegs- und Lungeninfektionen

Angesichts wachsender Zahlen betroffener Alterspatienten besteht eine Entwicklung der letzten Jahre darin, aufbauend auf einem altersmedizinischen Assessment mit Multikomponentenprogrammen den komplexen Behandlungsaufwand für diese Patienten in standardisierter Form anzubieten (Ellis et al. 2014; Glover et al. 2014). Auch wenn bisher keine evidenzbasierten Aussagen in Bezug auf die Wirksamkeit solcher Maßnahmen bei der *Therapie* des Delirs getroffen werden können (NICE 2012), so erscheint es aus klinischer Sicht plausibel, deren Implementierung voranzutreiben. Auf den Einsatz entsprechender Programme zur Delirprävention wird in Kapitel 7 näher eingegangen.

Fall Risk Increasing Drugs (FRIDs) (n. Burkhardt und Wehling 2010; Sommeregger et al. 2010)

- Neuro-/Psychopharmaka: Antidepressiva (auch SSRI), Anxiolytika, Sedativa, Antipsychotika, Hypnotika
- Kardiovaskuläre Pharmaka: Antiarrhythmika, Nitrate und andere Vasodilatatoren, Betablocker (Augentropfen), Diuretika, Digitalis, Antiarrhythmika
- Analgetika: Opioide, NSAR
- Verschiedene: Antihistaminika, Antivertiginosa, Anticholinergika, Antidiabetika

5.4 Nicht-pharmakologische Maßnahmen beim Delir

Lutz M. Drach

Die nicht-pharmakologischen Behandlungsmaßnahmen beim Delir zielen – gemeinsam mit den im vorherigen Abschnitt besprochenen Basismaßnahmen – zunächst auf die prädisponierenden Faktoren und delirogenen Noxen, soweit sie einer nicht-pharmakologischen Behandlung zugänglich sind. Es sollen aber auch die häufig mit Delirien einhergehenden Komplikationen vermieden werden.

Diese Behandlungsmaßnahmen müssen vor allem durch das Pflegepersonal umgesetzt werden. Hierfür sind, neben Kenntnissen und Erfahrungen mit deliranten Patienten, geeignete Räumlichkeiten und eine zahlenmäßig ausreichende personelle Besetzung notwendig. In der deutschen Psychiatrie-Personalverordnung (Psych-PV) sind delirante Patienten deshalb mit »G2« eingruppiert, d. h. mit dem höchsten pflegerischen Zeitbedarf in der Gerontopsychiatrie.

Dabei folgen Behandlung und Pflege deliranter Patienten folgenden Prinzipien:

- Für Sicherheit sorgen
- Orientierung verbessern
- Angst mildern
- Behandlung allgemeiner delirogener Faktoren
- Vermeidung potenziell schädlicher Maßnahmen

Einen Überblick über die nicht-pharmakologischen Behandlungsmaßnahmen beim Delir gibt der Kasten am Ende dieses Kapitels 5.4.

Da delirante Patienten zu gefährlichen Fehlhandlungen neigen und erheblich sturzgefährdet sein können, bedürfen sie der *engmaschigen Überwachung*. Gegebenenfalls müssen zur Vermeidung von Stürzen oder gefährlichen Fehlhandlung oder zur Durchführung von lebensnotwendigen Behandlungen wie z. B. Infusionen *Fixierungsmaßnahmen* erfolgen. Dabei muss aber abgewogen werden, ob das beabsichtigte Ausmaß der Bewegungseinschränkung unabdingbar notwendig ist, da Bewegungseinschränkungen ein Delir verschlimmern können. Die Verwendung von qualitätsgesicherten Fixierungsmaterialien und eine gute Schulung des Personals in ihrer Anwendung sollten selbstverständlich sein. Mit der Verwendung höhenverstellbarer Betten, die sich bis zum Fußboden absenken lassen, und Klingelmatten lassen sich vielfach Fixierungen zur Sturzprophylaxe vermeiden.

Da Sehminderung und Schwerhörigkeit durch sensorische Deprivation Delirien verschlimmern können, muss darauf geachtet werden, dass die Patienten *Brille* und *Hörgeräte* tragen. Das beinhaltet allerdings das Risiko, dass diese Hilfsmittel verloren gehen können, wenn verwirrte Patienten sie z. B. in Mülleimer oder Toilette werfen.

Eine möglichst *überschaubare Umgebung* mit leicht fasslichen Orientierungshilfen (z. B. Licht- und Farbgestaltung, Beschriftungen, Symbole) und an ältere Patienten *angepasste Beleuchtungsverhältnisse* (z. B. Nachtlicht für die Fußböden) verbessern die Orientierung.

Eine der besonderen Situation des deliranten Patienten angemessene, *freundlich-beruhigende Kontaktaufnahme* und *angemessene Kommunikation* sollen mit dem Ziel der *Reorientierung* erfolgen.

Wichtig sind auch *Regelmäßigkeit und Überschaubarkeit des Tagesablaufs* und die *Regulierung des Tag-Nacht-Rhythmus* (z. B. durch Lichtregie). Bei diesen Forderungen wird deutlich, dass die Abläufe des Krankenhauses an die Bedürfnisse der deliranten Patienten angepasst werden müssen, da diese sich nicht an die Abläufe im Krankenhaus anpassen können.

Da Delirien für die Betroffenen mit sehr stark ängstigenden Erfahrungen einhergehen können, muss die *Angst gemindert* werden. Das kann durch möglichst große *Konstanz der Bezugspersonen* erfolgen. *Angehörige* sollten einbezogen werden, wenn sie geeignet erscheinen. Da viele Angehörige durch die plötzliche Veränderung des Kranken erschrocken sind, bedarf es häufig einer Informationsvermittlung und Beruhigung im Sinne einer kurzen *Psychoedukation für Angehörige*. Hier sollten grundlegende Informationen zum Krankheitsbild »Delir« und eine Beratung zur Prognose erfolgen. Dabei sollte insbesondere vor vorschnellen Entscheidungen zur Wohnungsauflösung/Heimaufnahme gewarnt, aber auf möglicherweise bleibende Funktionseinschränkungen hingewiesen werden.

Reizüberflutung, z. B. durch piepende Monitore oder lärmende Mitpatienten, sollte ebenso wie *Reizdeprivation vermieden* werden.

Die Umsetzung dieser Ziele erfordert neben ausreichendem und geschultem Personal auch geeignete Räumlichkeiten, um gegebenenfalls z. B. Angehörige unterzubringen oder sich gegenseitig störende Patienten trennen zu können.

Allgemeine delirogene Faktoren müssen aktiv bearbeitet werden. Hierzu gehört die *Förderung von Mobilität und Aktivität*. Viele delirante Patienten sind weniger verwirrt, wenn ihr körperlicher Zustand es gestattet, sie z. B. im Therapiestuhl mit anderen Patienten zusammen im Tagesraum zu mobilisieren. Dies ist in geriatrischen und gerontopsychiatrischen Kliniken möglich, im Allgemeinkrankenhaus sind auf normalen Stationen meist keine Tagesräume vorgesehen.

Die *Vermeidung und Linderung von Schmerzen*, z. B. durch geeignete Lagerung und Verbände, reduziert auch den potenziell delirogenen Gebrauch von Opiaten und Opioiden.

Delirante Patienten sind durch mangelnde *Nahrungs- und Flüssigkeitszufuhr* gefährdet. Die diesbezüglichen Hilfeleistungen sind häufig mühsam und zeitaufwendig. Wenn sie aber z. B. aus Personalmangel unterbleiben, verschlimmert sich das Delir.

Miktion und Stuhlgang müssen überwacht und gegebenenfalls herbeigeführt werden.

Da Hypoxie delirogen wirkt, ist auf eine *ausreichende Oxygenierung* zu achten (O_2-Sättigung > 95 %).

Potenziell *delirogene Maßnahmen* wie (wiederholte) Verlegungen, Fixierungen, Dauerkatheter, intravenöse Infusionen etc. müssen kritisch auf ihre Notwendigkeit geprüft und *nach Möglichkeit vermieden* werden. Hier können im Einzelfall z. B. der Einmalkatheterismus oder die subkutane Infusion (z. B. am Rücken) günstiger sein, da sie geringere Freiheitsbeschränkungen erfordern.

Die *Überprüfung der Medikation* des deliranten Patienten *auf potenziell delirogene Pharmaka* (z. B. Anticholinergika, Opiate/Opioide, Antiparkinsonika, Digitalisglykoside bei Überdosierung oder Gyrasehemmer) und ihre Reduktion auf das lebensnotwendige Minimum stellt zwar keine im engeren Sinne nicht-pharmakologische Maßnahme dar, ist aber die wichtigste allgemeine ärztliche Maßnahme beim deliranten Patienten – natürlich neben der spezifischen Behandlung der aktuellen delirogenen Noxen.

Die oben aufgezählten nicht-pharmakologischen Behandlungsmaßnahmen gleichen weitgehend Programmen zur Delirprävention (▶ Kap. 7), beinhalten aber zusätzlich Elemente der Deeskalation und Psychoedukation. Die Evidenz in Studien zu den oben genannten Maßnahmen bei der Therapie des Delirs ist geringer als bei der Delirprävention, aber in sieben von dreizehn Studien zeigte sich ein Effekt der nicht-pharmakologischen Behandlung (American Geriatrics Society 2015).

Nicht-pharmakologische Behandlungsmaßnahmen beim Delir*

- Für Sicherheit sorgen:
  - Engmaschige Beobachtung/Überwachung (Psych-PV: G2)
  - Vorbeugende Maßnahmen zur Verhinderung eigen- (z. B. Stürze) und fremdgefährdenden Verhaltens
- Orientierung verbessern:
  - Beheben sensorischer Beeinträchtigungen (z. B. Brille, Hörgerät)
  - Gewährleistung einer überschaubaren Umgebung (Orientierungshilfen, Beleuchtungsverhältnisse etc.)
  - Versuch der Reorientierung im Gespräch
  - Adäquate Kontaktaufnahme und Kommunikation
  - Regelmäßigkeit und Überschaubarkeit des Tagesablaufs
  - Regulierung des Schlaf-Wach-Rhythmus
- Angst mildern:
  - Möglichst hohe Konstanz der Bezugspersonen
  - Enger Kontakt zu den Angehörigen
  - Vermeiden einer Reizüberflutung (z. B. durch Lärmeinwirkung), aber auch einer Reizdeprivation
  - Psychoedukation für Angehörige
- Behandlung allgemeiner delirogener Faktoren:
  - Förderung von Mobilität und Aktivität
  - Vermeidung/Linderung von Schmerzen (z. B. Lagerung, Verbände)
  - Ausreichende Nahrungs- und Flüssigkeitszufuhr
  - Ausreichende Oxygenierung (> 95 %)
  - Für Miktion und Stuhlgang sorgen
- Vermeiden von:
  - (wiederholten) Verlegungen
  - Fixierungen, Kathetern
  - Polypharmazie (Anticholinergika)

* modifiziert und ergänzt nach Meagher et al. 1996; Haupt 2006; Potter und George 2006

5.5 Symptomatische Psychopharmakotherapie des Delirs

Lutz M. Drach

Kasuistik 5.7: Problemstellung

Eine alleine lebende 83-jährige Patientin versorgte sich selbst und zeigte bisher keine kognitiven oder anderen psychiatrischen Auffälligkeiten. Zur Behandlung einer Stressharninkontinenz verschrieb der Gynäkologe der Patientin schon seit Jahren das Anticholinergikum Oxybutinin. Wegen chronischer Schlafstörungen nahm sie jahrzehntelang regelmäßig verschiedene benzodiazepinhaltige bzw. verwandte Schlafmittel ein, zuletzt eine unklare Dosis Zopiclon. Sie wird von der Tochter verwirrt vorgefunden und vom Hausarzt mit der Diagnose »akute zerebrovaskuläre Insuffizienz mit Verwirrtheit« in die Notaufnahme des Kreiskrankenhauses geschickt. Dort wurde bei einem CRP von 268 mg/l und pulmonalen Infiltraten im Thorax-Röntgenbild eine Pneumonie diagnostiziert und mit Ciprofloxacin antibiotisch behandelt. Die pulsoxymetrische O_2-Sättigung ist mit 90 % tolerabel. Im Rahmen der Diagnostik erfolgte u. a. auch eine kranielle Computertomografie, die als unauffällig befundet wurde. Die Patientin ist anhaltend verwirrt, schläft nicht und versucht mehrfach, aus dem Krankenhaus wegzulaufen. Psychopharmakologische Therapieversuche der internistischen Kollegen mit Promethazin und Levomepromazin verschlimmern die Verwirrtheit, die Patientin stürzt unter Lorazepam und wird auch zur Durchführung der Antibiose fixiert, da sie sich die Infusionen herausreißt und die orale Gabe der Antibiotika nicht zuverlässig gelingt. Ein psychiatrisches Konsil mit der Bitte um einen psychopharmakologischen Therapievorschlag wird angefordert.

5.5.1 Indikationsstellung

Grundsätzlich ist Fischer und Assem-Hilger (2003) zuzustimmen, wenn sie feststellen, dass die symptomatische Behandlung eines Delirs mit Psychopharmaka erst dann indiziert sei, »wenn der Schweregrad einer deliranten Symptomatik eine vitale Gefährdung des Patienten bedingt«. Hier sind insbesondere Situationen zu nennen, in denen lebensnotwendige therapeutische Maßnahmen wie z. B. Infusionen, Verbände oder Blasenkatheter nicht toleriert werden. Bei einigen Patienten stellen auch das Weglaufen von Station oder fremdgefährliche Handlungen im psychotischen Erleben die Indikation für die Psychopharmakotherapie dar.

Eine symptomatische Psychopharmakotherapie ersetzt auf keinen Fall die suffiziente Behandlung der delirogenen Noxen, ist aber aus oben genannten Gründen häufig notwendig, um die Behandlung der delirogenen Erkrankungen überhaupt durchführen zu können.

Unter intensivmedizinischen Bedingungen können Pharmaka eingesetzt werden, die eine engmaschige Überwachung wie z. B. EKG-Monitoring (Haloperidol intravenös) oder engmaschige Blutdruckkontrolle (Clonidin) erfordern.

179

Üblicherweise werden außerhalb von Intensivstationen Antipsychotika (Neuroleptika) eingesetzt. In den letzten Jahren ist aber eine Fülle von Daten publiziert worden, die deutliche Hinweise auf eine erhöhte Mortalität und insbesondere zerebrovaskuläre Morbidität von Demenzkranken unter Behandlung mit Antipsychotika geben (Wolter 2009). Demenzkranke erleiden besonders häufig und auch bei weniger schwerwiegenden Noxen ein Delir. Sie gehören zu einer Patientengruppe (ältere, zerebral vorgeschädigte), die grundsätzlich auch gegenüber anderen unerwünschten Wirkungen der Antipsychotika wie z. B. Parkinsonoid, Pisa-Syndrom oder Spätdyskinesien besonders vulnerabel ist (Inouye et al. 2014a). Es finden sich in der Literatur aber derzeit keine Daten, die eine Abschätzung des Risikos für diese unerwünschten Wirkungen bei deliranten Demenzkranken ermöglichen. Auf die besondere Gefahr von neuroleptischer Überempfindlichkeit gegen die meisten Antipsychotika für Patienten mit Parkinson-Demenz und Demenz mit Lewy-Körperchen (McKeith et al. 1992) sei hier wegen der besonderen Delirgefährdung bei beiden Diagnosen und der häufig schwierigen Differenzialdiagnose zum Delir bei der Demenz mit Lewy-Körperchen hingewiesen.

In einer retrospektiven Fallkontrollstudie ergaben sich Hinweise darauf, dass bei überwiegend mit Haloperidol antipsychotisch behandelten deliranten älteren Patienten auch bei Kontrolle für Komorbidität, Allgemeinzustand und vorbestehende Demenz das Risiko zu sterben auf das 1,5-fache erhöht sein könnte (Elie et al. 2009).

Dagegen fand sich in einer prospektiven japanischen Multicenter-Studie an 2.453 alten deliranten Patienten in Allgemeinkrankenhäusern, von denen der größte Teil mit Risperidon, Quetiapin oder Haloperidol, aber auch mit in Deutschland nicht zugelassenen Antipsychotika behandelt wurde, nur bei 22 Patienten schwere unerwünschte Arzneimittelwirkungen – überwiegend Aspirationspneumonien – bei guter symptomatischer Wirksamkeit (Hatta et al. 2014a). So bleibt die Frage, wie groß das Risiko schwerer unerwünschter Wirkungen von Antipsychotika für demente Patienten mit einem Delir wirklich ist, derzeit noch offen.

Da auch die therapeutischen Alternativen zu Antipsychotika wie z. B. Clomethiazol häufiger kontraindiziert sind und spezifische Risiken aufweisen (s. u.), muss in jedem Einzelfall abgewogen werden, ob nicht eine Intensivierung nichtpharmakologischer Interventionen (▶ Kap. 5.4) für den Patienten günstiger wäre. Diese Abwägung ist auch deshalb dringend geboten, da alle unten dargestellten medikamentösen Optionen die sowieso hohe Sturzgefahr bei deliranten Patienten weiter erhöhen können. Dies kann Fixierungsmaßnahmen notwendig machen, die ihrerseits die delirante Symptomatik verstärken können (s. o.).

5.5.2 Antipsychotika

Die pathophysiologische Grundlage der neuroleptischen Behandlung des Delirs ist die theoretische Annahme eines relativen Überwiegens von dopaminerger gegenüber cholinerger Neurotransmission (s. o.). Die übermäßige Dopaminwirkung soll durch konventionelle Antipsychotika gemildert werden. Diese Theorie erklärt die empirisch schon vorher bekannte Wirksamkeit konventioneller Neuroleptika auf Halluzinationen, Denkstörungen und Unruhe beim Delir.

Haloperidol ist hier seit Jahrzehnten Leitsubstanz und Lehrbuch-Standardtherapie (Wetterling 2001; Fischer und Assem-Hilger 2003; Laux und Berzewski 2011; Sheehan et al. 2009). Es hat in Deutschland eine Zulassung für »organisch bedingte Psychosen« (Rote Liste 2015). Placebokontrollierte Studien bei deliranten Patienten wurden deshalb mit Haloperidol nicht durchgeführt. Es ist lediglich als Standardbehandlung gegenüber anderen Medikamenten (s. u.) geprüft worden (Lacasse et al. 2006). Die nicht im Rahmen von Dosisfindungsstudien erstellten Dosierungsempfehlungen haben in den letzten Jahren einen Wandel erfahren. Noch 1999 empfahlen die APA (American Psychiatric Association) Practice Guidelines 10 mg Haloperidol *initial*, dagegen Sheehan und Kollegen (2009) nur noch 0,5–1 mg initial und dann erneut alle vier bis sechs Stunden bis zur Symptomkontrolle. Wenn aber die klinische Situation eine rasche Sedierung erfordert, wirken niedrige Haloperidol-Dosen gelegentlich hierfür unzureichend.

Die Verabreichung sollte möglichst oral erfolgen – hier ist die Haloperidol-Lösung günstig. Haloperidol kann auch intravenös und intramuskulär verabreicht werden. Im Hinblick auf das Problem der QTc-Zeit-Verlängerung mit Torsade de pointes hat die Food and Drug Association (FDA) in den USA schon 2007 vor der intravenösen Injektion von Haloperidol gewarnt. Konsequenterweise hat die Fa. Janssen-Cilag deshalb seit Mai 2010 empfohlen, Haloperidol nur noch unter kontinuierlichem EKG-Monitoring intravenös zu geben (Rote Liste 2015). Dies beschränkt die intravenöse Gabe vor allem auf Intensiv- und Wachstationen.

Meyer-Massetti und Kollegen (2010) haben 70 publizierte Fälle von Torsade de pointes unter Haloperidol analysiert. Die Mehrzahl der Patienten litt unter schizophrenen Psychosen und hatte überwiegend hohe kumulative Dosen von bis zu ca. 1.000 mg erhalten, unter kumulativ 2 mg Haloperidol war keine QTc-Verlängerung und unter kumulativen 5 mg keine Torsade aufgetreten. Einmalige Dosen von bis zu 2 mg Haloperidol scheinen nach Ansicht der Autoren auch ohne EKG-Monitoring sicher zu sein. Ob dies aber auch für multimorbide delirante Ältere gilt, bleibt unklar. Die intramuskuläre Injektion von Haloperidol dagegen ist ohne besondere Einschränkungen möglich – Gerinnungsstörungen oder Antikoagulation stellen natürlich eine Kontraindikation dar.

Die Sterblichkeit älterer deliranter Patienten ist unter Haloperidol möglicherweise erhöht (s. o.). Spätdyskinesien sind – auch bei kurzfristiger Anwendung – bei den besonders vulnerablen älteren und häufig dementen Patienten möglich. Daten über die Häufigkeit dieser Komplikation bei älteren deliranten Patienten sind nicht publiziert. Bei Morbus Parkinson und Demenz mit Lewy-Körperchen ist Haloperidol strikt kontraindiziert.

Melperon und *Pipamperon*, zwei niederpotente Butyrophenone, sind in Deutschland für »Verwirrtheitszustände, psychomotorische Unruhe, Erregungszustände« (Rote Liste 2015) zugelassen. Bei beiden Antipsychotika sind keine placebokontrollierten randomisierten Studien beim Delir publiziert, aber an ihrer Wirksamkeit besteht nach klinischer Erfahrung kein vernünftiger Zweifel. Sie sind kaum anticholinerg und sedieren. Extrapyramidale Störungen sind seltener als bei Haloperidol. Die Halbwertszeit von Melperon beträgt ca. sechs Stunden, von Pipamperon drei Stunden. Letzteres wird aber oral nur langsam resorbiert und wirkt deswegen häufig länger, als man von der Halbwertszeit her erwarten würde. Melperon führt zu keiner Senkung der Krampfschwelle (Benkert und Hippius 2015). Eine QTc-Verlängerung ist bei beiden möglich. Spätdyskinesien sind auch bei Melperon und Pipamperon möglich; auch hier sind keine Daten zur Häufigkeit bei deliranten Älteren verfügbar. Bei Morbus Parkinson und Demenz mit Lewy-Körperchen sind Melperon und Pipamperon kontraindiziert.

Früher war für Melperon eine intramuskulär injizierbare Darreichungsform verfügbar, die derzeit in Deutschland nicht mehr lieferbar ist. Von beiden Neuroleptika stehen Säfte zur Verfügung.

Prothipendyl (z. B. Dominal forte®), ein sedierendes niederpotentes Phenothiazin, ist in Deutschland zur »Dämpfung bei psychomotorischen Unruhe- und Erregungszuständen im Rahmen psychiatrischer Grunderkrankungen« (Rote Liste 2015) zugelassen. Da es eines der wenigen verbliebenen i.m. und i.v. injizierbaren Antipsychotika ist, wird es häufig auch deliranten Älteren verabreicht. Neben 40-mg-Ampullen (Reimport aus Österreich) sind auch 40- und 80-mg-Filmtabletten und -Tropfen verfügbar. Es sind keinerlei Studien zum Einsatz bei deliranten Älteren publiziert. Prothipendyl ist bei älteren Patienten problematisch. Es ist anticholinerg und dadurch selbst delirogen. Insbesondere sind schwere, länger dauernde Hypotonien möglich, besonders in Kombination mit Antihypertensiva (Pfeiffer et al. 2010). Auch Prothipendyl ist bei Morbus Parkinson und Demenz mit Lewy-Körperchen kontraindiziert und eine QTc-Verlängerung ist beschrieben.

Alle im Folgenden abgehandelten Antipsychotika haben in Deutschland keine Zulassung für die Behandlung des Delirs, auch nicht hilfsweise wie beispielsweise beim Prothipendyl. Beim *Off-label-Use* muss immer eine therapeutische Alternative fehlen und die Erkrankung mindestens schwerwiegend sein – bei absehbarer positiver Auswirkung der Therapie auf den Krankheitsverlauf. Lediglich bei Delirien im Verlauf eines Morbus Parkinson und bei möglicher Demenz mit Lewy-Körperchen, da alle oben erwähnten Antipsychotika kontraindiziert sind, würde das Kriterium der fehlenden therapeutischen Alternative zutreffen.

Da *Clozapin* selbst stark anticholinerg und delirogen ist und deshalb nur langsam eindosiert werden kann, kommt es trotz der Zulassung von Leponex® für »Psychosen im Verlauf eines Morbus Parkinson« (Rote Liste 2015) in der Regel nicht für die Behandlung *akuter* Delirien bei Parkinsonpatienten und bei möglicher Demenz mit Lewy-Körperchen infrage.

Das nicht anticholinerge, aber sedierende Antipsychotikum *Quetiapin* (z. B. Seroquel®) ist für die Behandlung des Delirs nicht zugelassen und »Patienten mit Demenz-assoziierter Psychose« werden vom Hersteller als Kontraindikation benannt. Andererseits sprechen fünf unkontrollierte Studien (Schwartz und Masand 2000; Kim et al. 2003; Sasaki et al. 2003; Pae et al. 2004; Maneeton et al. 2007) und eine placebokontrollierte randomisierte Studie mit Haloperidol-Bedarfsmedikation (Devlin et al. 2010) für die Wirksamkeit beim Delir. Da Quetiapin deutlich weniger extrapyramidale Störungen als Haloperidol und die meisten übrigen Antipsychotika hervorruft, verwundert es nicht, dass drei offene Studien auf gute Verträglichkeit beim Morbus Parkinson (Fernandez et al. 2003; Mancini et al. 2004; Morgante et al. 2004) und zwei offene Studien bei der Demenz mit Lewy-Körperchen (Fernandez et al. 2002; Takahashi et al. 2003) hinweisen. Somit bleibt Quetiapin bisher die einzige Therapieoption bei deliranten Parkinsonpatienten und bei Verdacht auf Demenz mit Lewy-Körperchen, deren Verträglichkeit belegt ist. Quetiapin kann insbesondere beim Eindosieren eine orthostatische Hypotonie mit Sturzgefahr hervorrufen und die QT-Zeit verlängern. Es steht unretardiert ab einer niedrigsten Dosis von 25 mg/Tablette zur Verfügung.

Das nicht anticholinerge Antipsychotikum *Risperidon* ist zwar für die »Kurzzeitbehandlung (bis zu sechs Wochen) von anhaltenden Aggressionen bei Patienten mit mäßiger bis schwerer Alzheimer-Demenz« mit bis zu 2 mg pro Tag zugelassen, nicht aber zur Behandlung des Delirs. Alle anderen Arten von Demenz (also auch Demenz mit Lewy-Körperchen) gelten als Kontraindikationen (Rote Liste 2015). Ein Einsatz bei Parkinsonpatienten beinhaltet ein erhebliches Risiko einer motorischen Verschlechterung (Benkert und Hippius 2015). Drei offene Studien sprechen für Wirksamkeit beim Delir (Horikawa et al. 2003; Mittal et al. 2004; Parellada et al. 2004). Zwei kontrollierte Studien sprechen für gleiche Wirksamkeit beim Delir wie Haloperidol (Han und Kim 2004; Liu et al. 2004). Die Letalität während des Delirs war aber in einer retrospektiven Studie (Miyaji et al. 2007) bei Risperidon oral mit 3,2 % höher als bei Haloperidol oral (2,1 %) gewesen (unter Haloperidol parenteral lag sie bei 13,1 %). Risperidon sediert in niedrigen und mittleren Dosen nicht. Es verlängert auch QTc und extrapyramidale Störungen sind seltener als bei Haloperidol. Risperidon steht als Tabletten und Lösung zur Verfügung.

Olanzapin, ein sedierendes Antipsychotikum, wird in einer NICE-Guideline (2010) neben Haloperidol als Alternative für die Kurzzeitbehandlung des Delirs empfohlen. Dies stützt sich auf eine kontrollierte, randomisierte Studie, die für gleiche Wirksamkeit beim Delir auf Intensivstation wie Haloperidol bei geringeren Nebenwirkungen spricht (Skrobik et al. 2004).
    Extrapyramidale Nebenwirkungen sind deutlich geringer als bei Haloperidol, aber Olanzapin wirkt anticholinerg und ist deshalb selbst delirogen (Benkert und Hippius 2015), insbesondere in Dosen über 10 mg pro Tag (Holt et al. 2010). Eine Zulassung in Deutschland für die Behandlung des Delirs besteht nicht. QTc-Verlängerung ist beschrieben. Olanzapin steht als Tabletten, Schmelztabletten und zur intramuskulären Injektion zur Verfügung.

Ebenfalls erheblich anticholinerg und deshalb delirogen sind die niederpotenten Antipsychotika *Levomepromazin* und *Promethazin* (Benkert und Hippius 2015). Ersteres kann auch eine erhebliche orthostatische Hypotonie hervorrufen und erhöht deshalb massiv die Sturzgefahr (Holt et al. 2010).

Andere Antipsychotika wie *Thioridazin* – das früher im angelsächsischen Raum häufig zur Therapie des Delirs verwendet wurde – und *Ziprasidon* sind wegen besonders starker QTc-Verlängerung angesichts verträglicherer Alternativen bei der Behandlung des Delirs obsolet. Bei letzterem spricht eine offene Studie für Wirksamkeit beim Delir (Leso und Schwartz 2002). Eine Zulassung in Deutschland hierfür besteht nicht.

Amisulprid, für dessen gleiche Wirksamkeit bei Delir wie Quetiapin eine Studie spricht (K.U. Lee et al. 2005), wird überwiegend renal eliminiert und ist deswegen bei älteren Patienten problematisch (Benkert und Hippius 2015).

Für *Aripiprazol*, dessen kardiales Sicherheitsprofil bei körperlich Gesunden als günstig eingestuft wird (Polcwiartek et al. 2015), für das andererseits aber in Einzelfällen schon in niedrigen Dosen sowohl eine QTc-Verlängerung als auch Torsade de pointes beschrieben wurden, liegen mehrere kleine Fallserien vor, bei denen Patienten mit hypoaktivem etwas besser als solche mit hyperaktivem Delir auf die Behandlung ansprachen (Boettger und Breitbart 2011).

In einer offenen Vergleichsstudie zu Haloperidol, Risperidon und Olanzapin fanden sich keine Unterschiede in der Besserung der Memorial Delirium Assessment Scale, aber mehr Sedierung bei Olanzapin und mehr extrapyramidale Symptome bei Risperidon und Haloperidol (Boettger et al. 2015). Ein Cochrane Review von Lonergan und Kollegen (2007) zum Einsatz von Antipsychotika beim Delir kam zu den Schlüssen, dass niedrig dosiertes Haloperidol signifikant die Schwere und Dauer postoperativer Delirien reduziert, Haloperidol, Olanzapin und Risperidon gleich wirksam sind und bei weniger als 3 mg Haloperidol nicht mehr Nebenwirkungen als bei den Vergleichssubstanzen auftreten.

5.5.3 Cholinesterasehemmer

Bei der pathophysiologischen Vorstellung eines Überwiegens der dopaminergen gegenüber der cholinergen Neurotransmission beim Delir liegt es nahe, Cholinesterasehemmer einzusetzen, um die Konzentration von Acetylcholin im synaptischen Spalt zu erhöhen.

Physostigmin, ein nur langsam intravenös und unter intensivmedizinischen Bedingungen zu applizierender Cholinesterasehemmer mit kurzer Halbwertszeit (30–40 Minuten) (Kretschmer 2005), ist in Deutschland als Antidot beim anticholinergen Delir (»zentrales anticholinerges Syndrom«) zugelassen (Rote Liste 2015). Die zahlreichen unerwünschten Wirkungen und Kontraindikationen leiten sich aus der cholinergen Wirkung ab: Ulcera duodeni und ventriculi, Asthma bronchiale, Überleitungsstörungen des Herzens, bradykarde Herzrhythmusstörungen, Iritis, Obstruktionsileus, Stenosen oder Spasmen des Darmtraktes, der Gallen- oder Harnwege, sowie geschlossene Schädel-Hirn-Traumen (Rote Liste 2015). Die Infusionslösung enthält Sulfit und ist deshalb bei bekannter Allergie kontraindiziert.

Bei *Donepezil*, *Rivastigmin* und *Galantamin* wiesen Fallberichte zunächst auf eine Wirksamkeit beim Delir hin. Eine retrospektive Fallkontrollstudie mit Donepezil fand jedoch keinen Hinweis auf eine Wirksamkeit bei der Behandlung und

Prophylaxe des postoperativen Delir (Liptzin et al. 2005). Eine randomisierte, kontrollierte Studie mit Rivastigmin musste wegen erhöhter Sterblichkeit abgebrochen werden (van Eijk et al. 2010). So bleibt das Fazit des Cochrane Reviews von Overshott und Kollegen (2008) unverändert, dass die Wirksamkeit von Donepezil und anderen Cholinesterasehemmern zur Behandlung des Delirs nicht nachgewiesen ist.

5.5.4 Andere Pharmaka

Spätestens nach Warnungen der amerikanischen FDA vor dem Einsatz aller Antipsychotika bei Demenzkranken (2008) sowie gleich lautenden Warnungen der European Medicines Agency (2008), stellt sich die Frage nach Alternativen zu Antipsychotika bei der Symptomkontrolle deliranter Patienten.

Am häufigsten werden vermutlich *Benzodiazepine* eingesetzt. Sie haben wegen ihrer GABAergen Wirkung eine klare Indikation beim Benzodiazepin- (Denis et al. 2006) und Alkoholentzugssyndrom (Ntais et al. 2005) sowie bei Entzugsdelirien. Dagegen fehlt ein Nachweis der Wirksamkeit mittels randomisierter kontrollierter Studien beim Nicht-Entzugsdelir (Lonergan et al. 2009). Benzodiazepine wirken sedierend, hypnotisch, muskelrelaxierend und antikonvulsiv. Die prinzipiellen Risiken für ältere Patienten beim Einsatz von Benzodiazepinen, nämlich stark erhöhte Sturzgefahr, Entwicklung von Abhängigkeit und kognitive Verschlechterung, müssen beachtet werden. Auch die insbesondere bei Kindern und Älteren auftretende paradoxe Reaktion auf Benzodiazepine muss hier bedacht werden (Robin und Trieger 2002). Aufgrund aktueller Empfehlungen sollten Benzodiazepine bei der Behandlung des nicht substanzbedingten Delirs bei älteren Menschen vermieden werden (Benkert und Hippius 2015).

Clomethiazol (Distraneurin®), ein GABAerges Thiamin-Derivat (Thiamin = Vitamin B1), ist in Deutschland auch für »Verwirrtheits-, Erregungs- und Unruhezustände bei Patienten im höheren Lebensalter« neben »Prädelirium und Delirium tremens« und »schweren Schlafstörungen im höheren Lebensalter« zugelassen (Rote Liste 2015). Es wirkt sedierend, hypnotisch und antikonvulsiv. Bei schweren Leberfunktionsstörungen ist die Halbwertszeit verlängert. Bereits bei kurzer Verordnung ist Abhängigkeit möglich. Problematisch ist die vermehrte Produktion eines häufig zähen Bronchialsekrets. Wegen des erhöhten Risikos für Pneumonien sollte Clomethiazol deshalb bei Patienten mit chronisch obstruktiver Lungenerkrankung (COPD) nicht verordnet werden. Bei intravenöser Gabe ist Atemdepression beschrieben. Blutdruckabfall, Husten- und Niesreiz, Tränen der Augen, Exantheme und Magenbeschwerden sind nicht selten (Benkert und Hippius 2015). Clomethiazol wird in der Regel als Saft oder Kapseln verabreicht. Letztere können bei schluckgestörten Patienten infolge des niedrigen pH des Inhaltes Ulcera des Ösophagus verursachen, weswegen der – nicht besonders wohlschmeckende – Saft bei Älteren zu bevorzugen ist. Die Dosierung von Clomethiazol muss, von einer niedrigen Dosis von 5 ml Saft ausgehend, individuell nach Wirkung erfolgen.

Alle Patienten, bei denen ein Vitamin-B1-Mangel infrage kommt – sei es als Alkoholfolge oder infolge Malnutrition (z. B. konsumierende Erkrankungen, chronisches Erbrechen oder lang anhaltende Diarrhoe) – können eine Wernicke-Enzephalopathie mit einem Delir erleiden. Bei oben genannter Risikokonstellation ist eine hoch dosierte *Thiamin*-Substitution möglicherweise sowohl kausal wie symptomatisch wirksam und zur Prophylaxe des Korsakow-Syndroms dringend geboten. Da die orale Aufnahme wegen eines in der Kapazität begrenzten aktiven Transportprozesses nur beschränkt möglich ist, muss eine hoch dosierte intravenöse Gabe mit mindestens 250 mg Thiamin pro Tag erfolgen (Sechi und Serra 2007). Die Vitamin-B1-Gabe sollte trotz der seltenen Möglichkeit allergischer Reaktionen auf keinen Fall versäumt werden.

Das ebenfalls GABAerg wirkende *Chloralhydrat* ist in Deutschland lediglich zur »Kurzzeitbehandlung von Schlafstörungen« zugelassen (Rote Liste 2015). Die Verabreichung erfolgt wegen der Schleimhaut reizenden Wirkung in Kapseln, was für ältere Patienten mit Schluckstörungen problematisch ist. Noch schneller als bei Benzodiazepinen und Chlomethiazol lässt die sedierende Wirkung auch wegen Enzyminduktion nach (Benkert und Hippius 2015). Da Chloralhydrat keinen Vorteil im Vergleich zu anderen GABAergen Substanzen bietet, aber im Gegensatz zu Benzodiazepinen QTc verlängern kann, gilt es als potenziell inadäquate Medikation für Ältere (Holt et al. 2010).

Clonidin ist ein indirekt zentral im Locus coeruleus über seinen α2-sympathikomimetischen Effekt wirkendes Antihypertensivum. Wesentliche unerwünschte Wirkungen sind deshalb arterielle Hypotonie, Bradykardie, Synkopen und Verschlechterung der Kognition. Clonidin besitzt in Deutschland keine Zulassung für die Behandlung des Delirs. In zwei kontrollierten Studien erwies es sich in der Behandlung des Alkoholentzugsdelirs dem Benzodiazepin Chlordiazepoxid gleichwertig (Baumgartner und Rowen 1991), aber Clomethiazol unterlegen (Robinson et al. 1989). Studien zum Nicht-Entzugsdelir sind nicht publiziert. Neben der Möglichkeit der parenteralen Gabe ist noch ein transdermales therapeutisches System (vulgo: Pflaster) auf dem Markt. Clonidin wird auf Intensivstationen zur Behandlung hypertensiver Entgleisungen bei deliranten Patienten eingesetzt, insbesondere wenn ein Alkoholentzug vermutet wird. Wegen des Spektrums unerwünschter Nebenwirkungen gilt Clonidin als potenziell inadäquate Medikation für Ältere (Holt et al. 2010).

Dexmedetomidin (Dexdor®) ist wie Clonidin ebenfalls ein zentrales α2-Sympathikomimetikum, das sich bei der Sedierung kritisch kranker Patienten auf Intensivstationen in Vergleichsstudien mit den Benzodiazepinen Midazolam (Riker et al. 2009) und Lorazepam (Pandharipande et al. 2010) überlegen zeigte. Auch bei der Sedierung kardiochirurgischer (Maldonado et al. 2009) und beatmeter Patienten (Reade et al. 2009) war Dexmedetomidin im Vergleich zur Standardtherapie überlegen, was Delirrate und Beatmungsdauer betraf. Deshalb hat die Society of Critical Care Medicine 2013 beim Update ihrer Leitlinie zum Management von Schmerz, Unruhe und Delir in der Intensivmedizin Dexmedetomidin neben

Propofol für die Analgosedierung empfohlen. Es wird als Konzentrat zur Herstellung einer Infusionslösung geliefert und ist für den Einsatz auf Intensivstationen zugelassen. Hier wird häufig eine ausreichende Sedierung der Patienten gewünscht, die aber bei mindestens jedem achten Patienten, möglicherweise sogar jedem fünften nicht erreicht wird. Die Ursachen für diese hohe Variabilität in der Ansprechrate sind derzeit noch unklar (Holliday et al. 2014).

Es konnte in einer Reihe Studien gezeigt werden, dass *Melatonin* bei *Demenzpatienten* gegen die häufigen Störungen des Tag-Nacht-Rhythmus wirksam ist (De Jonghe et al. 2010). Delirien gehen ebenfalls häufig mit Störungen des Tag-Nacht-Rhythmus einher, daher liegt es nahe, Melatonin ebenfalls bei der symptomatischen Behandlung des Delirs einzusetzen. Allerdings haben randomisierte kontrollierte Studien widersprüchliche Ergebnisse erbracht; somit bleibt offen, ob Melatonin zur medikamentösen perioperativen Delirprophylaxe geeignet ist (Al Aama et al. 2010; Sultan 2011; de Jonghe et al. 2014). Zur Delirbehandlung *mit Melatoningabe erst nach Beginn der Symptomatik* liegen lediglich Einzelfallbeschreibungen vor (Hanania und Kitain 2002).

Bei *Ramelteon*, einem in den USA und Japan, aber nicht in Europa als Hypnotikum zugelassenen Melatonin-1- und -2-Rezeptor-Agonisten, fanden sich in japanischen Fallserien älterer deliranter Patienten Hinweise auf eine Wirksamkeit (Tsuda et al. 2014). Es liegen auch neuere Studiendaten vor, die für eine delirpräventive Wirkung von Ramelteon sprechen (Hatta et al. 2014b).

Zurück zu Kasuistik 5.7: Psychopharmakologische Therapie

Bei der Patientin besteht wegen ihres selbstgefährdenden Verhaltens eine klare Indikation zur symptomatischen Pharmakotherapie. Trotzdem sollte der Psychiater zuerst prüfen, ob außer der das Delir auslösenden bekannten Erkrankung noch weitere delirogene Noxen bestehen. In unserem Fallbeispiel ergeben sich aus der Medikamentenanamnese die Empfehlungen, das Anticholinergikum Oxybutinin zu pausieren und wegen des Verdachts auf eine Low-dose-Benzodiazepinabhängigkeit die zuletzt eingenommene Substanz Zopiclon in der vermutlich letzten Dosierung weiter zu geben.

Auch das gewählte Antibiotikum Ciprofloxacin ist wie alle Gyrasehemmer zwar potenziell delirogen, hat aber im Fall unserer Patientin gut gewirkt, da das CRP aktuell auf 81 mg/l gefallen ist. Die Ciprofloxacin-Therapie sollte deswegen fortgesetzt werden.

Hinweise auf einen Morbus Parkinson oder eine Demenz mit Lewy-Körperchen bestehen bei der Patientin nicht. Das Mittel der Wahl ist deshalb niedrig dosiertes Haloperidol, Einzeldosis 1 mg als Tropfen, ggf. auch i.m. Wenn die abendliche Gabe von Zopiclon oder Benzodiazepinen den Nachtschlaf nicht verbessert und vom EKG her keine Kontraindikationen bestehen (QTc nicht verlängert), kann zum Sedieren auch Melperon (beginnend mit 25 mg als Saft) oder Pipamperon (beginnend mit 40 mg als Saft) gegeben werden.

187

5.5.5 Zusammenfassung

Niedrig dosiertes Haloperidol ist derzeit unverändert der Standard zur symptomatischen Behandlung des Nicht-Entzugsdelirs. Nur beim Morbus Parkinson und wenn eine Demenz mit Lewy-Körperchen möglich ist, sollte Quetiapin (off-label) wegen der viel besseren Verträglichkeit bevorzugt werden. Andere neuere Antipsychotika bieten keine Vorteile und haben in Deutschland keine Zulassung zur Behandlung des Delirs. Wenn klinisch das Bedürfnis nach Sedierung im Vordergrund steht, können sedierende Butyrophenone wie Melperon oder Pipamperon günstiger als Haloperidol sein. Benzodiazepine und Clomethiazol sind Mittel der ersten Wahl beim Entzugsdelir. Clonidin, Dexmedetomidin und Physostigmin spielen auf Intensivstationen eine begrenzte Rolle in speziellen Indikationen. Anticholinerge niederpotente Antipsychotika wie Prothipendyl, Levomepromazin oder Promethazin sind delirogen und angesichts verträglicherer Alternativen ebenso obsolet wie Thioridazin, das massiv QTc verlängert (Hewer et al. 2009).

Tabelle 5.2 gibt eine Übersicht über Zulassungsstatus, Indikationsgebiet und Dosierung empfohlener Psychopharmaka beim Delir älterer Patienten. Tabelle 5.3 listet potenziell inadäquate Psychopharmaka für delirante Ältere auf.

Tab. 5.2: Symptomatische medikamentöse Behandlung des Delirs im Alter (modifiziert nach Hewer et al. 2009). Die genannten Dosierungen sind Anhaltswerte, die unter Berücksichtigung der individuellen Bedingungen ggf. modifiziert werden müssen.

Substanz	Zielsymptomatik/ Indikationsgebiet	Startdosis (übliche Tagesdosen) Besonderheiten	Anmerkungen
Hochpotente ältere Antipsychotika: Haloperidol	• Psychotische Symptomatik • Psychomotorische Unruhe	0,5–1 mg (1–2 mg) auch i.m. möglich (Off-label: auch s.c.) i.v. nur mit EKG-Monitor!	Kontraindikationen: M. Parkinson, Demenz mit Lewy-Körperchen, andere extrapyramidale Störungen, Sturzgefahr
Atypische Antipsychotika: Off-label!	• Psychotische Symptomatik • Psychomotorische Unruhe	Quetiapin: 12,5 mg (25–200 mg) Risperidon: 0,25-0,5 mg (1–2mg)	Blutdrucksenkung bei Quetiapin, cave: extrapyramidale Nebenwirkungen (vor allem bei Risperidon); Risperidon bei Demenz mit Lewy-Körperchen und M. Parkinson kontraindiziert! Sturzgefahr

Tab. 5.2: Symptomatische medikamentöse Behandlung des Delirs im Alter (modifiziert nach Hewer et al. 2009). Die genannten Dosierungen sind Anhaltswerte, die unter Berücksichtigung der individuellen Bedingungen ggf. modifiziert werden müssen. – Fortsetzung

Substanz	Zielsymptomatik/ Indikationsgebiet	Startdosis (übliche Tagesdosen) Besonderheiten	Anmerkungen
Niederpotente Antipsychotika (Butyrophenontyp)	• Psychomotorische Unruhe • Schlafstörungen	Melperon: 25–50 mg (50–150 mg) Pipamperon: 20–40 mg (60–120 mg)	Vegetative und extrapyramidale Nebenwirkungen eher gering, aber zu beachten; Sturzgefahr; Melperon senkt nicht die Krampfschwelle!
Clomethiazol	• Alkoholentzugsdelir	2–6 Kapseln ≈ 10–30 ml Mixtur Wegen Gefahr eines Ösophagusulcus bei Schluckstörungen nur Mixtur, möglichst keine Kapseln!	Cave: schwere bronchopulmonale Erkrankungen, respiratorische Insuffizienz, Schlafapnoe-Syndrom, Sturzgefahr; Abhängigkeit
Benzodiazepine	• Benzodiazepinentzugsdelir • Alkoholentzugsdelir • Adjuvant zu hochpotenten/ atypischen Antipsychotika	Ersatz der gewohnten Substanz oder Lorazepam: 0,25-0,5 mg (0,5–2 mg) Oxazepam: 2,5–10 mg (10–50 mg) Nur beim Alkoholentzugsdelir: Diazepam: 2,5–5 mg (10–40 mg)	Cave: respiratorische Insuffizienz, Schlafapnoe-Syndrom, paradoxe Effekte, Delirinduktion, Sturzgefahr; Abhängigkeit
Clonidin (Off-label!)	Nur beim Alkoholentzugsdelir!	i.v. möglich, aber nur unter Intensivbedingungen!	Blutdrucksenkung, Bradykardie, Synkopen; kognitive Verschlechterung
Dexmedetomidin	Analgosedierung	Nur i.v. und unter Intensivbedingungen!	Blutdrucksenkung, Bradykardie
Physostigmin	Nur beim anticholinergen Delir (Intoxikation)	Nur i.v. und unter Intensivbedingungen!	Sehr kurze HWZ (30–40 min)!

Tab. 5.3: Potenziell inadäquate Psychopharmaka für delirante Ältere (ergänzt nach PRISCUS-Liste, Holt et al. 2010)

Potenziell inadäquate Psychopharmaka für delirante Ältere	• Thioridazin • Levomepromazin • Clozapin • Haloperidol > 2 mg • Olanzapin > 10 mg • Lorazepam > 2 mg • Oxazepam > 60 mg • Z-Substanzen (Zolpidem, Zopiclon, Zaleplon) • Chloralhydrat
Wegen verträglicherer Alternativen nicht empfohlen	• Promethazin • Prothipendyl • Ziprasidon • Amisulprid
(Noch) kein Wirksamkeitsnachweis für Therapie des Delirs	• Donepezil • Galantamin • Rivastigmin (Studie wg. erhöhter Mortalität abgebrochen!) • Melatonin (Hinweise auf Wirksamkeit bei Delirprophylaxe)

6 Entzugssyndrome und Entzugsdelirien

Dirk K. Wolter

Das klinische Bild von Entzugssyndromen kann sich in einem breiten Spektrum von milden, unspezifischen Symptomen bis hin zu sehr ernsthaften und gefährlichen Komplikationen bewegen (▶ Abb. 6.1). Das Entzugsdelir ist eine dieser gravierenden Komplikationen. Sein Prototyp ist das Alkoholentzugsdelir. Obwohl die Symptome bereits von Hippokrates beschrieben wurden, erkannte man erst in den 1950er Jahren, dass nicht allgemein der Alkoholismus dafür verantwortlich ist, sondern dass es sich dabei spezifisch um die Folgen der abrupten Beendigung der Alkoholzufuhr handelt.

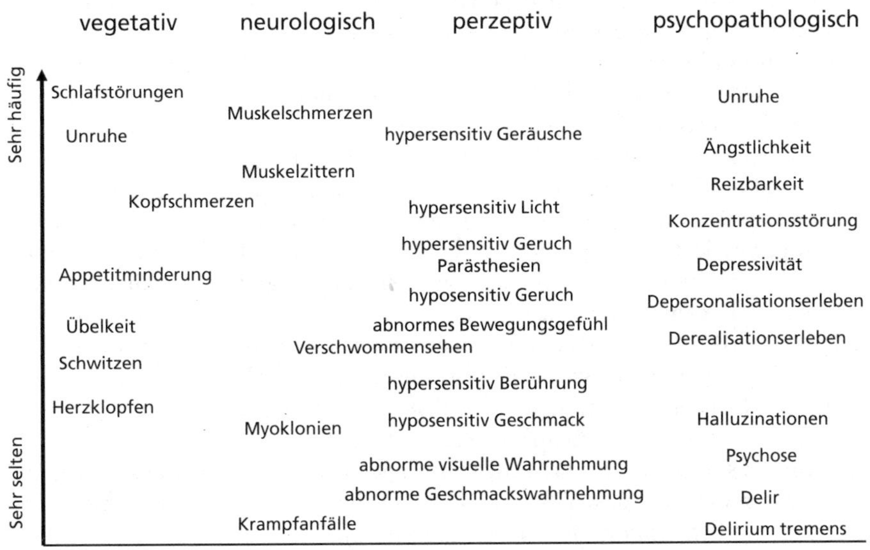

Abb. 6.1: Symptome im Benzodiazepinentzug (nach Holzbach 2012; Tyrer 1993)

6.1 Pathophysiologie

Die pathophysiologischen Grundprinzipien lassen sich gut am Beispiel des Alkohols demonstrieren:

Als *Akuteffekt* verstärkt Alkohol einerseits ähnlich wie Benzodiazepine (BZD) die Wirkung der Gamma-Aminobuttersäure (GABA), des im Zentralnervensystem (ZNS) am weitesten verbreiteten inhibitorischen Neurotransmitters. Dabei werden nicht nur die BZD-responsiven GABA-Rezeptoren vom Gamma-Typ beeinflusst, sondern auch die Neurosteroid-responsiven GABA-Rezeptoren vom Delta-Typ, und zwar direkt oder über die Freisetzung von Neurosteroiden.

Die *GABAerge Hemmung* führt bei Alkohol und BZD zu Sedierung, Anxiolyse, Amnesie und Ataxie. Das Ausmaß der Sedierung hängt offenbar auch von der Aktivität des serotonergen Systems ab: Die Sedierung ist bei vermindertem Serotoninumsatz geringer ausgeprägt.

Andererseits beeinflusst Alkohol die Wirkung von Glutamat, des im ZNS am weitesten verbreiteten exzitatorischen Neurotransmitters. Es kommt zu einer *Verminderung der Erregung an glutamatergen Synapsen* in der ventralen tegmentalen Area und im Nucleus accumbens.

Gleichzeitig reduziert Alkohol die Freisetzung von Acetylcholin und vermindert damit die Aufmerksamkeit. Schließlich hemmt Alkohol innerhalb der glutamatergen Erregungsübertragung den NMDA-Rezeptor und -Kanal und beeinträchtigt hierdurch ebenfalls die Aufmerksamkeit. Über die Beeinflussung des Kleinhirns kommt es zu einer Verlangsamung motorischer Reaktionen.

Bei *chronischem* Alkoholmissbrauch werden *Gegenregulationsprozesse* in Gang gesetzt: Die Sensitivität der GABA-Rezeptoren nimmt ab (dadurch wirkt das Gehirn der fortwährenden sedierenden Alkoholwirkung entgegen), während Empfindlichkeit und Dichte der Glutamat-NMDA-Rezeptoren zunehmen (dadurch funktioniert die Weiterleitung von Nervenimpulsen auch bei hohen Alkoholkonzentrationen). Als Resultat »verträgt« die betreffende Person mehr Alkohol (Toleranzentwicklung). Wenn *im Entzug* die Verstärkung der GABAergen Dämpfung und die Hemmung der glutamatergen Erregung wegfallen, kommt es zu einer Dysbalance mit einer *überschießenden Gegenreaktion* (*rebound*): Die herunterregulierten GABA-Rezeptoren erholen sich nur langsam, während die hochregulierten NMDA-Rezeptoren jetzt nicht mehr durch Alkohol blockiert werden. Damit nimmt das Erregungsniveau zu und die ZNS-Erregbarkeit wird gesteigert, was sich klinisch als Entzugssyndrom äußert (Heinz et al. 2012).

Daneben sind wahrscheinlich auch Störungen in anderen Funktionskreisen und Transmittersystemen an der Symptomatik beteiligt (zirkadianer Rhythmus von Kortisol und Beta-Endorphin, cholinerges System).

Für die euphorisierenden Effekte des Alkohols sind Effekte im System der Opiat- und Cannabinoid-Rezeptoren in der ventralen tegmentalen Area und im Nucleus accumbens verantwortlich. Es gibt eine gewisse Kreuztoleranz zwischen Alkohol und Opioiden, das Alkoholentzugssyndrom kann durch Opiate bis zu einem gewissen Grad unterdrückt werden. Andererseits kommt es im reinen *Opiatentzug* normalerweise nicht zu Delirien.

An der Ausbildung der psychotischen Symptome ist wahrscheinlich ein sog. REM-Rebound beteiligt, d. h. der Einbruch von REM-Phasen im Wachzustand, die zuvor durch den Alkoholeinfluss weitgehend unterdrückt waren.

Benzodiazepine wirken ebenfalls sowohl fördernd auf GABA-Rezeptoren und hemmend auf Glutamat-Rezeptoren, beide Mechanismen spielen auch bei der

Entstehung der Symptome im BZD-Entzug eine Rolle. Gleichwohl unterscheiden sich Alkohol- und BZD-Entzugssyndrom klinisch, insbesondere sind schwere Entzugssymptome, v. a. das Delirium tremens, im BZD-Entzug seltener, dafür dauert dieser länger. Hierfür sind wahrscheinlich die unterschiedlichen Wirkungen auf die verschiedenen Rezeptoruntertypen verantwortlich; im Glutamatsystem wirken BZD z. B. nicht nur auf die NMDA-, sondern auch auf die AMPA-Rezeptoren (Allison und Pratt 2003; Vinkers und Olivier 2012).

Substanzen, die die GABAerge Hemmung verstärken, können im Prinzip zur Entzugs- bzw. Delirbehandlung eingesetzt werden. Solche Pharmaka zeichnen sich umgekehrt durch ein teilweise beträchtliches Suchtpotenzial aus, und wenn sie nach längerer Einnahme abrupt abgesetzt werden, kann es ebenfalls zum Entzugsdelir kommen. Dies gilt z. B. für BZD, Clomethiazol, Baclofen oder Barbiturate, aber auch für Gabapentin und Pregabalin sowie Carisoprodol, ein in den USA eingesetztes Muskelrelaxans, das strukturchemisch dem BZD-Vorläufer Meprobamat ähnelt. Auch beim Entzug des GABA-Vorläufers bzw. Metaboliten Gamma-Hydroxybuttersäure (»Liquid Ecstasy«), früher als Narkotikum und jetzt noch zur Narkolepsiebehandlung zugelassen sowie experimentell beim Alkoholentzug eingesetzt, kann ein Delir auftreten. Für alle diese Substanzen gilt cum grano salis, dass die Entzugssymptome den Intoxikationssymptomen entgegengesetzt sind (Heinz et al. 2012; Kiefer und Soyka 2012; Soyka 2011; Soyka und Küfner 2008; Stehman und Mycyk 2013; Wartenberg 2014).

Schließlich deuten Kasuistiken über Entzugsdelirien bei Vareniclin, Tranylcypromin und Fluoxetin darauf hin, dass neben der GABA-Glutamat-Dysbalance auch andere pathophysiologische Mechanismen eine Rolle spielen können.

6.2 Epidemiologie

Bei Weitem nicht alle Individuen entwickeln beim plötzlichen Entzug von Alkohol, BZD oder vergleichbaren Substanzen Krampfanfälle oder ein Delir. Ein Delirium tremens wird bei etwa 3–5 % aller Alkoholentzüge beobachtet (Lutz und Batra 2010; Schuckit 2014), das Lebenszeitrisiko für Alkoholabhängige liegt nach einer großen (retrospektiven) Untersuchung bei 11,4 % (Schuckit et al. 1995). In einer repräsentativen finnischen Bevölkerungsstichprobe lag die Lebenszeitprävalenz von Alkoholentzugsdelirien bei 0,18 % und die von alkoholassoziierten psychotischen Störungen bei 0,41 % der Gesamtbevölkerung, bei knapp einem Sechstel der betroffenen Individuen waren beide Syndrome aufgetreten. Obwohl diese Patienten durchschnittlich jünger waren, war ihre Mortalität im Vergleich zur Stichprobe ohne Alkoholabhängigkeit deutlich erhöht (hazard ratio 19,91), 37 % verstarben innerhalb des achtjährigen Katamnesezeitraums (Perälä et al. 2010).

Nach Ladewig (1994) liegt die Häufigkeit von BZD-Entzugsdelirien unter 1 %. Poser und Poser (1996) stellen hingegen unter Bezug auf die niedersächsische Suchtkatamnese fest, dass 22 % der monovalent Benzodiazepinabhängigen mindestens einmal im Leben ein Entzugsdelir durchmachen; Entzugsanfälle sind hingegen mit 4 % seltener. Allein gestützt auf eine frühe Studie zur BZD-Abhängigkeit mit einer kleinen Stichprobe von 55 Patienten (Schöpf 1983) wird in der Literatur vielfach die Häufigkeit von »Psychosen« mit 7 % und die von Krampfanfällen mit 4 % beziffert (z. B. Holzbach 2010; Sieb und Laux 1995). Schwere Entzugssyndrome sind bei Zolpidem und Zopiclon offenbar seltener als bei BZD, es liegen aber keine belastbaren epidemiologischen Daten, sondern lediglich Kasuistiken vor (z. B. Aggarwal und Sharma 2010; Chang und Wang 2011; Hajak et al. 2003; Harter et al. 1999; Mattoo et al. 2011; Victorri-Vigneau et al. 2007; Wang et al. 2011; Wong et al. 2005). Auch für Clomethiazol gibt es keine epidemiologischen Daten, Kasuistiken sind hier noch spärlicher (z. B. Reilly 1976).

6.3 Klinik

6.3.1 Alkohol

Bei etwa 20 % der Alkoholabhängigen treten keine Entzugssymptome auf. Bei den übrigen entwickelt sich ein Alkoholentzugssyndrom, beginnend etwa zwölf Stunden nach dem letzten Alkoholgenuss. Mitunter, v. a. bei massivem Konsum, können Entzugssymptome bereits durch eine deutliche Reduzierung der Trinkmenge ausgelöst werden, bzw. sie können auftreten, bevor die Blutalkoholkonzentration (BAK) bei Null angelangt ist; entscheidend für die o. g. GABA-Glutamat-Dysbalance ist die Geschwindigkeit des Konzentrationsabfalls.

Bei den meisten Patienten mit Entzugssymptomen bleibt es bei leichten vegetativen Auffälligkeiten, die ihren Höhepunkt 24 bis 36 Stunden nach Trinkende erreichen und dann wieder abklingen. Bei einem Teil verstärken sich die vegetativen Symptome und es treten leicht bis mäßig ausgeprägte psychopathologische Symptome hinzu: Kopfschmerzen, Übelkeit, Schwindel und ein feinschlägiger schneller Intentions- und Haltetremor; weiterhin Zeichen noradrenerger Übererregbarkeit wie Schwitzen, Temperaturerhöhung, Tachykardie, Blutdruckerhöhung und Mydriasis sowie Unruhe, Schlafstörungen, Überempfindlichkeit und Ängstlichkeit. In diesem Stadium kann es auch zu flüchtigen Halluzinationen oder Pseudohalluzinationen kommen, ohne dass die diagnostischen Kriterien eines Delirs erfüllt wären. Vorwiegend handelt es sich um optische Halluzinationen, meist von Tieren. Akustische Halluzinationen zeigen fließende Übergänge von unspezifischen Lautwahrnehmungen (Akoasmen) bis hin zu Stimmen von nahestehenden Personen mit typischerweise vorwurfsvoll-anklagendem Inhalt (Wartenberg 2014).

Unbehandelt kann sich aus diesem mittleren Stadium ein schweres Entzugssyndrom bis hin zum Delirium tremens entwickeln, das gewöhnlich einige Tage, manchmal eine gute Woche und im Extremfall bis zu 50 Tagen andauert.

Die Übergänge des schweren Entzugssyndroms über das »Prädelir« zum Entzugsdelir mit der Extremform des Delirium tremens sind ebenfalls fließend. Das

Alkoholentzugsdelir ist gekennzeichnet durch psychomotorische Erregung im Wechsel mit tiefer Bewusstlosigkeit, Desorientiertheit, Suggestibilität, erhöhte Irritabilität schon auf leichte Reize, fahrig-nestelnde Bewegungen, Angst, Wahnerleben und vorwiegend optische Halluzinationen; typisch sind Trugwahrnehmungen kleiner beweglicher Objekte (»weiße Mäuse«) bzw. fluktuierender Massenbewegungen (»Wasser läuft die Wand herunter«) u. ä. Für die Zeit des Entzugsdelirs besteht eine Amnesie (Carlson et al. 2012; Schuckit 2014; Stehman und Mycyk 2013).

In einer Studie wurde ein Delir gemäß DSM-IV nur bei 7 % der Alkoholentzüge festgestellt, und nur in etwa 15 % dieser DSM-IV-Delirien wurde das Vollbild eines Delirium tremens mit massiven vegetativen Symptomen (»autonomic storm«, »Noradrenalinsturm«) erreicht (nach Wartenberg 2014; vgl. Lutz und Batra 2010; Soyka 2011).

Umstritten ist die Existenz sog. Kontinuitätsdelirien bei fortgesetztem Alkoholkonsum. Meist kommt es hierzu im Rahmen zusätzlicher körperlicher Erkrankungen, v. a. Infekten (▶ Kap. 6.4.1)

6.3.2   Benzodiazepine und andere Substanzen

Das Spektrum der BZD-Entzugssymptome ist in Abbildung 6.1 dargestellt. Delirante Zustandsbilder i.e.S. machen hier nur einen sehr kleinen Teil aus. Veränderungen der Wahrnehmung und des Körpergefühls bis hin zu eindeutigem halluzinatorischem Erleben treten häufiger auf. Noch häufiger sind Unruhe und Angst, oft gepaart mit zugehörigen vegetativen Symptomen wie bei Panikattacken. Anders als im Alkoholentzug findet man jedoch nicht selten »nur« subjektive Symptome ohne adrenerge Hyperaktivität und vegetative Auffälligkeiten.

Von kurzfristigen Rebound-Phänomenen abgesehen dauern BZD-Entzüge deutlich länger als Alkoholentzüge, ca. vier Wochen sind mindestens zu veranschlagen, aber auch lange protrahierte Entzugssyndrome sind möglich. Der Verlauf ist erheblich variabler als beim Alkoholentzug, oft zeigen die Symptome ausgeprägte Fluktuationen und Intensitätsschwankungen.

Zum Entzugssyndrom kommt es, wenn der Wirkstoffgehalt im Organismus sehr rasch abfällt. Das ist nicht nur beim abrupten Absetzen der Fall, sondern auch bei einer drastischen Dosisreduktion. Solche Dosisreduktionen geschehen nicht selten unbeabsichtigt, z. B. bei einer nicht dosisäquivalenten Umstellung von einem BZD auf ein anderes oder wenn bei einem geplanten fraktionierten Entzug eine zu niedrige Ausgangsdosis gewählt wurde, weil die tatsächlich eingenommene Dosis nicht bekannt war.

Die Intensität des Entzugssyndroms hängt mit der Dosis bzw. Wirkstoffmenge im Körper zusammen, für den zeitlichen Ablauf (Eskalationsgeschwindigkeit und Abklingen der Symptome) ist die Halbwertzeit (HWZ) von Bedeutung (▶ Abb. 6.2). Desorientiertheit als wichtiges diagnostisches Kriterium für das Delir tritt oft nur flüchtig auf. Solche fluktuierenden Zustandsbilder können wochenlang persistieren (Apelt et al. 1992; Dickinson und Eickelberg 2009). Welche Schwierigkeiten die diagnostische Einordnung bereitet, belegen Bezeichnungen wie »besonnene Delirien« (Böning und Schrappe 1984). Persönlichkeitsmerkmale, psychiatrische

Komorbidität und psychologische Faktoren besitzen eine große Bedeutung für Auftreten und Ausgestaltung der Symptome sowie die Dauer des Entzuges. Wahrscheinlich gehen viele unklare psychopathologische Zustandsbilder und (abortive) Krampfanfälle bei alten Menschen auf BZD-Entzüge zurück, die mangels anamnestischer Informationen nicht als solche erkannt werden, sodass bei den epidemiologischen Angaben von einer Dunkelziffer auszugehen ist. Ein Delirium tremens wie im Alkoholentzug kommt jedoch nur höchst selten – wenn überhaupt – vor (Ashton 2002, 2005; Dickinson und Eickelberg 2014; Holzbach 2010, 2012; Rickels et al. 1990; Schweizer und Rickels 1998).

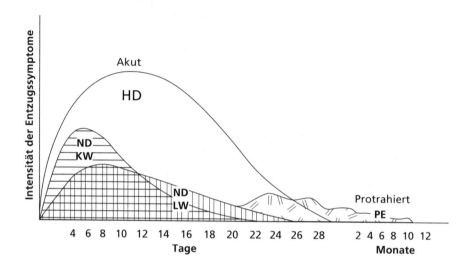

HD = hohe Dosis; ND = niedrige oder therapeutische Dosis;
KW = kurzwirksam; LW = langwirksam; PE = Protrahierter Entzug
Nach: Dickinson & Eickelberg 2009, S. 575

Abb. 6.2: Intensität der Entzugssymptome bei Benzodiazepinabhängigkeit (Wolter 2014, S. 401)

Bei BZD-Analoga (Z-Substanzen), Clomethiazol, Barbituraten, Meprobamat u. ä. sind die Entzugssymptome vergleichbar (Dickinson und Eickelberg 2014; Tretter 2008), das Suchtrisiko der Z-Substanzen ist jedoch offenbar geringer als das der BZD (Hajak et al. 2003; Wolter im Druck).

6.4 Risikofaktoren und Prädiktoren

Nur ein kleiner Teil der Betroffenen entwickelt beim plötzlichen Entzug von Alkohol, BZD oder vergleichbaren Substanzen Krampfanfälle oder ein Delir. Genetische Faktoren (van Munster et al. 2007) und zerebrale Vorschädigungen spielen dabei eine Rolle. Das Risiko für ein schweres Entzugssyndrom ist bei einer polyvalenten Abhängigkeit erhöht, die Behandlung ist dann häufig sehr schwierig (Schuckit et al. 1995; Tretter 2008).

6.4.1 Alkohol

Meist werden schwere Entzüge im Rahmen chronischer Alkoholabhängigkeit beobachtet, in Einzelfällen können sie jedoch bereits nach zwei- bis dreimonatigem Alkoholmissbrauch auftreten. Die wichtigsten Risikofaktoren für die Entwicklung eines Alkoholentzugsdelirs sind (Palmstierna 2001; Kraemer et al. 2003; Wartenberg 2014; Wetterling et al. 2006):

- Große tägliche Trinkmenge
- Lange Dauer der Alkoholkrankheit
- Delirien und Krampfanfälle in der Vorgeschichte
- Elektrolytentgleisungen
- Somatische Komorbidität, insbesondere floride Infektionen
- Tachykardie über 120/min
- Vegetative Symptome trotz BAK > 1 ‰

Wetterling und Veltrup (1997) haben diese Faktoren in der Lübecker Alkoholentzugs-Risiko-Skala (LARS, auch in Wolter 2011) zusammengefasst. Eine Vorgeschichte von Delirien und Krampfanfällen erhöht das Risiko für erneute Delirien und Anfälle, Delir und Krampfanfall bahnen ihre eigene Wiederholung (»Kindling-Effekt«; Eyer et al. 2011; Kraemer et al. 2003; Letizia und Reinbolz 2005; Wartenberg 2014). Mit der »Prediction of Alcohol Withdrawal Severity Scale« (PAWSS) wurde jüngst ein weiteres Instrument auf der Basis einer umfangreichen Literaturrecherche zu Risikofaktoren publiziert (Maldonado et al. 2014).

In der somatischen Medizin ist man an einfachen standardisierbaren Screeningverfahren und Prozeduren interessiert, weil der Alkoholmissbrauch zu einer Erhöhung der Komplikationsrate auf das Zwei- bis Vierfache führt. So wird auf die prädiktive Bedeutung von einzelnen, einfach zu bestimmenden klinischen bzw. Laborparametern hingewiesen (z. B. Tachykardie > 100/min [J.H. Lee et al. 2005], ALAT – Alanin-Amino-Tansferase = GPT – Glutamat-Pyruvat-Transaminase [Mennecier et al. 2008]). Unauffällige Werte für AST (Aspartat-Amino-Transferase = GOT – Glutamat-Oxalat-Transaminase) und MCV (mittleres korpuskuläres Erythrozytenvolumen) signalisieren einer Studie zufolge, dass bei alkoholintoxikierten traumatologischen Patienten ein Entzugsdelir nahezu ausgeschlossen werden kann (Findley et al. 2010; vgl. Kraemer et al. 2003).

Die Entwicklung eines Alkoholentzugsdelirs geht mit der Ausbildung einer Hypokaliämie einher, die sich nach Abklingen des Delirs wieder zurückbildet, sodass die Hypokaliämie als Indikator für ein drohendes Delir gewertet werden kann. Auch eine Thrombopenie sowie strukturelle Hirnläsionen (Bildgebung) sind mit einem erhöhten Delirrisiko verbunden. Eyer und Kollegen (2011) haben versucht, diese Zusammenhänge in einem Nomogramm abzubilden.

Das reine kalendarische Alter erhöht nicht die Intensität des Alkoholentzugssyndroms und das Delirrisiko, entscheidend sind vielmehr der Schweregrad der Suchterkrankung (Polytoxikomanie, Delirvorgeschichte, Folgekrankheiten) sowie die Komorbidität (Brower et al. 1994; Kraemer et al. 1997, 2003; Letizia und Reinbolz 2005; Wetterling et al. 2001; Wojnar et al. 2001).

6.4.2 Benzodiazepine und andere Substanzen

Hohe Dosen und lange Einnahmedauer gelten als Risikofaktoren für schwere Entzüge, wobei unklar ist, ob die kumulative oder die rezente Dosis größere Bedeutung besitzt. Andererseits scheint das Risiko jenseits von sechs Monaten Einnahmedauer kaum noch anzusteigen und massive Entzugssymptome können auch unter niedrigen Dosen (»Low-dose-Abhängigkeit«) auftreten. Dabei ist allerdings zu berücksichtigen, dass die meisten BZD über Phase-1-Stoffwechselwege metabolisiert werden. Diese Stoffwechselwege sind im Alter und bei Lebererkrankungen bis auf das Fünffache verlängert; daraus folgt, dass bei gleicher Dosis die Wirkstoffmenge im Organismus ebenfalls bis auf das Fünffache erhöht ist. In vielen Fällen von vermeintlicher Niedrigdosisabhängigkeit handelt es sich also tatsächlich eigentlich um Hochdosisabhängigkeit. Schwere Entzugssymptome findet man eigentlich nur bei Hochdosisabhängigkeit. Wenn in der Literatur dennoch immer wieder darauf hingewiesen wird, dass sie auch schon bei niedrigen Dosen auftreten können, liegt der Grund dafür in eben dieser Akkumulation großer Wirkstoffmengen durch verzögerte Metabolisierung (▶ Abb. 6.2; Dickinson und Eickelberg 2014).

Das Kumulationsrisiko ist am geringsten bei den BZD, die ausschließlich über den Phase-2-Stoffwechselweg der Glucuronidierung abgebaut werden: Lorazepam, Oxazepam und Temazepam. Auch hier ist aber durch Beeinträchtigungen der Leberdurchblutung eine Verlängerung der HWZ möglich (Wolter 2011).

Generell gilt: je kürzer die HWZ, je rascher der Konzentrationsabfall, umso wahrscheinlicher ist das Auftreten von Entzugssymptomen, insbesondere bei alten Menschen, zerebraler Vorschädigung oder eingeschränkten Homöostaseressourcen (Apelt et al. 1992; Ashton 2002, 2005; Dickinson und Eickelberg 2014; Heberlein et al. 2009; Rickels et al. 1990; Schweizer und Rickels 1998).

Wie beim Alkohol stellt auch bei den BZD das kalendarische Alter keinen Risikofaktor für einen schwereren Entzug dar (Cantopher et al. 1990; Schweizer et al. 1989). Es wird sogar im Gegenteil diskutiert, ob BZD-Entzüge im Alter leichter verlaufen (Madhusoodanan und Bogunovic 2004; Poser et al. 2006; Wolter im Druck).

6.5 Komplikationen

Entzugssyndrome bei polyvalenter Abhängigkeit sind stets besonders kompliziert. Durch den unterschiedlichen zeitlichen Ablauf beobachtet man bei kombinierter Alkohol- und BZD-Abhängigkeit typischerweise einen zweigipfligen Verlauf mit zunächst einem raschen Alkohol- und einem später folgenden BZD-Gipfel (Dickinson und Eickelberg 2014). Entzüge von Clomethiazol verlaufen meist schwerer als bei Benzodiazepinen, dasselbe gilt für die Kombination mit Alkohol (Tretter 2008).

6.5.1 Alkohol

Das Delirium tremens ist ein lebensbedrohliches Krankheitsbild; die Letalität beträgt unbehandelt bis zu 30 %, sie kann durch adäquate Behandlung auf unter 1 % gesenkt werden (Lutz und Batra 2010; Soyka und Küfner 2008; Wartenberg 2014). In einer Studie waren eine initiale Temperaturerhöhung über 38° C (100,4° F) sowie der Einsatz von mechanischen Fixierungsmaßnahmen mit einer erhöhten Mortalität verbunden. Dabei ist unklar, ob die Fixierungsmaßnahmen eine unabhängige Variable darstellen oder aber lediglich das Ausmaß der Erregung und damit die Schwere des Delirs bzw. eine unzureichende medikamentöse Sedierung widerspiegeln (Kahn et al. 2008).

In 10–30 % der Alkoholentzüge treten zerebrale Krampfanfälle auf, die nicht selten ein Delir einleiten. Bei etwa jedem vierten dieser Patienten kommt es innerhalb von sechs bis zwölf Stunden zu einem weiteren Anfall, bei bis zu 3 % entwickelt sich ein Status epilepticus (Wartenberg 2014). Das Anfallsrisiko ist erhöht, wenn bereits die Klinikaufnahme wegen eines Krampfanfalls erfolgte, wenn strukturelle Hirnläsionen in der Bildgebung nachweisbar sind und die Schwere des Entzugssyndroms (gemessen mit der CIWA-A) rasch zunimmt; Eyer und Kollegen (2011) haben versucht, auch diese Zusammenhänge in einem Nomogramm abzubilden.

Eine weitere Gefahr ist die Entwicklung einer Wernicke-Enzephalopathie (WE) mit konsekutivem Korsakoff-Syndrom. Die WE tritt oft im Rahmen eines Entzugsdelirs auf, sie verläuft aber häufig unbemerkt, weil die vermeintlich pathognomonische Symptomtrias aus äußeren Augenmuskelstörungen, Desorientiertheit und Ataxie nur bei jedem sechsten Patienten auftritt. Weitere neurologische und internistische Symptome sind häufig, und bei jedem fünften Patienten findet sich gar überhaupt keines der Symptome der klassischen Trias. Wenn die Patienten sediert sind, sei es perioperativ oder zur Entzugsbehandlung, werden die Symptome zusätzlich verschleiert (Sechi und Serra 2007; Wolter 2011).

Schwerwiegende internistische Komplikationen sind Elektrolytentgleisungen, Herzrhythmusstörungen, Kreislaufversagen, Myokardinfarkt, (Aspirations-)Pneumonie, Hypoglykämie, intestinale Blutungen, Rhabdomyolyse, Niereninsuffizienz und Multiorganversagen (Cuculi et al. 2006; Lutz und Batra 2010; Soyka und Küfner 2008).

6.5.2 Benzodiazepine und andere Substanzen

Krampfanfälle stellen die wesentliche Komplikation des BZD-Entzugsdelirs dar. Sie treten je nach HWZ bevorzugt etwa in der zweiten Woche auf. Dabei sind zusätzliche Faktoren von Bedeutung, z. B. die Einnahme von weiteren die Krampfschwelle senkenden Medikamenten, Alkoholmissbrauch oder eine positive Familienanamnese für Krampfanfälle (Böning und Schrappe 1984; Fialip et al. 1987; Sieb und Laux 1995). Auch unter Zolpidem sind bei Hochdosisabhängigkeit Entzugsanfälle beschrieben (Chang und Wang 2011; Wang et al. 2011).

6.6 Prophylaxe und Therapie

6.6.1 Alkohol

Die Entzugsbehandlung bei alten Patienten unterscheidet sich nicht grundsätzlich von der bei jüngeren. Wichtig ist die Berücksichtigung von Begleiterkrankungen einerseits und der geringeren Reservekapazitäten in vielen Bereichen andererseits (Geyer et al. 2015).

Im Alkoholentzug müssen die Patienten sorgfältig beobachtet werden, damit sich nicht unbemerkt ein Delir entwickelt. Zur Prophylaxe zählen ausreichende Flüssigkeits- und Elektrolytzufuhr und ggf. Magnesiumgabe. Bei Zunahme der Symptome und damit drohender Delirgefahr sollte eine orale Kalium- und Magnesiumsubstitution erfolgen. Hinzu kommt die prophylaktische Gabe von Vitamin B1 oral oder parenteral (s. u.).

Das Grundprinzip der Pharmakotherapie besteht darin, die Entstehung oder Zuspitzung der GABA-Glutamat-Dysbalance zu verhindern. Die Behandlung sollte erst unterhalb einer BAK von 1 ‰ begonnen werden. Ist ein Delir bereits eingetreten, wird es durch diese Behandlung nicht verkürzt, sondern lediglich die Symptomatik eingedämmt. Die Behandlung besteht dann in einer intensiven Sedierung mittels GABAerger Substanzen, wobei der Zustand eines leichten Schlafes angestrebt wird.

In der Behandlung des Alkoholentzugsdelirs sind Clomethiazol und BZD (Oxazepam, Lorazepam, Dikaliumclorazepat, Nordazepam, Diazepam) Medikamente der ersten Wahl, letztere in Deutschland *off-label*. In den USA, wo Clomethiazol nicht zur Verfügung steht, sind BZD die meistgebrauchten Substanzen, in Dänemark wird vielfach auch Phenobarbital eingesetzt. Im Alter sollten BZD ohne Kumulationsrisiko verwendet werden, speziell Oxazepam und Lorazepam (Geyer et al. 2015; Letizia und Reinbolz 2005). Bei unzureichendem Effekt von BZD kann auf Phenobarbital oder – als Zusatzbehandlung – auf Propofol und Dexmedetomidin zurückgegriffen werden, gewöhnlich jedoch nur im Intensivbehandlungssetting (Hendey et al. 2011; Linn und Loeser 2015; Lorentzen et al. 2014; Rosenson et al. 2013; Stehman und Mycyk 2013). Es gibt auch Therapieschemata mit Carbamazepin oder Tiaprid (*off-label*), deren Wirksamkeit jedoch weniger gut belegt ist und die allenfalls für leichte Entzugssyndrome in Betracht kommen. Carbamazepin oder Valproat sind bei Risikopatienten zur Anfallsprophylaxe indiziert (S3-Leitlinie »Screening, Diagnose und Behandlung alkoholbezogener Störungen« 2016). Der Einsatz von Antikonvulsiva primär zur Entzugsbehandlung kann nicht empfohlen werden (Hammond et al. 2015; Minozzi et al. 2010).

Oft wird v. a. von Internisten bei vorherrschender vegetativer Symptomatik Clonidin eingesetzt, das jedoch ebenso wie Beta-Blocker das Risiko in sich birgt, dass durch die bloße Unterdrückung der adrenergen Hyperaktivität, die ja nur einen Aspekt des Delirs darstellt, dessen wahres Ausmaß unterschätzt wird.

Bei paranoid-halluzinatorischer Symptomatik sollten Neuroleptika mit guter antipsychotischer Wirkung und geringen vegetativen und anticholinergen Nebenwirkungen eingesetzt werden, die meisten Erfahrungen liegen für Haloperidol vor. Weil Neuroleptika die vegetativen Symptome nicht ausreichend beeinflussen und andererseits die Krampfschwelle senken, ist die gleichzeitige Gabe von BZD bzw. Clomethiazol unabdingbar. Bei älteren Patienten mit Parkinson-Symptomen wird man vorsichtige Behandlungsversuche mit solchen Antipsychotika der zweiten Generationen unternehmen, die erfahrungsgemäß ein geringeres Risiko für extrapyramidalmotorische Nebenwirkungen aufweisen wie z B. Quetiapin, Aripiprazol oder evtl. Olanzapin. Während bei vielen älteren Neuroleptika, wie Haloperidol, die Alkoholentzugsbehandlung durch eine breite Indikation (»exogene Psychosen« o.ä.) abgedeckt ist, werden neue Antipsychotika *off-label* eingesetzt.

Die Datenlage für andere Substanzen wie Gabapentin, Gamma-Hydroxybuttersäure, Baclofen oder Propofol ist nicht ausreichend, um die routinemäßige Anwendung empfehlen zu können.

Weitere medizinisch-pflegerische Basismaßnahmen sind selbstverständlich, wie z. B. Dekubitus- und Pneumonie- sowie ggf. Thromboseprophylaxe (Amato et al. 2011; Awissi et al. 2013; Benkert und Hippius 2015; Kiefer und Soyka 2012; Kork et al. 2010; Lutz und Batra 2010; S3-Leitlinie »Screening, Diagnose und Behandlung alkoholbezogener Störungen« 2016; Soyka und Küfner 2008; Stehman und Mycyk 2013; Ungur et al. 2013; Wartenberg 2014).

Die Dosierung richtet sich nach der klinischen Symptomatik und ist interindividuell sehr unterschiedlich, im Einzelfall können sehr hohe Dosierungen erforderlich sein; in einer Kasuistik wird von einer Gesamtdosis von 1.600 mg Lorazepam in 24 Stunden bei einem 34-jährigen Patienten berichtet (Kahn et al. 2009). Häufig wird eine parenterale Gabe notwendig, wobei die bedarfsgesteuerte Bolusgabe der kontinuierlichen Infusion überlegen ist (Spies et al. 2003; Wartenberg 2014). Länger wirksame BZD bieten Vorteile hinsichtlich der Anfallsprophylaxe und führen möglicherweise zu einem sanfteren Abklingen der Entzugssymptome, sie bergen aber bei alten Menschen und Patienten mit Lebererkrankungen das Risiko exzessiver Kumulation. Mit Ausnahme von Lorazepam werden alle BZD, die zur parenteralen Gabe verfügbar sind, i.m. nur unsicher resorbiert, sodass mit Ausnahme von Lorazepam nur die i.v. Gabe in Betracht kommt, bei der die atemdepressorische Wirkung berücksichtigt werden muss (Wartenberg 2014).

Wegen der häufigen Koinzidenz von Alkoholentzugsdelir und Wernicke-Enzephalopathie (WE) mit der Gefahr, dass letztgenannte nicht erkannt wird (s. o.), muss bei jedem (drohenden) Alkoholentzugsdelir eine prophylaktische Behandlung mit Vitamin B1 (Thiamin) erfolgen. Die orale Gabe ist nicht ausreichend, erforderlich sind mindestens 250 mg/d entweder i.m. (angesichts der in Deutschland verfügbaren Dosierungen kaum realisierbar, da das Volumen dann 10 ml beträgt) oder als Infusion (keine rasche Injektion!). Die gleichzeitige Gabe von Magnesium ist sinnvoll, weil Magnesium als Kofaktor für Thiamin essenziell ist (Sechi und Serra 2007). Die Thiaminspeicher des Organismus reichen nur für vier bis sechs Wochen. Bei einer grenzwertigen Versorgungslage kann eine akute Belastung (Allgemein-erkrankung, Fieber, Alkoholentzug) zu einer plötzlichen Dekompensation führen. Da der Thiaminbedarf außerdem in Abhängigkeit von der Kalorienzufuhr zunimmt, darf im Alkoholentzug und bei vergleichbaren Situationen mit der Gefahr einer WE niemals eine Glukoseinfusion ohne Zusatz von Vitamin B1 erfolgen. Insbesondere bei kachektischen alten Patienten ist eine weite Indikationsstellung zu bedenken; wahrscheinlich ist die plötzliche Verschlechterung einer demenziellen Symptomatik oft auf solche unerkannten Episoden einer WE zurückzuführen (Galvin et al. 2010; Sechi und Serra 2007; Sommerlad und Fehr 2009; ausführlich bei Wolter 2011).

Der pragmatische Einsatz von Alkohol zur Prophylaxe des Entzugsdelirs wurde früher nicht selten praktiziert, z. B. in der Chirurgie, und wird auch noch in einem aktuellen Review als Option erwähnt (Ungur et al. 2013). Während diese Vorgehensweise in Europa kaum noch eine Rolle spielt, wird in US-amerikanischen Publikationen noch gelegentlich über die i.v. Anwendung zur Prävention (Dissa-naike et al. 2006), aber auch zur Behandlung (Hodges und Mazur 2004) berichtet. Ein Vorteil gegenüber der Standardbehandlung mit Diazepam ist jedoch nicht gegeben (Weinberg et al. 2008), und unter Experten gilt diese Behandlungsform auch in den USA als obsolet (Letizia und Reinbolz 2005).

6.6.2 Benzodiazepine und andere Substanzen

Zwar erleben ca. 50 % der Patienten keine nennenswerten Entzugssymptome nach abruptem Absetzen, gleichwohl wird für den BZD-Entzug allgemein ein fraktio-niertes Vorgehen empfohlen. Denn einerseits existieren keine verlässlichen Prä-diktoren dafür, welcher Patient in den Entzug geraten wird und welcher nicht, und andererseits kann nur so den seltenen gravierenden Entzugssymptomen vorgebeugt werden. Bei Niedrigdosisabhängigkeit werden geplante BZD-Entzüge wegen der langen Dauer überwiegend ambulant durchgeführt. Entzugsbehandlungen im stationären Setting sind häufig nicht geplant, sondern beginnen unvorbereitet und improvisiert. Im Stationsalltag somatischer wie (geronto)psychiatrischer Versor-gungskrankenhäuser fehlt oft ein durchdachtes, weitsichtig angelegtes Konzept (zu den Voraussetzungen und notwendigen Vorbereitungen s. Wolter im Druck).

Bei Hochdosisabhängigkeit sollte zumindest die erste Phase des Entzugs (vier Wochen) im stationären Rahmen erfolgen (Ashton 2005; Poser et al. 2006). Für das fraktionierte Abdosieren werden unterschiedliche Vorgehensweisen empfohlen (linear, semilogarithmisch, Geschwindigkeit), es gibt offenbar keinen Königsweg. Das gilt auch für die Frage, ob der Entzug mit der vom Patienten eingenommenen Substanz erfolgen oder auf eine Standardsubstanz umgestellt werden soll; oft werden hierfür solche BZD empfohlen, die in Tropfenform verfügbar sind, sodass eine sehr feine Dosisjustierung möglich ist. Allerdings besitzen die Substanzen in Tropfenform das oben erwähnte Kumulationsrisiko, sie sollten deshalb bei älteren Patienten nach Möglichkeit nicht verwenden werden.

Äquivalenztabellen (▶ Tab. 6.1) helfen, bei der Umstellung die richtige Anfangsdosis zu finden, die Tabellen verschiedener Autoren unterscheiden sich jedoch z. T. deutlich (Heberlein et al. 2009; Holzbach 2012; Poser et al. 2006; Wolter 2011). In einer Kasuistik wird von einem Delir im Gefolge der Umstellung von Lorazepam auf Diazepam zur Durchführung des fraktionierten Entzuges berichtet (Bosshart 2011).

Tab. 6.1: Benzodiazepin-Äquivalenzdosen. Stand: Rote Liste 2015 und Sanofi Produktinfo (nach: Wolter 2011, aktualisiert; Angaben aus der AWMF-Leitlinie Medikamentenabhängigkeit [Poser et al. 2006] fett)

Substanz	Handelsnamen	10 mg Diazepam entsprechen ... mg	Bemerkungen/besondere Darreichungsformen
Alprazolam	Alprazolam...®	**0,5–1 –1,5**	
Bromazepam	Gityl®, Lexotanil®, 2 x Bromazepam...®	**4,5–6 (–10)**	
Brotizolam	Lendormin®	0,25–0,5	
Chlordiazepoxid	Librium®	**20–25 – 30–50**	
Clobazam	Frisium®	**20**	
Clonazepam	Rivotril®, Clonazepam...®	**(0,5–) 2 (–8)**	Trpf., Inj.-Lsg.
Diazepam	5 x Diazepam...®		Trpf., Rect., Inj.-Lsg. *Unsichere Resorption bei i.m. Gabe!*
Dikaliumclorazepat	Tranxilium®	15–20	
Flunitrazepam	Rohypnol®	**0,5 (–1) (–2)**	
Flurazepam	Dalmadorm®, Staurodorm Neu®, Flurazepam...®	**(15–) 30**	
*Lorazepam**	Tavor®, Tolid®, Lorazepam...®	**(1–) 2 (–2,5)**	Inj.-Lsg., Schmelztbl.
*Lormetazepam**	Loretam®, Noctamid®, SEDALAM...®	1–2	
Medazepam	Rudotel®	**20**	
Midazolam	5 x Midazolam...®	**(2,5–) 7,5**	Nicht oral, nur Inj.-/Inf./ Rektal-Lsg.

Tab. 6.1: Benzodiazepin-Äquivalenzdosen. Stand: Rote Liste 2015 und Sanofi Produktinfo (nach: Wolter 2011, aktualisiert; Angaben aus der AWMF-Leitlinie Medikamentenabhängigkeit [Poser et al. 2006] fett) – Fortsetzung

Substanz	Handelsnamen	10 mg Diazepam entsprechen ... mg	Bemerkungen/besondere Darreichungsformen
Nitrazepam	imeson®, Mogadan®, Novanox®, Nitrazepam...®	5	
Oxazepam*	Adumbran®, Praxiten®, Oxazepam...®	**(20–) 30 (–40)** –50–60	
Prazepam	Demetrin®, Mono Demetrin®	20	
Temazepam*	Planum®, Remestan®	**(10–) 20**	
Zolpidem	Edluar®, Silnox®, 2 x Zolpidem...®	20	
Zopiclon	Optidorm®, Somnosan®, Ximovan®, Zopiclon...®	(3,75–) 15	

* Nur diese gekennzeichneten BZD sind aus pharmakokinetischen Gründen für alte Menschen geeignet

Detaillierte Vorschläge für den fraktionierten Entzug finden sich z. B. bei Ashton (2002), Holzbach (2010, 2012) und Poser und Poser (1996).

Häufig wird zur Coupierung der Entzugssymptome eine zusätzliche Medikation benötigt. Valproat, Carbamazepin und möglicherweise einige neue Antikonvulsiva wie Pregabalin sind wirksam, ebenso einige (sedierende) Antidepressiva wie Trazodon, während die Datenlage für SSRI inkonsistent ist. Propanolol kann bei ausgeprägten vegetativen Symptomen hilfreich sein. Clonidin und Buspiron sind unwirksam. Für die in der Praxis häufig eingesetzten niederpotenten Neuroleptika gibt es keine Wirksamkeitsbelege (Denis et al. 2006; Dickinson und Eickelberg 2009; Heberlein et al. 2009; Lader et al. 2009; Oude Voshaar et al. 2006; Poser et al. 2006; Wolter 2011).

6.7 Standardisiertes Assessment und symptomgetriggerte Behandlung

6.7.1 Alkohol

Zur Schweregradeinschätzung bzw. zum Verlaufsmonitoring von Alkoholentzugssysndromen sind verschiedene Skalen in Gebrauch (▶ Tab. 6.2). Hinsichtlich der erfassten Parameter stimmen diese Skalen nur zum Teil überein, nämlich bei den Items Tremor, (paroxysmales) Schwitzen, Unruhe/Agitation und Wahrnehmungsstörungen/Halluzinationen. Die Clinical Institute Withdrawal Assessment of Alcohol Scale (CIWA-A-Skala) wird in der Literatur am häufigsten erwähnt (Wolter 2011; in der revidierten Version CIWA-Ar ist die Reihenfolge der Items verändert). Allerdings wird daran bemängelt, dass einige Items nicht gut operationalisiert sind.

Tab. 6.2: Skalen zur Schweregradeinschätzung bzw. zum Verlaufsmonitoring von Alkoholentzugssysndromen

	CIWA-A/ CIWA-Ar[1]	AES[2]	AESB[3]	DDS[4]	AWAI[5]	Cushman-Score[6]
Max. Punktzahl	67	18 vegetativ 18 Psychopathologie	40	56	A: 4 ZNS-Erregung B: 7 vegetativ C: 9 »Delir«	21
Übelkeit, Erbrechen (Durchfall)	X		X		X	
Tremor	X	X	X	X	X	X
(Paroxysmales) Schwitzen	X	X	X	X	X	X
Angst	X	X	X	X	X	
Antriebsniveau, Agitation, Unruhe	X	X	X	X	X	X
Störung Schlaf-Wach-Rhythmus				X		
Wahrnehmungsstörungen						
taktil	X					
akustisch	X				A/C X/X	
visuell	X				A/C X/X	
nicht differenziert		X	X	X		X
Kopfschmerzen, »Ring um den Kopf«	X					
Kontakt, Kommunikation		X			X	

205

Tab. 6.2: Skalen zur Schweregradeinschätzung bzw. zum Verlaufsmonitoring von Alkoholentzugssysndromen – Fortsetzung

	CIWA-A/ CIWA-Ar[1]	AES[2]	AESB[3]	DDS[4]	AWAI[5]	Cushman-Score[6]
Orientiertheit	X	X	X	X	C: 6X	
Pulsfrequenz		X			X	X
Pulsarrhythmie					X	
RR diastolisch	X		X Al-tersstaffelung		X	
RR systolisch			X Al-tersstaffelung		X	X
Temperatur		X				
Atemfrequenz		X				X
Myoklonien, Krampfanfälle			X	X		

[1] Clinical Institute Withdrawal Assessment of Alcohol Scale (n. Kiefer und Koopmann 2012; Wartenberg 2014)
[2] Alkohol-Entzugs-Syndrom-Skala (Wetterling und Veltrup 1997)
[3] Alkohol-Entzugs-Symptom-Bogen, 2003 (n. Benkert und Hippius 2015)
[4] Delirium Detection Score, 2005 (n. Spies et al. 2011)
[5] Alcohol Withdrawal Assessment Instrument, 1999 (n. Stanley et al. 2007)
[6] 1985 (n. Mennecier et al. 2008)

Deshalb wurden alternativ die Alkohol-Entzugssyndrom-Skala (AES, Wetterling und Veltrup 1997, in Wolter 2011) und der Alkohol-Entzugs-Symptom-Bogen (AESB, Benkert und Hippius 2015, S. 680 ff.) entwickelt, die mit Blutdruck und Herzfrequenz (AES auch Temperatur und Atemfrequenz) objektivierbare Parameter erfassen; der AESB enthält für den Blutdruck zusätzlich eine Altersstaffelung.

Mit diesen Skalen sollen Entwicklung und Intensität der Symptome zuverlässig erfasst werden, damit daraus die adäquate Pharmakotherapie »symptomgetriggert« abgeleitet und das Ansprechen auf die Therapie überprüft werden kann. Teilweise geschieht dies, indem Punktwerte der Skala direkt in Medikamentendosierungen übersetzt werden (z. B. Benkert und Hippius 2015; Weaver et al. 2006). Durch ein solches standardisiertes Vorgehen kann im Vergleich zu einem fixen Abdosierungsschema die Gesamtmenge der eingesetzten Medikamente reduziert und die durchschnittliche Behandlungsdauer verkürzt werden, was insbesondere leichtere Entzugssyndrome betrifft. Außerdem kann rasch auf Eskalationen der Entzugssymptomatik reagiert werden. Ein weiterer Vorteil liegt darin, dass die Durchführung ohne ärztliches Eingreifen durch Pflegekräfte erfolgen kann (Daeppen et al. 2002; Letizia und Reinbolz 2005; Stanley et al. 2007; Wartenberg 2014; Weaver et al. 2006; Weitzdörfer 2009).

Die Anwendung der erwähnten Skalen auf der Intensivstation wird jedoch kritisch gesehen, die genaue klinische Beobachtung ist hier unerlässlich (Awissi et al. 2013; Stehman und Mycyk 2013). In der Tat verlangt die Anwendung solcher Verfahren neben einer hohen fachlichen Qualifikation (z. B. hinsichtlich Einschätzung der psychopathologischen Items der CIWA-A) auch zuverlässige Prozessroutinen für die engmaschigen Kontrollmessungen und besondere Sorgfalt und Konzentration, v. a. bei so anspruchsvollen Algorithmen wie dem Alcohol Withdrawal Assessment Instrument (AWSI, Stanley et al. 2007). Sind diese Voraussetzungen nicht erfüllt, ist die Fehleranfälligkeit erhöht: in der Studie von Weaver und Kollegen (2006) traten Dosierungsfehler in der Studiengruppe deutlich häufiger auf als in der Kontrollgruppe mit fixem Abdosierungsschema. Eine weitere Gefahr besteht im automatischen Einsatz dieser Skalen ohne Überprüfung, ob die Voraussetzungen für ihre Anwendung vorliegen (im Fall der CIWA-A: verbale Kommunikationsfähigkeit und aktueller Alkoholkonsum), was zu fehlerhafter Behandlung und Verkennung anderer Delirursachen führen kann (Hecksel et al. 2008). Bei älteren Patienten mit kardiovaskulären Erkrankungen und entsprechender Medikation (z. B. Beta-Blocker) kann die Aussagekraft von Puls und Blutdruck eingeschränkt sein. Andererseits besteht bei solchen Patienten oft Veranlassung, möglichst selbst geringfügige Entzugssymptome gar nicht erst auftreten zu lassen, sodass ein standardisiertes Vorgehen u.U. nicht sensibel genug wäre. Kurzum: der Standard darf – gerade bei älteren Patienten – nicht starr und schematisch angewandt werden, sondern muss Spielraum für ein individualisiertes Vorgehen zulassen. Das gilt umgekehrt aber auch für fixe Abdosierungsschemata, die z. B. bei bekannter Anfallsanamnese die Möglichkeit zusätzlicher Bedarfsmedikation enthalten müssen.

6.7.2 Benzodiazepine und andere Substanzen

Generell wird für den BZD-Entzug ein fraktioniertes Vorgehen empfohlen, obwohl ca. 50 % der Patienten keine nennenswerten Entzugssymptome nach abruptem Absetzen erleben (s. o.). Wegen der langen Dauer werden BZD-Entzüge überwiegend ambulant durchgeführt.

Standardisierte Assessmentinstrumente und daraus abgeleitete symptomgetriggerte Therapieschemata werden beim BZD-Entzug seltener eingesetzt als beim Alkoholentzug, was mit der größeren Variabilität der Symptome und des Verlaufs zusammenhängt. Da lebensbedrohliche Zustandsbilder wie das Delirium tremens kaum vorkommen, ist auch der Bedarf nicht so dringend wie in der Alkoholentgiftung.

Gleichwohl wurden verschiedene Skalen entwickelt, die auf die unspezifischen »minor symptoms« bzw. das subjektive Erleben fokussieren. Lediglich zwei der 30 Items der BZD-Entzugsskala von Ladewig (1994) betreffen schwere Entzugssymptome (Krampfanfälle und Halluzinationen). Ähnlich verhält es sich mit der seit den 1970er Jahren in mehrfachen Überarbeitungen in den USA gebräuchlichen

Physician Withdrawal Checklist; Rickels und Kollegen (2008) kondensierten die ursprüngliche 35-Item-Fassung auf eine 20-Item-Version. Auch der von Tyrer und Kollegen (1990) zu Forschungszwecken entwickelte Selbstbeurteilungsfragebogen Benzodiazepine Withdrawal Symptom Questionnaire umfasst 20 Items; die an die CIWA-A angelehnte CIWA-B (B für BZD) von Busto und Kollegen (1989) enthält 22 Items. Im Interesse der praktischen Anwendbarkeit unter klinischen Routinebedingungen haben McGregor und Kollegen (2003) die CIWA-B auf sechs Items reduziert; in ihrer Studie zeigte sich, anders als beim Alkohol, kein Vorteil für den symptomgetriggerten Entzug.

Im ambulanten BZD-Entzug sind ein klarer, schriftlich festgelegter Abdosierungsplan und eine vertrauensvolle, tragfähige Arzt-Patient-Beziehung von zentraler Bedeutung (z. B. Holzbach 2010, 2012; ausführlich bei Wolter 2011).

6.8 Zusammenfassung

Das Alkoholentzugsdelir ist ein lebensbedrohliches Zustandsbild, das eine intensivmedizinische Behandlung erfordert. Der Entzug von Clomethiazol sollte ebenso unter stationären Bedingungen erfolgen wie der Entzug bei Hochdosisabhängigkeit von BZD und BZD-Analoga.

Wesentliches Ziel der Entzugsbehandlung ist es zu verhindern, dass sich ein Delir überhaupt erst entwickelt. Hat ein Delir erst einmal begonnen, kann seine Dauer durch die Behandlung nicht verkürzt werden. Die Behandlung soll die Symptome abmildern sowie Komplikationen und Folgeerkrankungen verhindern.

Die symptomatische Delirbehandlung besteht in einer intensiven Sedierung. Medikamente der ersten Wahl sind BZD und Clomethiazol, die in vielen Fällen allein zur Behandlung ausreichen. Bei älteren Patienten sollten langwirksame BZD wie Diazepam wegen der Kumulationsgefahr nicht angewandt werden. Wenn auch psychotische Symptome auftreten, ist die zusätzliche Gabe hochpotenter Neuroleptika sinnvoll. Neuroleptika dürfen zur Delirbehandlung aber nicht ohne BZD oder Clomethiazol gegeben werden.

Das kalendarische Alter erhöht nicht das Risiko eines schweren Entzuges, entscheidend sind vielmehr die somatische Komorbidität und die Schwere der Suchterkrankung.

Neben der symptomatischen Psychopharmakotherapie sind die Basis- und Begleitmaßnahmen der allgemeinen Delirbehandlung zur Vermeidung von Komplikationen und Folgeerkrankungen unerlässlich, wie sie an anderer Stelle in diesem Buch dargestellt werden. Beim Alkoholentzug, aber auch bei allen kachektischen älteren Patienten kommt der Prophylaxe der Wernicke-Enzephalopathie besondere Bedeutung zu.

7 Prävention

Christine Thomas, Sarah Weller

7.1 Notwendigkeit nicht-medikamentöser Präventionsmaßnahmen

Die demografische Alterung führt zu einer zunehmenden Anzahl älterer, meist multimorbider Patienten mit chronischen Erkrankungen. Da Krankenhäuser auf deren spezifische Bedürfnisse bislang in der Regel wenig ausgerichtet sind, mündet dies oftmals in eine nicht-adäquate Versorgungs- und Behandlungspraxis mit gravierenden Negativfolgen. Die Entwicklung eines Delirs ist dabei eine der häufigsten Komplikationen bei älteren Patienten. Je nach Forschungsdesign, Patientengruppe und Screeninginstrument variiert dessen Inzidenz- und Prävalenzrate zwischen 20 und 80 %, wobei davon ausgegangen werden kann, dass mit 30 bis 60 % sogar ein Großteil der Delirien gänzlich unerkannt bleibt (zur Epidemiologie siehe Kapitel 2.3).

Dabei können gerade unerkannte Delirien einschneidende Folgen nach sich ziehen. Sie führen vor allem bei Älteren häufig nicht nur zu einer höheren Verweildauer in Verbindung mit vermehrten Komplikationen während des stationären Aufenthaltes, sondern nicht selten auch zu einer höheren Mortalität, zu kognitiven Verschlechterungen und zu größerer Pflegebedürftigkeit.

Um diesen Folgen vorzubeugen, ist eine stärkere Fokussierung auf Präventivmaßnahmen unerlässlich. Die primäre Prävention gilt hierbei als die effektivste Strategie zur Verringerung der Delirinzidenz und zielt darauf ab, durch eine Beeinflussung – idealerweise Beseitigung – bekannter Risikofaktoren der Entstehung eines Delirs vorzubeugen. Präventionsmaßnahmen zielen jedoch auch darauf ab, delirante Symptome möglichst früh zu erkennen und deren Progredienz zu verhindern (sekundäre Prävention) oder nach Manifestation eines Delirs zumindest dessen Folgeschäden einzudämmen und Rückfälle zu verhindern (tertiäre Prävention) (Hurrelmann et al. 2010).

Schätzungen gehen davon aus, dass 30 bis 40 % aller auftretenden Delirfälle vermeidbar wären (Siddiqi et al. 2006). Die verfügbare wissenschaftliche Evidenz spricht für die zwingende Umsetzung nicht-medikamentöser Ansätze mit pflegerischem Schwerpunkt (Inouye et al. 1999). Medikamentöse Präventionsansätze sind bis heute umstritten und können keine vergleichbaren Effekte vorweisen. Multiprofessionelle Interventionen nutzen die Tatsache, dass die Delirentwicklung einem komplexen Zusammenspiel mehrerer und zum Teil beeinflussbarer Risikofaktoren (z. B. sensorischen Beeinträchtigungen) unterliegt. Sie setzen mit ihren Interventionen eben dort an (Fong et al. 2009), um eng aufeinander abgestimmt einerseits die Belastungen einer Hospitalisation abzumildern sowie andererseits die Realitätskontrolle zu fördern und vorhandene Ressourcen zu aktivieren.

Nicht verschwiegen werden aber soll auch, dass im modernen Krankenhaus mit den inzwischen sehr kurzen Liegedauern und der den Fallpauschalen geschuldeten erzwungenen Fokussierung auf *eine* Hauptdiagnose gerade diese delirpräventiven Ansätze oft nur schwer umsetzbar sind. Die durch den Kostendruck erzwungenen Effizienzsteigerungen haben zu einer Arbeitsverdichtung für ärztliches und pflegerisches Personal geführt, die diese Präventivmaßnahmen nur noch schwer umsetzen lässt. Vielfach sind die Patienten auch auf die Unterstützung von Angehörigen angewiesen. Diese sind aber oft nicht verfügbar oder selbst hochbetagt und von daher dem schnellen Takt der Krankenhausabläufe nicht mehr gewachsen.

7.2 Bausteine systematischer Ansätze

7.2.1 Erkennung und Dokumentation von Risikofaktoren

Gerade Ältere, die im Krankenhaus stationär aufgenommen werden, bringen nicht nur zahlreiche individuelle Risikofaktoren mit, sie sind auch besonders vielen Faktoren ausgesetzt, die eine delirante Entwicklung auslösen können. Generell kann gesagt werden, dass je mehr Risikofaktoren vorliegen und je höher die Vulnerabilität des Patienten ist, desto weniger oder schwächere Auslösefaktoren zum Delir führen können (Schwellenmodell des Delirs, ► Kap. 3.1). Werden diese Risikofaktoren frühzeitig erkannt, können bei den betroffenen Patienten schwerwiegende Folgen verhindert und die Belastung für die Stationsmitarbeitenden aufgrund eines geringeren Pflege- und Betreuungsaufwandes deutlich gesenkt werden. Die Erkennung von Risikofaktoren sollte in erster Linie in der Kompetenz der Pflegenden liegen, da diese vor allem bei Umsetzung eines Bezugspflegesystems die höchste Kontakthäufigkeit mit den Patienten haben (Pretto und Hasemann 2006) und ärztlicherseits durch Labor- und Medikamentenkontrollen unterstützt werden. Naughton und Kollegen (2005) bestätigen mit ihrem Ansatz, dass die Implementierung eines Früherkennungs- und Managementprotokolls die Prävalenz des Delirs halbieren und die Krankenhausverweildauer um rund dreieinhalb Tage reduzieren kann.

Essenziell für eine delirpräventive Behandlung ist zunächst die Erhebung und Einschätzung von Risikofaktoren, die gleich nach der stationären Aufnahme erfolgen sollte (► Kap. 3.2). Verschiedene Studien belegen, dass die bislang identifizierten Faktoren ein unterschiedlich hohes Risikopotenzial aufweisen. Vor allem Demenzen spielen hierbei eine große Rolle, auf die rund zwei Drittel aller Delirfälle entfallen (Fong et al. 2009). Die Richtlinie des National Institute for Health and Care Excellence (NICE 2010) empfiehlt daher vier Faktoren als besonders geeignet, um Risikopatienten zu identifizieren: ein Alter über 65 Jahre, eine aktuelle oder zurückliegende kognitive Einschränkung, eine Hüftfraktur sowie eine schwere Erkrankung. Weitere Risiken wie Immobilität, Medikation und sensorische Defizite sollten jedoch immer auch mit bedacht und wenn möglich in einer Gesamtschau verbindlich mit entsprechenden delirpräventiven Interventionen versehen werden. Auch bei der Beobachtung von Veränderungen hinsichtlich der identifizierten Risikofaktoren kommt Pflegekräften eine zentrale Rolle zu. Pretto und Hasemann (2006) empfehlen in diesem Zusammenhang eine regelmäßige Einschätzung des mentalen Zustandes eines Patienten – mithilfe von geeigneten Screeninginstrumenten (▸ Kap. 4.2). Bei einem Verdacht auf ein Delir müssen die Delirdiagnose und deren Ursachen weiter abgeklärt werden.

Da die Behandlung von Patienten multiprofessionell und arbeitsteilig erfolgt, ist eine ausführliche Dokumentation der Risikofaktoren, ihrer Veränderung sowie der durchgeführten Interventionsmaßnahmen wichtig, um das gesamte Behandlungsteam über den Patientenstatus zu informieren und eine darauf angepasste weitere Behandlungsplanung vorzunehmen. Wenn Beobachtungen nicht von allen Mitarbeitenden konsequent dokumentiert werden, führt dies u.U. zu Fehldiagnosen oder zum Nichterkennen der Entwicklung eines Delirs.

7.2.2 Schulung aller Berufsgruppen

Verschiedene Studien geben Hinweise auf mehrere Faktoren, die dazu beitragen, dass im Klinikalltag 32 bis 67 % aller Delirien von Stationsmitarbeitenden nicht erkannt oder sogar fehldiagnostiziert werden (Inouye 1994). Auch pflegerisches und ärztliches Fachpersonal kann entsprechende Risikofaktoren teilweise nicht erkennen und die spezifische und oft variierende Phänomenologie der einzelnen Delirtypen nicht einordnen. Nicht nur die Identifikation der hypoaktiven Delirform (▸ Kap. 4.2.1), sondern auch die Abgrenzung zwischen Delir und Demenz ist Stationsmitarbeitenden sehr häufig nicht geläufig. Diese Defizite rühren vor allem aus einem eklatanten Mangel an delirbezogenem Wissen (Ramaswamy et al. 2011), der von Fehlinformationen, mangelnden diagnostischen Fähigkeiten, fehlendem Wissen über den Umgang mit deliranten Patienten und einer nicht fachgerechten Dokumentation gespeist sowie durch Kommunikationsprobleme zwischen ärztlichen und pflegerischen Mitarbeitern verstärkt wird (Steis und Fick 2008). Dies resultiert vor allem aus der Tatsache, dass dieses Thema nur selten fester Bestandteil der medizinischen und pflegerischen Ausbildung ist.

Als Antwort auf diese Unzulänglichkeiten wurden einzelne effektive und gut validierte Schulungsmodule für medizinische und pflegerische Mitarbeiter entwickelt. Grundlegend verweist die Literatur darauf, dass in Schulungen vor allem auf delirbegünstigende Risikofaktoren sowie auf die möglichen Verläufe und Folgen eines Delirs eingegangen werden sollte. Weitere relevante Inhalte sind die spezifischen Merkmale von Delirien, die (Differenzial-)Diagnostik sowie mögliche Präventions- und Interventionsmaßnahmen (Milisen et al. 2005). Tabet und Kollegen (2005) konnten mit ihrem Konzept belegen, dass ein delirspezifisches Trainingsprogramm, das aus einem einstündigen Vortrag mit anschließender Kleingruppendiskussion, der Aushändigung schriftlicher Informationen bzw. Richtlinien sowie regelmäßig durchgeführten Fallbesprechungen besteht, die

Delirprävalenz bei älteren Patienten signifikant reduzieren kann. Das Stop-Delirium!-Projekt von Featherstone und Kollegen (2010) wählt einen anderen Ansatz und setzt einen geschulten und erfahrenen Psychologen ein, der Pflegeheimmitarbeiter über einen Zeitraum von zehn Monaten in Kleingruppen mittels fachgerechter Materialien schult und regelmäßig Fallbesprechungen durchführt. Parallel dazu werden Barrieren im Umgang mit deliranten Bewohnern identifiziert und spezifische Arbeitsmaterialien für den Alltag entwickelt. Jedes teilnehmende Heim bestimmt einen Delirspezialisten, um das Thema nachhaltig im eigenen Setting zu implementieren. Vor allem die individuelle Sicherheit im Umgang mit diesem Thema wie auch das Wissen und der praktische Umgang mit deliranten Bewohnern konnte verbessert und die Delirrate dadurch deutlich gesenkt werden.

7.2.3 Umgebungsgestaltung

Nach Aufnahme in ein Krankenhaus fällt es vor allem älteren Patienten schwer, sich nicht nur an die ungewohnte Umgebung, sondern auch an die für sie oft schwer durchschaubaren Abläufe und häufigen Kontaktwechsel mit Mitarbeitenden verschiedenster Professionen zu gewöhnen (Gemeinnützige Gesellschaft für soziale Projekte 2012). Dies trifft im Besonderen auf die große Zahl von Älteren mit kognitiven Einschränkungen und sensorischen Defiziten wie Sehstörungen zu. Eine delirpräventive Milieugestaltung zielt deshalb darauf ab, die räumlichen, sozialen und organisatorischen Bedingungen im Akutsetting auf die im Alter intrapersonal abnehmenden Bewältigungsmöglichkeiten anzupassen und so Faktoren wie Fremdheit, Orientierungslosigkeit und Unsicherheit bestmöglich zu reduzieren.

Eine prospektive Beobachtungsstudie belegt, dass räumliche und organisatorische Umweltfaktoren wie häufige Raumverlegungen, freiheitsentziehende Maßnahmen und Aufenthalte auf der Intensivstation oder in Langzeitpflegeeinheiten die Schwere einer Delirentwicklung signifikant begünstigen (Anderson 2005). Vice versa verweisen einige Studien auf die Effektivität zahlreicher Präventionsmaßnahmen durch angemessene Milieugestaltung. Meagher (2001) rät beispielsweise dazu, alle unnötigen Gegenstände im Pflegebereich zu entfernen (zum Beispiel die Halterung für Infusionsbeutel), um vor allem nachts Verkennungen und Ängsten vorzubeugen. Ebenso sollten Hochrisikopatienten wenn möglich in einem Einzelzimmer untergebracht werden, um ihnen ausreichend Ruhe zu ermöglichen und Reizüberflutung zu vermeiden. Die Raumtemperatur sollte moderat in einem Bereich von 21 bis 24 Grad Celsius gehalten und der Geräuschpegel durch Personal, Equipment und Besucher bei unter 45 Dezibel am Tag und unter 20 Dezibel in der Nacht liegen. Auch eine ausreichende Beleuchtung sowohl tagsüber als auch in Form eines Nachtlichtes zur Vermeidung von Fehlwahrnehmungen zeigt gute delirpräventive Effekte.

Die soziale Milieugestaltung für ältere Patienten kann dadurch verbessert werden, dass große Visiten mit vielen Personen vermieden und der Kontakt mit Angehörigen (max. zwei zeitgleich) gefördert werden (Ministerium für Gesundheit, Emanzipation, Pflege und Alter des Landes Nordrhein-Westfalen 2012). Hierzu besteht in einigen Krankenhäusern die Möglichkeit, spezifische Räumlichkeiten oder das sog. »Rooming-In« zu nutzen. Auch der regelmäßige Einsatz von Alltagsbegleitern oder ehrenamtlichen Betreuungspersonen ermöglicht delirgefährdeten Patienten Sicherheit und Orientierung. Insbesondere die Arbeit nach dem Bezugspflegesystem reduziert vielen Studien zufolge sowohl das Delirrisiko an sich als auch Dauer und Schweregrad des Delirs. Bezugspflegende können den einzelnen Patienten kontinuierlich betreuen und so nicht nur Delirien frühzeitiger als bei wechselnden Zuständigkeiten erkennen, sondern auch besser die individuellen Bedürfnisse der Patienten erfassen und entsprechend berücksichtigen (Lundstrom et al. 2005; Williams et al. 1985).

7.2.4 Ausgleich sensorischer Einschränkungen

Das Alter per se stellt den größten Risikofaktor für alle Formen sensorischer Einschränkungen dar. Als besonders beeinträchtigend empfinden Ältere funktionale Einschränkungen des Sehens und Hörens. Etwa ein Fünftel der Über-75-Jährigen leidet an hochgradigen Sehbeeinträchtigungen, ein Viertel dieser Altersgruppe hat eine Hörminderung. Da sich diese Beeinträchtigungen als integrale Bausteine des Bewegungsprozesses auch auf die motorische Leistungsfähigkeit auswirken, sind Ältere oftmals auch deshalb von Gleichgewichts-, Koordinations- und Mobilitätsproblemen betroffen. Vor allem eine mehrere Sinnesqualitäten betreffende Einschränkung ist mit hohen psychischen Belastungen und einer erschwerten zeitlichen, situativen und örtlichen Orientierung verbunden. Ohne entsprechende Hilfsmittel wie Brillen und Hörgeräte sind Ältere oftmals völlig hilflos und desorientiert. Krankenhäuser zeigen sowohl architektonisch als auch organisatorisch meist wenig Sensibilität für die Belange dieser Patientenklientel. Sensorische Einschränkungen wirken dabei nicht nur als Risikofaktor für Unfälle und weitere Krankheiten, sondern auch in hohem Maß für eine Delirentwicklung (Inouye et al. 1999). Aus diesem Grund ist es nicht verwunderlich, dass die Studienlage den Ausgleich sensorischer Einschränkungen als eine der effektivsten delirprophylaktischen Intervention hervorhebt (Williams et al. 1985).

Zur Delirprävention ist es wichtig, ältere Patienten beim Einsatz ihrer gewohnten Hilfsmittel angemessen zu unterstützen. Damit verbunden ist die Aufforderung, wenn möglich bei stationärer Aufnahme des Patienten zu erheben, welche Hilfsmittel dieser für eine gute sensorische Funktionalität benötigt und dies entsprechend zu dokumentieren. Nach Operationen sollten Hilfsmittel dem Patienten umgehend zurückgegeben oder wieder angelegt werden (Ministerium für Gesundheit, Emanzipation, Pflege und Alter des Landes Nordrhein-Westfalen 2012). Inouye und Kollegen (1999) weisen darauf hin, dass vor allem kognitiv bereits eingeschränkte Patienten an den Gebrauch ihrer Hilfsmittel erinnert und bei der Handhabung (etwa Einsetzung eines Hörgerätes) unterstützt werden müssen. Hierbei gilt, immer wieder auch die Funktionsfähigkeit dieser Utensilien (etwa Einsatz von Batterien in das Hörgerät, Sauberkeit von Brillen, Zahnprothesen) zu überprüfen.

Neben Interventionen, die direkt beim Patienten ansetzen, können auch umgebungsbezogene Anpassungsmaßnahmen die Ausprägung sensorischer Einschränkungen mindern und so eine leichtere Orientierung unterstützen. Starke Lichtquellen etwa sind zu vermeiden, da sie zu gefährlichen Blendeffekten und Schattenbildungen führen können. Informationsmaterialen können kontrastreich und mit größerer Schrift gestaltet und notfalls vom Pflegepersonal vorgelesen werden. Im Bereich der Akustik tragen unter anderem Möbel aus Holz zu einer Optimierung des Schallschutzes bei.

7.2.5 Mobilisation und Vermeidung von Bewegungseinschränkung

Immobilität stellt vor allem bei älteren Patienten ein häufiges Problem dar. Bereits ab dem 45. Lebensjahr kommt es progredient zu altersassoziierten Veränderungen des Bewegungsapparates, die zu einer Beeinträchtigung der Bewegungsfähigkeit führen können. Nicht nur Knochenmasse und Muskelkraft nehmen ab, auch die Wahrscheinlichkeit degenerativer Gelenkveränderungen durch Verschleißerscheinungen nimmt zu. Ferner treten vermehrt entzündliche Erkrankungen an Skelett und Gelenken auf. Ursache hierfür sind nicht selten hormonelle Veränderungen, Malnutrition, mangelhafte körperliche Bewegung oder Fehlbelastungen. Bestimmte Krankenhausbehandlungen wie Operationen beeinträchtigen die Mobilität durch postoperative Folgen wie Schmerzen oder Drainagen zusätzlich und führen nicht selten dazu, dass Betroffene ihr Bewegungslevel reduzieren und so gezielte Interventionsmaßnahmen unabdingbar sind.

Zahlreiche Studien weisen nach, dass individualisierte mobilitäts- und bewegungsfördernde Interventionsbausteine das Delirrisiko deutlich senken (Fong et al. 2009). Wichtig ist, dass die Förderung und Unterstützung der Mobilität so früh wie möglich einsetzt und regelmäßig durchgeführt wird. Häufigere und kürzere Interventionen sind dabei längeren Mobilisationen vorzuziehen. Bewegungseinschränkende Hilfsmittel (z.B. Drainagen, Blasenkatheter) müssen sobald wie möglich entfernt (Inouye 2004) und gezielte Bewegungsübungen unter Einbezug von Physiotherapeuten, aber auch durch Anleitung von Angehörigen oder Laienhelfern durchgeführt werden. Auch bei Patienten, die das Bett (noch) nicht verlassen können, kann körperliche Aktivität im Sitzen oder Liegen unterstützt werden.

Da nach zurückliegenden Stürzen die Angst vor weiteren Ereignissen dieser Art stark erhöht ist (Scheffer et al. 2008), müssen mögliche Hindernisse und Risiken entsprechend eliminiert werden. Die Eigenmotivation zu Bewegungssequenzen kann über Anreize zum Verlassen des Patientenzimmers erreicht werden – etwa durch wechselnde Ausstellungen auf den Fluren, erreichbare Patientencafés oder durch Anleitungen zu Fitnessübungen, die im Flurbereich angebracht sind und ohne weitere Hilfsmittel durchgeführt werden können. Auch durch Sitzgelegenheiten in regelmäßigen Abständen im Flurbereich kann eigenmotivierte Mobilisation gefördert werden (Ministerium für Gesundheit, Emanzipation, Pflege und Alter des Landes Nordrhein-Westfalen 2012).

Insbesondere nach Manifestation eines Delirs verweisen Multikomponentenmodelle auf die Wichtigkeit einer gezielten Bewegungsförderung. Hierzu besteht die Möglichkeit, dem Betroffenen ein bis zweimal täglich individuell strukturierte

Physiotherapie zu gewähren, die Beweglichkeit und die Aktivitäten des täglichen Lebens durch Hilfsmittel zu unterstützen (z. B. stabiles, ggf. spezielles Schuhwerk) sowie den Patienten regelmäßig dazu aufzufordern, an der Ergotherapie und an Freizeitveranstaltungen teilzunehmen. Im Hospital Elder Life Programm (Inouye et al. 1999) werden individualisierte Bewegungsübungen im Bett oder Spaziergänge auf dem Flur von geschulten Ehrenamtlichen durchgeführt. Fixierungen durch Bettgitter, Gurte oder Stecktische sind weitestgehend zu vermeiden. Sie stellen ein Delirrisiko dar (▶ Kap. 3.2). Auch Infusionsschläuche oder Katheter können die Bewegung erheblich einschränken. Eine Reduktion der bewegungseingeschränkten Zeiten durch kluge Planung der Infusionszeiten in die Ruhezeiten trägt so zur Delirprävention bei.

7.2.6 Nahrungs- und Flüssigkeitsaufnahme

Multiple Faktoren, die teilweise altersassoziiert sind – etwa ein reduzierter Geruchs- und Geschmackssinn, verminderter Durst –, sowie demenzielle Erkrankungen oder andere psychische Störungen wie Depressionen erhöhen mit zunehmendem Alter das Risiko für Malnutrition. Vor allem in stationären Pflegeeinrichtungen und Krankenhäusern sind bis zu zwei Drittel der Älteren betroffen. Neben ernährungsbedingten Defiziten begünstigen auch Störungen im Wasser- und Elektrolythaushalt die Entstehung eines Delirs. Diese resultieren als multifaktorielles Problem unter Beteiligung physiologischer Altersveränderungen oftmals aus einem deutlich reduzierten Durstempfinden, das durch eine zu geringe Flüssigkeitszufuhr die Gefahr einer Dehydrierung erhöht. Aus diesem Grund empfiehlt die DGEM-Leitlinie Klinische Ernährung, dass »Ernährungsmaßnahmen [...] bei geriatrischen Patienten mit Delir oder mit Risiko für Delir und ungenügender Nahrungsaufnahme ergriffen werden [sollen], um Mangelernährung und Dehydration zu vermeiden und dadurch Inzidenz, Dauer und Komplikationen des Delirs zu reduzieren« (Volkert et al. 2013, S. e17).

Zahlreiche Studien, die mit Blick auf die Prävention eines Delirs spezifische Maßnahmen zur Sicherung der Ernährung und Hydration bei älteren Patienten untersuchen, verweisen auf eine im Vergleich zur Standardversorgung signifikant reduzierte Delirinzidenz während des stationären Aufenthaltes (Lundstrom et al. 2007; Vidan et al. 2009). Olofsson und Kollegen (2007) konnten in einer Studie mit 157 Patienten mit Schenkelhalsfraktur im Alter von ≥ 70 Jahren belegen, dass Ernährungsinterventionen wie etwa die Erfassung der Nahrungsmenge, das Angebot proteinangereicherter Mahlzeiten und die Bereithaltung zusätzlicher Zwischenmahlzeiten die Anzahl an Delirtagen signifikant senken.

Eine Projektgruppe um Gurlit (2008) entwickelte analog zur Wirksamkeit dieser Maßnahmen praktische und leicht in den Arbeitsalltag zu integrierende Anregungen. Empfohlen werden unter anderem die Verwendung farbiger Unterlagen auf dem Teller (z. B. Serviette), um durch den Kontrast den Teller besser hervorzuheben, sowie die Vermeidung der Nahrungsaufnahme im Bett, da vor allem Demenzerkrankte dieses Setting nicht mit der Aufnahme von Mahlzeiten verbinden. Speisen können appetitanregend angerichtet und ggf. mit Hilfsmitteln dargereicht werden. Die Kontrolle ausreichender Flüssigkeitsaufnahme kann in Form einer Tee-Karaffe auf dem Tisch mit Flüssigkeitsspiegel-Hinweis oder mittels Notierung des Anbruchdatums auf der Flasche erfolgen. Farbige Getränke haben dabei den Vorteil, dass die Restmenge deutlich sichtbar ist. Auch die Darreichung von Wunschgetränken kann die Trinkmotivation Älterer deutlich steigern (Ministerium für Gesundheit, Emanzipation, Pflege und Alter des Landes Nordrhein-Westfalen 2012). Auch die ungestörte, in Gemeinschaft erfolgende Einnahme der Mahlzeit fördert die Mengenaufnahme von Nahrungsmitteln und Getränken.

7.2.7 Kognitive Aktivierung und emotionale Entlastung

Bei älteren Menschen bedingt meist eine Akutproblematik die Aufnahme in ein Krankenhaus. Aus Patientenperspektive ist das Krankenhaus dadurch ein sehr ambivalent besetzter Ort, der in der Regel einen deutlichen Bruch mit dem Alltag nach sich zieht. Der Patient empfindet einerseits Hoffnung auf Genesung, befindet sich andererseits aber in einer unvertrauten Situation und ist durch die fremden Routinen oftmals geängstigt. Vor allem bei Vorliegen einer demenziellen Entwicklung ist solch eine Situation für den Betroffenen mit einem hohen Maß an Stress und Unsicherheit verbunden, da er die Situation nicht einordnen kann. Mit Blick auf die kognitive Situation von älteren Patienten zeigt sich, dass im Krankenhaus regelhaft anzutreffende Reizüberflutungen, aber auch Reizentzüge, Monotonie oder Reizverarmungen gewichtige delirogene Faktoren darstellen. Die überwiegend sterilen Krankenzimmer, die einheitliche Kleidung des Personals sowie die wenig gestalteten Flure und die geringe Eigenaktivität des Patienten begünstigen dies und führen so oftmals zu einer (weiteren) Abnahme kognitiver Leistungsfähigkeit während der Hospitalisierung.

Zahlreiche Handlungsempfehlungen erklären auf kognitive und emotionale Prozesse zielende Interventionsbausteine für eine effektive Delirprävention als unabdingbar (NICE 2010). Zur emotionalen Entlastung von delirgefährdeten oder -erkrankten Patienten stehen Verhaltensregeln im Fokus, die sowohl zur Orientierung der Patienten beitragen, als auch deren Ängste und Stressempfinden reduzieren. Hierbei zeigen sich in der Altenhilfe bereits etablierte Konzepte als bestmögliche Methode im Umgang mit emotional belasteten oder psychomotorisch unruhigen Patienten. Neben der Anwendung verbaler und nonverbaler Techniken in Situationen, in denen Patienten gestresst wirken, ist es sinnvoll, diverse Trigger (etwa Begriffe wie »Kanüle«) oder auch eine Ansprache von »oben herab« zu vermeiden, da diese eine negative Grundstimmung des Patienten verstärken können. Da sich ein Patient während einer deliranten Phase oftmals fremd, beunruhigt oder bedroht fühlt, ist es gut, mit ihm über diese Erfahrung zu sprechen. Da sich darüber hinaus viele Patienten auch nach einer deliranten Phase an für sie oft peinliche Einzelheiten erinnern können, empfiehlt es sich, gezielt gerade auch in dieser Situation Patienten durch Empathie und Verständnis emotionale Entlastung zu verschaffen (Breitbart et al. 2002).

Regelmäßige Gespräche aktivieren den Patienten nicht nur emotional, sondern auch kognitiv. Aktivierung kann jedoch auch durch Farbakzente und ansprechende

Bilder in den verschiedenen Räumlichkeiten, einladend gestaltete Aufenthaltsräume mit Aktivierungsmaterial, eine Bücherei oder flexible Besuchszeiten gestärkt werden. Weitere Möglichkeiten bestehen in der Durchführung von kognitiven Trainings etwa mit Wortspielen (Inouye 2004), 10-Minuten-Aktivierungen sowie der Erarbeitung einer Tagesstruktur.

7.2.8 Tagesstrukturierung und Bedürfnisorientierung

Untersuchungen zu der Art und Weise, wie Ältere ihre Zeit einteilen, zeigen auf, dass ihr Tagesablauf fast wie ein Berufstag gestaltet ist und zahlreiche Routinen innerhalb und außerhalb der Wohnung wesentlich dazu beitragen, dass sie sich trotz physiologischer Einschränkungen in ihrer gewohnten Umgebung arrangieren können. Die vertrauten Rituale und Abläufe vermitteln Sicherheit und Orientierung und tragen damit zur Wahrung der Kontinuität des Lebens und der eigenen Identität bei. Im Widerspruch hierzu steht das Milieu eines Krankenhauses, dessen Strukturen durch eine funktionale Sichtweise geprägt sind und eine den gesamten Behandlungsprozess begleitende patientenbezogene Sichtweise vermissen lassen. Der Patient wird in eine passive Rolle gedrängt und muss häufig lange Wartezeiten und durch verschiedene Untersuchungen bedingt viele Ortswechsel in Kauf nehmen. Er wird in seiner Privatsphäre und Autonomie durch fremde Mitpatienten im Zimmer oder die Intimsphäre verletzende Prozeduren (z. B. Tragen eines Flügelhemdes) beschnitten. Der kollektive Tagesablauf zwingt ihn, seine Gewohnheiten etwa durch frühes Wecken zu ändern und die Begrenzung der Kontakte zu Mitpatienten unter gleichzeitiger Toleranz der unpersönlichen Beziehungsformen seitens der Mitarbeitenden zu akzeptieren.

Best-Practice-Modelle wie das stationsbasierte »POD-Programme« (»Prevention of Delirium«) verweisen jedoch darauf, dass diese gerade für Ältere dysfunktionalen Gegebenheiten durch eine stärkere Berücksichtigung individueller Bedarfe und Gewohnheiten ersetzt werden müssen, um Delirien vorzubeugen. Die Effektivität des Programms basiert hierbei auf einem Maßnahmenbündel, in dessen Mittelpunkt die an der Bedarfsorientierung des Patienten ausgerichtete Betreuung mit ganzheitlichem Ansatz steht. Diese wird erreicht durch

1. pflegerisch-medizinische Maßnahmen (z. B. Medikamenten- und Schmerzmanagement),
2. durch individualisierte Maßnahmen, die je nach Zustand des Patienten mittels Ehrenamtlichen und/oder Pflegekräften durchgeführt werden (z. B. Mobilisierung, Hilfe bei den Mahlzeiten), sowie
3. durch pflegeergänzende Maßnahmen, ausgeführt durch angeleitete Freiwillige oder Angehörige (z. B. soziale und kognitive Aktivitäten) (Godfrey et al. 2013).

Auch validierte Konzepte für den Umgang mit demenzerkrankten Patienten im Krankenhaus stellen wesentliche delirpräventive Bausteine bereit. Hierbei eignet sich unter anderem das Konzept des »Teekesselchens« im Gemeinschaftskrankenhaus Herdecke, das über das Angebot einer Tagesbetreuung einen strukturierten Tagesablauf schafft und dadurch an die gewohnte Alltagsstruktur des Patienten anknüpft. Durch verschiedene Beschäftigungsangebote und kontinuierliche persönliche Ansprache wird dieser nicht nur aktiviert, sondern gewinnt auch Sicherheit, Vertrautheit und Orientierung (Ministerium für Gesundheit, Emanzipation, Pflege und Alter des Landes Nordrhein-Westfalen 2012). Darüber hinaus können Elemente, wie sie in segregativen Stationen für Demenzerkrankte implementiert sind, bei Übertragung auf integrative Stationen wesentliche delirbegünstigende Risikofaktoren deutlich minimieren. Das Modellprojekt »GISAD« beispielsweise, die »Geriatrisch-internistische Station für akut erkrankte Demenzpatienten« im Bethanien-Krankenhaus Heidelberg, entwickelte bereits bestehende interdisziplinäre Angebote zur Gestaltung eines tagesstrukturierenden Angebotes mit zwei Schwerpunkten weiter:

1. Therapeutische Angebote fokussieren eine Kompetenzerhaltung und -förderung (z. B. Gedächtnistraining, Einzel- und Gruppengymnastik).
2. Beschäftigungsangebote durch zwei Präsenzkräfte auf 450-Euro-Basis greifen das primäre Ziel des Zeitvertreibs und das sekundäre Ziel der Erhaltung und Förderung individueller Alltagskompetenzen auf (z. B. durch Malen, Basteln, Gesellschaftsspiele).

Die Übernahme vertrauter Tagesstrukturen in den Stationsalltag ist jedoch oftmals auch ohne weitreichende strukturelle Veränderungen mit geringen Mitteln möglich. Die Durchführung der morgendlichen Körperpflege oder das Anbieten von Mahlzeiten kann möglichst zu vertrauten Zeiten und ohne Unterbrechung durch Behandlungsmaßnahmen erfolgen. Bestenfalls findet die Nahrungsaufnahme am Tisch unter Begleitung von Angehörigen, Freiwilligen oder Pflegekräften statt. Es empfiehlt sich, den Patienten jeden Tag einen ähnlichen Tagesablauf zu ermöglichen und ihnen morgens einen Tagesplan mit festen Terminen auszuhändigen, sodass im besten Fall sogar die Begleitung zu Untersuchungsterminen durch Angehörige organisiert werden kann. Immer wieder sollten Patienten Beschäftigungsangebote erhalten bzw. zu diesen motiviert werden (z. B. Bücher lesen, Musik hören, attraktive Ziele im Haus und Rückzugsmöglichkeiten wie die Cafeteria oder die Kapelle aufsuchen). Daneben gilt in gleichem Maße, den Patienten nicht zu überfordern und auch Ruhezeiten über den Tag verteilt zu ermöglichen, um damit einen gesunden Tag-Nacht-Rhythmus zu unterstützen (Ministerium für Gesundheit, Emanzipation, Pflege und Alter des Landes Nordrhein-Westfalen 2012).

7.2.9 Förderung eines gesunden Schlafverhaltens

Durch altersphysiologische Vorgänge verändert sich mit zunehmendem Alter auch das Schlafverhalten. Ältere Menschen wachen in der Nacht häufiger auf und zeigen eine abnehmende Schlaftiefe, die ihren Schlaf insgesamt deutlich störungsanfälliger macht. Bei einem Krankenhausaufenthalt kommt hinzu, dass nicht nur der gewohnte Tagesablauf des Patienten den Krankenhausroutinen untergeordnet und dadurch der gewohnte Tag-Nacht-Rhythmus gefährdet wird, sondern auch die den

Heilungsprozess begünstigende Nachtruhe durch zahlreiche Umgebungsfaktoren wie Geräusche von Apparaturen oder dem Eintreten von Stationsmitarbeitern zusätzlich geschmälert werden kann. Schlafstörungen und Delirien stehen dabei in einem engen Zusammenhang. Schlafentzug stellt auf der einen Seite einen wesentlichen Auslöser für eine Delirentwicklung dar, andererseits zeigen delirante Patienten häufig einen gestörten Schlaf-Wach-Rhythmus. Dies verdeutlicht die Notwendigkeit schlaffördernder Maßnahmen, für die in der Literatur eine hohe Evidenz belegt wird.

Da für Schlafstörungen insbesondere bei Älteren oftmals Schmerzzustände disponierend sind, müssen diese bei der Förderung eines gesunden Schlafverhaltens immer mit bedacht werden (Robert Koch-Institut 2005). Vor allem bei frisch operierten Patienten reduziert die abendliche Gabe eines Schmerzmittels schlafstörende Einflüsse (Pretto und Hasemann 2006). Da jedoch auch Nebenwirkungen von Medikamenten ein adäquates Schlafverhalten beeinträchtigen können, sollten schlafstörende Medikamente identifiziert und durch nicht-medikamentöse Strategien auf eine Förderung des physiologischen Schlafes hingewirkt werden. Nach McDowell und Kollegen (1998) schlafen 74 % aller Patienten spätestens nach einer Stunde ein, wenn sie vorab eine fünfminütige Rückenmassage bekommen, ein warmes Getränk (am besten Milch oder Kräutertee) zu sich nehmen und entspannende Musik hören. Weitere nicht-medikamentöse Schlafförderungsmaßnahmen sind neben gezielten Massagen von Händen oder Rücken auch wärmende Fuß- oder Handbäder. Das Anheben der Körpertemperatur durch vorgewärmte Decken, Bettflaschen oder gewärmte Socken verkürzt ebenfalls die Einschlafzeit. Positiv wirken sich z. B. auch auf eine Serviette getupftes Lavendelöl oder Schlafteezubereitungen aus Hopfen, Melisse und Baldrian aus.

Analog dazu belegen viele Studien, dass auch eine Umgebung mit minimaler Geräuschkulisse und geringer Beleuchtung möglichst lange Schlafperioden in der Nacht ermöglicht und das Delirrisiko deutlich senkt (Fong et al. 2009). Zur Verbesserung des nächtlichen Schlafverhaltens sollten Patienten mindestens sechs Stunden nicht durch die Gabe von Medikamenten, die Überprüfung von Vitalfunktionen oder andere Prozeduren gestört werden (Inouye 2004). Wesch und Kollegen (2010) empfehlen darüber hinaus, notwendige Pflegeaktivitäten am Tag zu bündeln und im Tagesablauf gezielt Ruhepausen für ältere Patienten einzuplanen. Dadurch wird eine Reizüberforderung und Erschöpfung am Tag vermieden und in Kombination mit einem ausreichenden Bewegungs- und Aktivitätslevel am Tag die Voraussetzung für eine gesunde Nachtruhe hergestellt (Royal College of Physicians und British Geriatrics Society 2006).

7.2.10 (Re-)Orientierungsmaßnahmen und Raumgestaltung

Ein Konglomerat an altersabhängigen intrapersonalen Prozessen erschwert älteren Menschen die Adaptation an veränderte Situationen. Verantwortlich hierfür ist vor allem die Abnahme der fluiden Intelligenz, die sich mit steigendem Alter durch eine nachlassende Kombinationskompetenz, die Reduktion der Flexibilität des Denkens und damit verbunden durch eine erschwerte Orientierungsfähigkeit in neuen

Situationen bemerkbar macht. Diese wird vor allem dann zusätzlich geschmälert, wenn Veränderungen, wie die meist akute Aufnahme ins Krankenhaus, unvorhersehbar sind. Auch krankenhausbezogene Maßnahmen wie Operationen schränken durch die Auswirkung einer Anästhesie sowohl die Merkfähigkeit als auch die Informationsverarbeitung nochmals weiter ein.

Zur notwendigen Unterstützung der (Re-)Orientierung älterer Patienten gibt die Literatur zahlreiche Empfehlungen. Auf verbaler Ebene reduziert vor allem ein klarer Kommunikationsstil verbunden mit der Vermeidung eines Fachjargons in Anwesenheit des Patienten weitere delirbegünstigende Faktoren wie die Entwicklung von Wahnideen (Meagher 2001). Ebenso wird empfohlen, dass Risikopatienten mehrmals täglich situationsorientiert auf die Tageszeit, den Tag und den momentanen Ort aufmerksam gemacht werden sollen. Zur besseren Orientierung sollten sich Stationsmitarbeitende vor Beginn einer Behandlungsmaßnahme immer kurz vorstellen und das weitere Vorgehen erläutern (Inouye et al. 1999; Lundstrom et al. 2005).

Orientierungsgebende Anpassungen können auch durch das Anbringen von realitätsorientierenden Elementen im Patientenzimmer erfolgen. Hierbei empfiehlt sich etwa eine große Uhr mit Zahlen, ein Kalender in Augenhöhe, eine kurze Information zur Klinik und zur Station sowie eine eindeutige Kennzeichnung von Bett, Nachttisch oder Schrank mit Namen, Farben oder Bildern, die der Patient mit sich in Verbindung bringt. Vor allem für stark kognitiv eingeschränkte Patienten trägt auch die Kennzeichnung der Toilette mit einem Bild oder Symbol wesentlich dazu bei, sich besser zurechtfinden zu können (Ministerium für Gesundheit, Emanzipation, Pflege und Alter des Landes Nordrhein-Westfalen 2012).

Diverse Leitlinien empfehlen auch regelmäßige und wiederholte Interventionen (mindestens drei Mal täglich) zur personalen Orientierung – etwa durch direkte Ansprache des Patienten mit seinem Namen (Royal College of Physicians und British Geriatrics Society 2006). Identitätsorientierend sind in diesem Zusammenhang auch die Ausstattung des Krankenzimmers mit persönlichen Gegenständen in Sicht- und Reichweite des Patienten, das Tragen seiner eigenen Kleidung sowie regelmäßige Kontakte mit vertrauten Bezugspersonen.

7.2.11 Schmerzerfassung und Schmerzmonitoring

Menschen ab 65 Jahren weisen populationsbezogenen Untersuchungen zufolge eine Prävalenz chronischer Schmerzerkrankungen von 50 % auf, die mit zunehmendem Alter weiter ansteigt (Royal College of Physicians und British Geriatrics Society 2006). Ursächlich hierfür sind häufig degenerative Wirbelsäulenveränderungen, Arthrose, Osteoporose, arterielle Verschlusskrankheiten oder neurologische Leiden. Bei einem Krankenhausaufenthalt werden oft Prozeduren durchgeführt (z. B. Operationen, Mobilisationsübungen), die weitere Schmerzen auslösen. Häufig resultieren aus einem hohen Level an Schmerzen negative physische Auswirkungen wie Immobilität oder psychische Auswirkungen wie eine negative emotionale Grundhaltung. Sie gelten damit als hoher Risikofaktor für die Entstehung eines Delirs.

Der Großteil wissenschaftlicher Erhebungen unterstreicht, dass Schmerzmonitoring die Grundlage einer adäquaten Schmerztherapie bildet und die damit verbundene Stressreduktion nicht nur die Häufigkeit, sondern auch den Schweregrad von Delirien effizient reduzieren kann (Vaurio et al. 2006). Die Leitlinie des NICE (2010) plädiert in diesem Zusammenhang dafür, insbesondere bei Patienten mit Kommunikationsschwierigkeiten (etwa Demenzerkrankte) gezielt auf nonverbale Anzeichen für Schmerzen (etwa veränderte Mimik, Veränderung der Lautbildung) zu achten. Bei denjenigen Patienten, bei denen Schmerzen vermutet oder klar identifiziert werden können, sollten schmerzreduzierende Maßnahmen eingeleitet und regelmäßig evaluiert werden. Siegemund und Kollegen (2011) empfehlen zur Schmerzerhebung für kommunikationsbeeinträchtigte Patienten die Behavioral Pain Scale (BPS), die auf Intensivstationen in der Beatmungssituation validiert wurde, für alle übrigen Patienten den Einsatz der Visual Analog Scale (VAS), bei der ein Score < 3 angestrebt werden sollte. Speziell für die Schmerzerkennung bei Demenzerkrankten liegen auch die Beobachtungsskalen BESD (Beurteilung von Schmerzen bei Demenz) und BISAD vor (▶ Kap. 3.2), wobei die BESD Beobachtungen unabhängig von der Pflege, in der Pflegesituation und bei gewohnten Tätigkeiten erfasst, während die BISAD vor allem die Mobilisation in den Blick nimmt.

Als besonders wirksam zur Verhinderung oder Abschwächung eines Delirs gilt eine Schmerzmittelgabe, die zu festen Zeiten und nicht erst bei Bedarf erfolgt. Pretto und Hasemann (2006) plädieren darüber hinaus für eine zusätzliche Schmerzmittelgabe vor der Durchführung schmerzhafter Verrichtungen (zum Beispiel Mobilisation). Der Patient kann so am Tag besser mobilisiert und delirfördernden Schlafproblemen besser vorgebeugt werden (Lundstrom et al. 1993). Ergänzend zu einem adäquaten medikamentösen Schmerzmanagement sollten immer auch nichtmedikamentöse Maßnahmen wie Kälte, Massagen oder Lagerungstechniken eingesetzt werden, da Schmerzmedikamente auch die Gefahr bergen, ein Delir zu begünstigen (▶ Kap. 3.2).

7.2.12 Einbezug von Angehörigen

Da Patienten mit zunehmendem Alter vulnerabler für zahlreiche krankenhausassoziierte Stressfaktoren und Unsicherheiten sind, kommt Angehörigen oftmals eine wichtige delirpräventive Rolle im Bereich der Pflege, Betreuung und Fürsorge zu. Gerade ältere Patienten wünschen sich den Einbezug von engen Bezugspersonen und geben sogar das Krankheitsmanagement an diese ab, wenn sie sich selbst überfordert fühlen. Die Integration von Angehörigen in Behandlungs-, Aufklärungs- und Betreuungsprozesse erfolgt seitens der Stationsmitarbeitenden in der Regel jedoch nur sporadisch und ist abhängig von ihren Traditionen, persönlichen Erfahrungen und Wahrnehmungen. Eine gelungene Einbindung Angehöriger scheitert oft daran, dass Angehörige zu wenig aufgeklärt und angeleitet werden und sich so schwer tun, etwa mit den durch das Delir veränderten Verhaltensweisen der Betroffenen adäquat umzugehen.

Das komplexe Zusammenspiel der Angehörigen mit patientenbezogenen und umweltspezifischen Risikofaktoren ist in Abbildung 7.1 dargestellt. Das Verhalten der Angehörigen kann sich in verschiedener Weise delirbegünstigend oder -verstärkend auf die Entwicklung eines Delirs auswirken und stellt so eine eigene Risikogruppe dar.

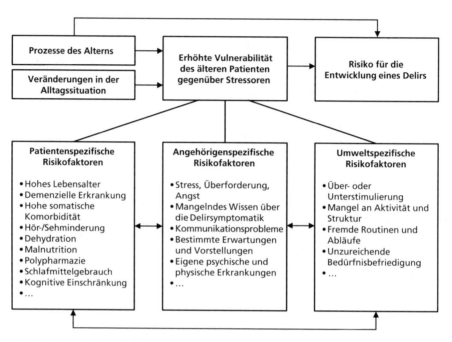

Abb. 7.1: Angehörige als Risikofaktor für die Entwicklung eines Delirs

Zahlreiche Erhebungen verweisen auf das große *delirpräventive Potenzial Angehöriger.* Bereits im Rahmen der Diagnostik und Behandlungsplanung können sie wichtige Informationen zur Krankheitsanamnese und damit verbunden zu möglichen kognitiven Auffälligkeiten, zu persönlichen Vorlieben und Gewohnheiten, zum Pflegezustand, zur Hilfsmittelversorgung oder zu spezifischen delirogenen Risikofaktoren geben.

Im Verlauf der weiteren Betreuung können Angehörige den Patienten in seiner Orientierung durch die Einbindung in kognitive Reorientierungsmaßnahmen unterstützen, indem sie ihn wiederholt an Situation, Zeit und Ort erinnern. Aufgrund ihres Zugangs zum Betroffenen und ihrer Erfahrung wirken enge Bezugspersonen auf ältere Patienten meist beruhigender als Stationsmitarbeitende und beugen so nicht nur Stress vor, sondern tragen zugleich oft wesentlich zur Vermeidung von Verhaltensauffälligkeiten bei (Martin-Cook 2001). Gleichzeitig ist eine gute Aufklärung über aktuelle Abläufe, medizinische Notwendigkeiten und zu erwartende Komplikationen wie das Delir erforderlich, um im Gegenzug die Negativeinflüsse zu vermeiden, die einerseits durch Beunruhigung und Angst Angehöriger entstehen können, andererseits durch Überstimulation des Kranken auftreten und dann wiederum in Verhaltensauffälligkeiten der Patienten münden können.

Auch Patienten, die bereits ein Delir entwickelt haben, können mit Unterstützung ihrer Angehörigen leichter kommunizieren und gewinnen dadurch ein höheres Maß an Sicherheit, die sekundärpräventiv einer Verschlechterung der Symptomatik entgegentritt. Wenn Angehörige bereit sind, einen großen Teil der Beaufsichtigung zu übernehmen, erleichtert dies den Patienten die Orientierung und dämmt Verhaltensauffälligkeiten ein. So können sonst vielleicht notwendige Fixierungs- oder Sedierungsmaßnahmen oftmals umgangen oder zeitlich beschränkt werden.

7.3   Medikamentöse Delirprophylaxe

Angesichts der Vielzahl von Risikofaktoren (▶ Kap. 3.2) und risikoerhöhenden strukturellen Gegebenheiten erscheint eine medikamentöse Delirprophylaxe insbesondere bei planbaren chirurgischen Eingriffen oder auch in der Frühphase von Infektionen grundsätzlich wünschenswert. Gleichzeitig dämpft die Komplexität der Delirentstehung die Hoffnung, dass durch eine einfache medikamentöse Intervention die Kaskade der Delirentwicklung unterbrochen werden könnte. Dies erklärt, dass in den letzten Jahren verschiedenste medikamentöse Ansätze auf ihre Tauglichkeit zur Delirprävention hin untersucht wurden.

Hinsichtlich einer medikamentösen Delirprävention ist zunächst zu betonen, dass die Implementierung einer geriatrischen Beratung in die chirurgischen Behandlungsabläufe zu einer deutlichen Verbesserung der Behandlungsergebnisse, insbesondere zur Reduktion von Delirien geführt hat (Marcantonio et al. 2001). Empfehlungen hinsichtlich der Medikation bestanden v. a. aus Schmerzmedikation, der Vermeidung von Anticholinergika, unnötiger Sedierung und Doppelmedikation, einer Optimierung der Blutdruckmedikation und der Sauerstoffversorgung des Gehirns sowie aus der Elektrolyt- und Flüssigkeitskontrolle. Zusätzlich wurden mögliche kardiale und pulmonale Komplikationen überwacht und die Früherkennung und Behandlung von Infektionen sichergestellt. Ein solcher ärztlicher Multikomponentenansatz, der die nicht-medikamentösen Interventionen, die oben beschrieben wurden, integriert, gilt als Grundvoraussetzung für eine erfolgreiche Delirprävention, insbesondere im chirurgischen Setting.

Erst wenn diese Bausteine umgesetzt sind, kann über eine medikamentöse Delirprophylaxe im engeren Sinne nachgedacht werden. Die prophylaktische Gabe einer spezifischen Medikation, die die Delirentwicklung verhindern oder doch wenigstens abmildern und verkürzen soll, erscheint angesichts der vielen pathophysiologischen Einflüsse zunächst kaum umsetzbar. Bei Verabreichung am Anfang der »Endstrecke Delir« könnten aber einige Substanzen regulierend eingreifen und die Delirschwelle nach oben verschieben.

Ausgehend von der pathophysiologischen Erkenntnis, dass im Alter die cholinerge Reservekapazität des Gehirns zunehmend geringer wird und gerade die anticholinerg-dopaminerge Dysbalance eine wesentliche Rolle in der Entwicklung der gemeinsamen Endstrecke zum Delir, zur akuten Enzephalopathie, spielt, liegt es nahe, zunächst eine Verbesserung der cholinergen Reserve zu schaffen. So kann z. B. mittels Cholinesterasehemmern, wie sie auch zur Behandlung der Demenzerkrankungen – insbesondere der Alzheimerkrankheit, der Lewy-Körperchen- und der Parkinson-Demenz – empfohlen und zugelassen sind, die cholinerge Transmitterfunktion über eine Verlangsamung des Acetylcholin-Abbaus gestärkt werden. Ein ähnlicher Ansatz, der von anästhesiologischer Seite verfolgt wird, liegt in der Anwendung von Physostigmin.

Weitere Studien nutzten die zur Delirbehandlung eingesetzten antidopaminergen Substanzen zur Delirprävention und setzten Antipsychotika, insbesondere Haloperidol, prophylaktisch ein. Eine gänzlich andere Strategie wurde über die Verbesserung der Tag-Nacht-Rhythmik während der perioperativen Phase verfolgt. Hier wurde das für die zirkadiane Rhythmik verantwortliche Hormon Melatonin mit dem Ziel einer Delirprävention durch Reinstallation und Stabilisierung des Schlaf-Wach-Rhythmus perioperativ angewendet. Die delirogene Wirkung höherer Benzodiazepindosen ist inzwischen kaum mehr umstritten, unklar bleibt allerdings, inwieweit hierbei deren sedierender Effekt hauptursächlich ist (Skrobik und Chanques 2013). Unter dieser Fragestellung wurde auch Dexmedetomidin, ein bislang nur für die Intensivstation zugelassener, hochselektiver Alpha-2-Blocker eingesetzt.

7.3.1 Cholinergika

Der wohl aus pathophysiologischen Erwägungen am nächsten liegende Ansatz ergibt sich aus der Stärkung der intrazerebralen cholinergen Transmission. Eine Vielzahl pathophysiologischer Belege unterstützt die Annahme einer Reduktion des cholinergen Einflusses als wesentliche Ursache der Delirentwicklung im Alter. Das klassische anticholinerge Delir mit seinen typischen Symptomen der Hautrötung, Hauttrockenheit, Exzitationssymptomen und Verwirrtheit, wie es durch Intoxikationen mit Giften (Engelstrompete oder Anticholinergika-Überdosierung) entsteht, wird schon seit Jahrzehnten mit dem Antidot Physostigmin behandelt, das allerdings aufgrund seiner kardialen Risiken, insbesondere Asystolien, nur unter Monitorbedingungen Anwendung findet. Bei schweren anticholinergen Delirien (▸ Kap. 4.2.3) sind auch kontinuierliche i.v. Administrationen beschrieben, die jeweils gute Delirrückbildungen erreichen konnten. Allerdings liegen hier fast nur Einzelfallberichte von Kindern oder jungen Erwachsenen vor. Eine Vielzahl von Tierversuchen stützt die These der Reduktion proinflammatorischer Regulation durch die Hemmung der Acetylcholinesteraseaktivität. Zwei größere Studien zur Reduktion postoperativer Delirien und sogenannten POCD (Postoperative Cognitive Dysfunction) sind derzeit in Deutschland in der Rekrutierungsphase, um die positiven Tierversuchsergebnisse auch bei Menschen zu belegen.

Weniger positiv sind die Ergebnisse der zur Behandlung der Alzheimer-Demenz gängigen Cholinesterasehemmer Donepezil und Rivastigmin. Beide Substanzen sind auch zur Prophylaxe eines (postoperativen) Delirs beim Gesunden, primär nicht kognitiv eingeschränkten älteren Patienten eingesetzt worden. Donepezil wurde bei Patienten mit elektiver Hüftoperation und nach Hüftfraktur getestet und wies keinen positiven Effekt auf Delirinzidenz und Delirdauer auf, verursachte aber wesentlich mehr Nebenwirkungen als Placebo. Rivastigmin wurde in einer Studie bei elektiver Kardiochirurgie ohne Effekt eingesetzt. Insgesamt kann daher der Einsatz von Cholinesterasehemmern derzeit nicht generell zur Delirprophylaxe empfohlen werden (American Geriatrics Society 2015).

Anders ist die Datenlage allerdings für die Delirprävention bei gleichzeitig vorliegender Demenz. Hier ist für Patienten mit vaskulärer Demenz, für die derzeit eine generelle Behandlung mit Cholinesterasehemmern nicht als wirtschaftlich gilt, nachgewiesen worden, dass die Delirinzidenz innerhalb eines Jahres unter Rivastigmin mit 40 % gegenüber 60 % in der Kontrollgruppe geringer ausfällt als ohne CHEI-Therapie. Zudem waren die Delirepisoden unter Rivastigmin signifikant kürzer (Moretti et al. 2004).

7.3.2 Antipsychotika

Antipsychotika werden regelmäßig zur Behandlung von Delirsymptomen eingesetzt (▶ Kap. 5.5.2). Dabei wird der antidopaminerge Effekt der Medikamente als wirkungsvoll angesehen, auch um die anticholinerg-hyperdopaminerge Dysbalance in der Delirentwicklung und -perpetuierung zu unterbrechen. Jüngst wurden auch Ergebnisse vorgelegt, die eine Reduktion des oxidativen Stresses durch Haloperidol, vermittelt über die Sigma-1-Rezeptorblockade, und eine anti-inflammatorische Wirkung durch Interleukin-6-Antagonismus postulieren. Die prophylaktische Verordnung von Antipsychotika zur Vermeidung oder Abschwächung eines postoperativen Delirs kann allerdings nicht grundsätzlich empfohlen werden. 2013 erschienen unabhängig voneinander drei Metaanalysen, denen Untersuchungen an insgesamt mindestens 1.491 Patienten zu Grunde lagen. Diese kommen zwar zu dem Schluss, dass eine 50-prozentige Risikoreduktion durch die Gabe von prophylaktischen Antipsychotika erreicht werden kann (Teslyar et al. 2013), beurteilen diesen Effekt aber unterschiedlich. Eine Metaanalyse (Hirota und Kishi 2013) kommt auch zu dem Schluss, dass Atypika wie Olanzapin und Risperidon besser prophylaktisch wirksam seien als Haloperidol. Die aktuellsten Befunde hierzu sind weiter inkonsistent, sodass in den jüngst erschienenen Empfehlungen der American Geriatric Society für das Management des postoperativen Delirs keine eindeutige Empfehlung für prophylaktische Antipsychotika ausgesprochen wird. Zwar liegen fünf Studien mit eher positiven Ergebnissen vor, diesen stehen aber drei Studien gegenüber, die negative Ergebnisse aufzeigen. Zumeist wurde Haloperidol als Antipsychotikum eingesetzt, eine Studie untersuchte das atypische Neuroleptikum Olanzapin und eine Studie testete Risperidon. Unter Olanzapin hatten sich zwar die Delirien reduziert, allerdings waren Delirien, die trotz der Medikation auftraten (2 x 5 mg Olanzapin oral jeweils vor und nach der Operation), schwerer und dauerten länger. Dies könnte allerdings durch die geringe eigene anticholinerge Wirkung von Olanzapin erklärt werden. Drei Studien gaben Haloperidol i.v., was nachweislich die Gefahr gefährlicher Herzrhythmusstörungen, sogenannter Torsade de pointes, erhöht und daher nur unter Monitorkontrolle möglich ist. In der neuesten Studie zur Delirprophylaxe auf der Intensivstation waren übliche prophylaktische Dosen 3 x 0,5 mg Haloperidol oral bis 2,5 mg i.v. alle acht Stunden. Diese Studie konnte ebenfalls keinen positiven, allerdings auch keinen negativen Effekt dieser doch hohen Haloperidoldosis, die 14 Tage gegeben wurde, feststellen.

7.3.3 Melatonin

Die Störung der zirkadianen Rhythmik und die Delirentwicklung sind eng verge-sellschaftet. Zum einen zeigen sich Störungen des Schlaf-Wach-Rhythmus als Symptome eines Delirs in annähernd allen Delirfällen (▶ Kap. 4.2). Zum anderen stellen Schlafstörungen ein besonderes Risiko für die Entwicklung eines Delirs dar (▶ Kap. 3.2). Die komplexe Regulation der zirkadianen Rhythmik schließt zum einen Zeitgeber wie Licht und hormonelle Steuerungsmechanismen wie die nächtliche Melatoninsynthese mit ein, nutzt aber auch die endogene Schaltstelle des Nucleus suprachiasmaticus. Dieser stellt über Vernetzungen zum Schlafrhythmus, zum Arousal-Rhythmus und zu peripheren Rhythmusgebern das zirkadiane Rhythmussystem dar. Insbesondere das Melatonin selbst, aber auch die Photo-therapie sind zur Delirprophylaxe mit Erfolg eingesetzt worden. Die einzige qualitativ hochwertige Studie hierzu zeigte allerdings an 459 Patienten nach Hüftoperation keinen Effekt auf die Delirhäufigkeit (de Rooij und van Munster 2013).

7.3.4 Alpha-2-Agonisten

Auf Intensivstationen können bei bis zu 80 % der multimorbiden Patienten Delirien auftreten. Eine wesentliche Differenzialdiagnose zum Delir, aber auch ein mögli-cher Auslösefaktor ist die insbesondere für die Beatmung notwendige Sedierung der Patienten. Alpha-2-Agonisten wie das Clonidin und das achtmal spezifischere Dexmedetomidin eignen sich besonders für die Delirprävention, da Atemsup-pression und Hämodynamik sowie der Schlaf-Wach-Rhythmus – im Unterschied zu den häufig verwandten Benzodiazepinen – unbeeinflusst bleiben. Dexmeto-midin wirkt anxiolytisch, schmerzlindernd und sympatholytisch, ohne wesentlich zu sedieren. Zwei Studien haben Dexmedetomidin zur Vermeidung eines post-operativen Delirs mit Erfolg eingesetzt, in zwei Studien ergab sich zwar die Re-duktion komafreier Tage, nicht aber eine Reduktion der Delirien (Bledowski und Trutia 2012). Der delirpräventive Effekt scheint am ehesten sekundär zur Ver-meidung stärkerer Sedierung und höherer Benzodiazepindosen (Nelson et al. 2015).

Kasuistik 7.1: Sekundäre Delirprävention bei Demenz

Ein 74-jähriger Bauingenieur wird aus der häuslichen Umgebung, wo er mit seiner gleichaltrigen Ehefrau lebt, nach Sturz aus einem Nachbarkrankenhaus wegen Fremdaggressivität aufgenommen. Seit drei Jahren zunehmende kognitive Defizite. Aus der Vorgeschichte 2013 Schädel-Hirn-Trauma mit Subarachnoidalblutung und Z.n. zerebellärer Blutung 2010 bekannt. Stationäre Aufnahme wegen eines multifaktoriellen Delirs nach Sturz ohne Frakturfolgen. In der cCT fortgeschrittene vaskuläre Leukenzephalopathie und globale Hirninvolution. Ausgeprägte psychomotorische Unruhe, die eine schrittweise und langsam aufdosierte Haloperidolmedikation bis 4 x 0,5 mg sowie Pipamperongaben erforderlich macht. Nur sehr zögerliche Delirrückbildung bei ausgeprägten kognitiven Fluktuationen, Halluzinationen, Beeinträchtigungserleben und zeitweilig lauter und fordernder Verhaltensstörung.

Diagnose: Multifaktorielles Delir bei vaskulärer Demenz.

Im klinischen Befund zudem große Skrotalhernie auffällig, die nicht komplett reponibel ist. Bei anhaltendem Delir über vier Wochen und wechselnden Beschwerdeangaben hinsichtlich der Hernie wird unter der Vermutung, dass Schmerzen vonseiten der Hernie das Delir unterhalten könnten, eine chirurgisch empfohlene, wegen des anhaltenden Delirs aber zurückhaltend betrachtete Operation der Skrotalhernie angestrebt. Diese wird zunächst mit der zusätzlich zu einer Haloperidoldosis von 4 x 0,5 mg erfolgenden Gabe eines Cholinesterasehemmers (Rivastigminpflaster), die gut vertragen wurde, vorbereitet. Nach der Hernienoperation nach zwei Tagen Rückübernahme in den geschützten Demenzbereich der Gerontopsychiatrie. Es zeigt sich nach dem unmittelbaren postoperativen Verlauf keine wesentliche Delirverschlechterung im Vergleich zu vor der Operation. Im weiteren Verlauf wird eine sukzessive Besserung der Delirschwere festgestellt und Haloperidol schrittweise reduziert. Nach vier Wochen allerdings ist wegen eines Retroperitonealhämatoms eine weitere Operation erforderlich. Unter fachinformationsgerechter Steigerung der Rivastigmindosis wird die erneute Operation wiederum unter Rivastigminschutz durchgeführt.

Danach innerhalb von vier Wochen deutliche Verbesserung der klinischen Situation und des kognitiven Befundes, der allerdings bis zur Entlassung nicht mehr den Ausgangsbefund erreicht. Der Patient wird vier Wochen später ins Pflegeheim entlassen, mobil und mit reinstalliertem Tag-Nacht-Rhythmus ohne wesentliche Verhaltensauffälligkeiten, bei noch geringgradigen Fluktuationen der Aufmerksamkeit. Haloperidol konnte komplett abgesetzt werden, Rivastigmin wird auf Dauer beibehalten.

Zusammenfassend kann derzeit keine der prophylaktischen Strategien zur Delirvermeidung uneingeschränkt empfohlen werden. Im Einzelfall können am ehesten bei sehr hohem Delirrisiko prophylaktische Antipsychotikagaben erwogen werden. Sinnvoll ist es daher auch, den Cholinesterasehemmer bei Demenzkranken präoperativ nicht abzusetzen.

7.4 Multifaktorielle Delirpräventionsansätze im deutschen Sprachraum

Trotz der empirisch belegten Effektivität von Multikomponentenansätzen zeigt die Delirprävention im deutschsprachigen Raum einen bislang recht geringen Stellenwert. Es gibt nur wenige Best-Practice-Modelle in diesem Rahmen, von denen drei kurz vorgestellt werden sollen.

7.4.1 St. Franziskus Hospital in Münster: »OP-Begleitung« durch ein Geriatrieteam

Grundidee: Da das St. Franziskus Hospital über keine geriatrische Spezialstation verfügt, entwickelte die Klinik für Anästhesie und operative Intensivmedizin ein Konzept, in dem stark delirgefährdete ältere und meist kognitiv eingeschränkte Patienten vor, während und nach einer Operation durch ein überwiegend aus Altenpflegerinnen bestehendes Geriatrieteam mit dem Ziel betreut werden, die Entstehungsrate von Delirien zu senken (Gurlit 2008).

Kernpunkte: Bereits bei der stationären Aufnahme stellt sich eine der Altenpflegerinnen beim Patienten vor. Sie erklärt ihm die nächsten Schritte und führt zur Kognitionseinschätzung ein kognitives Screening mittels Mini-Mentalstatus-Test (MMST) und Uhrentest durch. Der Patient wird von ihr nachfolgend zu den Voruntersuchungen begleitet. Beim gemeinsamen Warten auf den operationalen Eingriff versucht die Altenpflegerin, eine möglichst intensive Beziehung mit dem Patienten aufzubauen. Nach Begleitung in die zentrale Einleitung unterstützt sie ihn bei der Lagerung, beim Monitoring, mit Gesprächen und Körperkontakt. Die Pflegekraft begleitet den Patienten im Anschluss in den Operationssaal und unterstützt ihn auch dort entsprechend seiner Bedürfnisse. Nach der Operation wird der vertraute Kontakt unmittelbar wieder aufgenommen und der Patient in den Aufwachraum bzw. die Intensivstation begleitet. Dort kümmert sich die Pflegekraft weiterhin, wie auch in den folgenden Tagen, um ihn. Nach dem Prinzip »kognitives Fördern und Fordern« führt sie in den Tagen bis zur Entlassung Maßnahmen wie kognitives Training durch. Sie stellt rechtzeitig vor der Entlassung Kontakt zum Sozialdienst her und wiederholt das kognitive Screening. Parallel hierzu erfolgt eine altersgerechte Medikation und Anästhesieführung, sowie prä- und postoperative medizinische Begleitung (Ministerium für Gesundheit, Emanzipation, Pflege und Alter des Landes Nordrhein-Westfalen 2012).

Ergebnis: Das Projekt wurde nach der Anschubfinanzierung durch das Bundesgesundheitsministerium in die Regelfinanzierung des Krankenhauses überführt. Durch das Geriatrieteam wurde die Delirprävalenz bei Hüftoperationen auf sieben Prozent gesenkt. Obwohl eine Reduktion der Liegedauer nicht erreicht wurde, ermöglichten andere delirpräventive Einsparungen die unbefristete Anstellung der

Altenpflegerinnen (Gurlit 2008). Die Begleitung des Patienten während der Operation ermöglichte oftmals den Rückgriff auf eine Regionalanästhesie, da die Altenpflegerin mit dem Patienten sprechen und so zum Neuromonitoring beitragen kann. Dadurch konnte auch der Einsatz von Medikamenten wie Benzodiazepinen reduziert werden, die sich ungünstig auf die Kognition auswirken.

Die Erfahrungen des St. Franziskus Hospital in Münster sind in der Broschüre »Der alte Mensch im OP« zusammengefasst, die beim Ministerium für Gesundheit, Emanzipation, Pflege und Alter in Nordrhein-Westfalen kostenlos erhältlich ist.

7.4.2 Evangelisches Krankenhaus Bielefeld: Delirpräventionsprogramm help⁺

Grundidee: Das Multikomponentenmodell »Hospital Elder Life Program« (HELP) wurde von Sharon K. Inouye entwickelt und vielfach erfolgreich evaluiert (www.hospitalelderlifeprogram.org, Zugriff am 13.04.2016). Dieses Modell wurde an die Bedingungen des deutschen Gesundheitssystems adaptiert und erstmals in Europa im Evangelischen Krankenhaus Bielefeld umgesetzt und erweitert. Es beinhaltet eine mehrteilige Interventionsstrategie zur Prävention, Diagnostik und Therapie des Delirs bei älteren Patienten im Akutkrankenhaus, die von einem interdisziplinären Team, dem sog. »help⁺-Team«, ausgeht. Schwerpunkt hierbei ist vor allem eine basal aktivierende Förderung der Patienten.

Kernpunkte: Anfang 2012 startete die Interventionsphase von help⁺ auf der Unfallchirurgie und Orthopädie. Das sog. help⁺-Team, das dort seine Arbeit aufnahm, besteht aus vier verschiedenen Personengruppen, die jeweils unterschiedliche Komponenten der Delirprävention umsetzen. Die beteiligten Ärzte mit neuropsychogeriatrischer Fachausbildung sind hierbei für die Überprüfung von Medikamenten zuständig, sie führen regelmäßig Konsile zur Diagnoseüberprüfung und Therapieempfehlung bei psychogeriatrischen Störungen durch und schulen ärztliche Kollegen und Pflegefachkräfte in denjenigen Fachbereichen, in denen help⁺ umgesetzt wird. Bei den help⁺-Pflegefachkräften handelt es sich um in der Gerontopsychiatrie speziell geschulte Mitarbeiter, die die vor Ort tätigen Pflegekräfte im Bereich der Delirprävention, der altersgerechten Pflege und im Umgang mit gerontopsychiatrisch erkrankten Patienten schulen. Sie beobachten jeden Patienten im Programm, führen regelmäßige Delir- und Delirrisikoscreenings durch und beraten sowohl die help⁺-Koordinatorin als auch die Fachpflege vor Ort in pflegerischen Belangen. Ebenso beteiligt sind Ehrenamtliche und Teilnehmende im Freiwilligen Sozialen Jahr. Diese unterstützen die Patienten mit einem individualisierten, von den help⁺-Behandlern rezeptierten, täglichen Aktivierungsprogramm aus »Plus-Besuchen« (Vermitteln von Orientierung), »Aktiv-Besuchen« (Aktivierung durch Beschäftigungsanreize), »Fit-Besuchen« (Förderung der Mobilität), »Schlafförderungsbesuchen« (Unterstützung beim Einschlafen) und durch Mahlzeitenbegleitungen. Eine Koordinatorin (Gerontologin) steht im Mittelpunkt der beteiligten Personengruppen und ist vor allem auch mit der Gewinnung, der

Schulung (40 Stunden) und dem Einsatz der Ehrenamtlichen betraut. Zusammen mit den help⁺-Pflegefachkräften ist sie für die Aufnahme der Patienten ins Programm zuständig und erstellt für diese einen individuellen Interventionsplan (Bringemeier et al. 2015), der an sieben Tagen pro Woche, 12 Std. täglich umgesetzt wird.

Kasuistik 7.2: Multimodale Delirprävention im help+-Programm

86-jähriger ehemaliger Chirurg wird zur elektiven Hüft-TEP linksseitig eingewiesen. Bei der Operation der rechten Seite vor drei Jahren schweres Delir über 14 Tage, von dem die Ehefrau noch mit Schrecken berichtet. Im Screening durch die help+-Koordinatorin werden folgende Risikofaktoren erkannt: Presbyakusis (Hörgeräte bds), Weitsichtigkeit (Brille), kompensierte Niereninsuffizienz (Krea 1,6), langjähriger Schlafmittelgebrauch mit Planum (Temazepam 20mg). Leichtes kognitives Defizit (MMST 26 Punkte).

Planung der postoperativen Delirprävention mit täglich mehrfachen Plus-Besuchen, je zwei Aktiv- und Fit-Besuchen sowie Schlafförderung.

Ausführliche Aufklärung der Ehefrau und Einbindung dieser in die tägliche Versorgung. Beratung des Stationspersonals über Beibehaltung der Schlafmedikation, Optimierung des Flüssigkeitsangebotes.

Die durch die help+-Fachkräfte verordneten Delirpräventionsmaßnahmen werden durch geschulte Ehrenamtliche über 12 Std. täglich durchgeführt. Die 85-jährige Ehefrau übernimmt nach Aufklärung und Schulung die Mahlzeitenbegleitung und eine nachmittägliche Aktivierung. Während der Behandlungsdauer von 12 Tagen tritt kein Delir auf, der Patient erhält insgesamt 82 Interventionsbesuche der Freiwilligen und sechs Visiten der help+-Fachkräfte. Zusätzlich finden acht Physiotherapieeinheiten statt.

Ab Tag acht wird Planum halbiert auf 10 mg bei erhaltener Nachtruhe. Die Abschlussdiagnostik ergibt wieder einen MMST von 26 P, wobei zwei Fehlpunkte als Neugedächtnisdefizit imponieren.

Ein Abschlussgespräch des help+-Arztes thematisiert die Schlafmittelabhängigkeit und die Empfehlung einer weiteren Reduktion und des Absetzens des Schlafmittels und das leichte kognitive Defizit. Hier wird eine gerontopsychiatrische, ambulante Diagnostik nach Abschluss der geriatrischen Rehabilitation empfohlen.

Ergebnis: Da sich das Bielefelder Projekt aktuell in der Implementierungsphase befindet, steht die abschließende wissenschaftliche Auswertung noch aus. Erste Zwischenergebnisse verweisen jedoch auf ähnliche Effekte, wie sie auch in der Umsetzung von Inouye erreicht wurden. Sie konnte mit den Interventionen von HELP aufzeigen, dass nicht nur die Delirprävalenz älterer Patienten signifikant gesenkt werden konnte, sondern auch die Behandlungsqualität insgesamt deutlich zunahm. Neben der Prävention kognitiver und funktionaler Abbauprozesse (Inouye et al. 2000) beeinflussten die Interventionen weitere patientenbezogene Outcomes wie die Sturzrate positiv (Inouye et al. 2009). Psychiatrische Medikation konnte gezielt und kurzfristig eingesetzt werden, die Gesamtmedikation des

Patienten wurde dem Alter angemessen selektiert und optimiert. Die Wirksamkeit der HELP-Interventionen wurde kürzlich durch eine offene Studie an 61 chirurgischen Patienten (davon ein Drittel leichtgradig kognitiv eingeschränkt) belegt, wobei allerdings – entgegen der Intention des HELP-Programmes – ein sehr erfahrener gerontopsychiatrischer Fachpfleger im Rahmen des Konsiliar-Liaison-Dienstes Diagnostik und Interventionen plante und durchführte. Postoperative Delirien konnten auf 4,9 % (im Vgl. zu 20,2 % auf der Kontrollstation) reduziert werden (Kratz et al. 2015).

Weitere Informationen zum Projekt help+ sind auf der Internetseite des Evangelischen Krankenhaus Bielefeld einsehbar: http://evkb.de/en/ueber-das-evkb/help-¬ programm.html (Zugriff am 13.04.2016).

7.4.3 Universitätsspital Basel: Forschungs- und Praxisentwicklungsprogramm zur Delirfrüherkennung

Grundidee: Das Basler Delirprogramm basiert auf den Prinzipien der partizipativen Aktionsforschung und stellt so ein multimethodisches und -modales Forschungs- und Praxisentwicklungsprogramm dar. Es fokussiert die Entwicklung und Implementierung eines strukturierten und interdisziplinären Präventionsprogramms mit dem Ziel, eine möglichst frühzeitige Delirdiagnostik bei Krankenhauspatienten zu ermöglichen.

Kernpunkte: Zur Umsetzung dieses Vorhabens wurde eine interdisziplinäre Projektgruppe gegründet, die ihr Interventionsbündel zunächst auf einer Pilotstation (chirurgische Abteilung) umsetzte. Zielgruppe sind Patienten mit einer Hüftfraktur ≥ 65 Jahren, die durch systematische Screenings evaluiert wurden. Für die Messung der Delirentwicklung wurde hierzu bei allen Patienten die Confusion Assessment Method (CAM) eingesetzt. Um den Nutzen und die Wahrnehmung des Programms durch die Mitarbeiter zu eruieren, fand eine Befragung der pflegerischen und ärztlichen Mitarbeiterschaft statt. Parallel dazu wurden diverse Zustandsvariablen erhoben – etwa die Leistungserfassung des patientenbezogenen Pflegeaufwands pro Tag sowie die Erhebung des kognitiven Zustandes –, um so einen quasiexperimentellen Vergleich zwischen dem Status quo vor und nach der Intervention ziehen zu können. Welche Präventionsmaßnahmen im Einzelnen durchgeführt werden sollten, wurde evidenzbasiert von jeder Abteilung selbst festgelegt. Die Maßnahmen der Frühbehandlung beinhalten hierbei die Identifikation potenzieller Auslöser sowie die gezielte symptomatisch-medikamentöse Behandlung des Neurotransmitterungleichgewichts. Ebenso wurden Multiplikatoren, die sog. »Ressourcenpflegenden«, eingesetzt, die nach einer systematischen Ausbildung ihre Kollegen in Fragen der Delirprävention, -erkennung und -behandlung berieten. Die letzte Intervention bestand in der Etablierung eines systematischen Screenings und der Einführung von Behandlungsalgorithmen (Hasemann et al. 2010; Hasemann und Pretto 2006).

Ergebnis: Die Mitarbeiter der Pilotstation sahen bei sich einen Wissenszuwachs, bei dem vor allem der Gewinn an mehr Handlungsoptionen herausgestellt wurde. Bei den Patienten konnte die Delirprävalenz von 25 % auf 11 % gesenkt werden. Der Gesamtpflegeaufwand war tagsüber leicht und während den Nachtschichten signifikant rückläufig. Nach fünf Jahren Entwicklungszeit konnten neben vier chirurgischen auch drei weitere Abteilungen in die Langzeitimplementierungsphase übergeleitet werden. Neben Präventionsschemata für vier Patientengruppen wurde auch Informationsmaterial für Angehörige entwickelt. Bislang konnten 65 Ressourcenpersonen ausgebildet und regelmäßig geschult werden (Hasemann et al. 2010).

Die Erfahrungen des Universitätsspitals Basel sind ausführlich im »Abschlussbericht Projekt Delirium Operative Medizin Chir. 5.1« dargestellt, der barrierefrei unter https://www.unispital-basel.ch/fileadmin/unispitalbaselch/Ressorts/Entw_¬ Gesundheitsberufe/Abteilungen/Projekte/Praxisentwicklung/Basler_Demenz/ab¬ schlussbericht.pdf (Zugriff am 23.05.2016) zum Download bereit steht.

7.4.4 Delirprävention auf der Intensivstation

Grundidee: Auf der Intensivstation entwickeln aufgrund der sich dort häufenden delirbegünstigenden Faktoren bis zu 80 % der Patienten ein Delir (Girard et al. 2008). Zahlreiche Studien widmen sich mittlerweile dieser Problematik und eruieren nicht nur empirisch, welche Risikofaktoren die Entwicklung eines Delirs auf der Intensivstation begünstigen, sondern überprüfen auch konkrete Maßnahmen, die wesentlich dazu beitragen können, einer deliranten Entwicklung bei ICU-Patienten vorzubeugen. Die Integration des »Maßnahmenbündels ABCDE« in bestehende Arbeitsroutinen sowie die Umgebungsgestaltung von Patientenzimmern stellen hierbei zwei von vielen möglichen Maßnahmen auf Intensivstationen dar, die bislang erfolgreich zur Umsetzung gelangt sind.

Mögliche Kernpunkte »ABCDE-bundle«: Die Anwendung des Maßnahmenbündels »ABCDE« wurde von Balas und Kollegen (2013) bereits auf fünf Intensivstationen in den USA erfolgreich implementiert und fand in adaptierter Form auch in deutschen Krankenhäusern seinen Einzug – etwa im Universitätsklinikum Bonn (Günther 2014). Als interprofessionelles Konzept zur evidenzbasierten Betreuung von beatmeten Patienten umfasst dieser Ansatz fünf Hauptkomponenten:

- *Awakening* and *Breathing Coordination* (d. h. Dokumentation und Durchführung regelmäßiger Aufwachversuche, tägliche Kontrolle der Spontanatmungsfähigkeit sowie deren beider Wechselwirkung unter besonderer Berücksichtigung der eingesetzten Sedativa und Opioide),
- *Delirium Monitoring* und *Management* (d. h. mehrmals täglich durchgeführte Delirscreenings ggf. mit Einleitung sofortiger Behandlungsmaßnahmen) sowie
- *Early Exercise/Mobility* (d. h. tägliche Versuche mobilitätsfördernder Maßnahmen).

Hinsichtlich der Umsetzung des Ansatzes zeigten sich insbesondere die Durchführung interdisziplinärer Visiten und die Wiederholung von Mitarbeiterschulungen als förderlich (Balas et al. 2013).

Umgebungsgestaltung: Im Rahmen des Projekts »Parametrische (T)Raumgestaltung« wurden Ende 2013 am Virchow-Klinikum der Charité nach dreijähriger Forschungs- und Entwicklungsarbeit zwei innovative Intensivzimmer mit jeweils zwei Betten in Betrieb genommen, die darauf abzielen, delirbegünstigende Faktoren wie Stress und Desorientierung zu vermindern. Hauptmerkmale dieser Zimmer sind weiche Formen sowie großformatige Holzoberflächen, die eine angenehme Atmosphäre vermitteln. Diese wird durch indirekte Beleuchtung und ein individuell steuerbares Lichtkonzept unterstützt, das zudem einen gesunden Tag-Nacht-Rhythmus stabilisiert. Dunkler Kautschukboden schluckt von der Lichtdecke ausgehende Reflektionen und verhindert so delirbegünstigende Spiegelungen und Blendungen. Um vor allem Lärm und Störungen zu reduzieren, sind medizinische Geräte und Versorgungsleitungen nicht nur optisch kaum sichtbar, sondern auch ein Großteil der Arbeitsabläufe des Pflegepersonals (z. B. Nachfüllprozesse, Signale der Vitaldaten) wurde in einen separaten Raum außerhalb des Patientenzimmers verlagert (Charité – Universitätsmedizin Berlin 2013).

Ergebnis: Die Umsetzung evidenzbasierter Maßnahmen auf der Intensivstation zeigt ein fast durchweg positives Outcome für die Patienten. Mehrere Studien unterstreichen in diesem Zusammenhang die hohe Effektivität des ABCDE-Bündels: Entsprechend behandelte Patienten konnten durchschnittlich nicht nur drei Tage früher selbstständig atmen, ihre Mobilität konnte deutlich erhöht sowie die Delirrate halbiert werden. Auch weitere Parameter wie die Sterblichkeit im Krankenhaus konnten positiv beeinflusst werden (Balas et al. 2014). Trotz negativer Faktoren wie dem zusätzlichen Dokumentationsaufwand stellten die befragten Mitarbeiter unter anderem die verbesserte interdisziplinäre Kommunikation sowie die bessere Versorgung der Patienten in den Vordergrund (Balas et al. 2013). Die Wirksamkeit einer möglichst frühen Mobilisation von Intensivpatienten zeigt sich unter anderem an einer verkürzten Beatmungsdauer, einer Reduktion der Verweildauer auf der Intensivstation sowie an einer reduzierten Delirinzidenz (Needham et al. 2010). Eine detaillierte Auswertung der Effektivität der Berliner Pilot-Intensivzimmer auf den Heilungsprozess des Patienten und insbesondere hinsichtlich einer delirprotektiven Wirkung steht noch aus. Da in den beiden Pilotzimmern jedoch ein Bündel an bereits gut validierten Einzelmaßnahmen seine Umsetzung fand (vgl. hierzu Kap. 7.2.10), ist auch bei diesen von signifikant delirpräventiven Effekten auszugehen.

Zur Frühmobilisation stellt das Deutsche Netzwerk Frühmobilisierung beatmeter Intensivpatienten zahlreiche Studien und Informationen barrierefrei unter www.¬ fruehmobilisierung.de (Zugriff am 14.04.2016) zur Verfügung.

7.5 Implementierung eines multifaktoriellen Delirpräventionskonzeptes

Das Management von Delirien im stationären Setting wird in der Literatur vielfach als Marker für die grundsätzliche Qualität der Krankenhausversorgung bewertet und infolgedessen auf der Makroebene mit dem Appell verbunden, die Rahmenbedingungen für die Umsetzung einer delirpräventiven Behandlungssensibilität deutlich zu verbessern. Flächendeckend kann dies nur mit Maßnahmen wie der verbindlichen Integration einschlägiger Inhalte in die Ausbildung von medizinischem und pflegerischem Fachpersonal oder einer deutlichen Qualitätsverbesserung in Monitoringsystemen umgesetzt werden. Die Voraussetzungen für eine effektive Delirprävention müssen darüber hinaus aber auch mittels struktureller Interventionsmaßnahmen auf der Mikroebene geschaffen werden (Inouye et al. 1999). Unabhängig von der gewählten inhaltlichen Konkretisierung des multimodalen Konzeptes verweist die Literaturschau auf die Notwendigkeit, unter anderem die im Folgenden dargestellten Aspekte im Rahmen des Implementierungsprozesses für eine nachhaltige und effektive Ausrichtung zu berücksichtigen.

Strukturiertes Vorgehen bei der Planung und Umsetzung des multimodalen Konzeptes

Zur Entwicklung und Umsetzung eines delirpräventiven Ansatzes greifen nahezu alle einschlägigen Projekte auf die Einrichtung eines zentralen Steuerungsgremiums zurück. Dieses koordiniert den gesamten Planungs- und Implementierungsprozess, übernimmt die Verantwortung für Abläufe und Fortschritte im Projekt, bündelt alle projektrelevanten Informationen, plant, bewertet und entscheidet alle durchzuführenden Schritte und handelt in enger Kooperation mit Mitarbeitern aller Hierarchieebenen die Rahmenbedingungen für die Durchführung des Projektes aus. Der Arbeit dieses Gremiums sollte bei der Planung und Umsetzung delirpräventiver Maßnahmen ein planvolles Vorgehen zugrunde liegen. Als gut geeignetes Instrument empfiehlt sich hierbei der Rückgriff auf eine adaptierte Form des ursprünglich für die Behandlung von Demenzerkrankten entwickelten »DICE«-Ansatzes. Dieser geht zunächst von einer Beschreibung bestehender delirrelevanter Risikofaktoren aus (»Describe«). Für jeden dieser Faktoren wird daraufhin nach Optimierungsmöglichkeiten gesucht (»Investigate«), die schließlich in eine konkrete Maßnahmengestaltung münden (»Create«). Die Wirksamkeit der gewählten Interventionen wird anhand von definierten Kriterien evaluiert (»Evaluate«) und bei geringer Effektivität mithilfe des Rückgriffs auf vorhergehende Schritte entsprechend modifiziert. Abbildung 7.2 stellt diesen Ansatz zur Implementierung einer multimodalen Delirprävention unter Bezugnahme auf ausgewählte Risikofaktoren vor. Jeder einzelne der vier Schritte des DICE-Ansatzes wird hierbei im Optimalfall mit Sichtweise auf den Patienten, seine Umwelt und die Mitarbeitenden beleuchtet.

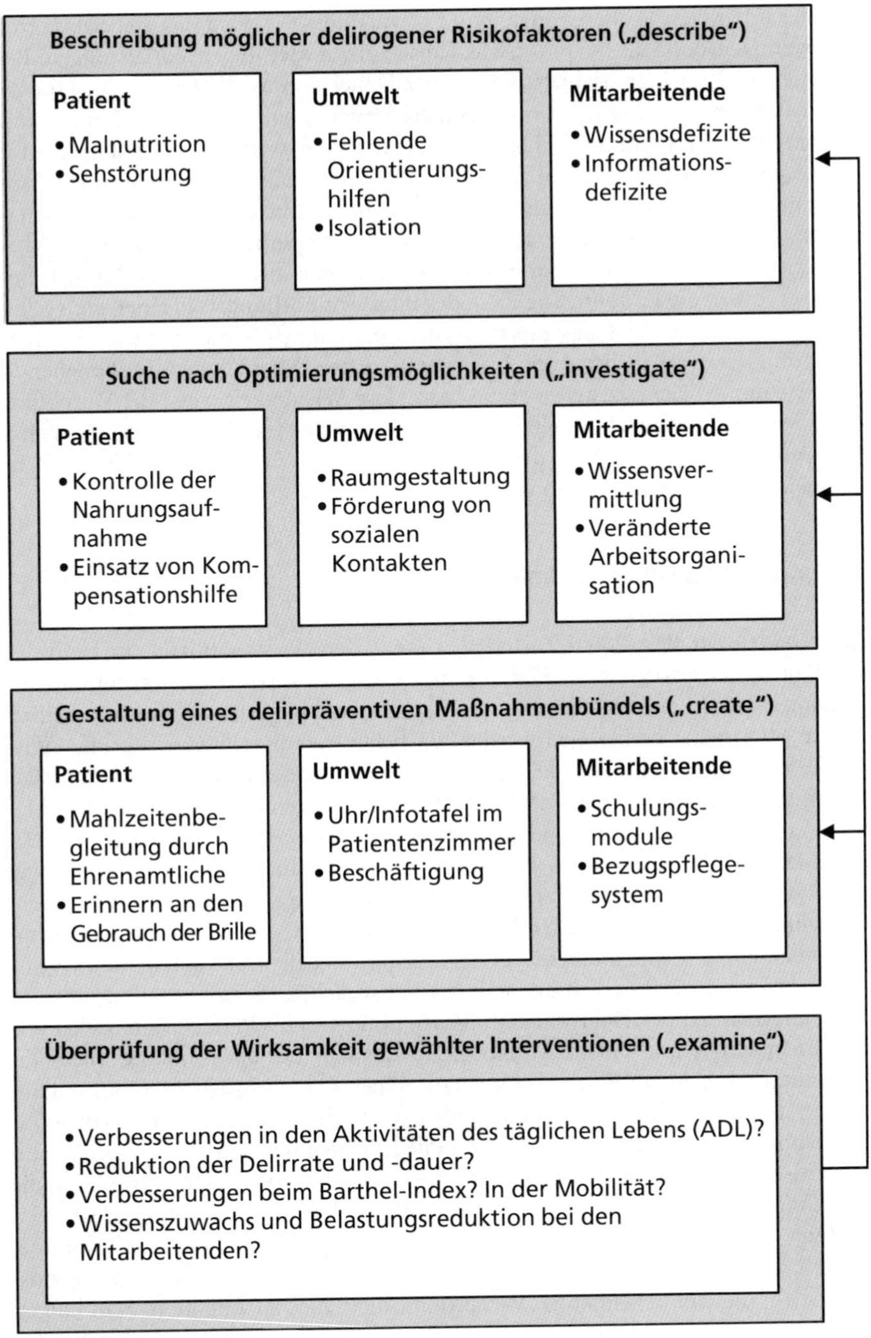

Beschreibung möglicher delirogener Risikofaktoren („describe")

Patient
- Malnutrition
- Sehstörung

Umwelt
- Fehlende Orientierungshilfen
- Isolation

Mitarbeitende
- Wissensdefizite
- Informationsdefizite

Suche nach Optimierungsmöglichkeiten („investigate")

Patient
- Kontrolle der Nahrungsaufnahme
- Einsatz von Kompensationshilfe

Umwelt
- Raumgestaltung
- Förderung von sozialen Kontakten

Mitarbeitende
- Wissensvermittlung
- Veränderte Arbeitsorganisation

Gestaltung eines delirpräventiven Maßnahmenbündels („create")

Patient
- Mahlzeitenbegleitung durch Ehrenamtliche
- Erinnern an den Gebrauch der Brille

Umwelt
- Uhr/Infotafel im Patientenzimmer
- Beschäftigung

Mitarbeitende
- Schulungsmodule
- Bezugspflegesystem

Überprüfung der Wirksamkeit gewählter Interventionen („examine")

- Verbesserungen in den Aktivitäten des täglichen Lebens (ADL)?
- Reduktion der Delirrate und -dauer?
- Verbesserungen beim Barthel-Index? In der Mobilität?
- Wissenszuwachs und Belastungsreduktion bei den Mitarbeitenden?

Abb. 7.2: DICE-Ansatz zur Implementierung einer multimodalen Delirprävention

In einer intensiven Vorbereitungs- und Entwicklungszeit plant das Steuerungsgremium zunächst alle für die praktische Umsetzung notwendigen Vorleistungen. Bei den meisten Projekten ist hierbei mit einer Dauer von mindestens einem Jahr zu rechnen. Bei der praktischen Umsetzung der Projektinhalte ist je nach Umfang und Ausprägung der geplanten Maßnahmen mit einem weiteren Zeitvolumen von mindestens drei bis vier Jahren zu rechnen. Die einschlägigen Projektevaluationen legen auf lokaler Ebene nahe, die Einzelmaßnahmen zunächst auf einer geeigneten Pilotstation umzusetzen und erst nach einer ausgiebigen Evaluation und ggf. Modifikation die Implementierung auf andere Stationen auszuweiten. Inhaltlich betrachtet sollten die Einzelmaßnahmen des Interventionsbündels in einer sinnvollen Reihenfolge schrittweise umgesetzt werden, um Mitarbeitende nicht zu überfordern und eine möglichst gute Integration dieser Maßnahmen in bestehende Arbeitsroutinen sicherzustellen. Eine besondere Wichtigkeit weist die Durchführung von Mitarbeiterschulungen auf, die im Implementierungsprozess möglichst früh realisiert werden sollten, da sie die wesentlichste Voraussetzung für die fachlich gelungene Umsetzung von Interventionen bilden.

Integration von Edukationsmaßnahmen

Insbesondere in Best-Practice-Modellen stellt der Wissensaufbau ein zentrales Element in der erfolgreichen Planung und Umsetzung von Delirpräventionsprogrammen dar. In diese Maßnahmen müssen sowohl pflegerische als auch medizinische Mitarbeiter einbezogen werden, da beide Fachdisziplinen ein großes Wissensdefizit aufweisen (Vergleiche hierzu den Unterpunkt »Schulung aller Berufsgruppen«). Nur durch gezielte Schulungsinterventionen können Mitarbeitende die erforderlichen Kompetenzen erwerben und so befähigt werden, ein Delirmanagement bestehend aus Prävention, Früherkennung und Frühbehandlung durchzuführen. Ist die Mitarbeit von Ehrenamtlichen, Mitarbeitenden aus dem Freiwilligen Sozialen Jahr oder Praktikanten geplant, sind auch diese in Schulungsmaßnahmen einzubinden. Für die Vermittlung delirrelevanten Fachwissens gibt es bereits gut evaluierte (und meist englischsprachige) Schulungskonzepte (z. B. Schulungsmanual des Delirpräventionsprogramms »HELP« mit Materialien wie DVD-Sequenzen und einem Arbeitsbuch), die sich für die Schulung aller Stationsmitarbeitenden in Form von kleingruppigen und mehrteiligen Inhouseschulungen anbieten. Als besonders empfehlenswert gilt vor allem im angloamerikanischen Raum auch die Ausbildung von Pflegekräften mit spezieller Schulung und Expertise (sog. »Clinical Nurse Specialists« bzw. »Advance Practice Nurses«), die wesentlich zur Verbesserung der Verbreitung und Umsetzung neu gewonnenen Fachwissens in die pflegerische Praxis beitragen und für ihre Kollegen als kompetente Ansprechpartner in fachlichen Fragen zur Verfügung stehen. Edukationsstrategien, die eine regelmäßige Vermittlung theoretischer Inhalte in Schulungen mit Unterweisungen zur Umsetzung in der Praxis kombinieren, weisen hierbei den nachhaltigsten Effekt auf. Eine ergänzende Möglichkeit, theoretisches Wissen anzuwenden, zu vertiefen und präsent zu halten, besteht in der regelmäßigen Durchführung von Fallbesprechungen, die im Optimalfall interdisziplinär organisiert und von einem Stationsmitarbeiter mit besonderer Expertise moderiert werden.

Förderung interdisziplinärer Zusammenarbeit

Da an der Betreuung und Behandlung älterer und delirgefährdeter Patienten eine Vielzahl unterschiedlicher Professionen beteiligt sind, gilt die interdisziplinäre Zusammenarbeit als eines der wichtigsten Elemente in der Entwicklung und Einführung eines Delirpräventionsansatzes (Hasemann et al. 2007). Die Umsetzung eines interdisziplinären Ansatzes ermöglicht die Nutzung synergetischer Effekte durch die Integration verschiedener Perspektiven und Kompetenzen, die analog zur Komplexität der Delirentstehung und -prävention für eine auf den Patienten abgestimmte und umfassende Behandlungsplanung notwendig sind. Mögliche Schwierigkeiten in der interdisziplinären Zusammenarbeit, die sich negativ auf die Behandlungsqualität auswirken können und daher strukturell gelöst bzw. zwingend in der Praxis reflektiert werden müssen, sind unter anderem die Abstimmungs- und Besprechungskultur, die feste Definition von Arbeitsaufgaben und zugrundeliegenden Kompetenzen, die Prozesse der Entscheidungsfindung sowie die Gestaltung der Teamhierarchie.

Verankerung des Konzeptes in die organisationsbezogenen Strukturen und Prozesse

Multikomponentenmodelle weisen einerseits aufgrund ihrer Vielschichtigkeit die höchste Evidenz hinsichtlich des Erfolgs der Delirprävention auf. Andererseits sind sie dadurch auch als weitreichende Innovationen zu betrachten, die sich nicht nur auf verschiedenste Berufsgruppen, sondern gleichermaßen auch in verschiedenen Hierarchieebenen auf etablierte Arbeitsaufgaben und -abläufe der Mitarbeitenden auswirken. Dies hat zur Folge, dass die Umsetzung eines solchen Ansatzes mit erheblichen Eingriffen in die organisationsbezogenen Strukturen und Prozesse verbunden ist. Die Implementierung von »OP-Begleitungen« im St. Franziskus Hospital in Münster forderte beispielsweise die Schaffung neuer Stellen und damit verbunden Strukturveränderungen wie die Festlegung neuer Arbeitsabläufe und -aufteilungen, die Neuregelung von Zuständigkeiten sowie der Stellenfinanzierung. Eingriffe in die krankenhausbezogenen Teil- und Gesamtstrukturen gelten bei der Implementierung von Delirpräventionsansätzen als eine der größten Barrieren. Oftmals werden in diesem Zusammenhang die Angst vor hohen Zusatzkosten oder Mehrarbeit genannt. Vor diesem Hintergrund empfiehlt es sich, bei der Umsetzung strukturmoderierender Konzepte regelmäßig breit angelegte Abstimmungs-, Kommunikations- und Informationsprozesse mit dem Ziel zu initiieren, nicht nur die angestrebten Innovationen zu eruieren, sondern vor allem auch die Vorteile dieses Vorhabens in den Mittelpunkt zu stellen.

Einbezug der Führungs- und Mitarbeiterebene

Die Implementierung eines Delirpräventionskonzepts muss nicht zuletzt durch die Notwendigkeit struktureller Veränderungen unter Beteiligung aller Hierarchie-ebenen stattfinden. Bisherige gut etablierte Delirpräventionsprojekte setzen meist eine interdisziplinäre und hierarchieübergreifende Projektgruppe als zentrales Steuerungsinstrument ein und kombinieren so Merkmale des Bottom-up- und des Top-down-Ansatzes. Die Integration von praxisnahen Vorstellungen und Wün-schen der Mitarbeiter ist insofern vorteilhaft, da diese einen Großteil des Delir-managements in praxi mittragen und die Beteiligung an der Umsetzung so nicht nur zu einer höheren Identifikation mit den geplanten Maßnahmen, sondern damit verbunden auch zu einer deutlich höheren Umsetzungsmotivation führt und bereits im Planungsprozess eine gute Vernetzung der Mitarbeiter ermöglicht wird. Ande-rerseits ist ebenso der Einbezug der Führungsebene im Sinne eines Top-down-Ansatzes notwendig, damit interdisziplinäre Vereinbarungen in der jeweiligen Berufsgruppe konsequent umgesetzt und gelebt werden können (Hasemann et al. 2007). Nur die oberste Krankenhaus- oder Bereichsleitung kann strukturbezogene Veränderungen (z. B. durch die Einführung eines systematischen Screenings, ver-änderte Rollen einzelner Mitarbeiter, Umsetzung eines neuen Interventionssche-mas) mit Blick auf die Gesamtausrichtung der Institution entscheiden und mögli-cherweise im Verlauf der Umsetzung entstehende Widerstände ausräumen (Pretto und Hasemann 2006).

Erarbeitung eines standardisierten Interventionsschemas

Zur Sicherstellung standardisierter und transparenter Abläufe in der Prävention, Diagnose und Behandlung von Delirien ist die Festschreibung verbindlicher Be-handlungsschritte unter Berücksichtigung der Durchführungs- und Ergebnisver-antwortlichkeiten essenziell (Inouye et al. 1999) und stellt damit einen wesentlichen Projektbaustein dar. Die Leitlinien des Royal College of Physicians und der British Geriatrics Society (2006) empfehlen zur Delirprävention ein sechsstufiges Vorge-hen, das als struktureller Rahmen für eine individuelle Behandlungsausgestaltung dienen kann: Zunächst sollen alle Patienten ≥ 65 Jahre identifiziert werden (Schritt 1). Bei diesen und anderen Patienten mit hohen Risikofaktoren soll ein Delir-screening erfolgen (Schritt 2). Nach der Eruierung möglicher Ursachen des Delirs und Einleitung von Behandlungsmaßnahmen (Schritt 3) erfolgt neben der Auswahl und Umsetzung delirpräventiver Maßnahmen (Schritt 4) auch im Bedarfsfall die Einleitung medikamentöser Interventionen (Schritt 5). Eine sichere Entlassungs-planung im interdisziplinären Team mit Unterstützungsmaßnahmen für Angehö-rige und Pflegepersonen bildet den Schlusspunkt der delirsensiblen Krankenhaus-behandlung (Schritt 6).

8 Übergreifende Aspekte

8.1 Delir als interdisziplinäre, multiprofessionelle und sektorübergreifende Herausforderung

Walter Hewer, Christine Thomas

Wie in Kapitel 2.3 ausgeführt, sind Delirien insbesondere bei älteren Menschen, die wegen akuter somatischer Erkrankungen in Krankenhäusern behandelt werden, weit verbreitet. Nach Literaturangaben besteht bei 10–50 % der über 65-jährigen Patienten in Allgemeinkrankenhäusern bei Aufnahme ein Delir bzw. es entwickelt sich ein solches im Behandlungsverlauf. Die Größenordnung des Problems kann anhand folgender Schätzung veranschaulicht werden: Unter der vorsichtigen Annahme, dass sich bei 10–15 % der klinisch behandelten älteren Menschen ein Delir manifestiert, ergibt dies auf der Basis aktueller gesundheitsstatistischer Daten (Statistisches Bundesamt 2014) bei derzeit ca. 8,2 Millionen Behandlungsfällen pro Jahr bei Menschen über 65 Jahren eine Häufigkeit von mindestens einer Million Fällen von Delir pro Jahr in deutschen Kliniken. Da Demenz und hohes Lebensalter zu den wichtigsten Risikofaktoren des Delirs zählen, ist aus demografischen Gründen in den kommenden Jahren und Jahrzehnten mit einer steigenden Häufigkeit von Delirien zu rechnen.

Je nach Art der im Vordergrund stehenden Erkrankungen werden die betroffenen Patienten in unterschiedlichen Fachbereichen behandelt (Anästhesie/Intensivmedizin, chirurgische Fächer, Innere Medizin/Geriatrie, Neurologie, Geronto-/Psychiatrie/Suchtmedizin, Onkologie, Palliativmedizin etc.). Es liegt auf der Hand, dass bei der klinischen Versorgung der überwiegend multimorbiden Patienten in der Regel fachübergreifende Kompetenzen gefragt sind.

So wurde die Patientin, über die in Kasuistik 8.1 berichtet wird, zunächst wegen wiederkehrender kurzdauernder deliranter Episoden, einhergehend mit lebhaften szenischen Halluzinationen, in der gerontopsychiatrischen Klinik des Erstautors aufgenommen. In der Verlaufsbeobachtung konnten diese Episoden mit spontanen Hypoglykämien korreliert werden. Wegen dieser erfolgte die Verlegung in eine internistische Klinik und von dort in die Chirurgie, nachdem ein Insulinom als Ursache der rezidivierenden Hypoglykämien festgestellt worden war. Nach erfolgreichem operativem Eingriff wurde die Patientin symptomfrei aus der Klinik entlassen.

Kasuistik 8.1

89-jährige Patientin, psychiatrische Anamnese leer, stationäre Aufnahme wegen rezidivierenden kurzfristigen (< 1 h Dauer) Verwirrtheitszuständen, begleitet von lebhaften optischen Halluzinationen (»Neger, Männer, Kinder, Schlangen, Enten, ...«), seit Monaten zunehmend, zusätzlich Angst und Schweißausbrüche.

Im Verlauf der gerontopsychiatrischen Behandlung mehrfache Hypoglykämien (minimal 31 mg %).

Verlegung in Innere Medizin, dort niedrigster Blutzucker 19 mg %, Diagnose: Insulinom im Pankreasschwanz (1,4 cm Durchmesser).

Verlegung in Chirurgie: erfolgreiche OP (Pankreasschwanzresektion).

Bei dieser Patientin verlief die interdisziplinäre Kooperation reibungslos und führte zu einem optimalen Behandlungsergebnis. Dies wurde sicherlich dadurch erleichtert, dass mit der Feststellung einer Spontanhypoglykämie *ein* definiertes klinisches Problem mit klar umrissenen diagnostischen und therapeutischen Optionen zu lösen war.

Oft genug ist es jedoch so, dass fachübergreifende und altersmedizinisch ausgewiesene Kompetenzen für delirante Alterspatienten nicht in dem erforderlichen Maße zur Verfügung stehen. Deshalb soll nachfolgend auf Herausforderungen näher eingegangen werden, die sich in Bezug auf die interdisziplinäre und multiprofessionelle Zusammenarbeit häufig ergeben.

8.1.1 Herausforderungen

Diagnostik des Delirs

Der Anteil der Patienten, bei denen ein Delir nicht erkannt wird, ist nach wie vor hoch (▶ Kap. 2, 4.1 und 4.2; Inouye et al. 2014b). Dies steht einerseits im Zusammenhang mit Hindernissen bei der Diagnosestellung, die dem Krankheitsbild inhärent sind. Sie ergeben sich häufig bei den oft schwierig zu erkennenden hypoaktiven Verlaufsformen oder im Kontext der mit dem Delir typischerweise verbundenen Fluktuationen in der Symptomatik, die nach den diagnostischen Kriterien von ICD-10 und DSM-5 zu den Kernmerkmalen des Syndroms gehören. Eine wichtige Rolle spielt aber auch, dass immer noch viele Professionelle in somatischen Kliniken mit einem primär durch psychopathologische Merkmale definierten Syndrom nicht hinreichend vertraut sind. Diese Problematik wurde inzwischen vielerorts erkannt und es wurden interdisziplinär und multiprofessionell angelegte Schulungsmaßnahmen implementiert, die zukünftige Verbesserungen erhoffen lassen (▶ Kap. 7; Tabet et al. 2005).

Der Krankenbeobachtung durch geschulte Pflegekräfte kommt hierbei gerade in somatischen Kliniken eine Schlüsselrolle zu. Sie registrieren aufgrund ihres engen, rund um die Uhr gehenden Kontaktes mit den Patienten oft als erste delirverdächtige Symptome und können durch Anwendung geeigneter Screeninginstrumente (z. B. Nu-DESC, ICDSC, DOS; ▶ Kap. 4.2 und 7) einen wesentlichen Beitrag zur Früherkennung des Delirs leisten.

Prävention und Therapie des Delirs im multiprofessionellen Team

Aufgrund der Tatsache, dass das Delir das psychopathologische Korrelat einer Hirnfunktionsstörung darstellt, ergibt sich bei der Diagnostik und Therapie der betroffenen Patienten ein unmittelbarer Bezug zwischen der Psychiatrie und den anderen klinischen Disziplinen. Dies wurde in den vorausgehenden Kapiteln an vielen Stellen deutlich, nicht zuletzt bei zahlreichen Falldarstellungen, die einen Eindruck von dem breiten Spektrum somatischer Faktoren vermitteln sollten, die bei der Manifestation von Delirien von Bedeutung sein können.

In den letzten 10–15 Jahren hat der Stellenwert nicht-medikamentöser und allgemeintherapeutischer Konzepte zur Prävention und Therapie des Delirs bei alten Menschen deutlich zugenommen. Diese betreffen u. a. Maßnahmen zur Gewährleistung eines günstigen therapeutischen Milieus in den relevanten Klinikbereichen, Techniken zur Kommunikation mit kognitiv beeinträchtigten Menschen, pflegerische Maßnahmen mit dem Ziel adäquater Nahrungs- und Flüssigkeitszufuhr, eine frühe Mobilisation der Patienten, eine Strukturierung des Tagesablaufs, um den Tag-Nacht-Rhythmus zu stabilisieren bzw. wieder herzustellen. Sie umfassen aber auch ärztlich-therapeutische Interventionen zur Prophylaxe, Diagnostik und Therapie relevanter Begleiterkrankungen sowie der häufig das Delir komplizierenden geriatrischen Syndrome (z. B. Inkontinenz, Immobilität, Sturzneigung).

Multikomponentenprogramme, die die vorangehend umrissenen Maßnahmen bündeln (s. dazu insbesondere Kapitel 7), leisten evidenzbasiert einen signifikanten Beitrag zur Prävention des Delirs (NICE 2012; Hshieh et al. 2015; Haussmann et al. 2016). Auch wenn der Nachweis, dass sie einen gesicherten positiven Einfluss auf den Verlauf von manifesten Delirien haben, noch aussteht (NICE 2012), so leisten sie unter klinisch-empirischem Aspekt auch bei der Therapie des Delirs einen unverzichtbaren Beitrag (▶ Kap. 5.3 und 5.4). Das skizzierte breite Spektrum an Aufgaben mit dem Ziel, gleichermaßen körperlich und psychisch eine Stabilisierung der Patienten zu erreichen, kann am besten durch ein altersmedizinisch qualifiziertes multiprofessionelles Team realisiert werden (Hofmann 2014; Lohse und Krupp 2013). Für die Umsetzung der skizzierten Aufgaben unverzichtbare Berufsgruppen sind unter anderem Medizin, Pflege und Physio-/Ergotherapie, wobei ohne Mühe noch weitere aufgelistet werden können (Klinische Psychologie/ Neuropsychologie, Logopädie, Sozialdienst etc.). Multiprofessionelle Teamarbeit gehört in der Geriatrie wie in der (Geronto-)Psychiatrie zu den etablierten Elementen klinischer Patientenversorgung, aber auch in anderen Fachgebieten wird deren Wichtigkeit zunehmend erkannt.

Interdisziplinäre Kooperation

Angesichts der Multimorbidität der meisten Kranken ergeben sich in der Mehrzahl der Fälle interdisziplinäre Fragestellungen. Sie können die Abstimmung verschiedener somatischer Disziplinen betreffen (z. B. Kardiologie, Pulmonologie, Neurologie, Unfallchirurgie). Daneben sind Situationen zu nennen, in denen die Relevanz somatischer und verhaltensbezogener Aspekte gegeneinander abzuwägen ist. Eine besondere Rolle spielt hier die Einschätzung potenzieller Gefährdungen (► Kap. 4.1 Kasten »Ausgewählte Notfallsituationen bei Alterspatienten mit Delir«) sowie die Frage, in welchem Setting Patienten, die aufgrund des Delirs im üblichen Umfeld eines somatischen Akutkrankenhauses nicht oder nur eingeschränkt betreut werden können, versorgt werden sollten. Bei der Entscheidungsfindung in Bezug auf Zuständigkeiten bei der interdisziplinären Zusammenarbeit sind häufig die folgenden Aspekte von Belang:

- Kennzeichnend für viele Krankheitsverläufe ist, dass *verhaltensbezogene und somatische Gefährdungen gleichzeitig* bestehen. Dabei ist es nicht ungewöhnlich, dass zwar auf den ersten Blick psychopathologische Merkmale das Bild prägen, während das somatische Geschehen demgegenüber (noch) kaschiert ist (s. z.B. Kasuistik 4.1). Dies ist ein Grund dafür, dass bei der Versorgung deliranter Patienten grundsätzlich die erforderlichen Kompetenzen auf somatischem wie auf psychiatrischem Gebiet zur Verfügung stehen müssen.
- Eine wichtige Rolle spielt auch die *Dynamik der klinischen Verläufe*: Erneut sei hier an Fluktuationen in der psychopathologischen Symptomatik erinnert, aufgrund derer Zustände mit geringen Auffälligkeiten sich mit solchen einer floriden Symptomatik abwechseln können, ebenso wie der Wechsel zwischen hypo- und hyperaktiven Phasen des Delirs nicht selten ist. Gleichermaßen ist aber auch eine erhöhte somatische Vulnerabilität bei multimorbiden gebrechlichen Alterspatienten (»frail elderly«) zu beachten. Somit ergibt sich aus einer oft bestehenden Instabilität sowohl auf somatischem als auch psychopathologischem Gebiet, dass sich beim Delir in nicht vorhersagbarer Weise ganz unterschiedliche Facetten des Syndroms manifestieren und miteinander abwechseln können. So ist es möglich, dass die Patienten zu einem bestimmten Zeitpunkt durch eine psychiatrische Symptomatik imponieren und – u.U. innerhalb eines kurzen Intervalls – dann akute und nicht selten lebensbedrohliche somatische Probleme (erneut) in den Vordergrund rücken.
- *Institutionelle und organisatorische Aspekte*: Die weit verbreitete Praxis, zu entscheiden, ob ein Patient in einer *oder* einer anderen Klinik (eines bestimmten somatischen Fachgebiets oder z.B. Gerontopsychiatrie) behandelt werden soll, ist neben den auf den individuellen Fall bezogenen medizinischen Überlegungen erfahrungsgemäß häufig mit Erwägungen verbunden, die nicht primär medizinischer Natur sind (z.B. die Belegungssituation der jeweiligen Kliniken oder ökonomische Aspekte betreffend). In ungünstigen Fällen führt dies zu nicht indizierten oder nicht zum richtigen Zeitpunkt stattfindenden Verlegungen zwischen den beteiligten Fachbereichen mit der Konsequenz, dass erforderliche Behandlungsmaßnahmen nicht in adäquater Weise erfolgen können.
  Dies wäre z.B. dann der Fall, wenn ein somatisch akut kranker Patient wegen eines Delirs in eine (geronto)psychiatrische Abteilung überwiesen wird, die nicht über die erforderliche Ausstattung verfügt oder ein deliranter Patient mit ausgeprägten Verhaltensproblemen wegen einer nicht dringlich behandlungsbedürftigen körperlichen Erkrankung auf eine somatische Station verlegt wird, die nicht auf die Versorgung solcher Patienten eingerichtet ist. Mitunter kommt

es in solchen Fällen zu mehrfachen Hin- und Rückverlegungen, die zusätzlich zu den ohnehin vorhandenen gesundheitlichen Beeinträchtigungen wegen des wiederholten Umgebungswechsels erhöhte Risiken für vulnerable Alterspatienten bedeuten. Kasuistik 8.2 beschreibt ein Beispiel für einen Verlauf mit letztendlich fatalem Ausgang bei einem Alterspatienten mit Delir, bei dem innerhalb von weniger als zwei Wochen fünffach ein Umgebungswechsel stattfand.

Kasuistik 8.2

80-jähriger Patient – Delir bei Demenz

Tag 1–3: Behandlung in internistischer Klinik nach Einweisung durch Hausarzt wegen »AZ-Verschlechterung«.

Tag 4 (Freitag): Verlegung in gerontopsychiatrische Klinik; Diagnose: »Demenz mit Verhaltensauffälligkeiten und M. Parkinson«; Psychiatrische Diagnose: Delir bei mutmaßlich vorbestehender Demenz.

Tag 6 (Sonntag): Verlegung in internistische Klinik wegen »AZ-Verschlechterung, drohenden Vitalfunktionsstörungen«.

Tag 11 (Freitag): Rückverlegung in Gerontopsychiatrie (Indikation: s. Tag 4) nach »ausbehandelter Pneumonie«

Tag 13 (Sonntag): Rückverlegung in internistische Klinik wegen »respiratorischer Insuffizienz bei Pneumonie«, wenige Tage später: Exitus letalis

8.1.2 Lösungsansätze

Konventionelle Versorgungsstrukturen

Wie mit den diskutierten Herausforderungen umzugehen ist, wird entscheidend durch die vor Ort bestehenden Versorgungsstrukturen bestimmt. Sind diese konventionell organisiert, sind somatische und psychiatrische Kliniken die wesentlichen Kooperationspartner. Im interdisziplinären Dialog geht es dann meist darum, ob bei der Behandlung die Priorität eher auf somatischem oder psychiatrischem Gebiet zu setzen ist (▶ Kap. 5.1). Bei Vorliegen schwerer und instabiler körperlicher Erkrankungen müssen die Patienten in einer akutgeriatrischen bzw. einer entsprechend spezialisierten somatischen Fachabteilung behandelt werden (Kardiologie, Chirurgie etc.).

Steht die psychopathologische Symptomatik im Vordergrund und ist gleichzeitig die somatische Situation der Patienten ausreichend stabil, ist hingegen die Behandlung in einem (geronto)psychiatrischen Setting möglich. Ein therapeutisches Milieu, das alten, multimorbiden und kognitiv beeinträchtigten Menschen gerecht wird, wirkt sich in der Regel positiv auf den Behandlungsverlauf aus. Dies verwundert nicht angesichts des hohen Stellenwerts, der nach heutigen Erkenntnissen nicht-medikamentösen Maßnahmen bei der Delirbehandlung zukommt (▶ Kap. 5 und 7). Neben der erforderlichen Präsenz an Personal spielen nicht zuletzt auch bauliche Aspekte eine wesentliche Rolle, indem sie hinsichtlich einer verbesserten Orientierung sowie einer Vermeidung des Weglaufens relevante positive Effekte haben können. An dieser Stelle sind auch beschützende Stationen zu erwähnen; trotz der mit diesem Setting verbundenen Probleme tragen sie in der Versorgungspraxis wesentlich zur Gewährleistung von Sicherheit für die Patienten bei.

Bei konventionell organisierten Versorgungsstrukturen kommt der wechselseitigen konsiliarischen Unterstützung von somatischen und psychiatrischen Kliniken eine bedeutsame und vielerorts noch ausbaufähige Funktion zu (▶ Kap. 8.2). Aus psychiatrischer Sicht sind dabei Liaisondienste erstrebenswert, da die damit verbundene kontinuierliche Präsenz psychiatrisch qualifizierter Mitarbeiter die Möglichkeiten interdisziplinärer Zusammenarbeit deutlich erweitert (Hewer und Eikelmann 2011). Einen in seiner Bedeutung möglicherweise noch wachsenden Schwerpunkt konsiliar- und liaisonpsychiatrischer Arbeit stellen Intensivstationen und Notaufnahmen dar (Barr et al. 2013; Barron und Holmes 2013).

Innovative Versorgungsmodelle

Angesichts der wachsenden Zahl betroffener Patienten, aber auch im Hinblick auf immer wieder erkennbar werdende Defizite der konventionellen Versorgungsstrukturen sind solche Ansätze in den letzten Jahren zunehmend ins Blickfeld getreten. Diese betreffen vor allem den Aufbau interdisziplinärer altersmedizinischer Bereiche. Diesbezüglich werden an verschiedenen Orten ermutigende Erfahrungen gemacht. Die vorhandenen Modelle beinhalten z. B. Kooperationen zwischen Geriatrie und Gerontopsychiatrie oder auch zwischen Geriatrie, Gerontopsychiatrie und Neurologie. Weitere Beispiele sind Stationen für kognitiv beeinträchtigte Alterspatienten in geriatrischen Kliniken (Hofmann et al. 2014; von Renteln-Kruse et al. 2015) sowie alterstraumatologische Zentren, die aus der Erkenntnis heraus entstanden sind, dass den Belangen der rasch wachsenden Zahl alter Menschen, die nach Traumen chirurgisch behandelt werden müssen, in Abteilungen konventionellen Zuschnitts nicht ausreichend Rechnung getragen wurde. Eigene Erfahrungen haben gezeigt, dass auch in einem psychiatrischen Krankenhaus interdisziplinäre Versorgung für Patienten mit signifikanter somatischer Komorbidität geleistet werden kann (Lederbogen et al. 2008).

Das wesentliche Ziel solcher Versorgungsmodelle besteht darin, für multimorbide Alterspatienten eine Behandlung zu gewährleisten, die Kontinuitätsbrüche weitgehend vermeidet. Im Falle einer interdisziplinären geriatrisch-gerontopsychiatrischen Station kann dies bedeuten, dass der Patient in einem unveränderten Setting (Raum, Pflegedienst, Physiotherapie etc.) betreut wird, während die ärztliche Zuständigkeit von einem auf das andere Fachgebiet übergeht (Maier et al. 2007). Gleichwohl sind Verlegungen zwischen Fachabteilungen nicht immer zu vermeiden. Ist dies der Fall, besteht ein zentraler Aspekt darin, durch sachgerechte Kooperationen zwischen den involvierten Bereichen die Risiken für die Patienten zu minimieren, worin z. B. eine wichtige Aufgabe interdisziplinärer altersmedizinischer Zentren liegen kann.

Den heutigen Erfordernissen gerecht werdende Versorgungsstrategien stehen nicht zuletzt auch vor der Herausforderung einer *sektorübergreifenden* Ausrichtung. Traditionell besteht im deutschen Gesundheitswesen eine strikte Trennung zwischen stationärer und ambulanter Behandlung. Dieses Prinzip wurde zwar in den zurückliegenden Jahren in verschiedener Hinsicht gelockert, bestimmt jedoch weiterhin Behandlungsabläufe in wesentlichem Umfang. Dies ist für die Versorgung deliranter Patienten insofern von Bedeutung, als die Symptomatik in vielen Fällen bei Entlassung aus klinischer Behandlung noch nicht abgeklungen ist. Dabei sind über Wochen und Monate gehende Verläufe nicht ungewöhnlich. So waren in einer Studie, in der 412 delirante Patienten über sechs Monate nachverfolgt wurden, am Ende der Beobachtungsperiode 32 % noch nicht remittiert (Kiely et al. 2009). In einer weiteren Studie lag der Anteil der noch deliranten Patienten nach 24 Wochen bei 20 % (Cole et al. 2012). Diese Ergebnisse stehen im Einklang damit, dass nach ICD-10 eine Symptomdauer bis zu einem halben Jahr mit der Diagnose eines Delirs vereinbar ist.

Aber auch bei kürzeren Verläufen über ein bis zwei Wochen liegt es bei einer aktuellen durchschnittlichen Klinikverweildauer von sieben bis acht Tagen in Deutschland (Statistisches Jahrbuch 2014) nahe, dass es bei vielen Patienten bei Entlassung noch nicht zu einer Rückbildung des Delirs gekommen ist. Meist betrifft dies schwer und mehrfach erkrankte alte Menschen, die überwiegend in Einrichtungen der stationären Pflege entlassen werden (müssen). In dem Zusammenhang ist von Interesse, dass nach neueren Untersuchungen aus Kanada – vergleichbare Untersuchungen aus Deutschland liegen bisher nicht vor – die Prävalenz des Delirs in Pflegeheimen bis zu 30 % erreicht (McCusker et al. 2011).

Es stellt sich die Frage, ob Pflegeheime üblichen Zuschnitts die vielfältigen Aufgaben erfüllen können, die mit der mit Delirien in der Regel einhergehenden komplexen Multimorbidität verbunden sind: Diese betreffen die Gewährleistung einer quantitativ und qualitativ angemessenen Pflege ebenso wie die Notwendigkeit engmaschiger, nicht selten über eine Fachdisziplin hinausgehender ärztlicher Betreuung bis hin zu einer adäquaten physio- und ergotherapeutischen Versorgung. Ein weiteres Problem ergibt sich daraus, dass es bei zunehmender Verkürzung der Verweildauern in Kliniken oft schwierig ist, geeignete Kurzzeitpflegeplätze zu finden. Hinzu kommt, dass speziell motorisch unruhige Patienten häufig einer beschützenden Unterbringung bedürfen und hier zusätzlich – mit teilweise erheblichen zeitlichen Latenzen verbunden – die erforderlichen rechtlichen Voraussetzungen zu klären sind.

Angesichts der an anderer Stelle besprochenen ungünstigen prognostischen Auswirkungen des Delirs (▶ Kap. 3 und 9) ergibt sich damit die Frage, in welcher Form an der Schnittstelle zwischen Klinik und Heim für diese Patienten nach der Entlassung aus Akutkrankenhäusern die erforderliche Betreuungsintensität gewährleistet werden kann und welche rehabilitativen Angebote ihnen zugänglich gemacht werden können (Hewer 2003). Diese Thematik wird, da sie aus demografischen Gründen in der Zukunft mutmaßlich weiter an Bedeutung gewinnen wird, nochmals in Kapitel 9 aufgegriffen.

8.1.3 Zukünftiger Entwicklungsbedarf

Während noch vor ca. 20 Jahren die Bedeutung des Delirs weithin unterschätzt wurde (Hewer und Förstl 1994), hat der Bekanntheitsgrad dieses wichtigen altersmedizinischen Syndroms in den letzten Jahren deutlich zugenommen. Dies findet u. a. seinen Niederschlag darin, dass heute in verschiedenen Fachdisziplinen – insbesondere Gerontopsychiatrie, Geriatrie, Neurologie, Unfallchirurgie, Anästhesie/Intensivmedizin, Palliativmedizin – der Frage, wie delirante alte Menschen adäquat versorgt werden sollen, ein beachtlicher Stellenwert zukommt.

Gleichwohl ist festzustellen, dass oft genug vorhandene Erkenntnisse noch nicht hinreichend umgesetzt sind. Deshalb ist es wichtig, die Hindernisse zu analysieren, die der Realisierung der besprochenen multiprofessionellen und interdisziplinären Modelle entgegenstehen. Diese dürften ihre Ursachen neben strukturellen Merkmalen unseres Gesundheitssystems einschließlich der relevanten ökonomischen Faktoren und immer noch vorhandenen Defiziten in Bezug auf die Wahrnehmung der medizinischen und versorgungspolitischen Bedeutung des Altersdelirs nicht zuletzt auch in sogenannten »weichen« Faktoren haben. Damit ist die Erfahrung angesprochen, dass die Implementierung multiprofessioneller und interdisziplinärer Arbeit manchmal auch an Grenzen stößt, da das erforderliche Maß an zwischenmenschlicher Übereinstimmung zwischen den beteiligten Personen nicht gegeben ist.

Aus Sicht der Verfasser bedarf die Schnittstelle zwischen klinischer und ambulanter Medizin besonderer Aufmerksamkeit in Anbetracht einer traditionell sehr deutlichen Trennungslinie im deutschen Gesundheitssystem. Es ist zu hoffen, dass die vielfältigen politischen Aktivitäten, die auf eine Verbesserung der Situation pflegebedürftiger älterer Menschen hinzielen, auch einen Beitrag zu einer dem heutigen Stand der Erkenntnis gerecht werdenden nachklinischen Versorgung deliranter Alterspatienten leisten werden (▶ Kap. 9.2.3).

8.2 Delir im psychiatrischen Konsiliardienst

Lutz M. Drach

8.2.1 Diskrepanz zwischen der Häufigkeit von Delirien und der Zahl der Konsilanforderungen

Delirien im Allgemeinkrankenhaus sind nur relativ selten der Anlass für psychiatrische Konsile im Gegensatz zu dem beispielsweise von Anderson und Kollegen (2011) postulierten großen Bedarf an konsiliar- und liaisonpsychiatrischen Leistungen für Ältere. So erfolgten im Jahre 2010 im Klinikum Schwerin, einem Krankenhaus der Maximalversorgung mit über 1.000 Betten ohne psychiatrische Fächer, von 595 psychiatrischen Konsilen bei über 65-jährigen Patienten nur 181 (30,4 %) wegen eines Delirs (ICD-10: F05.x, F1x.4). Im selben Jahr sind in diesem Krankenhaus ca. 22.000 über 65-jährige und ca. 10.000 über 75-jährige Patienten behandelt worden. Also wurden psychiatrische Konsile *wegen Delirien* nur bei weniger als einem Prozent der älteren Patienten angefordert. Auch ist in Schwerin in den letzten Jahren kein signifikanter Anstieg der Konsilanforderungen für delirante Ältere zu bemerken – im Gegensatz zu steigenden Anforderungen bei älteren Patienten mit Depressionen, somatoformen und Angststörungen.

Die Literatur spricht dagegen für eine hohe Prävalenz von Delirien Älterer im Allgemeinkrankenhaus. Nach einer Metaanalyse waren aber durchschnittlich 14,9 % der Krankenhauspatienten innerhalb der ersten 24 Stunden delirant (Siddiqi et al. 2006). Beim Screening von 1.004 konsekutiven internistischen und traumatologischen Aufnahmen eines großen britischen Krankenhauses über 70 Jahre fand sich bei 27 % ein Delir (Goldberg et al. 2012). Auf Intensivstationen sollen sogar über 70 % der Patienten delirant sein (Breitbart und Strout 2000).

Der exorbitant hohe Anteil deliranter Patienten, die nicht dem Psychiater vorgestellt wurden, ist auf den ersten Blick verwunderlich. Zumal *hyper*aktiv delirante Patienten zu akuten Problemen im Stationsablauf führen – sei es durch nächtliche Unruhe, Fehlhandlungen wie Entfernen von Infusionen oder Kathetern (Robinson et al. 2011), desorientiertes Umherirren oder Weglaufen.

Dass *hypo*aktiv delirante Patienten in der Regel nicht dem psychiatrischen Konsiliarius vorgestellt werden, ist insoweit verständlich, als diese Patienten wegen ihrer Passivität den Stationsablauf im Allgemeinkrankenhaus nicht durch Fehlhandlungen stören und einem verbreiteten Altersstereotyp entsprechen. Die wenigen Fälle hypoaktiver Delirien jedes Jahr, die dem Autor konsiliarisch vorgestellt werden, behindern durch ihren Antriebsmangel ihre Mobilisation oder andere therapeutische Maßnahmen, die aktive Mitarbeit erfordern. Die Verdachtsdiagnose der somatischen Kollegen lautet in der Regel hier aber »Depression«.

Da das Verhältnis von hyper- und hypoaktivem Subtyp des Delirs bei verschiedenen Krankheitsbildern unterschiedlich zu sein scheint, könnte dies ein unterschiedliches Anforderungsverhalten verschiedener Fächer begründen. So zeigten in einer Studie 71 % einer konsekutiven Serie von Patienten mit Hüftfrakturen rein hypoaktive Delirien (Marcantonio et al. 2002). Medikamenteninduzierte Delirien scheinen dagegen häufiger hyperaktiv zu sein (Meagher et al. 1998).

Neben unzureichenden psychopathologischen Kenntnissen vieler somatisch tätiger Ärzte, die z. B. zur Verkennung eines Delirs als Demenz führen können, scheint hier der noch falsch verstandene Begriff »Durchgangssyndrom« (▶ Kap. 1) eine Rolle zu spielen. Die somatisch Tätigen gehen dann fälschlicherweise von der Harmlosigkeit der häufig auftretenden Delirien (im Jargon: »Durchgänge«) aus und verkennen das hohe Risiko bleibender Funktionsverluste, die deutliche Verschlechterung der Prognose der körperlichen Erkrankungen und die noch lange erhöhte Mortalität.

8.2.2 Diagnostische Probleme im Konsiliardienst

Infolge des häufig fluktuierenden klinischen Bildes eines Delirs kann die Schwere und Gefährlichkeit des Zustandes des Patienten unterschätzt werden, wenn die Pflegeaufzeichnungen insbesondere des Nachtdienstes nicht zurate gezogen werden oder das Pflegepersonal nicht befragt wird, bzw. nicht über den Verlauf informiert ist.

Die Delirhäufigkeit ist bei Patienten mit Benzodiazepin-Vormedikation deutlich erhöht (Kudoh et al. 2004; Pisani et al. 2007). Benzodiazepinentzugsdelirien treten meist dann auf, wenn die Patienten ihren chronischen Benzodiazepinkonsum nicht bzw. zu niedrig angegeben haben oder von ihren eigenen Medikamentenvorräten z. B. auf der Intensivstation abgeschnitten wurden. Der Zeitpunkt des Beginns des Delirs hängt von der Halbwertszeit des Benzodiazepins und seiner möglichen aktiven Metaboliten ab. Es können über 14 Tage zwischen dem Absetzen und dem Beginn vergehen. Wenn die Diagnose gestellt worden ist, kann das akute Problem durch die Gabe von Benzodiazepinen gelöst werden. Die Empfehlung einer späteren Entzugsbehandlung sollte aber nicht vergessen werden.

Die Möglichkeit von Alkoholentzugsdelirien bei älteren Patient*innen* muss man sich immer wieder in Erinnerung führen, da alkoholabhängige Senior*innen* nicht dem Altersstereotyp entsprechen und häufiger heimlich trinken oder teils extrem alkoholhaltige »Stärkungsmittel« (z. B. Klosterfrau Melissengeist) konsumieren.

Reischies (2007a) hat eine Fülle von psychopathologisch sehr unterschiedlichen Prägnanztypen deliranter Syndrome beschrieben (► Kasten), denen eigentlich nur die Verlaufsgestalt mit plötzlichem Beginn im Zusammenhang mit der Einwirkung einer delirogenen Noxe gemeinsam ist (► Kap. 2.1 und 2.2).

Prägnanztypen deliranter Syndrome*

- Hypovigilant-hypoaktives Delir
- Hypervigilant-hyperaktives Delir
- Quantitative Bewusstseinsstörung (Somnolenz/Sopor)
- Quantitative Bewusstseinsstörung (Dämmerzustand/Oneiroid)
- Enthemmung: agitiert-impulsives Verhalten
- Produktiv-psychotisches Delir
- Prominente Amnesie (Verwirrtheitszustand)
- Markante formale Denkstörungen (Amentia)
- Prominente affektive Symptome
- Verlaufsbesonderheiten: fluktuierendes/flüchtiges/protrahiertes Delir

* ergänzt von Hewer und Eikelmann (2011) nach Reischies (2007a)

All dies bedeutet für den Konsiliarius eine Fülle differenzialdiagnostischer Möglichkeiten und betont die zentrale Bedeutung der Fremdanamnese.

8.2.3 Besonderheiten des Auftrages für den Konsiliarius beim Delir

Konsile werden im Krankenhaus in der Regel zur Abklärung von zusätzlich zum Hauptleiden bestehenden oder während des Aufenthaltes neu aufgetretenen Symptomen mit Bezug zu anderen Fachgebieten veranlasst. Hier ist die generelle Erwartung an den Konsiliarius, dass er eine schnelle Lösung des Problems oder einen Therapievorschlag für die poststationäre Behandlungsphase liefert. Aus dem in den Kapiteln 3–6 Dargestellten folgt aber, dass auch der psychiatrische Konsiliarius sich nicht nur über die Gesamtheit der körperlichen Befunde und die frühere und aktuelle Medikation informieren muss, sondern den behandelnden Ärzten ggf. Vorschläge für zusätzliche Diagnostik, die Beendigung von potenziell delirogenen nicht-medikamentösen Behandlungen (z. B. ist der Dauerkatheter wirklich unverzichtbar?) oder für das Absetzen oder Umsetzen delirogener Medikationen machen sollte, bevor er eine symptomatische Pharmakotherapie empfiehlt. Auch der Psychiater benötigt zur Bewertung der somatisch-medizinischen Informationen gute allgemeinmedizinische und geriatrische Kenntnisse und sollte sich nicht scheuen, die behandelnden Ärzte zu fragen, wenn ihm etwas nicht plausibel erscheint. Hier treten gelegentlich Irritationen im Verhältnis zu den anfordernden Kollegen auf, deren Erwartungshaltung im Hinblick auf eine schnelle Lösung ohne Änderung des eigenen Behandlungskonzepts enttäuscht wird.

Eine besondere Verantwortung trägt der psychiatrische Konsiliarius, wenn die Forderung an ihn herangetragen wird, die Verlegung störender deliranter Patienten in die Psychiatrie zu betreiben. Hier ist die genaue Kenntnis der Möglichkeiten und Grenzen der stationären psychiatrischen Versorgung vor Ort wichtig. Die lokalen Unterschiede sind hier erheblich. Sie reichen von einer psychiatrischen Abteilung am Allgemeinkrankenhaus mit gerontopsychiatrischer Station, guter internistisch-geriatrischer Mitbehandlung und allen relevanten somatischen Fachgebieten im Haus bis zu einem isoliert liegenden, kleinen psychiatrischen Fachkrankenhaus ohne eigene internistische Fachkompetenz und mit eingeschränkten diagnostischen Möglichkeiten. Der psychiatrische Konsiliarius sollte sich deshalb immer fragen, ob die körperlichen Erkrankungen des deliranten Patienten in der zuständigen Psychiatrie angemessen behandelt werden können, bevor er die Verlegung betreibt. Wenn diese Frage verneint werden muss, ist eine psychiatrische Liaisonbehandlung im somatischen Krankenhaus häufig die bessere Alternative. Hier werden die somatischen Kollegen nicht nur wie beim Konsil fachärztlich beraten, sondern der Patient wird im somatischen Krankenhaus durch ein psychiatrisches Team verantwortlich mitbehandelt. Manche Verhaltensstörungen jedoch, wie z. B. Weglaufen oder Tätlichkeiten, bringen das Konzept der Liaisonbehandlung an seine Grenzen und die Patienten sind dann auf einer psychiatrischen Station besser aufgehoben. Die optimale Lösung für die komplexen Probleme eines deliranten Patienten kann in der Regel nur im Dialog mit den beteiligten somatischen Fachgebieten gefunden werden.

8.3 Rechtliche Aspekte beim Delir

Lutz M. Drach

8.3.1 Geschäftsfähigkeit

Das Bürgerliche Gesetzbuch (BGB) geht grundsätzlich bei jedem Volljährigen von Geschäftsfähigkeit aus. Auch das Bestehen einer Betreuung führt nicht automatisch zur Geschäftsunfähigkeit. Die Feststellung derselben ist dagegen an bestimmte Bedingungen geknüpft, die in § 104 und 105 BGB beschrieben sind. Geschäftsunfähig ist ein Erwachsener nach § 104(2) BGB, wenn er sich »in einem die freie Willensbildung ausschließenden Zustande krankhafter Störung der Geistestätigkeit befindet, sofern nicht der Zustand seiner Natur nach ein vorübergehender ist«.

Delirien sind aber ihrer Natur nach potenziell reversibel. Deshalb greift hier § 105(2) BGB, der die Geschäftsunfähigkeit bei vorübergehend gestörter Geistestätigkeit regelt. Allerdings hat die Formulierung: »Nichtig ist auch die Willenserklärung, die im Zustande der Bewusstlosigkeit oder vorübergehender Störung der Geistestätigkeit abgegeben wird«, auf ärztlicher Seite schon zu viel Verwunderung geführt. Mit »Bewusstlosigkeit« im Sinne des BGB ist aber nicht der medizinische Begriff »Koma«, sondern eine Bewusstseinsstörung z. B. infolge eines Delirs oder eines Rausches gemeint.

Damit wird klar: Willenserklärungen deliranter Patienten sind nichtig. Sie sind während des Delirs geschäftsunfähig.

8.3.2 Einwilligungsfähigkeit

Die Einwilligungsfähigkeit stellt einen Sonderfall der Geschäftsfähigkeit dar und meint die Fähigkeit des Patienten, rechtsgültig in einen medizinischen Eingriff einwilligen zu können. Dabei gilt, dass sich die Einwilligungsfähigkeit stets auf einen konkreten Sachverhalt bezieht und keine globale Eigenschaft ist. Ein depressiver Patient kann so z. B. in eine Zahnextraktion einwilligen, ist aber gleichzeitig mit einer Entscheidung über verschiedene Behandlungsalternativen bei einem Tumorleiden völlig überfordert.

Nach Helmchen (1995) erfordert Einwilligungsfähigkeit die Intaktheit von vier komplexen psychischen Funktionen:

1. Verständnis (des Sachverhaltes)
2. Verarbeitung (angemessene Verarbeitung der gegebenen Informationen)
3. Bewertung (angemessene Bewertung der gegebenen Informationen)
4. Bestimmbarkeit des Willens

Wenn ein deliranter Patient also z. B. bei einer beabsichtigten Blutentnahme seinen Arm ausstreckt, ist von Einwilligung in die Blutentnahme auszugehen. Er versteht offenbar die Situation. Die Informationen aus der dem Kranken bekannten Situation und die leicht verständliche Aufforderung des Arztes sind überschaubar, sie wurden offenbar angemessen verarbeitet und bewertet, sodass der Patient durch Ausstrecken des Armes seinen Willen kundtut.

Dagegen vermag ein deliranter Patient aufgrund seiner Psychopathologie mit Aufmerksamkeits-, Konzentrations- und Gedächtnisstörungen einer komplexen Aufklärung für eine diagnostische Prozedur oder Operation nicht zu folgen, bei der der Aufklärungsbogen mehrere DIN-A4-Seiten umfasst. Somit wäre er für diesen geplanten Eingriff nicht einwilligungsfähig und benötigte einen gesetzlichen Vertreter, nämlich einen Betreuer oder Bevollmächtigten mit dem Aufgabenkreis der Gesundheitssorge.

Viele körperliche Erkrankungen, die ein Delir verursachen können, stellen aber lebensbedrohliche Notfälle dar oder es drohen unbehandelt schwere, bleibende Gesundheitsschäden. Exemplarisch seien Herzinfarkt, Schlaganfall, starke Blutungen, Knochenbrüche, schwere Infekte wie Pneumonien oder Sepsis und Vergiftungen genannt. Sie erfordern deshalb eine unverzügliche Behandlung und es kann nicht auf die Bestellung eines Betreuers oder die Klärung der Frage, ob eine Vorsorgevollmacht besteht und ob der Bevollmächtigte einem Eingriff zustimmt, gewartet werden. Hier droht demjenigen Strafe, »wer bei Unglücksfällen, gemeiner Gefahr oder Not« keine Hilfe leistet (§ 323c StGB). Diese Bestimmung wird auch auf den Arzt angewendet und es wird von ihm mehr als »Jedermannhilfe«, nämlich die nach den Umständen mögliche, ärztliche Tätigkeit erwartet. Zivilrechtlich gilt im Notfall beim nicht einwilligungsfähigen Patienten die »Geschäftsführung ohne Auftrag« nach § 680 BGB. Eine Haftung des Geschäftsführenden (also z. B. des tätig werdenden Arztes) für möglicherweise entstehende Schäden kommt nur bei Vorsatz und grober Fahrlässigkeit in Betracht.

Bei allen aufschiebbaren Eingriffen ist jedoch der gesetzliche Vertreter, d. h. bei Minderjährigen die sorgeberechtigten Elternteile oder der Vormund, bei Erwachsenen der Bevollmächtigte oder Betreuer, aufzuklären und muss zustimmen.

8.3.3 Einwilligung in klinische Studien

Die Unterlagen für die Aufklärung bei klinischen Studien sind in der Regel noch deutlich umfangreicher als die Aufklärungsbögen für diagnostische Prozeduren oder Operationen, insbesondere trifft dies auf Therapiestudien zu. Wenn delirante Patienten bereits nicht in der Lage sind, in diagnostische Prozeduren oder Operationen einzuwilligen, so trifft das bei Therapiestudien erst recht zu. Hier muss ein Bevollmächtigter oder Betreuer vorher zustimmen. Ausnahmen sind jedoch denkbar, z. B. wenn routinemäßig entnommenes Blut für Forschungszwecke genutzt wird. Hier kann der Patient nach Abklingen des Delirs oder sein Bevollmächtigter/Betreuer nachträglich zustimmen.

Zu bedenken ist hier auch, dass bei besonders risikoreichen medizinischen Eingriffen zusätzlich zur Einwilligung des Bevollmächtigten/Betreuers die Zustimmung des Vormundschaftsgerichts einzuholen ist (§ 1904 BGB). Hierbei wird von Wiebach und Kollegen (1997) die Grenze ab einer Wahrscheinlichkeit von 20 % für die begründete Gefahr des Todes oder einen schweren und länger dauernden

Gesundheitsschaden gesehen. Das gilt analog selbstverständlich in besonderem Maße für klinische Studien.

8.3.4 Gesetzliche Betreuung und Vorsorgevollmacht

Wenn ein erwachsener Patient vor dem Beginn des Delirs keine Vorsorgevollmacht nach § 1896(2) BGB erteilt hat oder die bevollmächtigte Person nicht erreichbar oder selbst entscheidungsunfähig ist – letzteres ist bei betagten Ehepartnern nicht selten der Fall –, muss eine Betreuung im Eilverfahren beim zuständigen Amtsgericht (im Landesteil Württemberg beim Notar!) eingerichtet werden. Ob eine Vorsorgevollmacht besteht, kann beim *Zentralen Vorsorgeregister* (ZVR) der Bundesnotarkammer erfragt werden (www.vorsorgeregister.de, Zugriff am 14.04. 2016). Allerdings sind dort nicht alle Vorsorgevollmachten registriert.

Freiheitsentziehende Maßnahmen müssen bei deliranten Patienten häufiger zur Vermeidung von Stürzen oder gefährlichen Fehlhandlungen vorübergehend erfolgen. Ein gesetzlicher Vertreter des deliranten Patienten muss insbesondere auch bei der Aufnahme auf einer geschlossenen Station und bei wiederholten mechanischen Freiheitsbeschränkungen (z. B. Bettgitter, Bauchgurt, Stuhlbrett) zustimmen (§ 1906 BGB), wenn der Patient nicht nach Landesrecht in der Psychiatrie untergebracht ist. (Dies kann z. B. über das Gesetz über Hilfen und Schutzmaßnahmen bei psychischen Krankheiten [PsychKG] in Nordrhein-Westfalen, das Psychisch-Kranken-Hilfe-Gesetz [PsychKHG] in Baden-Württemberg, das Hessische Freiheitsentziehungsgesetz [HFEG] oder das Bayrische Unterbringungsgesetz [BayUnterbrG] der Fall sein.)

Nachdem der Bevollmächtigte/Betreuer wegen der mit dem Delir verbundenen Gefahr für den Patienten der Freiheitsentziehung zugestimmt hat, muss er *unverzüglich* die Genehmigung der Freiheitsentziehung durch das zuständige Amtsgericht nach § 1906(2) BGB beantragen. Das Amtsgericht fordert hierfür in der Regel ein ärztliches Zeugnis oder Gutachten an. Auch für die Einrichtung einer Betreuung im Eilverfahren (einstweilige Anordnung eines vorläufigen Betreuers nach § 300 FamFG) oder die Einrichtung einer permanenten Betreuung nach § 1896 BGB fordern Gerichte meist ärztliche Zeugnisse oder Gutachten an.

Beim Abfassen solcher ärztlicher Zeugnisse oder Gutachten können wegen der Ähnlichkeit im Querschnittsbefund zwischen Delir und Demenz fälschlicherweise für den Patienten nachteilige Aussagen mit schwerwiegenden Folgen getroffen werden. Die Kasuistik 8.3 illustriert diese Gefahren.

Kasuistik 8.3

Der 84-jährige, bisher selbstständig in eigener Wohnung lebende, pensionierte Vermessungsingenieur Herr Z. wird mit einem fieberhaften Infekt und verwirrt in ein Allgemeinkrankenhaus eingeliefert. Angehörige sind nicht bekannt. Eine Fremdanamnese wird deshalb nicht erhoben.

Als Ursache des Fiebers findet sich eine Pneumonie, die auf eine Antibiose gut anspricht. Der Patient ist aber nach fünf Tagen insbesondere nachts noch verwirrt.

Für die Organisation der weiteren Versorgung wird eine Eilbetreuung angeregt. Der beauftragte psychiatrische Sachverständige erhebt ebenfalls keine Fremdanamnese (z. B. beim Hausarzt des Patienten). Er führt einen Mini-Mentalstatus-Test (MMST) durch, der 17 von 30 Punkten ergibt und diagnostiziert deshalb eine »senile Demenz« bei Herrn Z.

Es wird ein Berufsbetreuer bestellt. Herr Z. wird in ein Pflegeheim entlassen. Nachdem der Patient auch dort noch nach drei Wochen häufig zeitlich desorientiert ist, beantragt der Berufsbetreuer zur Schonung des Vermögens des Patienten die Genehmigung für die Wohnungsauflösung beim Amtsgericht. Aufgrund der Aussage im Gutachten, dass *die Betreuung lebenslang notwendig sein werde und die senile Demenz von Herrn Z. lebenslang fortbestehen und weiter voranschreiten werde*, erteilt das Amtsgericht die Genehmigung zur Wohnungsauflösung und der Betreuer löst die Wohnung auf.

Nach vier Monaten ist Herr Z. kognitiv wieder völlig hergestellt und kann sich in den Aktivitäten des täglichen Lebens wieder vollständig selbst versorgen. Bei der Nachbegutachtung durch den MDK der Pflegekasse verliert er seine Pflegestufe und muss das Heim verlassen.

Herr Z. beantragt mithilfe seines Verfahrenspflegers (Rechtsanwalt) die Aufhebung der Betreuung. Ein anderer Sachverständiger untersucht Herrn Z. Er ist jetzt psychopathologisch unauffällig und erzielt im MMST alle 30 Punkte.

Die Betreuung wird vom Amtsgericht aufgehoben. Mithilfe des Verfahrenspflegers verklagt der Patient den ersten Sachverständigen auf Schadensersatz.

Es bleibt festzuhalten, dass bei deliranten Patienten die Diagnose einer zuvor bestehenden Demenz ohne qualitativ gute Fremdanamnese nicht gestellt werden darf. Es ist zwar möglich, dass ein Patient in der Folge eines Delirs kognitiv beeinträchtigt bleibt, bis hin zur Demenz. Wenn das Delir aber noch besteht oder die produktive Symptomatik noch nicht lange abgeklungen ist, darf die Diagnose einer Demenz – vor allem im Gutachten – nicht gestellt werden. Zumal ICD-10 ein mindestens sechsmonatiges Bestehen der Gedächtnisstörungen plus anderer kognitiver Störungen für die Demenzdiagnose fordert.

8.3.5 Testierfähigkeit

Bei älteren Patienten, die ein Delir erleiden, kommt es gelegentlich nach deren Ableben zu Erbschaftsstreitigkeiten, in denen der Arzt als sachverständiger Zeuge oder Gutachter vom Gericht angehört wird. Deshalb finden sich im Folgenden einige Hinweise zur Testierfähigkeit deliranter Patienten.

Von Testierfähigkeit wird gesetzlich zu Gunsten jedes über 16-Jährigen ausgegangen (§ 2229 BGB). Auch aus dem Bestehen einer gesetzlichen Betreuung folgt nicht automatisch die Testierunfähigkeit. Bei der Errichtung eines Testamentes sind Formvorschriften zu beachten. So ist insbesondere entweder das handschriftliche Abfassen des *gesamten* Testaments durch den Erblasser (§ 2247 BGB) oder die Beurkundung durch einen Notar (§ 2231, 2232 BGB) notwendig. Das handschriftliche Abfassen des gesamten Testamentes überfordert bei längeren Texten einen deliranten Patienten in der Regel aufgrund der charakteristischen Störungen der Aufmerksamkeit und Konzentration. Dies selbst dann, wenn ihm der Text diktiert wird. Kurze Testamente wie: »Mein Sohn Rudolf soll mein gesamtes Vermögen erben«, können aber von deliranten Patienten gelegentlich noch abgefasst werden. Formfehler, die das Testament nach § 2247 BGB ungültig machen, kommen dann jedoch häufiger vor. Insoweit sind die strengen Formvorschriften des BGB für das handschriftliche Testament eine sinnvolle Vorkehrung gegen testierunfähige Testatoren.

Nach § 2229(4) BGB ist testierunfähig, wer »wegen krankhafter Störung der Geistestätigkeit, wegen Geistesschwäche oder wegen Bewusstseinsstörung nicht in der Lage ist, die Bedeutung einer von ihm abgegebenen Willenserklärung einzusehen und nach dieser Einsicht zu handeln«. Der Begriff der »Bewusstseinsstörung« wird hier analog zum § 105(2) BGB bei der Geschäftsunfähigkeit verwendet (s. o.).

Aus dieser Analogie folgt, dass delirante Patienten nicht nur geschäfts-, sondern auch testierunfähig sind. Dies gilt selbst dann, wenn ein Notar bei einem deliranten Patienten im Krankenhaus ein Testament beurkundet, wie vom Autor selbst erlebt.

Da Testamente fast ausschließlich nach dem Ableben des Erblassers im Rahmen von Erbstreitigkeiten angefochten werden, muss die Testierunfähigkeit nachträglich bewiesen werden – bloße Zweifel genügen nicht. Hier ergibt sich häufiger die Situation, dass der Erblasser im Krankenhaus mit einem Delir behandelt wurde und bei Entlassung kognitiv (noch) nicht wieder hergestellt war. Wenn er nun einige Monate später ein Testament neu errichtet oder geändert hat, argumentiert die Partei, die das Testament anficht, damit, dass der Erblasser nach dem Krankenhausaufenthalt dement und damit testierunfähig gewesen sei.

Die entscheidende Frage für den ärztlichen Sachverständigen ist nun, ob es nach der Krankenhausentlassung wieder zu einer so ausgeprägten Besserung der kognitiven Fähigkeiten des Erblassers gekommen ist, dass er testierfähig war. Ein solcher Verlauf ist nicht unwahrscheinlich. Deswegen darf der Sachverständige nicht vom Zustand des Erblassers bei der Krankenhausentlassung ausgehen, sondern muss Indizien dafür suchen, ob der Erblasser auch zum Zeitpunkt der Errichtung des angefochtenen Testamentes noch erheblich kognitiv beeinträchtigt war. Wenn dies z. B. aus Pflegeprotokollen oder Befragung des Hausarztes nicht bewiesen werden kann, darf seitens des Sachverständigen keine Testierunfähigkeit des Erblassers aus Gründen kognitiver Beeinträchtigung bescheinigt werden.

Es muss hier angemerkt werden, dass auch andere Gründe, wie z. B., dass der Erblasser bei der Testamentserrichtung durch Dritte entscheidend beeinflusst wurde und dadurch seinen Willen nicht frei bestimmen konnte, ebenfalls zur Testierunfähigkeit führen können. Eine Erörterung dieser Möglichkeiten würde aber diesen Rahmen sprengen.

Die Partei, in deren Interesse die Gültigkeit des angefochtenen Testamentes liegt, führt häufig an, dass der Erblasser sich kurzzeitig in einem Zustand befunden habe, in dem er klar und urteilsfähig gewesen sei. Man spricht dann vom »luziden Intervall«. Als Rechtsbegriff ist das luzide Intervall bis ins sechste Jahrhundert zurückzuverfolgen, beruhte auf der Erfahrung, dass endogene Psychosen wie rezidivierende Depressionen sich spontan bessern und die Patienten außerhalb von Krankheitsepisoden geschäftsfähig sind.

Im 19. Jahrhundert erhielt das luzide Intervall eine psychiatrisch-theoretische Begründung im Sinne der spekulativ-romantischen Psychiatrie. Nachdem sich die biologisch-psychiatrische Auffassung der Psychiatrie durchsetzte, verschwand das luzide Intervall aus den psychiatrischen Lehrbüchern oder seine Existenz wird seit Anfang des letzten Jahrhunderts sogar explizit verneint (Rasch und Bayerl 1985). Trotzdem sind Ursachen denkbar, die zu einer entscheidenden Verbesserung der kognitiven Fähigkeiten bei deliranten Patienten führen können. Hier seien exemplarisch die Erholung von einem zerebrovaskulären Ereignis, der Ausgleich von Ernährungsfehlern und Exsikkose, der Ausgleich von Blutzuckerschwankungen, die Besserung einer Herzinsuffizienz oder das Absetzen von delirogenen Medikamenten genannt.

8.3.6 Patientenverfügung

Seit 2009 gilt mit dem Dritten Gesetz zur Änderung des Betreuungsrechts (3. BtÄndG) der geänderte § 1901a BGB, in dem die Inhalte und Gültigkeit einer Patientenverfügung neu gefasst wurden.

In einer Patientenverfügung legt ein zum Zeitpunkt der Festlegung einwilligungsfähiger Volljähriger fest, ob er in bestimmte und zum Zeitpunkt der Festlegung nicht unmittelbar bevorstehende Untersuchungen, Heilbehandlungen oder ärztliche Eingriffe einwilligt oder sie untersagt. Dabei hat der Bevollmächtigte oder Betreuer nach Prüfung der Frage, ob diese Festlegungen auf die aktuelle Lebens- und Behandlungssituation zutreffen, dem Willen des Patienten Ausdruck und Geltung zu verschaffen.

Delirante Patienten sind zu dem Zeitpunkt, an dem die getroffene Festlegung wirksam wird, geschäfts- und einwilligungs*unfähig*. Sie können die bestehende Patientenverfügung deshalb ggf. nicht rechtsgültig widerrufen. Das kann zu einem ethischen Dilemma für Arzt und Bevollmächtigten/Betreuer führen, wenn der jetzt delirante Patient in seiner Patientenverfügung eine in seiner jetzigen Situation lebensrettende Behandlungsmaßnahme wie z. B. eine Dialyse untersagt hat.

Der in der Patientenverfügung schriftlich niedergelegte Patientenwille ist für den Arzt maßgeblich. Der behandelnde Arzt hat zunächst zu prüfen, welche ärztlichen Maßnahmen in Hinblick auf den Gesamtzustand und die Prognose des Patienten angezeigt sind. Sodann haben er und der Betreuer oder Bevollmächtigte diese Maßnahmen unter Berücksichtigung des Patientenwillens zu erörtern. Die früher geltende Reichweitenbegrenzung, der zufolge dem Willen eines Patienten, auf lebenserhaltende Maßnahmen zu verzichten, nur gefolgt werden durfte, wenn der Tod nahe bevorsteht, ist entfallen (Höfling 2009). Die Missachtung des Patientenwillens kann als Körperverletzung strafbar sein.

8.3.7 Rechtfertigender Notstand

Bei fehlender formaler Rechtsgrundlage wie Betreuung, Vorsorgevollmacht, Beschluss nach Landesunterbringungsgesetzen oder fehlender Erreichbarkeit des gesetzlichen Vertreters müssen bei Delirien auch ohne Zustimmung oder gegen den

9 Ausblick

Christine Thomas, Walter Hewer

Nachdem in den vorangehenden Kapiteln dieses Buches ein weiter thematischer Bogen um das Syndrom Delir gespannt wurde, werden in diesem abschließenden Beitrag Aspekte besprochen, die aus Sicht der Verfasser in den künftigen Jahren mutmaßlich noch an Bedeutung gewinnen werden. Dies geschieht nicht zuletzt aus der Einschätzung heraus, dass dem Delir aufgrund zunehmender Fallzahlen vor allem in den westlichen Gesellschaften medizinisch und sozialpolitisch eine wachsende Bedeutung zukommen wird.

9.1 Aktuelle Entwicklungen und zukünftige Perspektiven – Grundlagen

Das wissenschaftliche Interesse am Delir hat in den zurückliegenden zwei Jahrzehnten rasant zugenommen. Dies geht aus der in den letzten 20 Jahren stark ansteigenden Zahl der wissenschaftlichen Publikationen eindrücklich hervor (► Abb. 9.1). Bemerkenswert ist dabei, dass in dieser Zeit die Beiträge aus Fachgebieten wie Anästhesie, Unfallchirurgie, Geriatrie oder Pflegewissenschaften deutlich zugenommen haben. Vor diesem Hintergrund sollen zunächst einige im Kontext dieses Buches besonders interessierende, das grundlegende Verständnis des Krankheitsbilds betreffende Entwicklungen erörtert werden.

9.1.1 Pathophysiologie

Auch in jüngster Zeit sind etliche Studien zur Pathophysiologie des Delirs erschienen. Anhand der schwedischen Vantaa-Daten konnte eine Studie nachweisen, dass das Risiko für ein Delir mit zunehmender kognitiver Verschlechterung steigt (pro MMST-Punktreduktion um 5 %) Parallel dazu zeigten tierexperimentelle Studien den die Delirinzidenz steigernden Effekt der Neurodegeneration, die eine Vorbedingung einer Delirauslösung sein kann, und den Verlust thalamischer Synapsen als Hinweis auf eine zusätzliche Vulnerabilität des cholinergen Netzwerks, die die langfristige Verschlechterung der Kognition nach einem Delir erklären könnte (Davis et al. 2015). In einer schönen Übersicht (Fong et al. 2015) werden die unterschiedlichen Bezüge zwischen Delir und Demenz aufgezeigt. Das

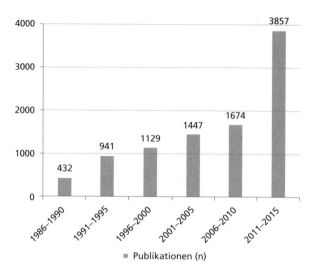

Abb. 9.1: Anzahl der in PubMed unter dem Schlagwort »delirium« gelisteten Publikationen

Auftreten eines Delirs zeigt zum einen die Vulnerabilität des alternden Gehirns mit reduzierter kognitiver Reserve an, ist andererseits aber auch abhängig von neurodegenerativen Prozessen wie Beta-Amyloid-Akkumulation, Neurofibrillenschädigung bis hin zum Neuronenuntergang. Bildgebungsstudien konnten Hirnatrophien als Folge von Delirien genauso nachweisen wie verstärkte subkortikale Veränderungen der weißen Substanz.

Epidemiologische Studien weisen irreversible kognitive Defizite nach einem Delir nach, eine raschere Verschlechterung der vorbestehenden Demenzen sowie eine anhaltende Veränderung der Demenzprogression auf Dauer. Das Risiko, nach einem Delir eine klinische Demenz zu entwickeln, wird mit einer Odds Ratio von 6 bis 41 angegeben (Fong et al. 2015). Interessanterweise korrelieren diese Delireffekte häufig nicht mit den demenzbedingten neuronalen Veränderungen, sodass auch zusätzliche pathogenetische Mechanismen – insbesondere beim postoperativen Delir – eine Rolle zu spielen scheinen.

Inhalative Narkosemittel weisen zusätzlich einen neurotoxischen Effekt auf – nach Zellkulturstudien vermittelt über Apoptosis, Kaspasenaktivierung, Aß-Akkumulation, Neuroinflammation und mitochondriale Dysfunktion – und können so ein Delir sowie nachfolgende anhaltende kognitive Defizite auslösen (Zhang et al. 2012).

Den häufigen Delirien aufgrund von Infektionen scheinen andere pathogenetische Mechanismen zugrunde zu liegen als nicht-infektionsbedingten Delirien. Biomarker wie die Interleukine (IL-8 bei infektionsbedingten Delirien und IL-10 bei nicht-infektbedingten Delirien) weisen auf unterschiedliche pathogenetische Mechanismen bei entzündungsbedingten Delirien und solchen anderer Ursachen hin. Die Relation von Interferon Gamma und Insulin-like growth faktor korreliert zudem mit der Delirschwere. Hohe Werte von S100B zeigen den Astrozytenuntergang beim Delir an (van den Boogaard et al. 2011). Tierexperimentelle Studien weisen hier auf das wichtige Zusammenspiel des Acetylcholinmangels mit der Inflammationsreaktion hin, wobei bei zusätzlich bestehender Neurodegeneration auch weitere neuronale Netzwerke beeinträchtigt sind (Field et al. 2012).

Infektionen sind eine häufige Delirursache. Am Modell der sepsisinduzierten Enzephalopathie konnten zusätzliche Erkenntnisse über die Pathophysiologie des infektbedingten Delirs gewonnen werden (Widmann und Heneka 2014). Bakterielle oder virale Bestandteile aktivieren das Immunsystem, Entzündungsmediatoren wie Zytokine, Chemokine, Komplement und Nitritoxid zirkulieren in der Peripherie. Veränderungen der Blut-Hirn-Schranke, aktiver Transport der Immunmediatoren und Endothelschädigung führen zur vermehrten Durchlässigkeit für Entzündungsmediatoren, die über eine Mikrogliaaktivierung die Produktion von Entzündungsmolekülen fördern, die zur neuronalen Dysfunktion und letztlich zum Zelltod führen.

Zudem mehren sich die Hinweise, dass eine durch den Alterungsprozess bereits chronisch aktivierte Mikroglia besonders vulnerabel für den oxidativen Stress ist und durch die Behinderung der Mitochondrienatmung sowie durch Enzymveränderungen eine synaptische Dysfunktion und axonale Schädigung ausgelöst wird, die letztlich zu Gedächtnisdefiziten und Zelluntergang führt. Weiter wird der Abbau des Beta-Amyloids behindert, dessen Akkumulation die wesentliche pathogenetische Ursache der Alzheimer-Demenz darstellt. Zusätzliche mikrovaskuläre Schädigungen und eine chronische Entzündungsreaktion sind weitere Mechanismen der deutlich höheren Demenzentwicklung nach einer Sepsis. Neuroinflammation und Ischämien werden als die wesentlichen Faktoren der kognitiven Verschlechterung nach einer Sepsis angesehen. Insbesondere im Bereich des Hirnstammes, wo Wachheit und Vitalparameter kontrolliert werden, treten Defizite auf, wie sich z. B. an einer reduzierten Herzratenvariabilität zeigen lässt (Annane und Sharshar 2015). Kernspintomografische Untersuchungen haben nach einer Sepsis Demyelinisationen, vasogenes Ödem und Veränderungen der weißen Substanz nachgewiesen.

Die zirkadiane Rhythmik ist bei älteren Patienten, insbesondere beim Vorliegen einer neurodegenerativen Erkrankung wie der Alzheimer-Demenz, aber auch bei der vaskulären Demenz z. T. nachhaltig gestört. Helles, v. a. blauwelliges Licht kann den Tag-Nacht-Rhythmus nachhaltig beeinflussen. Gerade in der Krankenhaus- und Seniorenheimumgebung fehlt oft Tageslicht oder sind künstliche Beleuchtungen von geringer Lux-Zahl vorhanden. Zur Reinstallation und Aufrechterhaltung einer Tagesrhythmik wird mit Erfolg blauwelliges Licht eingesetzt. Einzelne, allerdings qualitativ nicht ausreichende Studien hatten auf die Beeinflussung der Delirrate durch verbesserte Tagesbeleuchtung hingewiesen. Eine kürzlich erschienene randomisierte Studie aus Holland konnte allerdings nachweisen, dass eine optimierte, tagesadaptierte Beleuchtung auf der Intensivstation alleine das Delirrisiko nicht senken kann und die gestörte zirkadiane Rhythmik nicht normalisiert (Simons et al. 2016). Eine Mehrkomponenten-Intervention zur Verbesserung der Schlafqualität auf der Intensivstation durch Lärm- und Lichtreduktion und verminderte Störungen bei Nacht konnte dagegen eine fast 50-prozentige Reduktion der Delirinzidenz und der Delirlänge erreichen (Patel et al. 2014).

Zusammenfassend bestätigen die neuesten pathophysiologischen Erkenntnisse die Konzeption des Delirs als gemeinsame Endstrecke verschiedenster pathophysiologischer Einflüsse, die differenziell sowohl auf der Auslöserebene als auch bei den unterstützenden Faktoren in Betracht gezogen werden müssen. Delirprävention ist somit sowohl setting- als auch klientelabhängig, zudem scheint das Vorliegen einer neurodegenerativen Erkrankung, insbesondere der Alzheimer-Demenz, zusätzliche pathophysiologische Mechanismen zu bedingen, die die Erholung von einem Delir negativ beeinflussen und die neurodegenerative Kaskade verstärken. Mit Spannung können die Ergebnisse einer aktuell durchgeführten Studie zur Delirbehandlung und -prävention mit dem antiinflammatorisch wirkenden Simvastatin erwartet werden, das bei beatmeten Intensivpatienten zur Anwendung kommt. Es soll die Entzündungsreaktion reduzieren und über diesen Mechanismus die Delirrate senken und die Delirdauer verkürzen (Casarin et al. 2015).

In aller Kürze sei noch Bezug genommen auf die Wechselwirkungen zwischen Delir und anderen geriatrischen Syndromen (Immobilität, Inkontinenz etc.), auf die an zahlreichen Stellen dieses Buches eingegangen wurde. Über die offenkundige klinische Relevanz hinaus ist dies auch ein Thema aktueller wissenschaftlicher Diskussion. Dies betrifft insbesondere die Wechselwirkungen zwischen Delir und Gebrechlichkeit (»Frailty«), die in Kapitel 3 bereits kurz angesprochen wurden. Beide Zustandsbilder zeigen eine hohe Koinzidenz (Verloo et al. 2016) und haben gemeinsam, dass ihr Bestehen eine erhöhte Vulnerabilität der betroffenen alten Menschen anzeigt (Clegg et al. 2013). Die pathophysiologischen Grundlagen der Wechselwirkungen zwischen Delir und Gebrechlichkeit sind bisher bestenfalls im Ansatz verstanden. Es ist aber zu hoffen, dass eine Vertiefung des Wissens auf diesem Gebiet die Entwicklung wirksamerer präventiver und therapeutischer Strategien erleichtern könnte (AGS/NIA Delirium Conference Writing Group 2015; Teale und Young 2015).

9.1.2 Diagnosekriterien, Klassifikation

In den Kapiteln 2 und 4 wurden die psychopathologisch definierten Kriterien für das Delir, wie sie in den international geltenden Klassifikationssystemen ICD-10 (Dilling et al. 1991) und DSM-IV (American Psychiatric Association 2000) bzw. DSM-5 (American Psychiatric Association 2013) niedergelegt sind, besprochen. Bei dem Vergleich der jeweiligen Kriterien zeigen sich neben Gemeinsamkeiten auch wesentliche Unterschiede. Da diese für die Falldefinition und damit für die Häufigkeit, mit der das Syndrom Delir diagnostiziert wird, von Belang sind, wird nachfolgend auf einige Aspekte eingegangen, die Gegenstand aktueller internationaler Diskussion sind.

Die Kernsymptome des Delirs umfassen zum einen eine akute Störung des Bewusstseins und der Aufmerksamkeit, die sich über eine kurze Zeitspanne entwickelt und hinsichtlich ihres Schweregrades fluktuiert. Zum anderen besteht eine Veränderung der kognitiven Leistungen, wie Gedächtnisdefizite, Desorientiertheit oder Sprach- und Denkstörungen. Begleitende zusätzliche Symptome wie psychomotorische Störungen, Schlaf-Wach-Rhythmus-Störungen und emotionale Irritabilität werden z. B. von der ICD-10 als Kernsymptome einbezogen.

Die 2013 veröffentlichte 5. Revision des »Diagnostic and Statistical Manual of Mental Disorders« (DSM-5) trägt den Schwierigkeiten der Diagnostik von Bewusstseinsstörungen Rechnung und fokussiert gänzlich auf die besser operationalisierbare Aufmerksamkeitsstörung und die Störung des auf die Umgebung gerichteten Bewusstseins (Kriterium A). Die Aufmerksamkeit bezieht sich dabei auf den Inhalt des Bewusstseins, während die Wachheit eine quantitative Ebene des Bewusstseins darstellt. Im Kriterium D wird darauf verwiesen, dass die Störungen nicht besser durch eine vorbestehende Demenz erklärbar sind und nicht in Verbindung mit einem Koma bestehen (▶ Kap. 2.1, 2.2 und 4.2).

Allerdings ist auch die Reduktion der Wachheit, also eine quantitative Bewusstseinsstörung, mit einer schlechten Prognose vergesellschaftet. Aufmerksamkeit und Wachheit sind hierarchisch geordnet (▶ Abb. 9.2). Ein Zustand der Wachheit muss erreicht sein, bevor sich Aufmerksamkeit überhaupt sinnvoll testen lässt (European Delirium Association and American Delirium Society 2014). Von daher ist es vor allem für den Kliniker wesentlich, eine inklusive Betrachtungsweise der Delirkriterien anzuwenden und zu beachten, dass die Durchführbarkeit einer formalen Aufmerksamkeitstestung und damit die formale Delirdiagnose vom Grad der eventuell bestehenden quantitativen Bewusstseinsstörung abhängig ist. Auch wenn also eine formale Testung der Aufmerksamkeit aufgrund der gestörten Wachheit nicht möglich ist, sollte pragmatisch von einem Delir ausgegangen werden und die entsprechende Ursachendiagnostik unverzüglich erfolgen.

Bei schweren Bewusstseinsstörungen bis hin zum Koma sind Delirien also nicht differenzierbar, da keine Aufmerksamkeitstestung erfolgen kann und die Fluktuationen nicht mehr wahrgenommen werden können. Die Fachgesellschaften European Delirium Association und die American Delirium Society weisen auf diesen Umstand in einem Artikel gesondert hin (European Delirium Association and American Delirium Society 2014) und empfehlen eine breitere Auslegung der Delirsymptome.

Im Vergleich zum DSM-IV werden durch DSM-5 in strenger Auslegung weit weniger Delirien erfasst. In einer neueren Konkordanzuntersuchung (Meagher et al. 2014) wird daher eine weniger strikte Auslegung der DSM-5-Kriterien empfohlen, um leichtere Delirien, die vielfach belegt eine ebenso ungünstige Prognose haben können wie schwerere Delirausprägungen, nicht zu übersehen. Diese Empfehlung zu einer weiteren Auslegung bezieht sich zum einen auf das Kriterium A, sodass dann entweder eine Aufmerksamkeitsstörung oder eine Störung des Bewusstseins hinsichtlich der Umgebung angenommen wird. Zum anderen wird nach Meagher und Kollegen beim Kriterium B entweder ein akuter Beginn oder der Nachweis von Fluktuationen zwingend gefordert – während bei strikter Anwendung von DSM-5 *beide* Merkmale vorhanden sein müssen. Meagher und Kollegen konnten nachweisen, dass die Delirraten unter dieser weiter gefassten Kriterienauslegung weitgehend denen der DSM-IV-Delirien entsprechen, während bei enger Auslegung von DSM-5 weniger als ein Drittel der DSM-IV-Delirien erfasst werden.

Angemerkt sei hier, dass auch nach dem Erscheinen des DSM-5 die vorherige Version noch von Bedeutung ist. Dies steht im Zusammenhang mit den die Falldefinition betreffenden Fragen, aber auch damit, dass bei einem sehr großen Teil

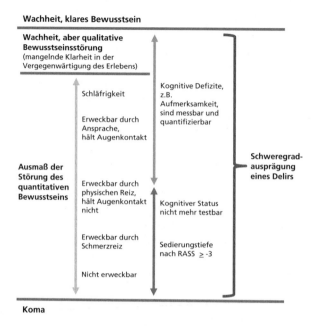

Abb. 9.2: Zusammenhang zwischen der Untersuchbarkeit kognitiver Defizite und der Schwere der Bewusstseinsstörung beim hypoaktiven Delir

der in den letzten 20 Jahren durchgeführten Studien die in DSM-IV niedergelegten diagnostischen Kriterien zur Anwendung kamen.

Die nächste, elfte, Revision der International Classifications of Diseases (ICD-11) wird für 2018 erwartet. Aktuell ist lediglich eine Betaversion verfügbar (http://apps.who.int/classifications/icd11/browse/f/en, Zugriff am 14.04.2016), die unter täglicher Revision ist. Erstmals sind auch die Nutzer aufgefordert, sich an der Klassifikationsentwicklung online zu beteiligen. Hier ist das Delir unter den neurokognitiven Störungen eingruppiert (07) und wird deutlich weiter definiert als in der ICD-10. Interessanterweise spielt die Psychomotorik als diagnostisches Kriterium keine Rolle mehr. Ebenso wird die Kategorie Delir bei Demenz verlassen. Vielmehr wird das Delir (7D90) nach seiner Ätiologie als Syndrom einer somatischen Erkrankung (7D90.1) oder als Folge eines Substanzgebrauchs oder einer Medikation (7D90.2) klassifiziert. Neu ist eine dritte Kategorie, die multifaktorielle Delirien beinhaltet (7D90.3). Unspezifische Delirien ohne sichere Ätiologie stellen die letzte Kategorie dar. Hier werden sicher einige der Delirien bei Demenz zu klassifizieren sein, wo zeitweilig die Ursachenklärung nicht gelingt bzw. nur vermutet werden kann (massive Obstipation, psychosoziale Überlastung etc.).

In seiner Definition stellt die ICD-11 die Aufmerksamkeitsstörung ebenfalls – ganz ähnlich wie die DSM-5 – in den Vordergrund. Die Betaversion der ICD-11 definiert wie folgt: Das Delir wird charakterisiert durch eine Störung der Aufmerksamkeit (z. B. eine eingeschränkte Fähigkeit Aufmerksamkeit hinzuwenden, zu halten und zu wechseln) und der Bewusstheit (z. B. reduzierte Orientierung zur Umgebung), die sich in kurzer Zeit entwickelt und über den Tag hinweg meist

fluktuiert. Begleitend treten andere kognitive Beeinträchtigungen wie Gedächtnisdefizite, Desorientierung oder Störungen der Sprache, der Visuokonstruktion oder
der Wahrnehmung hinzu. Störungen des Schlaf-Wach-Zyklus (plötzlich reduzierte
Wachheit oder Schlaflosigkeit mit einer Schlaf-Wach-Umkehr) können ebenfalls
vorhanden sein. Die Symptome sollen dabei nicht auf eine andere psychische
Erkrankung oder eine Schlaf-Wach-Störung zurückgehen.

Wie aus den vorangehenden Ausführungen deutlich wurde, kann hinsichtlich
der diagnostischen Kriterien für das Delir und der Art und Weise ihrer Anwendung
keine einfache und einheitliche Aussage getroffen werden. Deshalb sollte bei der
Rezeption wissenschaftlicher Literatur immer auch darauf geachtet werden, welche
Diagnosekriterien in den jeweiligen Publikationen verwendet wurden. Für die
klinische Praxis erscheint es ratsam, sich der von Meagher und Kollegen
empfohlenen inklusiven (weiten) Definition der Delirkriterien zu bedienen. Ein
solches Vorgehen ist mit einer hohen Sensitivität verbunden, allerdings unter
Inkaufnahme einer geringeren Spezifität, z. B. bei der Differenzialdiagnose zum
Syndrom Demenz. Die empfohlene diagnostische Strategie entspricht letztendlich
der bewährten klinischen Erfahrung, dass im Falle psychiatrischer Akutsituationen
bei älteren Menschen im Zweifelsfall – und bis zum Beweis des Gegenteils – das
Delir in die differenzialdiagnostischen Überlegungen einbezogen werden muss.
Dies kann mit den mit dem Delir verbundenen Risiken, die an verschiedenen Stellen
dieses Buches thematisiert wurden, nachvollziehbar begründet werden.

9.2 Aktuelle Entwicklungen und zukünftige Perspektiven – Versorgung

9.2.1 Epidemiologische Trends

Aus mehreren Gründen ist mit einer zunehmenden Häufigkeit von Altersdelirien in
den kommenden Jahren und Jahrzehnten zu rechnen und damit einem wachsenden
Stellenwert entsprechender Prävention und Therapie:

- Alle demografischen Vorhersagen gehen von einer weiteren Verlängerung des
  Lebens und damit einer deutlichen Zunahme hochaltriger Patienten aus. Auch
  wenn der Anteil relativ gesunder alter Menschen im Steigen begriffen ist, so ist
  dennoch aufgrund der Bedeutung des hohen Alters als Risikofaktor für das Delir
  von einer zunehmenden Zahl vulnerabler Menschen auszugehen.
- Parallel zur demografischen Entwicklung wird bekanntlich eine wesentliche
  Zunahme der Demenzprävalenz erwartet, die – wegen des erhöhten Delirrisikos,
  dem Demenzkranke unterliegen – auch zu wachsenden Delirraten führen dürfte.
- Der medizinische Fortschritt der letzten Jahrzehnte eröffnet einerseits auch alten
  Menschen früher für undenkbar gehaltene therapeutische Optionen (z. B.

Eingriffe im kardiovaskulären System, elektive Gelenkersetzungen, operative Frakturbehandlung). Auch wenn es den jeweiligen Fachdisziplinen gelungen ist, die Komplikationsrate solcher notwendigen bzw. wünschenswerten Eingriffe beachtlich zu senken, ist dennoch davon auszugehen, dass ein substanzieller Anteil der betroffenen Patienten Delirien entwickeln wird. Andererseits ist nicht zu übersehen, dass trotz (oder wegen?) der enormen medizinischen Fortschritte die Zahl multimorbider älterer und alter Menschen im Zunehmen begriffen ist. Bereits jetzt werden in altersmedizinischen Kliniken zahlreiche Patienten mit einer Häufung von das Delirrisiko erhöhenden Erkrankungen gesehen (beispielhaft hierfür Kasuistik 4.4). Häufig handelt es sich hierbei um Patienten, die aufgrund einer hohen delirogenen Last (typischerweise Zusammentreffen einer zerebralen Vorschädigung mit multiplen das Risiko erhöhenden systemischen Faktoren) fluktuierende klinische Verläufe mit rezidivierenden deliranten Zuständen zeigen.

Bisher liegen – anders als für Demenzerkrankungen – noch keine für Deutschland gültigen Schätzungen der Delirhäufigkeit in künftigen Jahrzehnten vor. Von Interesse ist jedoch eine für die Stadt Bielefeld vorgenommene Berechnung aus dem Jahr 2012. Danach ist für diese Population bis 2030 mit einer deutlichen Steigerung der Delirien von 20 % zu rechnen (Prof. Ralf E. Ulrich, Institut für Bevölkerungs- und Gesundheitsforschung, Universität Bielefeld).

Es sollte aber beachtet werden, dass es – erfreulicherweise – auch Entwicklungen geben könnte, die sich im Sinne einer Senkung der Delirhäufigkeit auswirken könnten. So gibt es Hinweise auf eine Reduktion der Demenzerkrankungen in hochentwickelten Industriestaaten. Insgesamt neun populationsbasierte Studien aus England, den USA, Schweden und Dänemark zeigen eine Reduktion des altersspezifischen Demenzrisikos. Dabei scheinen vor allem die aggressivere Behandlung kardiovaskulärer Risikofaktoren (Blutdruck- und Cholesterinsenkung) und eine Steigerung der Bildung zur Verbesserung der kognitiven Reserve beizutragen. Ob sich dieser Trend allerdings angesichts des Anstiegs anderer vaskulärer Risikofaktoren wie Übergewicht und Diabetes fortsetzen wird, ist umstritten (Langa 2015). Schließlich ist zu hoffen, dass die in Kapitel 7 dargestellten und in ihrer Evidenz zunehmend bestätigten Möglichkeiten der Delirprävention den oben referierten Trends einer steigenden Häufigkeit des Syndroms entgegenwirken.

9.2.2 Aktuelle Leitlinien und Stellungnahmen verschiedener Gesellschaften

Verschiedene Leitlinien sind in jüngerer Zeit erschienen bzw. aktualisiert worden und sollen daher hier noch schlaglichtartig referiert und diskutiert werden (▶ Tab. 9.1).

Tab. 9.1: Delir im Alter – ausgewählte aktuelle Leitlinien

Leitlinie (Jahr)	Federführende Institution(en)/ Fachgesellschaft(en)	Geltungsbereich
NICE Guideline 103 (2010; Aktualisierung bzw. Überprüfung 2012, 2014)	National Clinical Guideline Centre (UK)	Patienten ≥ 18 Jahre (mit deutlichem altersmedizinischem Schwerpunkt)
Clinical Practice Guidelines for the Management of Pain, Agitation, and Delirium in Adult Patients in the Intensive Care Unit (2013)	American College of Critical Care Medicine	Intensivmedizin
Dutch Guideline for diagnosis and treatment of delirium (2014)	Dutch Association of Clinical Geriatrics	Patienten im mittleren und höheren Lebensalter in Kliniken und Pflegeheimen
American Geriatrics Society Clinical Practice Guideline for Postoperative Delirium in Older Adults (2015)	American Geriatrics Society	Ältere Patienten in der postoperativen Phase
S1-Leitlinie »Alkoholdelir und Verwirrtheitszustände« (2015)	Deutsche Gesellschaft für Neurologie	Neurologie
S3-Leitlinie »Analgesie, Sedierung und Delirmanagement in der Intensivmedizin« (2015)	Deutsche Gesellschaft für Anästhesiologie und Intensivmedizin (DGAI) Deutsche Interdisziplinäre Vereinigung für Intensiv- und Notfallmedizin (DIVI)	Intensivmedizin
S3-Leitlinie »Palliativmedizin für Patienten mit einer nicht heilbaren Krebserkrankung« (2015)	Deutsche Gesellschaft für Palliativmedizin	Erwachsene Patienten mit einer nicht heilbaren Krebserkrankung
S3-Leitlinie »Screening, Diagnose und Behandlung alkoholbezogener Störungen« (2016)	Deutsche Gesellschaft für Suchtforschung und -therapie	Patienten mit alkoholbezogenen Störungen

Die NICE-Guidelines bezüglich Deliriumdiagnose, -behandlung und -vermeidung wurden turnusmäßig Ende 2014 überprüft. Dabei ergab sich kein Veränderungsbedarf. Im Juli 2014 veröffentlichte die NICE zudem einen Qualitätsstandard Delir (https://www.nice.org.uk/guidance/qs63#, Zugriff am 14.04.2016), der die wesentlichen Bausteine einer aktuellen Delirbehandlung enthält. Im Einzelnen sind dies:

1. Ins Krankenhaus oder ins Pflegeheim neu aufgenommene Erwachsene, die ein Delirrisiko aufweisen, werden auf kürzlich aufgetretene Verhaltensänderungen

hin untersucht. Dabei werden Änderungen der Kognition, der Wahrnehmung, der körperlichen Funktionen und des sozialen Verhaltens erfasst. Als Risikofaktoren werden folgende Bedingungen angesehen: Alter über 65 Jahre, kürzlich erlittene Hüftfraktur, schwerwiegende Erkrankung mit Verschlechterungsrisiko und kognitive Einschränkungen oder Demenzerkrankung. Bei Vorliegen eines oder mehrerer dieser Merkmale wird ein erhöhtes Risiko angenommen.

2. Neu aufgenommene Patienten mit Delirrisiko erhalten mehrere auf sie zugeschnittene Interventionen, die der Delirvermeidung dienen. Interventionen zur Delirvermeidung sind: Vermeidung von Stations-, Team- und Zimmerwechseln (soweit möglich), eine altersgerechte Zimmerausstattung mit angemessener Beleuchtung und Beschriftung (Kalender, Uhr etc.) sowie nächtliche Lärmreduktion, Reorientierung, kognitive Aktivierung, Flüssigkeits-, Schmerz- und Infektmonitoring, Mobilisation, Vermeidung von Kathetern, Kontrolle der Medikation auf Altersgerechtigkeit, Überprüfung und Einsatz von Seh- und Hörhilfen sowie des Zahnersatzes und die Vermeidung von medizinischen oder Pflegehandlungen in der Nacht.

3. Patienten mit einem Delir, die unter Anspannung stehen oder selbst- oder fremdgefährdendes Verhalten zeigen, erhalten keine neuroleptische Medikation, es sei denn, Deeskalationsstrategien sind nicht wirksam oder nicht angemessen. Wenn deeskalierende Kommunikationsstrategien nicht erfolgreich sind, wird eine kurzfristige Verwendung eines angemessenen Antipsychotikums empfohlen, wobei mit der niedrigst möglichen Dosis begonnen und symptomorientiert auftitriert wird.

4. Delirpatienten und ihre Angehörigen und Pflegepersonen erhalten Informationsmaterial, das über die Erkrankung aufklärt und die Erfahrungen anderer Patienten und Angehörigen wiedergibt.

5. Bei der Entlassung aus dem Krankenhaus wird die Diagnose Delir bei Patienten mit bestehendem oder durchgemachtem Delir dem Hausarzt oder dem weiterbehandelnden Arzt mitgeteilt.

Neue holländische Empfehlungen (Leentjens et al. 2014) orientieren sich ebenfalls an der Leitlinie der NICE. Sie gehen aber insofern einen Schritt weiter, als sie die Erkennung und Behandlung von Delirien als basismedizinische Maßnahme definieren und erwarten, dass dies von jedem Arzt und jeder Krankenschwester beherrscht wird. Dabei wird zwischen unkomplizierten Delirien bekannter Ursache ohne Verhaltensauffälligkeiten, Komorbiditäten oder Polypharmazie und komplexen Delirformen unterschieden. Komplizierte Delirien beinhalten aggressive oder hyperaktive Verhaltensweisen, zusätzliche neuropsychiatrische oder komplexe medizinische Komorbidität und Polypharmazie, erfolglose Ursachenklärung sowie das fehlende Ansprechen auf eine Standardtherapie. Für diese komplexen Delirfälle wird ein Konsil eines Delirteams, bestehend aus Psychiatern, Geriatern und spezialisierten Krankenschwestern empfohlen.

Weiter unterscheidet sich die holländische Leitlinie in einer liberaleren Empfehlung hinsichtlich der Behandlung mit Neuroleptika beim Delir. Insbesondere beim hypoaktiven Delir wird zu einer Behandlung mit Neuroleptika geraten, während dies von den NICE-Guidelines wegen fehlender Evidenz abgelehnt wird. Die holländischen Experten führen aber auch kleinere Studien sowie eine stringente Argumentation hinsichtlich des ebenso ungünstigen Behandlungsverlaufs hypoaktiver Delirien im Vergleich zu hyperaktiven Formen an. Unter Abwägung des Schlaganfallrisikos, das aber nur für Demenzerkrankte bei einer Behandlung von mehr als sechs Wochen dokumentiert ist, erscheint ihnen eine kurzfristige Delirbehandlung mit Antipsychotika gerechtfertigt. Für die Implementierung von Expertengruppen sowie die Schulungen zur Basisversorgung beim Delir wird ein Zeitaufwand von mehreren Jahren erwartet.

Für die Intensivmedizin sind 2013 die sogenannten PAD Guidelines veröffentlicht worden. PAD steht hierbei für Pain, Agitation und Delirium. Eine 20-köpfige Task Force hatte es sich zur Aufgabe gemacht, eine »Straßenkarte« mit der Entwicklung integrierter, evidenzbasierter und patientenzentrierter Protokolle zur Behandlung von Schmerz, Bewegungsunruhe und Delirien zu erstellen. Mit hoher methodischer Strenge, Evidenzbasierung und Transparenz bewerteten sie die aktuelle Literatur, schlugen Assessmentinstrumente für Schmerz, Sedierung und Delir vor und bewerteten diese. Sie konstatierten, dass das standardisierte Assessment und die Behandlung von Schmerz, Delir und Sedierung eine Vielzahl von Komplikationen der Intensivbehandlung verhindert, diese verkürzt und daher kosteneffizient ist. Die Sedierung sollte im Interesse des Patienten so kurz und so flach wie möglich gehalten und wo immer möglich regelmäßig unterbrochen werden.

Im August 2015 wurde die deutsche Leitlinie zu Analgesie, Sedierung und Delirmanagement in der Intensivmedizin veröffentlicht (DAS-Leitlinie), die neben den Risikofaktoren (wie sie auch hier in Kapitel 3.2 beschrieben sind) und der Prävention von Delirien (▶ Kap. 7) auch auf die Spätfolgen einer intensivmedizinischen Behandlung, wie die posttraumatische Belastungsstörung und die anhaltende kognitive Störung nach Delir, eingehen. Risikofaktoren für langfristige kognitive Störungen sind neben der Delirfrequenz und der Delirdauer vor allem Hypoxie, transfusionsbedürftige Anämien, Hypotension, schwere Sepsis/septischer Schock, extreme Blutzuckerschwankungen sowie soziale und psychologische Faktoren. Daher werden zusätzlich die standardisierte Erfassung von Stress und Angst empfohlen. Generell räumt diese Leitlinie einem konsequenten und evidenzbasierten Delirmanagement einen sehr hohen Stellenwert ein. Dieses reicht von einer systematischen Prävention, wobei die Wichtigkeit der Vermeidung einer Übersedierung hervorgehoben wird, über ein engmaschiges Assessment mit dem Ziel der Früherkennung bis hin zu einem umfassenden Therapiekonzept, das kausale, nicht-pharmakologische und medikamentöse Maßnahmen einschließt.

Zur symptomorientierten Behandlung des Delirs empfiehlt die DAS-Leitlinie verschiedene Substanzen, bei Agitation sind das Propofol oder Benzodiazepine, im Alkoholentzugsdelir Benzodiazepine, v. a. Diazepam und Lorazepam, und Neuroleptika bei produktiv-psychotischen Symptomen. Zu Recht wird auf die Notwendigkeit einer geringeren Dosierung von Haloperidol zur Vermeidung von extrapyramidalen Nebenwirkungen verwiesen, leider aber nicht die Komorbidität eines Morbus Parkinson oder einer Lewy-Körperchen-Demenz erwähnt, bei denen typische und die meisten atypischen Neuroleptika kontraindiziert sind. Zur Delirbehandlung kommt bei diesen Patienten nur Quetiapin unter Off-label-

Bedingungen infrage, da diese Substanz in Deutschland nicht zur Delirbehandlung zugelassen ist (▶ Kap. 5.5). Ebenso fehlt der Verweis auf die Kumulation bei einer Diazepambehandlung angesichts dessen langer Halbwertszeit aufgrund aktiver Metaboliten. Hier ist daher bei alten Patienten, wie z. B. in der Leitlinie zur Behandlung alkoholbezogener Störungen (▶ Kap. 6) und in der FORTA-Klassifikation empfohlen, immer einem kürzer wirksamen und damit besser steuerbaren Benzodiazepin (z. B. Lorazepam oder Oxazepam) der Vorzug zu geben. Auch geht nach der Meinung der Autoren die generelle Empfehlung einer Haloperidol- oder Rivastigminprophylaxe eines Delirs beim älteren Menschen mit Risikofaktoren zu weit. Rivastigmin ist indiziert bei Komorbidität mit Alzheimer-, Lewy-Körperchen- oder Parkinson-Demenz (S3-Leitlinie »Demenzen« 2016) und wirkt dann auch delirpräventiv (▶ Kap. 7.3). Niedrig dosiertes Haloperidol kann erwogen werden, wenn es eine Vorgeschichte von deliranten Zuständen im postoperativen oder intensivmedizinischen Umfeld gibt (Leentjens et al. 2014).

Beides wird hingegen z. B. in den 2015 publizierten Praxisempfehlungen der American Geriatric Society (AGS) für die klinische Situation des postoperativen Delirs abgelehnt (American Geriatrics Society 2015). Hier werden nicht-pharmakologische und pharmakologische Interventionen zur Prävention von postoperativen Delirien bei Risikopatienten (siehe hier auch Kap. 3.2) aufgelistet und Empfehlungen für die Behandlung des Delirs nach Operationen gegeben, die Delirschwere und -länge beeinflussen, Patientensicherheit und die Behandlungsergebnisse verbessern sollen. Eine Besonderheit dieser Praxisempfehlungen stellt auch die Diskussion der möglichen Gefährdungen dar, die mit den jeweiligen Empfehlungen verbunden sind.

Diesem Zugang mag es geschuldet sein, dass die pharmakologische Behandlung, im Besonderen die Therapie mit Neuroleptika, mit großer Skepsis gesehen wird und für das hypoaktive Delir im Speziellen nicht empfohlen wird. Hier wird vernachlässigt, dass auch beim hypoaktiven Delir häufig (meist optische) Halluzinationen bestehen, die eine entsprechende Medikation rechtfertigen. Aus europäischer und aus gerontopsychiatrischer Sicht wird die sachgerechte, d. h. niedrig dosierte und kürzest notwendige, Therapie auf die selbst- und fremdgefährdende Situation beschränkt und die Behandlung psychotischer Zustandsbilder nicht ausreichend berücksichtigt. Die im März 2016 veröffentlichten Leitlinien der Arbeitsgruppe Alterstraumatologie der Deutschen Gesellschaft für Unfallchirurgie sind hier inklusiver (persönliche Kommunikation mit Dr. Meyjohann im März 2016).

Ein weiterer Schwerpunkt der AGS-Guideline liegt auf der Empfehlung einer multimodalen und interdisziplinär-interprofessionellen Therapie als Erfolgsfaktor der Delirprävention und -therapie. Die Einrichtung von spezialisierten Stationen (▶ Kap. 8.1) und die prophylaktische medikamentöse Therapie findet keine positive Bewertung, da aus Sicht des Expertengremiums hierfür keine Evidenzbasierung vorhanden ist.

Dem gegenüber differenziert die S1-Leitlinie »Alkoholdelir und Verwirrtheitszustände« (2015), die von der Deutschen Gesellschaft für Neurologie verantwortet wird, auch in ihrer revidierten Fassung (31.12.2014) nicht ausreichend zwischen Delirien aufgrund psychoaktiver Substanzen, hier v. a. das Alkoholentzugsdelir, und dem viel häufigeren, oft multifaktoriellen Delir beim alten Menschen. Die

Therapieempfehlungen sind primär auf das Alkoholentzugsdelir zugeschnitten und sollten aus der Sicht der Autoren nicht für die Behandlung anderer Delirien herangezogen werden. Auf die S3-Leitlinie »Screening, Diagnose und Behandlung alkoholbezogener Störungen« aus dem Jahre 2015 wurde bereits an anderer Stelle (► Kap. 6) eingegangen.

Die S3-Leitlinie »Palliativmedizin für Patienten mit einer nicht heilbaren Krebserkrankung« (erschienen 2015) setzt neben den Hinweisen auf Delirien als Folge unerwünschter Arzneimittelwirkungen (z. B. unter Opioiden) einen Schwerpunkt auf das Delir in der Sterbephase mit dem Hinweis, dass es sich um ein häufig in terminalen Situationen auftretendes Syndrom handelt. In Anbetracht der aus deliranten Zuständen resultierenden Belastungen für Patienten, Angehörige und Teammitglieder werden Maßnahmen zur Früherkennung und ein aktives therapeutisches Vorgehen mit den zur Verfügung stehenden nicht-medikamentösen und medikamentösen Mitteln empfohlen.

Zu unterschiedlichen Settings liegen also neue und in vielen Punkten deckungsgleiche, wenn auch in Einzeleinschätzungen etwas unterschiedliche Leitlinien vor, die wiederum deutlich machen, dass die Delirprävention und -behandlung im individuellen Kontext erfolgen muss und streng risiko-, ursachen- und symptomorientiert bleiben sollte. Angesichts der weiterhin wachsenden Relevanz des Delirs für das Gesundheitssystem ist davon auszugehen, dass sich die rege Entwicklung der letzten Jahre auf dem Gebiet der Leitlinien in den kommenden Jahren fortsetzen wird. Ein wesentlicher Fokus wird sicherlich auf dem Stellenwert der Pharmakotherapie bei der Prävention und Therapie des Delirs liegen. Wie aus den vorausgehenden Ausführungen deutlich wurde, wird die Indikation für den Einsatz von Medikamenten in den gegenwärtig vorliegenden Stellungnahmen teilweise weiter, teilweise sehr restriktiv gefasst. Letztere Position wird auch in einer jüngst erschienenen Metaanalyse vertreten (Neufeld et al. 2016).

9.2.3 Delirprävention und -behandlung in einem sich rasch verändernden Gesundheitssystem

Die Gesundheitssysteme in westlichen Gesellschaften haben sich in den letzten 25 Jahren dramatisch verändert. Diese Veränderungen kamen u. a. zustande durch enorme Fortschritte einer zunehmend spezialisierten und hochtechnisierten kurativen Medizin, von denen – was betont werden muss und worauf bereits eingegangen wurde – in hohem Maße gerade auch alte Menschen profitieren. In vielen medizinischen Bereichen ging diese Entwicklung mit einer zunehmenden Leistungsverdichtung und einer Verknappung auf den individuellen Kranken bezogener personalintensiver Leistungen einher. Im Kontrast dazu steht der allgemeine wissenschaftliche Konsens, dass sowohl die Prävention als auch die Behandlung von Delirien in besonderem Maße auf die »Ressource Mensch« angewiesen ist, sei es bei der somatischen Versorgung der überwiegend multimorbiden alten Menschen, sei es bei der Anwendung der vielfältigen in Betracht kommenden nicht-medikamentösen Maßnahmen.

Erfreulicherweise hat das Wissen um das Delir als ein wesentlicher Risikofaktor und eine häufige Komplikation bei Krankenhausaufenthalten alter und v. a.

dementer Menschen in den letzten beiden Dekaden enorm zugenommen. Die Umsetzung dieser Erkenntnisse in die Praxis stellt aber eine noch lange nicht gemeisterte Herausforderung dar. Dies gilt wesentlich für die Delirprävention, der alle erwähnten Leitlinien einen besonders hohen Stellenwert beimessen. Da die Prävention des Delirs zukünftig noch an Bedeutung gewinnen dürfte, sei an dieser Stelle das Spektrum grundsätzlich relevanter präventiver Strategien umrissen, unter besonderer Berücksichtigung der Wechselwirkungen zwischen Delir und Demenz:

- Auf die *Primärprävention* des Delirs wurde ausführlich in Kapitel 7 eingegangen. Trotz hoffnungsvoller Ansätze vielerorts darf nicht übersehen werden, dass in sehr vielen Kliniken und Pflegeheimen auch grundlegende Voraussetzungen für eine Delirprävention noch nicht erfüllt sind. Die Notwendigkeit verstärkter Anstrengungen auf dem Gebiet der Delirprävention wird durch einen kürzlich publizierten neuen Cochrane Review eindrücklich unterstrichen (Siddiqi et al. 2016).
- Es wurde bereits angesprochen, dass neue epidemiologische Daten eine Abnahme der altersbezogenen Inzidenz von Demenzerkrankungen nahelegen. Nach jetzigem Wissensstand ist zu hoffen, dass Maßnahmen zur Beeinflussung vaskulärer Erkrankungen und ihrer Risikofaktoren einen signifikanten Beitrag zur *Primärprävention* von Demenzen leisten (S3-Leitlinie »Demenzen« 2016). Damit könnten sich auch entsprechend positive Auswirkungen auf die Delirraten ergeben.
- Verschiedentlich wurde darauf Bezug genommen, dass ein Delir bei Alterspatienten im klinischen Vor- bzw. Frühstadium von Demenzerkrankungen deren Manifestation bzw. Progression Vorschub leisten kann. Deshalb könnten – auch wenn schlüssige Evidenzen dafür noch nicht vorliegen – Programme zur primären Prävention von Delirien (▶ Kap. 7.4) *sekundär präventiv* in Bezug auf den Verlauf von Demenzerkrankungen wirken, indem sie die Wahrscheinlichkeit einer vorzeitigen Demenzmanifestation reduzieren.
- Ein weiteres Thema, für das bislang recht wenig wissenschaftliche Evidenz vorliegt, das aber eine wachsende Anzahl von Patienten betrifft, ist die *Sekundärprävention* des Delirs bei Hochrisikopatienten mit kognitiven Einschränkungen und bereits erlittenen Delirepisoden. Inwieweit bei diesen Patienten in Ergänzung zu nicht-pharmakologischen Strategien auch Medikamente zum Einsatz kommen sollten, kann nach aktuellem Kenntnisstand nicht global beantwortet werden, d. h. eine individuelle Indikationsstellung ist hier unabdingbar.
- Schließlich sind auch *tertiär präventive Gesichtspunkte* bei Patienten mit manifester, u.U. bereits fortgeschrittener Demenz zu beachten. Amerikanische Forscher konnten in einer Kohorte von Alzheimerkranken zeigen, dass durch das Auftreten eines Delirs eine Verdopplung der Progression demenzbedingter Beeinträchtigungen zu verzeichnen war im Vergleich zu der nicht von einem Delir betroffenen Vergleichsgruppe (Gross et al. 2012). Neben negativen Auswirkungen von Delirien auf die kognitive Kompetenz ist nicht zuletzt auch deren Verstärkung mit Demenz assoziierter psychopathologischer Symptome und Verhaltensauffälligkeiten zu beachten (Landreville et al. 2013). Somit kann

durch die Prävention von Delirien (▶ Kap. 7) auch eine Mitigierung des Verlaufs von Demenzerkrankungen angestrebt werden.

Im Kontext einer wesentlich auf präventive Maßnahmen ausgerichteten Sichtweise werden als ein weiterer bedeutsamer Aspekt in den Leitlinien regelmäßige Schulungen der unterschiedlichen Berufsgruppen hervorgehoben. Das Pflegethermometer 2014 des dip-Institutes hat als großes Desiderat den Ausgleich des Wissensdefizits bei Ärzten und Pflegekräften in der Behandlung der Demenz als Nebendiagnose im Krankenhaus herausgestellt (Isfort et al. 2014) und vielfach Projekte vor Ort ermöglicht, die auch einen Fokus auf die Delirprävention legen (Isfort und Klostermann 2015).

Im deutschen Gesundheitssystem führte die Ausrichtung an den DRG-Abrechnungen und der Indexerkrankung zunächst eher dazu, diagnoseübergreifende geriatrische Aspekte und damit auch die Delirprävention nicht primär in den Blick zu nehmen. Ebenso standen Delirien als Komplikation klinischer Behandlungen nicht im Fokus der Betrachtung. Umso mehr ist es zu begrüßen, dass in den letzten fünf Jahren spezielle Förderprogramme aufgelegt wurden, z. B. die Modellprojekte »Menschen mit Demenz im Krankenhaus« der Robert-Bosch-Stiftung (http://www.¬ bosch-stiftung.de/content/language1/html/37166.asp, Zugriff am 14.04.2016) oder die Initiative der nordrhein-westfälischen Regierung zur Umsetzung eines besonderen Therapieansatzes für ältere Patienten im perioperativen Setting (http://www.mgepa.nrw.de/ministerium/presse/pressethemen/20140108a_Der_¬ alte_Mensch_im_OP/index.php, Zugriff am 14.04.2016).

Eine geringe Delirrate im Krankenhaus und ebenso in Pflegeheimen wird zunehmend zu einem Qualitätsindikator, der wesentlich auf guter multiprofessioneller Zusammenarbeit und einer Schnittstellenoptimierung fußt, wobei ältere, oft kognitiv eingeschränkte Menschen im Blickpunkt stehen mit dem Ziel einer individualisierten medizinischen Versorgung. Die von Sharon Inouye bereits frühzeitig propagierte Qualitätssicherungsmaßnahme Delirprävention (Inouye et al. 2014b) stellt eine praktikable und effektive Maßnahme zur Verbesserung der Behandlungsergebnisse dar.

Auf die multifaktoriellen Ursachen der Delirien bezogene Interventionen entfalten gleichzeitig auch günstige Effekte in Bezug auf andere mit Krankenhausaufenthalten assoziierte Risikosituationen wie Stürze, Dekubiti, Harninkontinenz und Verlust von Alltagsfähigkeiten. Ob die im anglo-amerikanischen Sprachraum vielfach bestätigte Kostenreduktion auch im deutschen Gesundheitssystem erreichbar sein wird, muss allerdings erst eindeutig nachgewiesen werden.

Hinsichtlich in Deutschland aktuell stattfindender gesundheits- und sozialpolitischer Entwicklungen bleibt abzuwarten, welche Auswirkungen diese auf die Altersmedizin im Allgemeinen und die Delirversorgung im Speziellen haben werden. Vorstellbar ist, dass eine Förderung von Konzepten, die die Grenzen der Sektoren im Gesundheitswesen überschreiten, eine Verbesserung der Versorgung deliranter Alterspatienten begünstigen könnte. Darüber hinaus wird von vielen Altersmedizinern gefordert, die heute noch strikte Trennung von gesetzlicher Kranken- und Pflegeversicherung zukünftig zu lockern – auch dies könnte sich nach Überzeugung der Verfasser positiv auf die Versorgung der Betroffenen auswirken.

Zusammenfassend sei bezüglich zukünftiger Entwicklungen im Management des Delirs bei alten Menschen Folgendes festgehalten:

- Es liegen gut belegte wissenschaftliche Erkenntnisse zu unterschiedlichen präventiven Strategien vor, die zumindest teilweise für die Praxis anwendungsrelevant sind. Jedoch besteht hier auch noch substanzieller Forschungsbedarf.
- Delirmanagement ist in quantitativer wie qualitativer Hinsicht personalintensiv. Genügend Personal zur Verfügung zu haben, stellt sowohl aus Budgetgründen als auch wegen eines vielerorts bestehenden Fachkräftemangels eine Herausforderung dar, bei der nicht sicher vorhergesagt werden kann, wie gut sie in der Zukunft bewältigt werden wird. Dessen ungeachtet ist zu fordern, dass durch verstärkte Implementierung von Schulungsmaßnahmen das vorhandene Personal in seinen berufsspezifischen für die Delirversorgung relevanten Kompetenzen gestärkt wird.

9.3 »Take Home Messages«

Abschließend seien noch einmal wesentliche Aussagen dieses Buches anhand von zwei Grafiken und zehn Merksätzen zusammengefasst.

Abbildung 9.3, die sich an die Empfehlungen der britischen NICE-Guideline anlehnt, betrifft die Prävention und Früherkennung des Delirs bei älteren Menschen in Kliniken und Pflegeheimen. Der dieser Abbildung zugrunde liegende zentrale Gedanke besteht darin, durch Ausschöpfung präventiver Maßnahmen sowie früher Diagnose des Delirsyndroms die mit dem Krankheitsbild verbundenen Komplikationen, die an verschiedenen Stellen dieses Buches besprochen wurden, zu vermeiden oder zumindest zu minimieren. Es wird unterschieden zwischen Personen, bei denen aufgrund vorhandener Risikofaktoren von einem erhöhten Risiko auszugehen ist, und solchen, bei denen diese nicht erkennbar sind. Wie in den Kapiteln 3.2 und 9.2 ausgeführt wurde, sind es vor allem hochbetagte Patienten mit vorbestehender Demenz, akuten und schweren Begleiterkrankungen (u. a. Infektionen) und bestehenden sensorischen Defiziten, die besonders gefährdet sind.

Für beide Gruppen wird ein risikoadaptiertes Monitoring in Bezug auf neu auftretende Risikofaktoren (z. B. neue Medikation, interkurrente Infektion) und frühe Symptome eines Delirs (akute oder subakute Verschlechterung kognitiver Leistungen, neu auftretende, u.U. fluktuierende psychopathologische Symptome, Störung des Tag-Nacht-Rhythmus etc.) gefordert. Bei Diagnose eines Delirs bzw. entsprechenden konkreten Verdachtsmomenten, ist eine zeitnahe Diagnostik und Therapie in die Wege zu leiten. Bestehende Risiken sollten, soweit sie modifizierbar sind, angegangen werden. Ansonsten gelten generell die in Kapitel 7 beschriebenen Prinzipien der Delirprävention, für deren Umsetzung idealerweise in jeder Institution den jeweiligen Voraussetzungen gerecht werdende Arbeitsanleitungen vorhanden sein sollten.

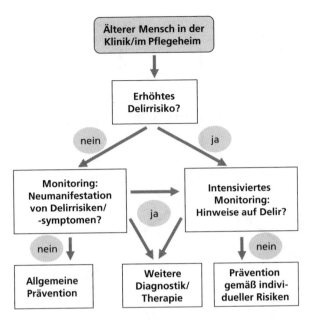

Abb. 9.3: Delir – Prävention/Früherkennung (in Anlehnung an NICE-Guideline 2010)

Wie das Monitoring umgesetzt wird, hängt ebenfalls von lokalen Bedingungen ab. In Bereichen mit hoher Delirprävalenz (also v. a. in der Akutmedizin) geht die Empfehlung dahin, ein formalisiertes Monitoring unter Anwendung geeigneter Screeninginstrumente (▸ Kap. 4.2) durchzuführen. Hingegen dürfte es z. B. in Einrichtungen der Altenhilfe mit niedrigen Prävalenzen, so etwa Wohnbereiche, in denen körperlich und psychisch weniger beeinträchtigte alte Menschen leben, genügen, wenn das Personal geschult ist, Warnsymptome zu erkennen und bei deren Auftreten weitere Maßnahmen zu veranlassen.

Abbildung 9.4 fasst die wesentlichen Schritte zusammen, die für die Diagnostik und Therapie des Delirs relevant sind. Bei Verdacht auf ein Delir steht – wie in den Kapiteln 2 und 4 ausgeführt – zunächst die syndromale Diagnostik im Vordergrund. Eine möglichst eingehende Anamnese und die Erhebung des psychischen Befundes sind dabei die wichtigsten Elemente. Es kann sinnvoll sein, ergänzend bestimmte Instrumente, wie z. B. die CAM (Confusion Assessment Method), anzuwenden. Bei den differenzialdiagnostisch abzugrenzenden psychopathologischen Syndromen ist die Demenz besonders zu beachten unter Berücksichtigung der häufigen Mischbilder (»Delir bei Demenz«). Aber auch bei den anderen aufgeführten Syndromen sind Mischbilder nicht ungewöhnlich.

Wenn die (Verdachts-)Diagnose »Delir« als das im Vordergrund stehende klinische Problem definiert wurde, ist zu prüfen, ob eine Notfallsituation – psychiatrisch und/oder somatisch – vorliegt. Auf die diesbezüglich wesentlichen diagnostischen und therapeutischen Maßnahmen wurde in den Kapiteln 4 und 5 eingegangen. Auch wenn entsprechende Anhaltspunkte fehlen, sollte bedacht werden, dass bei einem Krankheitsbild mit starker Fluktuationstendenz und nicht

273

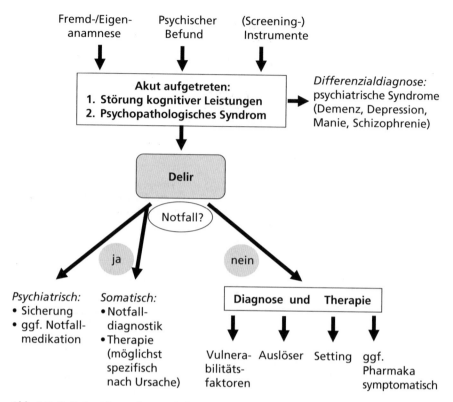

Abb. 9.4: Delir im Alter – diagnostisches und therapeutisches Vorgehen (verändert nach Inouye 2006; n. Reischies und Hewer 2007)

immer sofort erkennbaren somatischen Ursachen Exazerbationen mit Notfall-charakter jederzeit auftreten können. Ansonsten gilt, dass ein multimodales al-tersmedizinisch fundiertes Behandlungskonzept gefordert ist. Darauf wurde in den Kapiteln 5 bis 7 im Einzelnen eingegangen. Es sei an dieser Stelle in Erinnerung gerufen, dass die wesentlichen Elemente der Delirprävention auch für die nicht-medikamentöse Behandlung des Delirs gelten (darauf nehmen die in Abbildung 9.4 rechts unten genannten Stichworte »Vulnerabilitätsfaktoren« und »Setting« Be-zug).

Zehn Merksätze zum Delir im Alter

1. Delir ist ein psychopathologisches Syndrom, verursacht durch eine akut auftretende und typischerweise fluktuierende Störung der Hirnfunktion. Beeinträchtigungen von Aufmerksamkeit, Bewusstsein und weiterer kog-nitiven Funktionen sind Kardinalsymptome.
2. Das Delir kann in jedem Lebensalter auftreten. Bei älteren Menschen zählt es zu den häufigsten psychischen Störungen. Verbreitet ist es vor allem in

Kliniken und Pflegeheimen. 10–40 % (und z. T. noch mehr) der dort versorgten älteren Menschen sind betroffen.

3. Im Alter überwiegen Delirien im Kontext internistischer und chirurgischer Erkrankungen, wobei pharmakogene Faktoren häufig hinzukommen. Im Vergleich dazu sind durch missbräuchliche Anwendung psychotroper Substanzen (Alkohol, Sedativa) verursachte Delirien deutlich seltener.

4. Zahlreiche Risikofaktoren sind bekannt. Nicht modifizierbar sind insbesondere hohes Lebensalter, Demenz- und andere chronische Erkrankungen von Gehirn und Gesamtorganismus. Modifizierbare Risikofaktoren sind z. B. Seh-, Hör- und Schlafstörungen, die Einnahme multipler Medikamente (Polypharmazie), Immobilität und zu geringe Flüssigkeitszufuhr.

5. Delirien können sich komplett zurückbilden; häufig bleiben jedoch Beeinträchtigungen zurück. Diese betreffen insbesondere verschlechterte kognitive Leistungen, z. B. im Sinne einer erstmals diagnostizierbaren oder einer bereits bekannten und jetzt verschlechterten Demenz. Zu beachten ist auch eine deutlich erhöhte Mortalität. Sterblichkeitsraten von 25 % während eines Zeitraums von sechs Monaten sind nicht ungewöhnlich.

6. Die erste Stufe der Diagnostik betrifft das Erkennen des psychopathologischen Syndroms, Screeningverfahren wie die CAM sind hierbei hilfreich, v. a. auch zur Verbesserung der Früherkennung. In einem zweiten Schritt folgt die Abklärung bezüglich ursächlicher bzw. auslösender Erkrankungen. In der alltäglichen Versorgung bleiben Delirien oft undiagnostiziert. Ein Grund dafür sind mitunter schwierig zu erkennende Verlaufsvarianten, z. B. bei hypoaktiven Delirien, aber auch fehlendes Erfahrungswissen.

7. Die Therapie des Delirs basiert auf der Kausalbehandlung der ursächlichen und auslösenden Erkrankungen, ergänzt durch eine breite Palette nichtmedikamentöser Maßnahmen.

8. Medikamente zur Behandlung des Delirs sind unverzichtbar bei Entzugsdelirien im Rahmen einer Alkohol- bzw. Sedativaabhängigkeit. Bei nicht durch psychotrope Substanzen bedingten Delirien kommen Psychopharmaka (üblicherweise Antipsychotika) unter bestimmten Voraussetzungen (Wahn, Halluzinationen, Gefährdung) ergänzend zur Anwendung. Benzodiazepine sind mit Ausnahme von Entzugsdelirien keine Mittel erster Wahl.

9. Delirprävention beinhaltet Maßnahmen zum Erhalt des körperlichen und psychischen Gleichgewichts von Alterspatienten. Entsprechend gestaltete Multikomponentenprogramme sind evidenzbasiert wirksam und geeignet, ca. ein Drittel der Delirfälle zu verhindern.

10. Die große Bedeutung, die der Delirversorgung bereits heute zukommt, wird aus demografischen Gründen in der Zukunft noch zunehmen. Effektive Prävention, Diagnostik und Therapie des Delirs sind nur interdisziplinär und multiprofessionell denkbar und stellen somit Paradigmen für eine Stärkung der Altersmedizin in unserem Gesundheitssystem dar. Von essenzieller Bedeutung sind in dieser Hinsicht Maßnahmen zur Verbesserung der spezifischen Kompetenz der mit der Versorgung deliranter Patienten befassten Berufsgruppen.

Autorenverzeichnis

Dr. med. Lutz M. Drach †
Facharzt für Psychiatrie und Psychotherapie, Facharzt für Neuropathologie, Geriatrie
Ehem. Leiter des interdisziplinären Zentrums für Altersmedizin
Chefarzt der Klinik für Alterspsychiatrie
Carl-Friedrich-Flemming-Klinik Schwerin

Prof. Dr. med. Hermann Sebastian Füeßl
Internist, Gastroenterologe
Ehem. Leitender Arzt Somatischer Querschnittsbereich Klinikum München-Ost
Jetzt: Lehrpraxis der Ludwig-Maximilians-Universität, München

Prof. (apl.) Dr. med. Walter Hewer
Facharzt für Psychiatrie und Psychotherapie, Facharzt für Innere Medizin, Geriatrie
Chefarzt Klinik für Gerontopsychiatrie
Klinikum Christophsbad Göppingen

Dr. med. Stefan Kreisel, M.Sc. (Epidemiology)
Facharzt für Psychiatrie und Psychotherapie, Facharzt für Neurologie, Geriatrie
Ärztlicher Leiter
Abteilung für Gerontopsychiatrie
Klinik für Psychiatrie und Psychotherapie Bethel
Evangelisches Krankenhaus Bielefeld

Prof. Dr. Friedel Reischies
Facharzt für Psychiatrie und Neurologie, Psychotherapie
Ärztlicher Direktor der Friedrich von Bodelschwingh Klinik für Psychiatrie und Psychotherapie, Berlin

PD Dr. med. Christine Thomas
Ärztliche Direktorin
Fachärztin für Psychiatrie und Psychotherapie, Fachärztin für Neurologie, Geriatrie
Klinik für Psychiatrie und Psychotherapie für Ältere
Zentrum für Seelische Gesundheit
Klinikum Stuttgart – Krankenhaus Bad Cannstatt

Sarah Weller
Gerontologin, M.Sc., Sozialarbeiterin, B.A.
Klinikum Stuttgart – Krankenhaus Bad Cannstatt

Dr. med. Dirk K. Wolter
Facharzt für Psychiatrie und Psychotherapie
Arzt für Nervenheilkunde, Geriatrie
Specialeansvarlig overlæge
Gerontopsykiatrisk afdeling
Kresten Philipsens Vej 15B
Aabenraa (Dänemark)

Literatur

Adam C, Quabach R, Standl T (2010) Neurologische Komplikationen in der Anästhesiologie. Teil I – Schlaganfall, Visusverlust, zentral anticholinerges Syndrom. Anästhesiol Intensivmed Notfallmed Schmerzther 45: 440–447.

Adamis D, Treloar A, Martin FC, Macdonald AJ (2007) A brief review of the history of delirium as a mental disorder. Hist Psychiatry 18: 459–469.

Aggarwal A, Sharma DD (2010) Zolpidem withdrawal delirium: a case report. J Neuropsychiatry Clin Neurosci 22(4): 451-o.e27-451.e28.

AGS/NIA Delirium Conference Writing Group, Planning Committee and Faculty (2015) The American Geriatrics Society/National Institute on Aging Bedside-to-Bench Conference: Research Agenda on Delirium in Older Adults. J Am Geriatr Soc 63(5): 843–852.

Ahmed S, Leurent B, Sampson EL (2014) Risk factors for incident delirium among older people in acute hospital medical units: a systematic review and meta-analysis. Age Ageing 43(3): 326–333.

Al Aama T, Brymer C, Gutmanis I et al. (2011) Melatonin decreases delirium in elderly patients: a randomized, placebo-controlled trial. Int J Geriatr Psychiatry 26: 687–694.

Allison C, Pratt JA (2003) Neuroadaptive processes in GABAergic and glutamatergic systems in benzodiazepine dependence. Pharmacol Ther 98(2): 171–195.

Amato L, Minozzi S, Davoli M (2011) Efficacy and safety of pharmacological interventions for the treatment of the Alcohol Withdrawal Syndrome. Cochrane Database of Systematic Reviews 2011, Issue 6. Art. No.: CD008537. DOI: 10.1002/14651858.CD008537.pub2.

American Geriatrics Society Expert Panel on Postoperative Delirium in Older Adults (2015) Postoperative Delirium in Older Adults: Best Practice Statement from the American Geriatrics Society. J Am Coll Surg 220(2): 136–148. e131. doi: 10.1016/j.jamcollsurg.2014.10.019.

American Psychiatric Association (1999) Practice guidelines for the treatment of patients with delirium. Am J Psychiatry 156 (5 suppl.): 1–20.

American Psychiatric Association (2000) Diagnostic and Statistical Manual of Mental Disorders. 4th edition. Washington, DC.

American Psychiatric Association (2013) Diagnostic and Statistical Manual of Mental Disorders. 5th edition. Washington, DC.

Anderson D (2005) Preventing delirium in older people. British Medical Bulletin 73–74: 25–34.

Anderson D, Northcliffe M, Dechenne S, Wilson K (2011) The rising demand for consultation-liaison psychiatry for older people: comparisons within Liverpool and the literature across time. Int J Geriatr Psychiatry, published online DOI: 10.1002/gps2667.

Andrews-Hanna JR, Snyder AZ, Vincent JL et al. (2007) Disruption of large-scale brain systems in advanced aging. Neuron 56(5): 924–935. doi:10.1016/j.neuron.2007.10.038

Annane D, Sharshar T (2015) Cognitive decline after sepsis. Lancet Respir Med 3(1): 61–69.

Apelt S, Schmauss C, Emrich HM (1992) Psychopharmakologie und Klinik der Benzodiazepin-Abhängigkeit. Fortschr Neurol Psychiat 60: 104–109.

Ashton H (2002) Benzodiazepines: How they work and how to withdraw. University of Newcastle. (www.benzo.org.uk, Zugriff am 12.04.2016).

Ashton H (2005) The diagnosis and management of benzodiazepine dependence. Curr Opin Psychiatry 18(3): 249–255.

Awissi DK, Lebrun G, Coursin DB, Riker RR, Skrobik Y (2013) Alcohol withdrawal and delirium tremens in the critically ill: a systematic review and commentary. Intensive Care Med 39(1): 16–30. doi: 10.1007/s00134-012-2758-y.

Axer H, Rosendahl J, Brunkhorst FM (2014) Neurologische und psychische Langzeitfolgen der Sepsis. Med Klin Intensivmed Notfmed 109: 596–603.

Back C, Wittmann M, Haen E (2011) Verwirrtheitszustände als wichtige Arzneimittelwirkung. Ther Umschau 68(1): 27–33.

Bahrmann P (2014) Kardiologie. In: Pantel J, Schröder J, Bollheimer C et al. (Hrsg.) Praxishandbuch Altersmedizin. Stuttgart: Kohlhammer. S. 553–565.

Balas MC, Burke WJ, Gannon D et al. (2013) Implementing the Awakening and Breathing Coordination, Delirium Monitoring/Management, and Early Exercise/Mobility Bundle into Everyday Care: Opportunities, Challenges, and Lessons Learned for Implementing the ICU Pain, Agitation, and Delirium Guidelines. Crit. Care Med 41: 116–127.

Balas MC, Vasilevskis EE, Olsen KM et al. (2014) Effectiveness and Safety of the Awakening and Breathing Coordination, Delirium Monitoring/Management, and Early Exercise/Mobility Bundle. Crit Care Med 42: 1024–1036.

Balogun S, Philbrick J (2014) Delirium, a symptom of UTI in the elderly: fact or fable. A systematic review. Can Geriatr J 17(1): 22–26.

Barr J, Fraser GL, Puntillo K et al. (2013) Clinical Practice Guidelines for the Management of Pain, Agitation, and Delirium in Adult Patients in the Intensive Care Unit. Crit Care Med 41: 263–306.

Barron EA, Holmes J (2013) Delirium within the emergency care setting, occurrence and detection: a systematic review. Emerg Med J 30: 263–268.

Bartoszek G, Nydahl P (2014) Förderung des Bewusstseins, der Wahrnehmung und der Orientierung. In: Ullrich L, Stolecki D, Grünewald M (Hrsg.) Thiemes Intensivpflege und Anästhesie. Stuttgart: Thieme. S. 84–99.

Baumgartner GR, Rowen RC (1991) Transdermal clonidine versus chlordiazepoxide in alcohol withdrawal: a randomized, controlled clinical trial. South Med J 84: 312–321.

Becher KF, Klempien I, Wiedemann A (2015) Harnwegsinfekte im Alter. Z Gerontol Geriat 48: 588–594.

Becker K, Poon Ch, Zeidler M et al. (2010) An Unusual Cause of Delirium. J Clin Sleep Med 6: 290–291.

Bellelli G, Bruni A, Malerba M et al. (2014) Geriatric multidimensional assessment for elderly patients with acute respiratory diseases. Eur J Intern Med 2014; 304–311.

Benkert O, Hippius H (Hrsg.) (2015) Kompendium der psychiatrischen Pharmakotherapie. 10. vollst. überarb. u. aktual. Aufl. Heidelberg: Springer.

Bergeron N, Dubois MJ, Dumont M, Dial S, Skrobik Y (2001) Intensive Care Delirium Screening Checklist: evaluation of a new screening tool. Intensive Care Med 27(5): 859–864.

Bhangle SD, Kramer N, Rosenstein ED (2013) Corticosteroid-induced neuropsychiatric disorders: review and contrast with neuropsychiatric lupus. Rheumatol Int 33: 1923–1932.

Bhat R, Rockwood K (2007) Delirium as a disorder of consciousness. J Neurol Nerosurg Psychiatry 78: 1167–1170.

Bickel H, Gradinger R, Kochs E, Förstl H (2008) High risk of cognitive and functional decline after postoperative delirium. A three-year prospective study. Dement Geriatr Cogn Disord 26(1): 26–31.

Billioti de Gage S, Moride Y, Ducruet T et al. (2014) Benzodiazepine use and risk of Alzheimer's disease: case-control study. BMJ 349: g5205.

Bledowski J, Trutia A (2012) A review of pharmacologic management and prevention strategies for delirium in the intensive care unit. Psychosomatics 53: 203–211.

Boettger S, Breitbart W (2011) An open trial of aripiprazole for the treatment of delirium in hospitalized cancer patients. Palliat Support Care 9: 351–357.

Boettger S, Jenewein J, Breitbart W (2015) Haloperidol, risperidone, olanzapine and aripiprazole in the management of delirium: A comparison of efficacy, safety, and side effects. Palliat Support Care 13: 1079–1085.

Bonhoeffer KL (1901) Die akuten Geisteskrankheiten der Gewohnheitstrinker. Jena.

Bonhoeffer KL (1912) Die Psychosen im Gefolge von akuten Infektionen, Allgemeinerkrankungen und inneren Erkrankungen. In: Aschaffenburg G (Hrsg.) Handbuch der Psychiatrie. Spezieller Teil. 3:1. Leipzig, Wien. S. 1–120.

Bonhoeffer KL (1917) Die exogenen Reaktionstypen. Archiv für Psychiatrie und Nervenkrankheiten 58: 50–70.

Böning J, Schrappe O (1984) Benzodiazepin-Abhängigkeit: Klinik der Entzugssyndrome. Dt Ärztebl 81: 279–285.

Boorsma M, Joling KJ, Frijters DHM et al. (2012) The prevalence, incidence and risk factors for delirium in Dutch nursing homes and residential care homes. International journal of geriatric psychiatry 27(7): 709–715. doi:10.1002/gps.2770

Bosshart H (2011) Withdrawal-induced delirium associated with a benzodiazepine switch: a case report. J Med Case Reports 5(1): 207.

Brandt TJ, Diener HC, Gerloff C (Hrsg.) (2012) Therapie und Verlauf neurologischer Erkrankungen. 6. überarb. u. erw. Aufl. Stuttgart: Kohlhammer.

Breitbart W, Alici Y (2012) Evidence-based treatment of delirium in patients with cancer. J Clin Oncol 30: 1206–1214.

Breitbart W, Gibson C, Tremblay A (2002) The delirium experience: delirium recall and delirium-related distress in hospitalized patients with cancer, their spouses/caregivers, and their nurses. Psychosomatics 43: 183–194.

Breitbart W, Rosenfeld B, Roth A et al. (1997) The Memorial Delirium Assessment Scale. J Pain Symptom Manage 13(3): 128–137.

Breitbart W, Strout D (2000) Delirium in the terminally ill. Clin Geriatr Med 16: 357–372.

Breslau J, Starr A, Sicotte N, Higa J, Buchsbaum MS (1989) Topographic EEG changes with normal aging and SDAT. Electroencephalography and clinical neurophysiology 72(4): 281–289.

Bringemeier J, Thomas C, Guhra M, Kreisel S (2015) HELP zur Vermeidung von Delirien. PSYCH up2date 9(3): 137–148. doi: 10.1055/s-0041-100095.

Brower KJ, Mudd S, Blow FC, Young JP, Hill EM (1994) Severity and treatment of alcohol withdrawal in elderly versus younger patients. Alcohol Clin Exp Res 18(1): 196–201.

Brown DJA, Brugger H, Boyd J et al. (2012) Accidental hypothermia. N Engl J Med 367: 1930–1938.

Brown LJE, Fordyce C, Zaghdani H, Starr JM, MacLullich AMJ (2011) Detecting deficits of sustained visual attention in delirium. Journal of neurology, neurosurgery, and psychiatry 82(12): 1334–1340. doi:10.1136/jnnp.2010.208827

Bruce AJ, Ritchie CW, Blizard R, Lai R, Raven P (2007) The incidence of delirium associated with orthopedic surgery: a meta-analytic review. Int Psychogeriatr 19(2): 197–214.

Bruce DG, Davis WA, Casey GP et al. (2009) Severe hypoglycaemia and cognitive impairment in older patients with diabetes: the Fremantle Diabetes Study. Diabetologia 52: 1808–1815.

Brunnström HR, Englund EM (2009) Cause of death in patients with dementia disorders. Eur J Neurol 16: 488–492.

Burkhardt H, Wehling M (2010) Probleme bei der Pharmakotherapie älterer Patienten. Internist 51: 737–748.

Bush SH, Leonard MM, Agar M et al. (2014) End-of-life delirium: issues regarding recognition, optimal management, and the role of sedation in the dying phase. J Pain Symptom Manage 48: 215–230.

Busto UE, Sykora K, Sellers EM (1989) A clinical scale to assess benzodiazepine withdrawal. J Clin Psychopharmacol 9(6): 412–416.

Cantero JL, Atienza M, Gomez-Herrero G et al. (2009) Functional integrity of thalamocortical circuits differentiates normal aging from mild cognitive impairment. Human brain mapping 30(12): 3944–3957. doi:10.1002/hbm.20819

Cantopher T, Olivieri S, Cleave N, Edwards JG (1990) Chronic benzodiazepine dependence. A comparative study of abrupt withdrawal under propranolol cover versus gradual withdrawal. Br J Psychiatry 156: 406–411.

Cape E, Hall RJ, van Munster BC et al. (2014) Cerebrospinal fluidmarkers of neuroinflammation in delirium: A role for interleukin-1⊠ in delirium after hip fracture. J Psychosom Res 77: 219–225.

Carlson RW, Kumar NN, Wong-Mckinstry E et al. (2012) Alcohol withdrawal syndrome. Crit Care Clin 28(4): 549–585. doi: 10.1016/j.ccc.2012.07.004.

Carnahan RM, Lund BC, Perry PJ, Pollock BG, Culp KR (2006) The Anticholinergic Drug Scale as a measure of drug-related anticholinergic burden: associations with serum anticholinergic activity. J Clin Pharmacol 46(12): 1481–1486. doi: 46/12/1481.

Casarin A, McAuley DF, Alce TM et al. (2015) Evaluating early administration of the hydroxymethylglutaryl-CoA reductase inhibitor simvastatin in the prevention and treatment of delirium in critically ill ventilated patients (MoDUS trial): study protocol for a randomized controlled trial. Trials 16: 218.

Cavallazzi R, Saad M, Marik PE (2012) Delirium in the ICU: an overview. Ann Intensive Care 2(1): 49.

Celsus AC (1465) De medicina libri VIII. Florenz. BSB Clm 69.

Chang C, Liu Z, Chen MC, Liu X, Duyn JH (2013) EEG correlates of time-varying BOLD functional connectivity. NeuroImage 72: 227–236. doi:10.1016/j.neuroimage.2013.01.049

Chang CC, Wang WF (2011) High-dose zolpidem withdrawal seizure in a patient with spinocerebellar ataxia. Prim Care Companion CNS Disord 13(3) pii: PCC.10l01114.

Charité – Universitätsmedizin Berlin (2013) Charité eröffnet Intensivstation der Zukunft. Pilotzimmer am Campus Virchow-Klinikum. Pressemitteilung vom 24.10.2013 (http://www.¬charite.de/charite/presse/pressemitteilungen/artikel/detail/charite_eroeffnet_intensivsta¬tion_der_zukunft/, Zugriff am 14.04.2016).

Chédru F, Geschwind N (1972) Disorders of higher cortical functions in acute confusional states. Cortex. 8: 395–411.

Choi S-H, Lee H, Chung T-S et al. (2012) Neural network functional connectivity during and after an episode of delirium. The American journal of psychiatry 169(5): 498–507. doi:10.1176/appi.ajp.2012.11060976

Clegg A, Young J, Iliffe S et al. (2013) Frailty in elderly people. Lancet 381(9868): 752–762.

Clegg A, Young JB (2011) Which medications to avoid in people at risk for delirium: a systematic review. Age Ageing 40: 23–29.

Cole MG (2004) Delirium in elderly patients. Am J Geriatr Psychiatry 12(1): 7–21.

Cole MG, Ciampi A, Belzile E et al. (2013) Subsyndromal delirium in older people: a systematic review of frequency, risk factors, course and outcomes. Int J Geriatr Psychiatry 28: 771–780.

Cole MG, Ciampi A, Belzile E, Zhong L (2009) Persistent delirium in older hospital patients: a systematic review of frequency and prognosis. Age Ageing 38(1): 19–26.

Cole MG, McCusker J, Voyer P et al. (2012) The course of delirium in older long-term care residents. Int J Geriatr Psychiatry 27: 1291–1297.

Cuculi F, Kobza R, Ehmann T, Erne P (2006) ECG changes amongst patients with alcohol withdrawal seizures and delirium tremens. Swiss Med Wkly 136(13–14): 223–227.

Daeppen JB, Gache P, Landry U et al. (2002) Symptom-triggered vs fixed-schedule doses of benzodiazepine for alcohol withdrawal: a randomized treatment trial. Arch Intern Med 162(10): 1117–1121.

Dalhoff K, Ewig S (2013) Erwachsene mit nosokomialer Pneumonie. Dtsch Arztebl Int 110: 634–640.

Davis DH, Muniz Terrera G, Keage H et al. (2012) Delirium is a strong risk factor for dementia in the oldest-old: a population-based cohort study. Brain 135(Pt 9): 2809–2816.

Davis DH, Skelly DT, Murray C et al. (2015) Worsening cognitive impairment and neurodegenerative pathology progressively increase risk for delirium. Am J Geriatr Psychiatry 23(4): 403–415.

De Jonghe A, Kornevaar JC, van Munster BC, de Rooij SE (2010) Effectiveness of melatonin treatment of circadian rhythm disturbances in dementia. Are there implications for delirium? A systematic review. Int J Geriatr Psychiatry 25: 1201–1208.

De Jonghe A, van Munster BC, Goslings JC et al. (2014) Effect of melatonin on incidence of delirium among patients with hip fracture: a multicentre, double-blind randomized controlled trial. CMAJ 186: E547–556.

De Rooij SE, van Munster BC (2013) Melatonin deficiency hypothesis in delirium: a synthesis of current evidence. Rejuvenation Res 16: 273–278.

Denis C, Fatséas M, Lavie E, Auriacombe M (2006) Pharmacological interventions for benzodiazepine mono-dependence management in outpatient settings. Cochrane Database Syst Rev, Issue 3, Art. No.: CD005194.

Devlin JW, Fraser GL, Joffe AM, Riker RR, Skrobik Y (2013) The accurate recognition of delirium in the ICU: the emperor's new clothes? Intensive Care Med 39(12): 2196–2199.

Devlin JW, Roberts RJ, Fong JJ et al. (2010) Efficacy and safety of quetiapine in critically ill patients with delirium: a prospective, multicenter, randomized, double-blind, placebo-controlled pilot study. Crit Care Med 38: 419–427.

Dickinson WE, Eickelberg SJ (2014) Management of sedative-hypnotic intoxication and withdrawal. In: Ries RK, Fiellin DA, Miller SC, Saitz R (Hrsg.) The ASAM Principles of Addiction Medicine. 5. Aufl. Philadelphia: Lippincott Wolters Kluwer. S. 652–667.

Dilling H, Mombour W, Schmidt MH (Hrsg.) (1991) Internationale Klassifikation psychischer Störungen: ICD-10 Kapitel V (F). Klinisch-diagnostische Leitlinien. Bern, Göttingen, Toronto: Verlag Hans Huber.

Ding-Greiner C, Weyerer S, Kaufeler T, Marwede U (2008) Epidemiologie körperlicher Erkrankungen und Einschränkungen im Alter. Stuttgart: Kohlhammer.

Dissanaike S, Halldorsson A, Frezza EE, Griswold J (2006) An ethanol protocol to prevent alcohol withdrawal syndrome. J Am Coll Surg 203(2): 186–191.

DNQP (Deutsches Netzwerk für Qualitätsentwicklung in der Pflege) (Hrsg.) (2014) Expertenstandards nach § 113a SGB XI Erhaltung und Förderung der Mobilität in der Pflege. Abschlussbericht. Entwurf. (https://www.mds-ev.de/fileadmin/dokumente/Publikatio¬nen/SPV/Expertenstandards_113/Pflege_Expertenstandard_Mobilitaet_Abschlussbericht_¬14-07-14_finaleVersion.pdf, Zugriff am 17.02.2016).

Dovjak P (2012) Tools in polypharmacy. Current evidence from observational and controlled studies. Z Gerontol Geriatr 45: 468–472.

Dovjak P, Sommeregger U, Otto R et al. (2010) Polypharmazie in der Kardiologie – ein beachtliches Problem bei Synkopen, QT-Zeit-Verlängerung, Bradykardie und Tachykardie. Wien Med Wochenschr 160: 264–269.

Drach LM (2011) Pharmakotherapie bei Demenz mit Lewy-Körperchen und Parkinson-Demenz. MMP 34: 47–54.

Dykstra PA, van Tilburg TG, Gierveld JJ (2005) Changes in older adult loneliness – Results from a seven-year longitudinal study. Res on Aging 27: 725–747.

Elie M, Boss K, Cole MG et al. (2009) A retrospective, exploratory, secondary analysis of the association of antipsychotic use and mortality in elderly patients with delirium. Int Psychogeriatr 21: 588–592.

Ellinger K, Genzwürker H (Hrsg.) (2011) Kursbuch Notfallmedizin. 2. Aufl. Köln: Deutscher Ärzte-Verlag.

Ellis T, Marshall T, Ritchie C (2014) Comprehensive geriatric assessment in the emergency department. Clin Interv Aging 9: 2033–2043.

Ely EW, Truman B, Shintani A et al. (2003) Monitoring sedation status over time in ICU patients: reliability and validity of the Richmond Agitation-Sedation Scale (RASS). JAMA 289(22): 2983–2991. doi: 10.1001/jama.289.22.2983

Engel GL, Romano J (1959) Delirium, a syndrome of cerebral insufficiency. J Chron Dis 9: 260–277.

ESC Pocket Guidelines (2013) Leitlinien für das Management der arteriellen Hypertonie. Adaptiert von den 2013 ESH/ESC Guidelines for the management of arterial hypertension. Eur Heart J 34: 2159–2219. Hrsg: Dt. Ges. f. Kardiologie – Herz- und Kreislaufforschung, Dt. Hochdruckliga.

European Delirium Association and American Delirium Society (2014) The DSM-5 criteria, level of arousal and delirium diagnosis: inclusiveness is safer. BMC Med 12: 141.

European Medicines Agency (2008) Opinion of the Committee for Medicinal Products for Human Use Pursuant to Article 5(3) of Regulation EC No 726/2004, on conventional antipsychotics. EMEA/CHMP/590563/2008 EMEA/H/A-5.3.

Ewig S, Bauer T, Richter K et al. (2013) Prediction of in-hospital death from community-acquired pneumonia by varying CRB-age groups. Eur Respir J 41: 917–922.

Eyer F, Schuster T, Felgenhauer N et al. (2011) Risk assessment of moderate to severe alcohol withdrawal – predictors for seizures and delirium tremens in the course of withdrawal. Alcohol Alcohol 46(4): 427–433.

Farrall AJ, Wardlaw JM (2009) Blood-brain barrier: ageing and microvascular disease – systematic review and meta-analysis. Neurobiology of aging 30(3): 337–352. doi:10.1016/j.neurobiolaging.2007.07.015

Featherstone I, Hopton A, Siddiqi N (2010) An intervention to reduce delirium in care homes. International Nurs Older People 22: 16–21.

Fernandez HH, Trieschmann ME, Burke MA, Friedman JH (2002) Quetiapine for psychosis in Parkinson's disease versus dementia with Lewy bodies. J Clin Psychiatry 63: 513–515.

Fernandez HH, Trieschmann ME, Burke MA, Jacques C, Friedman JH (2003) Long-term outcome of quetiapine use for psychosis among Parkinsonian patients. Mov Disord 18: 510–514.

Ferro JM (2001) Hyperacute cognitive stroke syndromes. Journal of neurology 248(10): 841–849.

Fialip J, Aumaitre O, Eschalier A et al. (1987) Benzodiazepine withdrawal seizures: analysis of 48 case reports. Clin Neuropharmacol 10(6): 538–544.

Field RH, Gossen A, Cunningham C (2012) Prior pathology in the basal forebrain cholinergic system predisposes to inflammation-induced working memory deficits: reconciling inflammatory and cholinergic hypotheses of delirium. J Neurosci 32(18): 6288–6294.

Findley JK, Park LT, Siefert CJ et al. (2010) Two routine blood tests – mean corpuscular volume and aspartate aminotransferase – as predictors of delirium tremens in trauma patients. J Trauma 69(1): 199–201.

Fischer P (2002) Organisch bedingte Störungen. In Zapotoczky HG, Fischhof PK (Hrsg.) Psychiatrie der Lebensabschnitte: Ein Kompendium. Wien: Springer. S. 189–216.

Fischer P, Assem-Hilger E (2003) Delir/Verwirrtheitszustand. In: Förstl H (Hrsg.) Lehrbuch der Gerontopsychiatrie und -psychotherapie. 2. Aufl. Stuttgart, New York: Thieme. S. 394–408.

Flink BJ, Rivelli SK, Cox EA et al. (2012) Obstructive sleep apnea and incidence of postoperative delirium after elective knee replacement in the nondemented elderly. Anesthesiology 116: 788–796.

Folstein MF, Folstein SE, McHugh PR (1975) «Mini-mental state». A practical method for grading the cognitive state of patients for the clinician. J Psychiatr Res 12(3): 189–198.

Fong TG, Davis D, Growdon ME, Albuquerque A, Inouye SK (2015) The interface between delirium and dementia in elderly adults. Lancet Neurol 14(8): 823–832.

Fong TG, Jones RD, Marcantonio ER et al. (2012) Adverse outcomes after hospitalization and delirium in persons with Alzheimer Disease. Ann Intern Med. 156: 848–856.

Fong TG, Jones RN, Rudolph JL et al. (2011) Development and validation of a brief cognitive assessment tool: the sweet 16. Arch Intern Med 171(5): 432–437. doi: archinternmed.2010.423 [pii] 10.1001/archinternmed.2010.423

Fong TG, Tubevaev SR, Inouye SK (2009) Delirium in elderly adults. Diagnosis, prevention and treatment. Nat Rev of Neurol 5: 210–220.

Food and Drug Administration (2008) Increased Risk of Death in Elderly Patients Taking Conventional Antipsychotics for Dementia. FDA MedWatch Safety Alert. Antipsychotics, Conventional and Atypical. (http://www.fda.gov/Safety/MedWatch/SafetyInformation/¬SafetyAlertsforHumanMedicalProducts/ucm110212.htm, Zugriff am 12.04.2016).

Franciotti R, Iacono D, Della Penna S et al. (2006) Cortical rhythms reactivity in AD, LBD and normal subjects: a quantitative MEG study. Neurobiology of aging 27(8): 1100–1109. doi:10.1016/j.neurobiolaging.2005.05.027

Freudenmann RW, Süssmuth SD, Wolf RC et al. (2008) Respiratory dysfunction in sleep apnea associated with quetiapine. Pharmacopsychiatry 41: 119–121.

283

Frohnhofen H, Roffe C (2012) Intermittent nocturnal hypoxemia in individuals with dementia: prevalence and relationship with functional status. J Am Geriatr Soc 60: 1997–1999.

Füeßl H, Middeke M (2010) Anamnese und klinische Untersuchung. 4. Aufl. Stuttgart: Thieme.

Fünfstück R, Wagenlehner FME, Ölschläger T et al. (2012) Harnwegsinfektionen: Zystitis, Pyelonephritis, Urosepsis. Dtsch Med Wochenschr 137: 198–201.

Galenus C (1490) Galeni omnia quae extant opera. 2 Bände. Venedig.

Galvin R, Bråthen G, Ivashynka A et al. (2010) EFNS guidelines for diagnosis, therapy and prevention of Wernicke encephalopathy. Eur J Neurol 17(12): 1408–1418. doi: 10.1111/j.1468-1331.2010.03153.x.

Gemeinnützige Gesellschaft für soziale Projekte (2012) Tagesbetreuung für Menschen mit einer Demenz im Akutkrankenhaus. Projekt »Blickwechsel Demenz. Regional.« Konzept, Rahmenbedingungen und Erfahrungen zur Tagesbetreuung am Beispiel »Teekesselchen« im Gemeinschaftskrankenhaus Herdecke (http://www.blickwechseldemenz.de/progs/¬toe/gsp/projekt/demenz/content/e964/e6042/e6097/BroschuereGSPTagesbetreuung.pdf, Zugriff am 26.04.2016).

George J, Bleasdale S, Singleton SJ (1997) Causes and prognosis of delirium in elderly patients admitted to district hospital. Age Ageing 26: 423–427.

Geyer D, Wolter DK, Scherbaum N et al. (2015) Ältere Menschen. In: S3-Leitlinie »Screening, Diagnose und Behandlung alkoholbezogener Störungen« (2016) AWMF-Register Nr. 076-001. S. 272–287 (http://www.awmf.org/uploads/tx_szleitlinien/076-001l_S3-Leitlinie_¬Alkohol_2016-02.pdf, Zugriff am 09.06.2016).

Ghazala J, Anwar M, Sidiqqui MA (2009) Perception of psychiatric disorders in the Unani system of medicine – a review. European Journal of Integrative Medicine 1: 149–154.

Girard TD, Pandharipande PP, Ely EW (2008) Delirium in the intensive care unit. Critical Care 12: S3.

Girndt M (2014) Nieren und Harnwege. In: Wolff H-P, Weihrauch TR (Hrsg.) Internistische Therapie 2014/2015. 20. Aufl. München: Elsevier. S. 691–761.

Global Burden of Disease Study (2015) Global, regional, and national incidence, prevalence, and years lived with disability for 301 acute and chronic diseases and injuries in 188 countries, 1990–2013: a systematic analysis for the Global Burden of Disease Study 2013. Lancet 386: 743–800. doi: 10.1016/S0140-6736(15)60692-4.

Glover A, Bradshaw LE, Watson N et al. (2014) Diagnoses, problems and healthcare interventions amongst older people with an unscheduled hospital admission who have concurrent mental health problems: a prevalence study. BMC Geriatrics 14: 43.

Godfrey M, Smith J, Green J et al. (2013) Developing and implementing an integrated delirium prevention system of care: A theory driven, participatory research study. BMC Health Services Research 13: 341.

Gogol M, Schmidt D, Dettmer-Flügge A et al. (2011) Pneumonie im Alter: Ergebnisse des Moduls Ambulant erworbene Pneumonie in Niedersachsen für eine geriatrische Klinik 2006–2009. Z Gerontol Geriat 44: 235–239.

Goldberg SE, Whittamore KH, Harwood RH et al. (2012) The prevalence of mental health problems among older adults admitted as an emergency to a general hospital. Age Ageing 41: 80–86.

Gosch M, Roller RE, Böhmdorfer P et al. (2012) Management und Therapie des Vorhofflimmerns bei geriatrischen Patienten. Z Gerontol Geriat 45: 55–68.

Gross AL, Jones RN, Habtemariam DA et al. (2012) Delirium and Long-term Cognitive Trajectory Among Persons With Dementia. Arch Intern Med 172(17): 1324–1331.

Grossmann FF, Hasemann W, Graber A et al. (2014) Screening, detection and management of delirium in the emergency department – a pilot study on the feasibility of a new algorithm for use in older emergency department patients: the modified Confusion Assessment Method for the Emergency Department (mCAM-ED). Scand J Trauma Resusc Emerg Med 22: 19. doi: 10.1186/1757-7241-22-19

Grupp C (2014) Hypertonie. In: Pantel J, Schröder J, Bollheimer C et al. (Hrsg.) Praxishandbuch Altersmedizin. Stuttgart: Kohlhammer. S. 490–503.

Guainerio A (1481) Opera medica. Pavia.

Guenther U, Popp J, Koecher L et al. (2010) Validity and reliability of the CAM-ICU Flowsheet to diagnose delirium in surgical ICU patients. J Crit Care 25(1): 144–151. doi: S0883-9441(09)00229-9 [pii] 10.1016/j.jcrc.2009.08.005

Guenther U, Theuerkauf N, Frommann I et al. (2013) Predisposing and precipitating factors of delirium after cardiac surgery: a prospective observational cohort study. Ann Surg 257 (6): 1160–1167. doi: 10.1097/SLA.0b013e318281b01c.

Günther U (2014) Das postoperative Delir. Vortrag auf dem 3. Dt. Delirtag am 12.11.2014 in Stuttgart (persönl. Kommunikation).

Gurlit S (2008) Spezialisierte Betreuung von an Demenz erkrankten Menschen für den OP: »Mehr als nur Händchenhalten«. Pflegezeitschrift 71: 130–132.

Haas CS (2014) Hyponatriämie: Differenzialdiagnose und Therapie. Internist 55: 1427–1440.

Hajak G, Müller WE, Wittchen HU, Pittrow D, Kirch W (2003) Abuse and dependence potential for the non-benzodiazepine hypnotics zolpidem and zopiclone: a review of case reports and epidemiological data. Addiction 98: 1371–1378.

Hall RJ, Shenkin SD, Maclullich AMJ (2011) A systematic literature review of cerebrospinal fluid biomarkers in delirium. Dementia and geriatric cognitive disorders 32(2): 79–93. doi:10.1159/000330757

Hammann F, Drewe J (2010) Medikamentöse Therapieansätze des Delirs. Ther Umschau 67 (2): 91–94.

Hammond CJ, Niciu MJ, Drew S, Arias AJ (2015) Anticonvulsants for the Treatment of Alcohol Withdrawal Syndrome and Alcohol Use Disorders. CNS Drugs 2015 Apr 17. doi: 10.1007/s40263-015-0240-4.

Han CS, Kim YK (2004) A double-blind trial of risperidone and haloperidol for the treatment of delirium. Psychosomatics 45: 297–301.

Hanania M, Kitain E (2002) Melatonin for treatment and prevention of postoperative delirium. Anesth Analg 94: 338–339.

Härlin C (1976) Der isolierte Mensch. Freiburg i. Br.: Herder.

Harter C, Piffl-Boniolo E, Rave-Schwank M (1999) Entwicklung eines Entzugsdelirs nach Abhängigkeit von Zolpidem und Zopiclon. Psychiatr Prax 26: 309.

Hasemann W (2009) Praxisentwicklungsprogramm Delir am Universitätsspital Basel. In: Lindesay J, Rockwood K, Hasemann W (Hrsg.) Akute Verwirrtheit – Delir im Alter. Praxishandbuch für Pflegende und Mediziner. Bern: Hans Huber. S. 373–398.

Hasemann W, Hafner M, Kressig RW, Spirig R (2010) Delirprävention – das Basler Modell. Therapeutische Umschau 67: 95–99.

Hasemann W, Kressig RW, Ermini-Fünfschilling D et al. (2007) Screening, Assessment und Diagnostik von Delirien. Pflege 20: 191–204.

Hasemann W, Pretto M (2006) Abschlussbericht Projekt Delirium. Operative Medizin Chir. 5.1. (https://www.unispital-basel.ch/fileadmin/unispitalbaselch/Ressorts/Entw_Gesund-heitsberufe/Abteilungen/Projekte/Praxisentwicklung/Basler_Demenz/abschlussbericht.pdf, Zugriff am 14.04.2016).

Hatta K, Kishi Y, Wada K et al. (2014a) Antipsychotics for delirium in the general hospital setting in consecutive 2453 inpatients: a prospective observational study. Int J Geriatr Psychiatry 29: 253–262.

Hatta K, Kishi Y, Wada K et al. (2014b) Preventive effects of ramelteon on delirium: a randomized placebo-controlled trial. JAMA Psychiatry 71: 397–403.

Haupt M (2006) Diagnostik und Therapie des Delirs – nicht durch Alkohol oder durch sonstige psychotrope Substanzen bedingt. Fortschr Neurol Psychiat 74: 49–62.

Haussmann R, Bauer M, Donix M (2016) Das nichtentzugsbedingte Delir. Evidenz zu Prävention und Therapie. Nervenarzt 87: 534–542.

Heberlein A, Bleich S, Kornhuber J, Hillemacher T (2009) Benzodiazepin-Abhängigkeit: Ursachen und Behandlungsmöglichkeiten. Fortschr Neurol Psychiatr 77(1): 7–15.

Heckelmann H (2004) Demenz oder Delir? Eine häufige Differentialdiagnose. Med Klinik 99: 77–88.

Hecksel KA, Bostwick JM, Jaeger TM, Cha SS (2008) Inappropriate use of symptom-triggered therapy for alcohol withdrawal in the general hospital. Mayo Clin Proc 83(3): 274–279.

Heinz A, Batra A, Scherbaum N, Gouzoulis-Mayfrank E (2012) Neurobiologie der Abhängigkeit. Stuttgart: Kohlhammer.

Helmchen H (1995) Kriterien und Konsequenzen von Einwilligungsfähigkeit. In: Töllner R, Wiesing U (Hrsg.) Wissen – Handeln – Ethik. Strukturen ärztlichen Handelns und ihre ethische Relevanz. Stuttgart, Jena, New York: Fischer.

Hendey GW, Dery RA, Barnes RL, Snowden B, Mentler P (2011) A prospective, randomized, trial of phenobarbital versus benzodiazepines for acute alcohol withdrawal. Am J Emerg Med 29(4): 382–385. doi: 10.1016/j.ajem.2009.10.010.

Hess T (1987) Durst und Flüssigkeitshaushalt im Alter. Schweiz med Wochenschr 117: 491–495.

Hestermann U, Backenstrass M, Gekle I et al. (2009) Validation of a German version of the Confusion Assessment Method for delirium detection in a sample of acute geriatric patients with a high prevalence of dementia. Psychopathology 42(4): 270–276. doi: 000224151 [pii] 10.1159/000224151

Hewer W (2003) Versorgung des akut verwirrten alten Menschen – eine interdisziplinäre Aufgabe. Dtsch Ärztebl 100: A2008–2012.

Hewer W, Biedert S (1988) Delirantes Syndrom bei Biperiden-Intoxikation. Fortschr Neurol Psychiat 56: 133–136.

Hewer W, Drach LM, Thomas C (2009) Das Delir beim alten Menschen. Der Neurologe und Psychiater 5/09: 47–54.

Hewer W, Eckermann G (2011) Bedenkliche Arzneimittelkombinationen bei geriatrischen Patienten. Psychopharmakotherapie 18: 10–17.

Hewer W, Eikelmann B (2011) Aktuelle Entwicklungen in der Konsiliar- und Liaisonpsychiatrie. Die Psychiatrie 8: 233–240.

Hewer W, Förstl H (1994) Verwirrtheitszustände im höheren Lebensalter – eine aktuelle Literaturübersicht. Psychiatr Prax 21: 131–138.

Hewer W, Grohmann R (2007) Akut- und Notfallsituationen durch unerwünschte Arzneimittelwirkungen (UAW). In: Hewer W, Rössler W (Hrsg.) Akute psychische Erkrankungen. 2. Aufl. München, Jena: Elsevier Urban & Fischer, S. 467–499.

Hien P, Pilgrim RR, Neubart R (2013) Moderne Geriatrie und Akutmedizin. Heidelberg, Berlin: Springer.

Hippokrates Schriften (1962) Die Anfänge der abendländischen Medizin. Aus dem Griechischen übersetzt und herausgegeben von Hans Diller. Reinbek: Rowohlt.

Hirota T, Kishi T (2013) Prophylactic antipsychotic use for postoperative delirium: a systematic review and meta-analysis. J Clin Psychiatry 7: e1136–1144.

Hodges B, Mazur JE (2004) Intravenous ethanol for the treatment of alcohol withdrawal syndrome in critically ill patients. Pharmacotherapy 24(11): 1578–1585.

Hodkinson HM (1972) Non-specific presentation of illness. Brit Med J 4: 94–96.

Höffken G, Lorenz J, Kern W et al. (2010) Kurzfassung der S3-Leitlinie zu ambulant erworbenen unteren Atemwegsinfektionen sowie zu ambulant erworbener Pneumonie bei Erwachsenen. Dtsch Med Wschr 135: 359–365.

Höfling W (2009) Das neue Patientenverfügungsgesetz. NJW 39: 2849–2912.

Hofmann W (2012) Tücke »Exsikkose« und Hyponatriämie. Z Gerontol Geriat 2012: 155–163.

Hofmann W (2013) Demenz im Akutkrankenhaus: Was war neu 2012?. Z Gerontol Geriatrie 46: 198–202.

Hofmann W (2014) Geriatrisches Behandlungsteam. In: Pantel J, Schröder J, Bollheimer C et al. (Hrsg.): Praxishandbuch Altersmedizin. Stuttgart: Kohlhammer. S. 490–503.

Hofmann W, Rösler A, Vogel W, Nehen HG (2014) Spezialstation für akut erkrankte, kognitiv eingeschränkte Patienten in Deutschland. Z Gerontol Geriat 47: 136–140.

Holland J, Sgroi SM, Marvit SJ, Sokoff N (1973) The ICU syndrome: fact or fancy. International Journal of Psychiatry in Medicine 4: 241–249.

Holliday SF, Kane-Gill SL, Empey PE, Buckley MS, Smithburger PL (2014) Interpatient variability in dexmedetomidine response: a survey of the literature. ScientificWorldJournal 16: 805013. doi: 10.1155/2014/805013.

Holt S, Schmiedl S, Thürmann PA (2010) Potenziell inadäquate Medikation für ältere Menschen: Die PRISCUS-Liste. Dtsch Ärztebl Int 107: 543–551.

Holt S, Schmiedl S, Thürmann PA (2011) PRISCUS-Liste potenziell inadäquater Medikation für ältere Menschen. (http://priscus.net/download/PRISCUS-Liste_PRISCUS-TP3_2011.¬ pdf, Zugriff am 09.06.2016).

Holzbach R (2010) Benzodiazepin-Langzeitgebrauch und -abhängigkeit. Fortschr Neurol Psychiatr 78(7): 425–431.

Holzbach R (2012) Die Problematik des Benzodiazepin-Langzeitgebrauchs bei älteren Menschen. Psychotherapie im Alter 9(2): 229–242.

Horikawa N, Yamazaki T, Miyamoto K et al. (2003) Treatment of delirium with risperidone: results of a prospective open trial with 10 patients. Gen Hosp Psychiatry 25: 289–292.

Höwler E (2004) Gerontopsychiatrische Pflege. Lehr- und Arbeitsbuch für die Altenpflege. Hannover: Brigitte Kunz.

Hshieh TT, Yue J, Oh E et al. (2015) Effectiveness of multicomponent nonpharmacological delirium Interventions: a meta-analysis. JAMA Intern Med 175: 512–520.

Hüfner K, Sperner-Unterweger B (2014) Delir in der Neurologie – Diagnose, Behandlung und Prognose. Nervenarzt 85: 427–436.

Hughes CG, Patel MB, Pandharipande PP (2012) Pathophysiology of acute brain dysfunction: what's the cause of all this confusion? Curr Opin Crit Care 18: 518–526.

Hurrelmann K, Klotz T, Haisch J (2010) Einführung: Krankheitsprävention und Gesundheitsförderung. In: Hurrelmann K, Klotz T, Haisch J (Hrsg.) Lehrbuch Prävention und Gesundheitsförderung. 3. Aufl. Bern: Hans Huber. S. 13–23.

Ihl R, Grass-Kapanke B, Lahrem P et al. (2000) Entwicklung und Validierung eines Tests zur Früherkennung der Demenz mit Depressionsabgrenzung (TFDD). Fortschr Neurol Psychiatr 68(9): 413–422. doi: 10.1055/s-2000-11799

Inouye SK (1994) The dilemma of delirium: clinical and research controversies regarding diagnosis and evaluation of delirium in hospitalized elderly medical patients. Am J Med 97: 278–288.

Inouye SK (2000) Prevention of delirium in hospitalized older patients: risk factors and targeted intervention strategies. Ann Med 32(4): 257–263.

Inouye SK (2004) A practical program for preventing delirium in hospitalized elderly patients. Cleve Clin J Med 71: 890–896.

Inouye SK (2006) Delirium in older persons. N Engl J Med 354(11): 1157–1165.

Inouye SK, Bogardus ST, Baker DI, Leo-Summers L, Cooney LM (2000) The Hospital Elder Life Program: a model of care to prevent cognitive and functional decline in older hospitalized patients. J Am Geriatr Soc 48: 1697–1706.

Inouye SK, Bogardus ST, Charpentier PA et al. (1999) A multicomponent intervention to prevent delirium in hospitalized older patients. N Engl J Med 340: 669–676.

Inouye SK, Brown CJ, Tinetti ME (2009) Medicare nonpayment, hospital falls, and unintended consequences. N Engl J Med 360: 2390–2393.

Inouye SK, Marcantonio ER, Metzger ED (2014a) Doing damage in delirium: the hazards of antipsychotic treatment in elderly people. Lancet Psychiatry 1: 312–315.

Inouye SK, van Dyck CH, Alessi CA et al. (1990) Clarifying confusion: the confusion assessment method. A new method for detection of delirium. Ann Intern Med 113(12): 941–948.

Inouye SK, Westendorp RGJ, Saczynski JS (2014b) Delirium in elderly people. Lancet 383: 911–922.

Isfort M, Klostermann J (2015) Ein unterschätztes Problem. Delir und Delirprävention im Krankenhaus. Die Schwester Der Pfleger 54(02): 34–38.

Isfort M, Klostermann J, Gehlen D, Siegling B (2014) Pflege-Thermometer 2014. Eine bundesweite Befragung von leitenden Pflegekräften zur Pflege und Patientenversorgung von Menschen mit Demenz im Krankenhaus. Herausgegeben von: Deutsches Institut für angewandte Pflegeforschung e.V. (dip), Köln. (http://www.dip.de/projekte/projekt-de¬

tails/?L=scbzcfouedpaa&tx_ttnews%5BbackPid%5D=56&tx_ttnews%5Btt_news%¬
5D=195&cHash=06daf069bbb8abe18544266bf4c320be, Zugriff am 14.04.2016).

Ivkovic A, Stern TA (2014) Lithium-induced neurotoxicity: clinical presentations, pathophysiology, and treatment. Psychosomatics 55: 296–302. doi: 10.1016/j.psym.2013.11.007

Jacobson SA, Leuchter AF, Walter DO (1993) Conventional and quantitative EEG in the
diagnosis of delirium among the elderly. Journal of neurology, neurosurgery, and psychiatry
56(2): 153–158.

Jeong J (2004) EEG dynamics in patients with Alzheimer's disease. Clinical neurophysiology:
official journal of the International Federation of Clinical Neurophysiology 115(7): 1490–
1505. doi:10.1016/j.clinph.2004.01.001

Joas E, Bäckman K, Gustafson D et al. (2012) Blood pressure trajectories from midlife to late
life in relation to dementia in women followed for 37 years. Hypertension 59: 796–801.

Johansson P, Alehagen U, Svanborg E et al. (2012) Clinical characteristics and mortality risk
in relation to obstructive and central sleep apnoea in community-dwelling elderly
individuals: a 7-year follow-up. Age and Ageing 41: 468–474.

Jones DT, Mateen FJ, Lucchinetti CF, Jack CR Jr, Welker KM (2011) Default mode network
disruption secondary to a lesion in the anterior thalamus. Archives of neurology 68(2):
242–247. doi:10.1001/archneurol.2010.259

Jones SF, Pisani MA (2012) ICU delirium: an update. Curr Opin Crit Care 18(2): 146–151.

Kahn DR, Barnhorst AV, Bourgeois JA (2009) A case of alcohol withdrawal requiring 1,600
mg of lorazepam in 24 hours. CNS Spectr 14(7): 385–389.

Kakuma R, Galbaud du Fort G, Arsenault L et al. (2003) Delirium in Older Emergency
Department Patients Discharged Home: Effect on Survival. JAGS 2003: 443–450.

Kalbe E, Kessler J, Calabrese P et al. (2004) DemTect: a new, sensitive cognitive screening test
to support the diagnosis of mild cognitive impairment and early dementia. Int J Geriatr
Psychiatry 19(2): 136–143. doi: 10.1002/gps.1042

Kat MG, Vreeswijk R, de Jonghe JF et al. (2008) Long-term cognitive outcome of delirium in
elderly hip surgery patients. A prospective matched controlled study over two and a half
years. Dement Geriatr Cogn Disord 26(1): 1–8.

Kessler J et al. (2000) DemTect: DemTect. Ein neues Screening-Verfahren zur Unterstützung
der Demenzdiagnostik. Psycho 26: 343–347.

Khan A, Levy P, DeHorn S, Miller W, Compton S (2008) Predictors of mortality in patients
with delirium tremens. Acad Emerg Med 15(8): 788–790.

Kiefer F, Koopmann A (2012) Alkohol. Klinische Pharmakologie. In: Gründer G, Benkert O
(Hrsg.) Handbuch der Psychopharmakotherapie. 2. Aufl. Berlin: Springer. S. 871–883.

Kiefer F, Soyka M (2012) Medikamente zur Behandlung von Abhängigkeit und Entzugssymptomen. In: Gründer G, Benkert O (Hrsg.) Handbuch der Psychopharmakotherapie.
2. Aufl. Berlin: Springer. S. 733–749.

Kiely DK, Marcantonio ER, Inouye SK et al. (2009) Persistent delirium predicts greater
mortality. JAGS 57: 55–61.

Kim KY, Bader GM, Kotlyar V, Gropper D (2003) Treatment of delirium in older adults with
quetiapine. J Geriat Psychiatry Neurol 16: 29–31.

Klein Klouwenberg PM, Zaal IJ, Spitoni C et al. (2014) The attributable mortality of delirium
in critically ill patients: prospective cohort study. BMJ 349: g6652.

Kopf D (2015) Diabetes mellitus und Demenz. Internist 56: 520–526.

Kork F, Neumann T, Spies C (2010) Perioperative management of patients with alcohol,
tobacco and drug dependency. Current opinion in anaesthesiology 23: 384–390.

Kraemer KL, Conigliaro J, Saitz R (1999) Managing alcohol withdrawal in the elderly. Drugs
Aging 14(6): 409–425.

Kraemer KL, Mayo-Smith MF, Calkins DR (1997) Impact of age on the severity, course, and
complications of alcohol withdrawal. Arch Intern Med 157(19): 2234–2241.

Kraemer KL, Mayo-Smith MF, Calkins DR (2003) Independent clinical correlates of severe
alcohol withdrawal. Subst Abus 24(4): 197–209.

Kratz T, Heinrich M, Schlauß E, Diefenbacher A (2015) Prävention des postoperativen Delirs.
Dtsch Arztebl Int 112: 289–296.

Kreisel SH, Röwekamp M, Wörmann F, Töpper M, Thomas C (2009) Delir bei Demenz: Strukturelle Störung der cholinergen Innervation? Eine Diffusions-Tensor Studie. Presented at the Kongress der Deutsche Gesellschaft für Psychiatrie und Psychotherapie, Psychosomatik und Nervenheilkunde (DGPPN), Berlin.

Kretschmer R (2005) Notfallmedikamente von A-Z. Stuttgart: Wissenschaftliche Verlagsgesellschaft.

Kripalani M, Shawcross J, Reilly J, Main J (2009) Lithium and chronic kidney disease. Bmj, 339, b2452. doi: 10.1136/bmj.b2452

Kruse A (1994) Altersfreundliche Umwelten: Der Beitrag der Technik. In: Baltes PB, Mittelstraß J, Staudinger UM (Hrsg.) Alter und Altern: Ein interdisziplinärer Studientext zur Gerontologie. Berlin: De Gruyter. S. 668–694.

Kudoh A, Takase H, Takahira Y, Takazawa T (2004) Postoperative confusion increases in elderly long-term benzodiazepine users. Anesth Analg 99: 1674–1678.

Lacasse H, Perreault MM, Williamson DR (2006) Systematic review of antipsychotics for the treatment of hospital-associated delirium in medically or surgically ill patients. Ann. Pharmacother. 40: 1966–1973.

Lader M, Tylee A, Donoghue J (2009) Withdrawing benzodiazepines in primary care. CNS Drugs 23(1): 19–34.

Ladewig D (1994) Das Benzodiazepinentzugssyndrom – Skalierungen und medikamentöse Strategien. In: Tretter F, Bussello-Spieth S, Bender W (Hrsg.) Therapie von Entzugssyndromen. Berlin usw.: Springer. S. 58–168.

Landreville P, Voyer P, Carmichael PH (2013) Relationship between delirium and behavioral symptoms of dementia. Int Psychogeriatr 25(4): 635–643.

Langa KM (2015) Is the risk of Alzheimer's disease and dementia declining? Alzheimers Res Ther 7(1): 34.

Laurila JV, Pitkala KH, Strandberg TE, Tilvis RS, 2004. Impact of different diagnostic criteria on prognosis of delirium: a prospective study. Dement Geriatr Cogn Disord. 18:240–4.

Lauth GW, Viebahn P (1987) Soziale Isolierung. Ursachen und Interventionsmöglichkeiten. Weinheim: Psychologie Verlags Union.

Laux G, Berzewski H (2011) Notfallpsychiatrie. In: Möller H-J, Laux G, Kapfhammer H-P (Hrsg.) Psychiatrie, Psychosomatik, Psychotherapie, Bd. 2. 4. Aufl. Berlin, Heidelberg: Springer. S. 1529–1561.

Lederbogen F, Kopf D, Hewer W (2008) Interdisziplinäre Station für psychisch Kranke mit erheblichen somatischen Komorbiditäten. Nervenarzt 79: 1051–1058.

Lee JH, Jang MK, Lee JY et al. (2005) Clinical predictors for delirium tremens in alcohol dependence. J Gastroenterol Hepatol 20(12): 1833–1837.

Lee KU, Won WY, Lee HK et al. (2005) Amisulpride versus quetiapine for the treatment of delirium: a randomized, open prospective study. Int Clin Psychopharmacol 20: 311–314.

Leentjens AF, Molag ML, van Munster BC et al. (2014) Changing perspectives on delirium care: the new Dutch guideline on delirium. J Psychosom Res 77(3): 240–241.

Leischker AH (2010) Subkutane Flüssigkeitsgabe für geriatrische Patienten. ZGG 45: 665–672.

Leso L, Schwartz TL (2002) Ziprasidone treatment of delirium. Psychosomatics 43: 61–62.

Letizia M, Reinbolz M (2005) Identifying and managing acute alcohol withdrawal in the elderly. Geriatr Nurs 26(3): 176–183.

Levey AS, Greene T, Schluchter MD et al. (1993) Glomerular filtration rate measurements in clinical trials. Modification of Diet in Renal Disease Study Group and the Diabetes Control and Complications Trial Research Group. J Am Soc Nephrol 4: 1159–1171.

Linn DD, Loeser KC (2005) Dexmedetomidine for Alcohol Withdrawal Syndrome. Ann Pharmacother 49(12): 1336–1342. doi: 10.1177/1060028015607038.

Lipowski ZJ (1989) Delirium in the elderly patient. N Engl J Med 320: 578–582.

Liptzin B, Laki A, Garb JB, Fingeroth R, Krushell R (2005) Donepezil in the prevention and treatment of post-surgical delirium. Am J Geriatr Psychiatry 13: 1100–1106.

Liu CY, Juang YY, Liang HY, Lin NC, Yeh EK (2004) Efficacy of risperidone in treating the hyperactive symptoms of delirium. Int Clin Psychopharmacology 19: 165–168.

Lohse K, Krupp S (2013) Interdisziplinäre Behandlung im geriatrischen Team. In: Willkomm M (Hrsg.) Praktische Geriatrie: Klinik – Diagnostik – Interdisziplinäre Therapie. Stuttgart: Thieme. S. 667–679.

Lonergan E, Britton AM, Luxenberg J, Wyller T (2007) Antipsychotics for delirium. Cochrane Database Syst Rev CD005594.

Lonergan E, Luxenberg J, Areosa Sastre A (2009) Benzodiazepines for delirium. Cochrane Database Syst Rev CD006379.

Lorentzen K, Lauritsen AØ, Bendtsen AO (2014) Use of propofol infusion in alcohol withdrawal-induced refractory delirium tremens. Dan Med J 61(5): A4807.

Lorenzl S, Füsgen I, Noachtar S (2012) Verwirrtheitszustände im Alter: Diagnostik und Therapie. Dtsch Ärztebl 109: 391–400.

Lundstrom M, Edlund A, Karlsson S et al. (2005) A multifactorial intervention program reduces the duration of delirium, length of hospitalization and mortality in delirious patients. J Am Geriatr Soc 53: 622–628.

Lundstrom M, Edlund A, Lundstrom G, Gustafson Y (1993) Reorganization of nursing and medical care to reduce the incidence of postoperative delirium and improve rehabilitation outcome in elderly patients treated for femoral neck fractures. Scand J Caring Sci 13: 193–200.

Lundstrom M, Olofsson B, Stenvall M et al. (2007) Postoperative delirium in old patients with femoral neck fracture: a randomized intervention study. Aging Clin Exp Res 19: 178–186.

Lütz A, Radtke FM, Franck M et al. (2008) Die Nursing Delirium Screening Scale (Nu–DESC) – Richtlinienkonforme Übersetzung für den deutschsprachigen Raum. Anästhesiol Intensivmed Notfallmed Schmerzther 43: 98–102. doi: 10.1055/s-2008-1060551

Lutz UC, Batra A (2010) Diagnostik und Therapie des Alkoholentzugssyndroms: Fokus auf Delirium tremens und Entzugskrampfanfall. Psychiatr Prax 37(6): 271–278.

MacLullich AMJ, Anand A, Davis DHJ et al. (2013) New horizons in the pathogenesis, assessment and management of delirium. Age Ageing 42: 667–674.

Madhusoodanan S, Bogunovic OJ (2004) Safety of benzodiazepines in the geriatric population. Expert Opin Drug Saf 3(5): 485–493.

Mahoney FI, Barthel DW (1965) Functional Evaluation: The Barthel Index. Md State Med J 14: 61–65.

Maier AB, Wächtler C, Hofmann W (2007) Combined medical-psychiatric inpatient units. Evaluation of the centre for the elderly. Z Gerontol Geriatr 40: 268–274.

Maldonado JR (2013) Neuropathogenesis of delirium: review of current etiologic theories and common pathways. Am J Geriatr Psychiatry 21: 1190–1222.

Maldonado JR, Sher Y, Ashouri JF et al. (2014) The »Prediction of Alcohol Withdrawal Severity Scale« (PAWSS): systematic literature review and pilot study of a new scale for the prediction of complicated alcohol withdrawal syndrome. Alcohol 48(4): 375–390. doi: 10.1016/j.alcohol.2014.01.004.

Maldonado JR, Wysong A, van der Starre PJ et al. (2009) Dexmedetomidin and the reduction of postoperative delirium after cardiac surgery. Psychosomatics 50: 206–217.

Mancini F, Tassorelli C, Martignoni E et al. (2004) Long-term evaluation of the effect of quetiapine on hallucinations, delusions and motor function in advanced Parkinson disease. Clin Neuropharmacol 27: 33–37.

Maneeton B, Maneeton N, Srisurapanont M (2007) An open-label study of quetiapine for delirium. J Med Ass Thai 90: 2158–2163.

Mangnall LT, Gallagher R, Stein-Parbury J (2010) Postoperative Delirium After Colorectal Surgery in Older Patients. Am J Crit Care 20(1): 45–55.

Marcantonio ER, Flacker JM, Wright RJ, Resnick NM (2001) Reducing delirium after hip fracture: a randomized trial. J Am Geriatr Soc 49: 516–522.

Marcantonio ER, Kiely DK, Simon SE et al. (2005) Outcomes of older people admitted to postacute facilities with delirium. J Am Geriatr Soc 53(6): 963–969.

Marcantonio ER, Ta T, Duthie E, Resnik NM (2002) Delirium severity and psychomotor types: their relationship with outcomes after hip fracture repair. J Am Geriatr Soc 50: 850–857.

Martin-Cook K (2001) Impact of family visits on agitation in residents. Am J Alzheimers Dis Other Demen 16: 163–166.

Martz A, Keller F (2000) Exsikkose und Elektrolytentgleisungen. In Nikolaus T (Hrsg.) Klinische Geriatrie. Berlin, Heidelberg, New York: Springer. S. 360–364.

Mattappalil A, Mergenhagen KA (2014) Neurotoxicity with antimicrobials in the elderly: a review. Clin Therapeutics 36: 1489–1511.

Mattoo SK, Gaur N, Das PP (2011) Zolpidem withdrawal delirium. Indian J Pharmacol 43 (6): 729–730.

McCusker J, Cole MG, Dendukuri N, Belzile E (2004) The delirium index, a measure of the severity of delirium: new findings on reliability, validity, and responsiveness. J Am Geriatr Soc 52(10): 1744–1749.

McCusker J, Cole MG, Voyer P et al. (2011) Prevalence and incidence of delirium in long-term care. Int J Geriatr Psychiatry 26(11): 1152–1161.

McDowell JA, Mion LC, Lydon TJ, Inouye SK (1998) A nonpharmacologic sleep protocol for hospitalized older patients. J Am Geriatr Soc 46: 700–705.

McGregor C, Machin A, White JM (2003) In-patient benzodiazepine withdrawal: comparison of fixed and symptom-triggered taper methods. Drug Alcohol Rev 22(2): 175–180.

McKeith I, Fairbairn A, Perry RH, Thompson P, Perry EK (1992) Neuroleptic sensitivity in patients with senile dementia of Lewy body type. British Medical Journal 305: 673–678.

McManus J, Pathansali R, Stewart R, Macdonald A, Jackson S (2007) Delirium post-stroke. Age and ageing 36(6): 613–618. doi:10.1093/ageing/afm140

McMurray JJV, Adamopoulos S, Anker SD et al. (2012) ESC guidelines for the diagnosis and treatment of acute and chronic heart failure 2012. Eur Heart J 33: 1787–1847.

Meagher D (2009) Motor subtypes of delirium: past, present and future. Int Rev Psychiatry 21 (1): 59–73.

Meagher DJ (2001) Delirium: optimising management. BMJ 322(7279): 144–149.

Meagher DJ, Morandi A, Inouye SK et al. (2014) Concordance between DSM-IV and DSM-5 criteria for delirium diagnosis in a pooled database of 768 prospectively evaluated patients using the delirium rating scale-revised-98. BMC Med 12: 164.

Meagher DJ, O'Hanlon D, O'Mahony E, Casey PR (1996) The use of environmental strategies and psychotrophic medication in the management of delirium. B J Psych 168: 512–515.

Meagher DJ, O'Hanlon D, O'Mahony E, Casey PR, Trzepacz PT (1998) Relationship between etiology and phenomenologic profile in delirium. J Geriatr Psychiatry Neurol 11: 146–149, 157–158, erratum 12(1999):164.

Mennecier D, Thomas M, Arvers P et al. (2008) Factors predictive of complicated or severe alcohol withdrawal in alcohol dependent inpatients. Gastroenterol Clin Biol 32(8–9): 792–797.

Metzler-Baddeley C (2007) A review of cognitive impairments in dementia with Lewy bodies relative to Alzheimer's disease and Parkinson's disease with dementia. Cortex; a journal devoted to the study of the nervous system and behavior 43(5): 583–600.

Meyer-Massetti C, Cheng CM, Sharpe BE, Meier CR, Guglielmo BJ (2010) The FDA extended warning for intravenous haloperidol and torsades de pointes: How should institutions respond? J Hosp Med 5: E8-E16.

Milisen K, Lemiengre J, Braes T, Foreman MD (2005) Multicomponent intervention strategies for managing delirium in hospitalized older people: systematic review. J Adv Nurs 52: 79–90.

Ministerium für Gesundheit, Emanzipation, Pflege und Alter des Landes Nordrhein-Westfalen (Hrsg.) (2012) Der alte Mensch im OP. Praktische Anregungen zur besseren Versorgung und Verhinderung eines perioperativen Altersdelirs. Düsseldorf. (www.mgepa.nrw.de/¬ mediapool/pdf/presse/pressemitteilungen/Der_alte_Mensch_im_OP.pdf, Zugriff am 13. 04.2016).

Minozzi S, Amato L, Vecchi S, Davoli M (2010) Anticonvulsants for alcohol withdrawal. Cochrane Database of Systematic Reviews 2010, Issue 3. Art. No.: CD005064. doi: 10.1002/14651858.CD005064.pub3.

Mitasova A, Kostalova M, Bednarik J et al. (2012) Poststroke delirium incidence and outcomes: validation of the Confusion Assessment Method for the Intensive Care Unit (CAM-ICU). Crit Care Med 40(2): 484–490.

Mittal D, Jimerson NA, Neely EP et al. (2004) Risperidone in the treatment of delirium: results from a prospective open-label trial. J Clin Psychiatry 65: 662–667.

Miyaji S, Yamamoto K, Hoshino S et al. (2007) Comparison of the risk of adverse events between risperidone and haloperidol in delirium patients. Psychiatry Clin Neurosci. 61: 275–282.

MMWR Weekly Reports (2005) Hypothermia-related deaths – United States, 2003–2004. 54 (7): 173–175.

Moller JT, Cluitmans P, Rasmussen LS et al. for the ISPOCD investigators (1998) Long-term postoperative cognitive dysfunction in the elderly: ISPOCD1 study. Lancet 351: 857–861.

Morandi A, McCurley J, Vasilevskis EE et al. (2012a) Tools to detect delirium superimposed on dementia: a systematic review. J Am Geriatr Soc. 60: 2005–2013.

Morandi A, Rogers BP, Gunther ML et al. (2012b) The relationship between delirium duration, white matter integrity, and cognitive impairment in intensive care unit survivors as determined by diffusion tensor imaging: the VISIONS prospective cohort magnetic resonance imaging study*. Critical care medicine 40(7): 2182–2189. doi:10.1097/CCM.0b013e318250acdc

Moretti R, Torre P, Antonello RM, Cattaruzza T, Cazzato G (2004) Cholinesterase inhibition as a possible therapy for delirium in vascular dementia: a controlled, open 24-month study of 246 patients. Am J Alzheimers Dis Other Demen 19: 333–339.

Morgagni GB (1761) De sedibus et causis morborum. Venedig.

Morgante L, Epifanio A, Spina E et al. (2004) Quetiapine and clozapine in parkinsonian patients with dopaminergic psychosis. Clin. Neuropharmacol 27: 153–156.

Nace DA, Drinka PJ, Crnich CJ (2014) Clinical uncertainties in the approach to long term care residents with possible urinary tract infection. J Am Med Dir Assoc 15: 133–139.

Naeije G, Depondt C, Meeus C et al. (2014) EEG patterns compatible with nonconvulsive status epilepticus are common in elderly patients with delirium: a prospective study with continuous EEG monitoring. Epilepsy Behav 36: 18–21.

Naranjo CA, Busto U, Sellers EM et al. (1981) A method for estimating the probability of adverse drug reactions. Clin Pharmacol Ther 30: 239–245.

Nasreddine et al. (2005) The Montreal Cognitive Assessment (MoCA): A Brief Screening Tool For Mild Cognitive Impairment. Journal of the American Geriatrics Society 53: 695–699.

Nationale VersorgungsLeitlinie Chronische Herzinsuffizienz (2009) AWMF-Register-Nr. nvl-006, letzte Änderung 2013, in Überarbeitung (http://www.awmf.org/leitlinien/detail/ll/¬ nvl-006.html, Zugriff am 09.06.2016).

Naughton BJ, Saltzman S, Ramadan F et al. (2005) A multifactorial intervention to reduce prevalence of delirium and shorten hospital length of stay. J Am Geriatr Soc 53: 18–23.

Needham DM, Korupolu R, Zanni JM et al. (2010) Early physical medicine and rehabilitation for patients with acute respiratory failure: a quality improvement project. Arch Phys Med Rehabil 91: 536–542.

Nelson S, Muzyk AJ, Bucklin M, Brundey S, Gagliardi JP (2015) Defining the Role of Dexmedetomidine in the Prevention of Delirium in the Intensive Care Unit. BioMed Research International, Article ID 635737, http://dx.doi.org/10.1155/2015/635737.

Neufeld KJ, Nelliot A, Inouye SK et al. (2014) Delirium diagnosis methodology used in research: a survey-based study. Am J Geriatr Psychiatry 22(12): 1513–1521. doi: 10.1016/j.jagp.2014.03.003

Neufeld KJ, Yue J, Robinson TN et al. (2016) Antipsychotic Medication for Prevention and Treatment of Delirium in Hospitalized Adults: A Systematic Review and Meta-Analysis. J Am Geriatr Soc 64(4): 705–714.

Neumärker KJ (2001) Karl Bonhoeffer and the concept of symptomatic psychoses. History of Psychiatry 12: 213–226.

NICE (National Institute for Health and Clinical Excellence) (2010) Clinical Guideline 103 Delirium: diagnosis, prevention and management. (https://www.nice.org.uk/guidance/¬ CG103/evidence, Zugriff am 01.05.2016).

NICE (National Institute for Health and Clinical Excellence) (2012) Delirium: Evidence Update April 2012. A summary of selected new evidence relevant to NICE clinical guideline 103 »Delirium: diagnosis, prevention and management« (2010) (https://www.¬

nice.org.uk/guidance/CG103/documents/cg103-delirium-evidence-update2, Zugriff am 09.06.2016).

Ntais C, Pakos E, Kyzas P, Ioannidis JP (2005) Benzodiazepines for alcohol withdrawal. Cochrane Database Syst Rev CD005063.

O'Keeffe E, Mukhtar O, O'Keeffe ST (2011) Orientation to time as a guide to the presence and severity of cognitive impairment in older hospital patients. J Neurol Neurosurg Psychiatry. 82: 500–504.

Oldenbeuving AW, de Kort PLM, Jansen BPW et al. (2011) Delirium in the acute phase after stroke: incidence, risk factors, and outcome. Neurology 76(11): 993–999. doi:10.1212/WNL.0b013e318210411f

Olofsson B, Stenvall M, Lundstrom M, Svensson O, Gustafson Y (2007) Malnutrition in hip fracture patients: an intervention study. J of Clin Nurs 16: 2027–2038.

Onofrj M, Thomas A, Iacono D, Luciano AL, Di Iorio A (2003) The effects of a cholinesterase inhibitor are prominent in patients with fluctuating cognition: a part 3 study of the main mechanism of cholinesterase inhibitors in dementia. Clinical neuropharmacology 26(5): 239–251.

O'Sullivan R, Meagher D, Leonard M et al. (2014) A comparison of the revised Delirium Rating Scale (DRS-R98) and the Memorial Delirium Assessment Scale (MDAS) in a palliative care cohort with DSM-IV delirium. Palliat Support Care: 1–8. doi: 10.1017/S1478951514000613

Oude Voshaar RC, Couvée JE, van Balkom AJ, Mulder PG, Zitman FG (2006) Strategies for discontinuing long-term benzodiazepine use: meta-analysis. Br J Psychiatry 189: 213–220.

Overshott R, Karim S, Burns A (2008) Cholinesterase inhibitors for delirium. Cochrane Database Syst Rev CD005317.

Pae CU, Lee SJ, Lee CU, Lee C, Paik IH (2004) A pilot trial of quetiapine in the treatment of patients with delirium. Hum Psychopharmacol 19: 125–127.

Palmstierna T (2001) A model for predicting alcohol withdrawal delirium. Psychiatr Serv 52 (6): 820–823.

Pandharipande PP, Sanders RD, Girard TD et al. (2010) Effect of Dexmedetomidine versus Lorazepam on outcome in patients with sepsis: a priori-designed analysis of the MENDS randomized cotrolled trial. Crit Care 14: R38.

Pantel J, Schröder J, Bollheimer C et al. (Hrsg.) (2014) Praxishandbuch Altersmedizin. Stuttgart: Kohlhammer.

Parellada E, Baeza I, de Pablo J, Martínez G (2004) Risperidone in the treatment of patients with delirium. J Clin Psychiatry 65: 348–353.

Patel J, Baldwin J, Bunting P, Laha S (2014) The effect of a multicomponent multidisciplinary bundle of interventions on sleep and delirium in medical and surgical intensive care patients. Anaesthesia 69(6): 540–549.

Pauley E, Lishmanov A, Schumann S et al. (2015) Delirium is a robust predictor of morbidity and mortality among critically ill patients treated in the cardiac intensive care unit. American Heart Journal 170(1): 79–86.e71.

Perälä J, Kuoppasalmi K, Pirkola S et al. (2010) Alcohol-induced psychotic disorder and delirium in the general population. Br J Psychiatry 197(3): 200–206.

Perrar KM, Golla H, Voltz R (2013) Medikamentöse Behandlung des Delirs bei Palliativ-patienten. Eine systematische Literaturübersicht. Schmerz 27: 190–198.

Peyser E, Naimark D, Zuniga R, Jeste DV (1998) Psychoses in Parkinson's Disease. Seminars in clinical neuropsychiatry 3(1): 41–50.

Pfeiffer E (1975) A short portable mental status questionnaire for the assessment of organic brain deficit in elderly patients. J Am Geriatr Soc 23(10): 433–441.

Pfeiffer O, Degner D, Franz M (2010) Schwere nächtliche Hypotonie unter Kombination von Prothipendyl mit Antihypertensiva. Psychopharmakotherapie 17: 151–154.

Pfisterer M, Oster P (2007) Geriatrisches Assessment. In: Hansen W (Hrsg.) Medizin des Alterns und des alten Menschen (Bd. 2). Stuttgart: Schattauer. S. 15–24.

Pisani MA, Murphy TE, van Ness PH, Araujo KL, Inouye SK (2007) Characteristics associated with delirium in older patients in a medical intensive care unit. Arch Intern Med 167: 1629–1634.

Pita-Fernandez S, Lombardia-Cortina M, Orozco-Veltran D, Gil-Guillen V (2011) Clinical manifestations of elderly patients with digitalis intoxication in the emergency department. Archives of Gerontology and Geriatrics 53: e106–e110.

Pletz MW, Ewig S, Lange C et al.(2012) Update Pneumonie 2012. Dtsch med Wschr 137: 2265–2284.

Polcwiartek C, Sneider B, Graff C et al. (2015) The cardiac safety of aripiprazole treatment in patients at high risk for torsade: a systematic review with a meta-analytic approach. Psychopharmacology 232: 3297–3308.

Poser W, Böning J, Holzbach R, Schmidt LG (2006) AWMF-Leitlinie Medikamentenabhängigkeit (Sedativa-Hypnotika, Analgetika, Psychostimulantien). (http://www.uni-duesseldorf.de/AWMF/ll/076-009.htm – Zugriff am 30.04.2010).

Poser W, Poser S (1996) Medikamente – Missbrauch und Abhängigkeit. Stuttgart: Thieme.

Potter J, George J (2006) The prevention, diagnosis and management of delirium in older people: concise guidelines. Clin Med 6(3): 303–308.

Pretto M, Hasemann W (2006) Delirium – Ursachen, Symptome, Risikofaktoren, Erkennung und Behandlung. Pflegezeitschrift 59: 3–16.

Pritchard W, Duke D, Coburn K (1991) Altered EEG dynamical responsivity associated with normal aging and probable Alzheimer's disease. Dementia and Geriatric Cognitive Disorders 2(2): 102–105.

Radtke FM, Franck M, Oppermann S et al. (2009) Die Intensive Care Delirium Screening Checklist (ICDSC). Anasthesiol Intensivmed Notfallmed Schmerzther 44(2): 80–86. doi: 10.1055/s-0029-1202647

Ramaswamy R, Dix EF, Drew JE et al. (2011) Beyond grand rounds: A comprehensive and sequential intervention to improve identification of delirium. Gerontologist 51: 122–131.

Rasch W, Bayerl R (1985) Der Mythos vom luziden Intervall. Zur Begutachtung der Testierfähigkeit. Lebensversicher Med 37: 2–8.

Rasche K (2014) Atmungsorgane. In: Wolff H-P, Weihrauch TR (Hrsg.) Internistische Therapie 2014/2015. 20. Aufl. München: Elsevier. S. 525–572.

Rathmann W, Haastert B, Icks A et al. (2003) High prevalence of undiagnosed diabetes mellitus in Southern Germany: target populations for efficient screening. The Kora survey 2000. Diabetologia 46: 182–189.

Rayer PFO (1819) Mémoire sur le délirium tremens. Paris.

Reade MC, O'Sullivan K, Bates S et al. (2009) Dexmedetomidine vs Haloperidol in Delirious, Agitated, Intubated Patients: A Randomized Open-label Trial. Crit Care 13: R75.

Reilly TM (1976) Physiological Dependence on, and Symptoms of Withdrawal from, Chloromethiazol. Brit J Psychiat 128: 375–378.

Reischies FM (2005) Die Stellung von Screeninguntersuchungen und neuropsychologischen Markertests in der Demenzdiagnostik – allgemeine Aspekte. Z für Gerontopsychologie und -psychiatrie 18: 105–114.

Reischies FM (2007a) Delir im Allgemeinkrankenhaus. Psychosomatik und Konsiliarpsychiatrie 1: 184–192.

Reischies FM (2007b) Psychopathologie – Merkmale psychischer Krankheitsbilder und klinische Neurowissenschaft. Heidelberg: Springer.

Reischies FM, Gabriel A, Zerhoch N, Neuhaus AH (2007) Untersuchungen zu psychopathologischen und neuropsychologischen Symptomen des Delirs. Z Gerontopsychologie und -psychiatrie 20: 141–150.

Reischies FM, Hewer W (2007) Bewusstseins- und Aufmerksamkeitsstörungen – Delir und verwandte Syndrome. In: Hewer W, Rössler W (Hrsg.) Akute psychische Erkrankungen. 2. Aufl. München, Jena: Elsevier Urban & Fischer. S. 185–197.

Renteln-Kruse W von, Neumann L, Klugmann B et al. (2015) Cognitively compromised elderly patients – patient characteristics and treatment results on a specialized ward. Dtsch Arztebl Int 112: 103–112.

Renz-Polster H, Krautzig S (Hrsg.) (2012) Basislehrbuch Innere Medizin. 5. Aufl. München: Elsevier.

Rickels K, Garcia-Espana F, Mandos LA, Case GW (2008) Physician Withdrawal Checklist (PWC-20). J Clin Psychopharmacol 28(4): 447–451.

Rickels K, Schweizer E, Case WG, Greenblatt DJ (1990) Long-term therapeutic use of benzodiazepines. I. Effects of abrupt discontinuation. Arch Gen Psychiatry 47: 899–907.

Riekkinen P, Buzsaki G, Riekkinen P Jr, Soininen H, Partanen J (1991) The cholinergic system and EEG slow waves. Electroencephalography and clinical neurophysiology 78(2): 89–96.

Riker RR, Shehabi Y, Bokesch PM et al. (2009) Safety and Efficacy of Dexmedetomidine Compared With Midazolam. JAMA 301: 489–499.

Robert Koch-Institut (2005) Schlafstörungen. Gesundheitsberichterstattung des Bundes. Heft 27. Berlin.

Robin C, Trieger N (2002) Paradoxical reactions to benzodiazepines in intravenous sedation: a report of 2 cases and review of the literature. Anaesth Prog 49: 128–132

Robinson BJ, Robinson GM, Malling TJ, Johnson RH (1989) Is clonidine usefull in the treatment of alcohol withdrawal? Alcohol Clin Exp. Res. 13: 95–98.

Robinson TN, Raeburn CD, Tran ZV, Brenner LA, Moss M (2011) Motor subtypes of postoperative delirium in older adults. Arch Surg 146: 295–300.

Rosenberg R (2010) Psykiske lidelser og adfærdsmæssige forstyrrelser forårsaget af psyko-aktive stoffer. In: Mors O, Kragh-Sørensen, Parnas J (Hrsg.): Klinisk Psykiatri. 3. Aufl. København: Munksgaard. S. 215–245.

Rosenson J, Clements C, Simon B et al. (2013) Phenobarbital for acute alcohol withdrawal: a prospective randomized double-blind placebo-controlled study. J Emerg Med 44(3): 592–598.e2. doi: 10.1016/j.jemermed.2012.07.056.

Rösler A, Pfeil S, Lessmann H et al. (2015) Dysphagia in Dementia: Influence of Dementia Severity and Food Texture on the Prevalence of Aspiration and Latency to Swallow in Hospitalized Geriatric Patients. J Am Med Dir Assoc 16(8): 697–701. doi: 10.1016/j.jamda.2015.03.020

Rote Liste 2015. Frankfurt a. M.: Rote Liste Service GmbH.

Royal College of Physicians, British Geriatrics Society (Hrsg.) (2006) Concise guidance to good practice. The prevention, diagnosis and management of delirium in older people (Number 6) (https://www.rcplondon.ac.uk/guidelines-policy/prevention-diagnosis-refer¬ral-and-management-delirium-older-people, Zugriff am 14.04.2016).

Royal College of Physicians, British Geriatrics Society (Hrsg.) (2007) Concise guidance to good practice. The assessment of pain in older people. National Guidelines (Number 8) (https://www.rcplondon.ac.uk/guidelines-policy/pain-assessment-pain-older-people, Zu-griff am 14.04.2016).

Rubin FH, Neal K, Fenlon K, Hassan S, Inouye SK (2011) Sustainability and scalability of the hospital elder life program at a community hospital. J Am Geriatr Soc 59(2): 359–365.

Rudolph JL, Jones RN, Levkoff SE et al. (2009) Derivation and validation of a preoperative prediction rule for delirium after cardiac surgery. Circulation 119(2): 229–236.

Rüegg JC (2007) Gehirn, Psyche und Körper. Neurobiologie von Psychosomatik und Psychotherapie. Stuttgart: Schattauer.

Ryan DJ, O'Regan NA, Caoimh RO et al. (2013) Delirium in an adult acute hospital population: predictors, prevalence and detection. BMJ Open 3(1): e001772.

S1-Leitlinie »Alkoholdelir und Verwirrtheitszustände« (2015) AWMF-Register-Nr. 030-006 (http://www.awmf.org/leitlinien/detail/ll/030-006.html, Zugriff am 09.06.2016).

S1-Leitlinie »Neurogene Dysphagien« (2012) AWMF-Register-Nr. 030-111. Überarbeitet August 2015 (http://www.awmf.org/leitlinien/detail/ll/030-111.html, Zugriff am 09.06.2016).

S2k-Leitlinie »Diagnostik und Therapie der Venenthrombose und der Lungenembolie« (2015) AWMF-Register-Nr. 065-002 (http://www.awmf.org/leitlinien/detail/ll/065-002.¬html, Zugriff am 09.06.2016).

S3-Leitlinie »Analgesie, Sedierung und Delirmanagement in der Intensivmedizin« (2015) AWMF-Register-Nr. 001-012 (http://www.awmf.org/leitlinien/detail/ll/001-012.html, Zugriff am 09.06.2016).

S3-Leitlinie »Behandlung von erwachsenen Patienten mit ambulant erworbener Pneumonie und Prävention – Update 2016« (2016) AWMF-Register-Nr. 020-020 (http://www.¬awmf.org/leitlinien/detail/ll/020-020.html, Zugriff am 09.06.2016).

S3-Leitlinie »Demenzen« (2016) AWMF-Register-Nr. 038-013 (https://www.dgppn.de/file¬
admin/user_upload/_medien/download/pdf/kurzversion-leitlinien/S3-LL-Demenzen-240¬
116-1.pdf, Zugriff am 09.06.2016).

S3-Leitlinie »Harnwegsinfektionen« (2010) Epidemiologie, Diagnostik, Therapie und Management unkomplizierter bakterieller ambulant erworbener Harnwegsinfektionen bei
erwachsenen Patienten. AWMF-Register-Nr. 043-044. In Überarbeitung (http://www.¬
awmf.org/leitlinien/detail/ll/043-044.html, Zugriff am 09.06.2016).

S3-Leitlinie »Nicht erholsamer Schlaf/Schlafstörungen« (2009) AWMF-Register-Nr. 063-
001. In Überarbeitung (http://www.awmf.org/leitlinien/detail/ll/063-001.html, Zugriff am
09.06.2016).

S3-Leitlinie »Palliativmedizin für Patienten mit einer nicht heilbaren Krebserkrankung«
(2015) AWMF-Register-Nr. 128-001OL (http://www.awmf.org/leitlinien/detail/¬
ll/128-001OL.html, Zugriff am 09.06.2016).

S3-Leitlinie »Screening, Diagnose und Behandlung alkoholbezogener Störungen« (2016)
AWMF-Register-Nr. 076-001 (http://www.awmf.org/leitlinien/detail/ll/076-001.html,
Zugriff am 09.06.2016).

Saczynski JS, Marcantonio ER, Quach L et al. (2012) Cognitive trajectories after postoperative delirium. N Engl J Med 367(1): 30–39.

Salluh JIF, Wang H, Schneider EB et al. (2015) Outcome of delirium in critically ill patients:
systematic review and meta-analysis. BMJ 2015;350:h2538 | doi: 10.1136/bmj.h2538

Sanders RD (2011) Hypothesis for the pathophysiology of delirium: role of baseline brain
network connectivity and changes in inhibitory tone. Medical hypotheses 77(1): 140–143.
doi:10.1016/j.mehy.2011.03.048

Sasaki Y, Matsuyama T, Inoue S et al. (2003) A prospective, open-label, flexible-dose study of
quetiapine in the treatment of delirium. J Clin Psychiatry 64: 1316–1321.

Saxena S, Lawley D (2009) Delirium in the elderly: a clinical review. Postgrad Med J 85: 405–413.

Scheffer AC, Schuurmans MJ, van Dijk N, van der Hooft T, De Rooij SE (2008) Fear of falling:
measurement strategy, prevalence, risk factors and consequences among older persons.
Age Ageing 37: 19–24.

Schliebs R, Arendt T (2011) The cholinergic system in aging and neuronal degeneration.
Behav Brain Res 221(2): 555–563.

Schnieders M, Kolb G (2004) Exsikkose im Alter. Med Klin 99: 453–460.

Schöpf J (1983) Withdrawal phenomena after long-term administration of benzodiazepines.
A review of recent investigations. Pharmacopsychiatria 16(1): 1–8.

Schuckit MA (2014) Recognition and management of withdrawal delirium (delirium
tremens). N Engl J Med 371(22): 2109–2113. doi: 10.1056/NEJMra1407298.

Schuckit MA, Tipp JE, Reich T, Hesselbrock VM, Bucholz KK (1995) The histories of
withdrawal convulsions and delirium tremens in 1648 alcohol dependent subjects.
Addiction 90(10): 1335–1347.

Schuler M (2014) Kognitive Defizite: Wie man Schmerzen auch bei Demenz erkennen kann.
Dtsch Arztebl 111(41): 4–8.

Schuler M, Oster P (2008) Geriatrie von A bis Z. Der Praxis-Leitfaden. Stuttgart: Schattauer.

Schwartz TL, Masand PS (2000) Treatment of delirium with quetiapine. Prim Care
Companion J Clin Psychiatry 2: 10–12.

Schweizer E, Case WG, Rickels K (1989) Benzodiazepine Dependence and Withdrawal in
Elderly Patients. Am J Psychiatry 146: 529–531.

Schweizer E, Rickels K (1998) Benzodiazepine dependence and withdrawal: a review of the
syndrom and its clinical treatment. Acta Psychiatr Scand 98 (Suppl. 393): 95–101.

Sechi G, Serra A (2007) Wernicke's encephalopathy: new clinical settings and recent advances
in diagnosis and management. Lancet Neurol 6(5): 442–455.

Setiawan E, Wilson AA, Mizrahi R et al. (2015) Role of translocator protein density, a marker
of neuroinflammation, in the brain during major depressive episodes. JAMA Psychiatry 72
(3): 268–275. doi: 10.1001/jamapsychiatry.2014.2427.

Sheehan B, Karim S, Burns A (2009) Oxford Specialist Handbooks in Psychiatry. Old Age
Psychiatry. Oxford: Oxford University Press.

Shi Q, Presutti R, Selchen D, Saposnik G (2012) Delirium in acute stroke: a systematic review and meta-analysis. Stroke 43(3): 645–649. doi: 10.1161/STROKEAHA.111.643726.

Shulman KI (2000) Clock-drawing: is it the ideal cognitive screening test? Int J Geriatr Psychiatry 15(6): 548–561.

Shulman KI et al. (1986) The challenge of time: Clock-drawing and cognitive function in the elderly. Int J Gen Psychiatry 1: 135–140.

Siddiqi N, Harrison JK, Clegg A et al. (2016) Interventions for preventing delirium in hospitalised non-ICU patients. Cochrane Database Syst Rev 3: CD005563.

Siddiqi N, House AO, Holmes JD (2006) Occurence and outcome of delirium in medical inpatients: a systematic literature review. Age Ageing 35: 350–364.

Sieb JP, Laux G (1995) Abusus und Abhängigkeit von Benzodiazepinen. In: Riederer P, Laux G, Pöldinger W (Hrsg.) Neuro-Psycho-Pharmaka. Bd. 2: Tranquilizer und Hypnotika. Wien: Springer. S. 111–133.

Siegemund M, Massarotto P, Reuthebuch O, Pargger H (2011) Postoperatives Delirium: Prophylaxe und Therapie. Schweizerisches Medizinisches Forum 11: 367–369.

Simons KS, Laheij RJ, van den Boogaard M et al. (2016) Dynamic light application therapy to reduce the incidence and duration of delirium in intensive-care patients: a randomised controlled trial. Lancet Respir Med 4(3): 194–202.

Skrobik Y, Chanques G (2013) The pain, agitation, and delirium practice guidelines for adult critically ill patients: a post-publication perspective. Ann Intensive Care 3: 9.

Skrobik YK, Bergeron N, Dumont M, Gottfried SB (2004) Olanzapine vs haloperidol: treating delirium in a critical care setting. Intensive Care Med 30: 444–449.

Sommeregger U (2013) Das multidimensionale geriatrische Assessment. Z Gerontol Geriat 46: 277–285.

Sommeregger U, Iglseder B, Böhmdorfer B et al. (2010) Polypharmazie und Stürze im Alter. Wien Med Wochenschr 160: 293–296.

Sommerlad D, Fehr C (2009) Wernicke-Korsakow-Syndrom. Evidenzbasierte Prophylaxe und Therapie. Info Neurologie & Psychiatrie 11(10): 40–44.

Soyka M (2011) Klinisch-psychiatrische Diagnostik des Alkoholismus. In: Singer MV, Batra A, Mann K (Hrsg.) Alkohol und Tabak. Grundlagen und Folgeerkrankungen. Stuttgart: Thieme. S. 501–514.

Soyka M, Küfner H (2008) Alkoholismus – Missbrauch und Abhängigkeit. Entstehung – Folgen – Therapie. 6. Aufl. Stuttgart: Thieme.

Spies C, Krampe H, Goldmann A, Weiß-Geralch E, Neumann T (2011) Alkohol und Tabak als Risikofaktor in Anästhesie und Intensivmedizin. In: Singer MV, Batra A, Mann K (Hrsg.) Alkohol und Tabak. Grundlagen und Folgeerkrankungen. Stuttgart: Thieme. S. 458–468.

Spies CD, Otter HE, Hüske B et al. (2003) Alcohol withdrawal severity is decreased by symptom-orientated adjusted bolus therapy in the ICU. Intensive Care Med 29(12): 2230–2238.

Stanley KM, Worrall CL, Lunsford SL, Cuillard DJ, Norcross ED (2007) Efficacy of a symptom-triggered practice guideline for managing alcohol withdrawal syndrome in an academic medical center. Journal of Addictions Nursing 18(4): 207–216.

Statistisches Bundesamt (2014) Statistisches Jahrbuch 2014. Wiesbaden.

Stehman CR, Mycyk MB (2013) A rational approach to the treatment of alcohol withdrawal in the ED. Am J Emerg Med 31(4): 734–742. doi: 10.1016/j.ajem.2012.12.029.

Steigele W (2012) Bewegung, Mobilisation und Lagerung in der Pflege. Praxistipps für Bewegungsübungen und Positionswechsel. Wien: Springer.

Steis MR, Fick DM (2008) Are nurses recognizing delirium? A systematic review. J Gerontol Nurs 34: 40–48.

Sterns RH (2015) Disorders of plasma sodium – causes, consequences, and correction. N Engl J Med 372: 55–65.

Sultan SS (2011) Assessment of role of perioperative melatonin in prevention and treatment of postoperative delirium after hip arthroplasty under spinal anesthesia in the elderly. Saudi J Anesth 4: 169–173.

Sutter R, Kaplan PW (2012) Electroencephalographic criteria for nonconvulsive status epilepticus: synopsis and comprehensive survey. Epilepsia 53 Suppl 3: 1–51. doi: 10.1111/j.1528-1167.2012.03593.x

Sutton T (1813) Tracts on delirium tremens, on peritonitis and on some other internal inflammatory affections, and on the gout. London.

Tabet N, Hudson S, Sweeney V et al. (2005) An educational intervention can prevent delirium on acute medical wards. Age Ageing 34: 152–156.

Takahashi H, Yoshida K, Sugita T, Higuchi H, Shimizu T (2003) Quetiapine treatment of psychotic symptoms and aggressive behavior in patients with dementia with Lewy bodies: a case series. Prog Neuropsychopharmacol Biol Psychiatry 27: 549–553.

Tangmose K, Nielsen MK, Allerup P, Ulrichsen J (2010) Linear correlation between phenobarbital dose and concentration in alcohol withdrawal patients. Dan Med Bull 57 (8): A4141.

Teale E, Young J (2015) Multicomponent delirium prevention: not as effective as NICE suggest? Age Ageing 44(6): 915–917.

Teslyar P, Stock VM, Wilk CM et al. (2013) Prophylaxis with antipsychotic medication reduces the risk of post-operative delirium in elderly patients: a meta-analysis. Psychosomatics 54: 124–131.

Thanvi B, Lo N, Robinson T (2005) Vascular parkinsonism – an important cause of parkinsonism in older people. Age and ageing 34(2): 114–119. doi:10.1093/ageing/afi025

Theuerkauf N, Guenther U (2014) Delir auf der Intensivstation. Klinische Wertigkeit, Diagnostik und Therapie. Med Klin Intensivmed Notfmed 109: 129–136.

Thomas C (2014) Delir-Syndrom In: Supprian T, Naumann M (Hrsg.) Neuropsychiatrie. Stuttgart: Kohlhammer. S. 13–24.

Thomas C, Hestermann U, Walther S et al. (2008) Prolonged activation EEG differentiates dementia with and without delirium in frail elderly patients. Journal of neurology, neurosurgery, and psychiatry 79(2): 119–125. doi:10.1136/jnnp.2006.111732

Thomas C, Kreisel SH, Oster P et al. (2012) Diagnosing delirium in older hospitalized adults with dementia: adapting the confusion assessment method to international classification of diseases, tenth revision, diagnostic criteria. J Am Geriatr Soc 60(8): 1471–1477. doi: 10.1111/j.1532-5415.2012.04066.x

Thomé U (2003) Neurochirurgische und neurologische Pflege: Spezielle Pflege und Intensivpflege. Berlin: Springer.

Tonner PH, Steinfath M, Scholz J (2007) Analgesie und Sedierung beim kritisch Kranken. In: van Aken H, Reinhart K, Zimpfer M, Welte T (Hrsg.) Intensivmedizin. 2. Aufl. Stuttgart: Thieme.

Tretter F (2008) Suchtmedizin kompakt. Stuttgart: Schattauer.

Trzepacz PT (1996) Delirium: advances in diagnosis, pathophysiology, and treatment. Psychiatr Clin N Am 19: 429–448.

Trzepacz PT, Meagher DJ (2005) Delirium. In: Levenson JL (Hrsg.) The American Psychiatric Publishing Textbook of Psychosomatic Medicine. Arlington, VA: American Psychiatric Publishing. S. 91–130.

Trzepacz PT, Mittal D, Torres R et al. (2001) Validation of the Delirium Rating Scale-revised-98: comparison with the delirium rating scale and the cognitive test for delirium. J Neuropsychiatry Clin Neurosci 13(2): 229–242.

Tsuda A, Nishimura K, Naganawa E, Otsubo T, Ishigooka J (2014) Ramelteon for the treatment of delirium in elderly patients: a consecutive case series study. Int J Psychiatry Med. 47: 97–104.

Tyrer P (1993) Benzodiazepine Dependence: a Shadowy Diagnosis. Biochem Soc Symp 59: 107–119.

Tyrer P, Murphy S, Riley P (1990) The Benzodiazepine Withdrawal Symptom Questionnaire. J Affect Disord 19(1): 53–61.

Ungur LA, Neuner B, John S, Wernecke K, Spies C (2013) Prevention and therapy of alcohol withdrawal on intensive care units: systematic review of controlled trials. Alcohol Clin Exp Res 37: 675–686.

Van den Boogaard M, Kox M, Quinn KL et al. (2011) Biomarkers associated with delirium in critically ill patients and their relation with long-term subjective cognitive dysfunction; indications for different pathways governing delirium in inflamed and noninflamed patients. Crit Care 15(6): R297.

Van Eijk MM, Roes KC, Honing ML et al. (2010) Effect of rivastigmine as an adjunct to usual care with haloperidol on duration of delirium and mortality in critically ill patients: a multicentre, double-blind, placebo-controlled randomised trial. Lancet 376: 1829–1837.

Van Gemert LA, Schuurmans MJ (2007) The Neecham Confusion Scale and the Delirium Observation Screening Scale: capacity to discriminate and ease of use in clinical practice. BMC Nurs 6: 3. doi: 10.1186/1472-6955-6-3

Van Gool WA, van de Beek D, Eikelenboom P (2010) Systemic infection and delirium: when cytokines and acetylcholine collide. Lancet 375: 773–775.

Van Munster BC, Bisschop PH, Zwinderman AH et al. (2010) Cortisol, interleukins and S100B in delirium in the elderly. Brain and cognition 74(1): 18–23. doi:10.1016/j.bandc.2010.05.010

Van Munster BC, Korevaar JC, de Rooij SE, Levi M, Zwinderman AH (2007) Genetic polymorphisms related to delirium tremens: a systematic review. Alcohol Clin Exp Res 31 (2): 177–184.

Van Munster BC, Thomas C, Kreisel SH et al. (2012) Longitudinal assessment of serum anticholinergic activity in delirium of the elderly. Journal of psychiatric research 46(10): 1339–1345. doi:10.1016/j.jpsychires.2012.06.015

Vaurio L, Sands L, Wang Y, Mullen EA, Leung J (2006) Postoperative delirium: the importance of pain and pain management. Anesth Analg 102: 1267–1273.

Vella-Brincat J, Macleod AD (2007) Adverse effects of opioids on the central nervous systems of palliative care patients. J Pain Palliat Care Pharmacother 21(1): 15–25.

Verloo H, Goulet G, Morin D, von Gunten A (2016) Association between frailty and delirium in older adult patients discharged from hospital. Clin Interv Aging 11: 55–63.

Victorri-Vigneau C, Dailly E, Veyrac G, Jolliet P (2007) Evidence of zolpidem abuse and dependence: results of the French Centre for Evaluation and Information on Pharmaco-dependence (CEIP) network survey. Br J Clin Pharmacol 64(2): 198–209.

Vidan MT, Sánchez E, Alonso M et al. (2009) An intervention integrated into daily clinical practice reduces the incidence of delirium during hospitalization in elderly patients. J Am Geriatr Soc 57: 2029–2036.

Vinkers CH, Olivier B (2012) Mechanisms Underlying Tolerance after Long-Term Benzo-diazepine Use: A Future for Subtype-Selective GABA(A) Receptor Modulators? Adv Pharmacol Sci 2012: 416864. doi: 10.1155/2012/416864.

Volkert D, Bauer JM, Frühwald T et al. (2013) Leitlinie der Deutschen Gesellschaft für Ernährungsmedizin (DGEM) in Zusammenarbeit mit der GESKES, der AKE und der DGG. Klinische Ernährung in der Geriatrie. Teil des laufenden S3-Leitlinienprojekts Klinische Ernährung. Aktuelle Ernährungsmedizin 38: e1-e48.

Wallesch CW, Hundsalz A (1994) Language function in delirium: a comparison of single word processing in acute confusional states and probable Alzheimer's disease. Brain Lang. 46: 592–606.

Wang LJ, Ree SC, Chu CL, Juang YY (2011) Zolpidem dependence and withdrawal seizure – report of two cases. Psychiatr Danub 23(1): 76–78.

Wartenberg AA (2014) Management of alcohol intoxication and withdrawal. In: Ries RK, Fiellin DA, Miller SC, Saitz R (Hrsg.) The ASAM Principles of Addiction Medicine. 5. Aufl. Philadelphia: Wolters Kluwer. S. 635–651.

Weaver MF, Hoffman HJ, Johnson RE, Mauck K (2006) Alcohol withdrawal pharmacot-herapy for inpatients with medical comorbidity. J Addict Dis 25(2): 17–24.

Wehling M (2011) Guideline-driven polypharmacy in elderly, multimorbid patients is basically flawed: there are almost no guidelines for these patients. J Am Geriatr Soc 59: 376–377.

Wehling M (2012) Medikation im Alter. Kognitionseinschränkende Pharmaka. Internist 53: 1240–1247.

Wehling M (2013) Morbus Diureticus in the elderly: epidemic overuse of a widely applied group of drugs. JAMDA 14: 437–442.

Wehling M, Burkhardt H (2013) Arzneimitteltherapie für Ältere. 3. Aufl. Heidelberg, Berlin: Springer.

Weinberg JA, Magnotti LJ, Fischer PE et al. (2008) Comparison of intravenous ethanol versus diazepam for alcohol withdrawal prophylaxis in the trauma ICU: results of a randomized trial. J Trauma 64(1): 99–104.

Weitzdörfer L (2009) »Revised Clinical Institute Withdrawal Assessment for Alcohol Scale« als Prädiktor für die Schwere des Alkoholentzugs. Medizinische Dissertation Universität Hamburg.

Welte T (2011) Ambulant erworbene Pneumonie: eine Erkrankung des älteren Menschen. Z Gerontol Geriat 44: 221–228.

Wesch C, Barandun Schäfer U, Frei IA, Massarotto P (2013) Einbezug der Angehörigen in die Pflege bei Patient(inn)en mit Delir auf Intensivstationen. Pflege 26: 129–141.

Wesch C, Massarotto P, Schubert M (2010) Wirksame pflegerische Delirprävention. Krankenpflege Soins infirmières 103: 26–27.

West LA, Cole S, Goodkind D, He W (2014) 65+ in the United States: 2010. U.S. Census Bureau Special Studies. (https://www.census.gov/content/dam/Census/library/publicati¬ons/2014/demo/p23-212.pdf, Zugriff am 28.04.2016).

Wetterling T (1994) Delir – Stand der Forschung. Fortschr Neurol Psychiat 62: 280–289.

Wetterling T (2001) Gerontopsychiatrie. Ein Leitfaden für Diagnostik und Therapie. Berlin, Heidelberg, New York: Springer.

Wetterling T, Driessen M, Kanitz RD, Junghanns K (2001) The severity of alcohol withdrawal is not age dependent. Alcohol Alcohol 36(1): 75–78.

Wetterling T, Veltrup C (1997) Diagnostik und Therapie von Alkoholproblemen. Berlin: Springer.

Wetterling T, Weber B, Depfenhart M, Schneider B, Junghanns K (2006) Development of a rating scale to predict the severity of alcohol withdrawal syndrome. Alcohol Alcohol 41(6): 611–615.

Widmann CN, Heneka MT (2014) Long-term cerebral consequences of sepsis. Lancet Neurol 13(6): 630–636.

Wiebach K, Peters H, Wächter C, Kreyßig M, Winterstein P (1997) Was ist »gefährlich«? Ärztliche und juristische Aspekte bei der Anwendung des § 1904 BGB. Betreuungsrechtliche Praxis 2: 48–53.

Wieck HH (1956) Zur Klinik der sogenannten symptomatischen Psychosen. Deutsche Medizinische Wochenschrift 81: 1345–1349.

Williams MA, Campbell EB, Raynor WJ, Mlynarczyk SM, Ward SE (1985) Reducing acute confusional states in elderly patients with hip fractures. Res Nurs Health 8: 329–337.

Willkomm M (Hrsg.) (2013) Praktische Geriatrie: Klinik – Diagnostik – Interdisziplinäre Therapie. Stuttgart: Thieme.

Witlox J, Eurelings LSM, de Jonghe JFM et al. (2010) Delirium in Elderly Patients and the Risk of Postdischarge Mortality, Institutionalization, and Dementia: A Meta-analysis. JAMA 304(4): 443–451.

Wojnar M, Wasilewski D, Zmigrodzka I, Grobel I (2001) Age-related differences in the course of alcohol withdrawal in hospitalized patients. Alcohol Alcohol 36(6): 577–583.

Wolff H-P, Weihrauch TR (Hrsg.) (2014) Internistische Therapie 2014/2015. 20. Aufl. München: Elsevier.

Wolter DK (2009) Risiken von Antipsychotika im Alter, speziell bei Demenzen. Eine Übersicht. Z Gerontopsychol psychiatr 22: 17–56.

Wolter DK (2011) Sucht im Alter – Altern und Sucht. Stuttgart: Kohlhammer.

Wolter DK (2014) Substanzmissbrauch und Sucht. In: Pantel J, Schröder J, Bollheimer C, Sieber C, Kruse A (Hrsg.) Praxishandbuch Altersmedizin. Stuttgart: Kohlhammer. S. 395–414.

Wolter DK (im Druck) Suchtpotenzial und andere Risiken von Benzodiazepinen und Z-Drugs im Alter. Sucht.

Wong CP, Chiu PK, Chu LW (2005) Zopiclone withdrawal: an unusual cause of delirium in the elderly. Age Ageing 34(5): 526–527.

Young GB (2013) Encephalopathy of Infection and Systemic Inflammation. J Clin Neurophysiol 30: 454–461.

Zaal IJ, Slooter AJC (2012) Delirium in critically ill Patients. Epidemiology, Pathophysiology, Diagnosis and Management. Drugs 72: 1457–1471.

Zegelin A (2005) Festgenagelt sein. Der Prozess des Bettlägerigwerdens. Bern: Hans Huber.

Zehtabchi S, Abdel Baki SG, Malhotra S, Grant AC (2011) Nonconvulsive seizures in patients presenting with altered mental status: an evidence-based review. Epilepsy Behav 22(2): 139–143.

Zeyfang A, Bahrmann A, Wernecke J (2014) Diabetes mellitus im Alter. Diabetologie 9 (Suppl 2) S. 189–195.

Zhang Y, Xu Z, Wang H et al. (2012) Anesthetics isoflurane and desflurane differently affect mitochondrial function, learning, and memory. Ann Neurol 71(5): 687–698.

Zilker T (2014) Akute Intoxikationen bei Erwachsenen – was Sie wissen sollten. Dtsch Med Wochenschr 139: 31–46.

Zschocke S, Hansen H-C (2012) Klinische Elektroenzephalographie. Heidelberg, New York: Springer. (Retrieved from http://dx.doi.org/10.1007/978-3-642-19943-1).

Stichwortverzeichnis

Personenverzeichnis

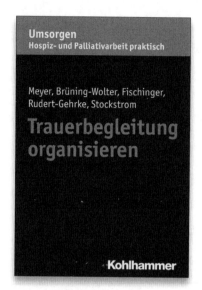

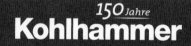

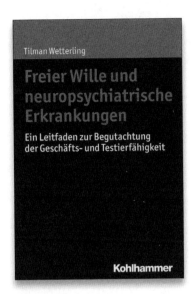

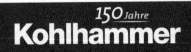

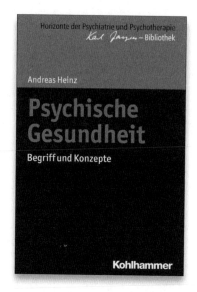
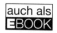
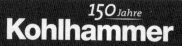